实用放射卫生培训系列教材 第3册

总主编 朱宝立　主审 余宁乐

放射卫生检测与评价

FANGSHE WEISHENG JIANCE YU PINGJIA

主 编　王　进　万　骏

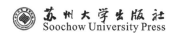

图书在版编目（CIP）数据

放射卫生检测与评价 / 王进，万骏主编. —苏州：苏州大学出版社，2022.9（2023.10重印）
实用放射卫生培训系列教材
ISBN 978-7-5672-4032-2

Ⅰ.①放… Ⅱ.①王… ②万… Ⅲ.①放射卫生学－教材 Ⅳ.①R14

中国版本图书馆 CIP 数据核字（2022）第 142280 号

书　　名：放射卫生检测与评价
主　　编：王　进　万　骏
责任编辑：倪　青　赵晓嬿
装帧设计：刘　俊
出版发行：苏州大学出版社（Soochow University Press）
社　　址：苏州市十梓街1号　邮编：215006
印　　刷：广东虎彩云印刷有限公司
邮购热线：0512-67480030
销售热线：0512-67481020
开　　本：787 mm×1 092 mm　1/16　印张：27.75　字数：658千
版　　次：2022年9月第1版
印　　次：2023年10月第3次印刷
书　　号：ISBN 978-7-5672-4032-2
定　　价：90.00元

图书若有印装错误，本社负责调换
苏州大学出版社营销部　电话：0512-67481020
苏州大学出版社网址　http://www.sudapress.com
苏州大学出版社邮箱　sdcbs@suda.edu.cn

"实用放射卫生培训系列教材"编委会

总 主 编 朱宝立（江苏省疾病预防控制中心）
副总主编 涂 彧（苏州大学）
　　　　　 王 进（江苏省疾病预防控制中心）
　　　　　 万 骏（苏州大学）
　　　　　 孙 亮（苏州大学）
　　　　　 王福如（江苏省疾病预防控制中心）
　　　　　 杜 翔（江苏省疾病预防控制中心）

主　 审 余宁乐（江苏省疾病预防控制中心）

《放射卫生检测与评价》编写组

主　编　王　进（江苏省疾病预防控制中心）
　　　　　万　骏（苏州大学）
副主编　杜　翔（江苏省疾病预防控制中心）
　　　　　闫聪冲（苏州大学）
　　　　　许　哲（苏州市疾病预防控制中心）
编　者（按姓氏拼音顺序）
　　　　　陈　群（江苏省疾病预防控制中心）
　　　　　陈　维（江苏省疾病预防控制中心）
　　　　　窦建瑞（扬州市疾病预防控制中心）
　　　　　杜　翔（江苏省疾病预防控制中心）
　　　　　冯子雅（江苏省疾病预防控制中心）
　　　　　刘　静（南京市职业病防治院）
　　　　　李圣日（江苏省疾病预防控制中心）
　　　　　马加一（江苏省疾病预防控制中心）
　　　　　缪雨季（江苏省疾病预防控制中心）
　　　　　沈欧玺（苏州工业园区疾病防治中心）
　　　　　史晓东（江苏省疾病预防控制中心）
　　　　　万　骏（苏州大学）
　　　　　王　进（江苏省疾病预防控制中心）
　　　　　徐小三（江苏省疾病预防控制中心）
　　　　　许　哲（苏州市疾病预防控制中心）
　　　　　闫聪冲（苏州大学）
　　　　　杨春勇（江苏省疾病预防控制中心）
　　　　　庄家毅（连云港市疾病预防控制中心）
秘　书　李圣日（江苏省疾病预防控制中心）
　　　　　祁　浩（南京医科大学）

Preface 序

随着 X 射线和放射性核素的发现，人类对电离辐射的认知和应用取得了快速发展。我国核与辐射技术广泛应用于医学、工业、农业、国防等诸多领域，为社会进步与经济发展做出了诸多贡献。然而，若缺少对电离辐射的科学控制措施，可能造成辐射危害，威胁生命健康，甚至发生严重的放射事故，危害环境安全，造成人员伤亡和财产损失。有鉴于此，一些国际权威组织出版了一系列的辐射防护指南。如国际放射防护委员会明确了辐射防护的指导方针、原则与方法，为世界各国制定放射防护法规与标准提供了基本依据。在我国，国务院于 1989 年颁布了《放射性同位素与射线装置安全和防护条例》，卫生部于 2006 年颁布了《放射诊疗管理规定》，对放射卫生相关检测提出了框架性要求。此外，全国放射卫生防护标准委员会也针对放射卫生检测制定了一系列标准，用以规范具体检测工作。

但随着电离辐射在医疗和工业领域应用日趋增多，应用形式日新月异，各类新型放射设备层出不穷，这也为放射诊疗和工业射线装置的放射防护检测提出新的要求。同时，随着放射诊疗技术对临床医务工作者的支持作用不断增加，放射诊疗设备的应用直接影响临床医疗行为和生命健康。因此，放射诊疗设备的质量也成为影响医疗质量安全的重点问题。

因此，江苏省疾病预防控制中心联合苏州大学放射医学与防护学院组织编写了这套"实用放射卫生培训系列教材"。本教材编委汇聚了从事放射医学和电离辐射剂量学等专业的教学科研人员以及放射卫生技术服务机构管理工作的从业者，以适应社会需求为目标，以培养技术能力为主线，以"实用"为第一准则，以放射卫生技术服务机构和包括核技术工业应用检测范围的职业卫生技术服务机构相关人员为施教对象，深入浅出地介绍了放射电离辐射检测技术、放射诊疗设备检测方法、工业核技术应用检测方法、放射卫生技术服务机构质量控制等内容，充分体现了基础理论和实际应用相结合的内容体系，并系统地按照认知规律兼顾检测实用的原则安排知识体系。佳文共欣赏，疑义相与析。我特别推荐此书给相关医学从业者和从事医疗健康相关行业的科研人员学习、讨论与交流。

是以为序，与读者共飨。

原任南京医科大学校长
中国工程院院士
沈洪兵

2022 年 9 月 7 日

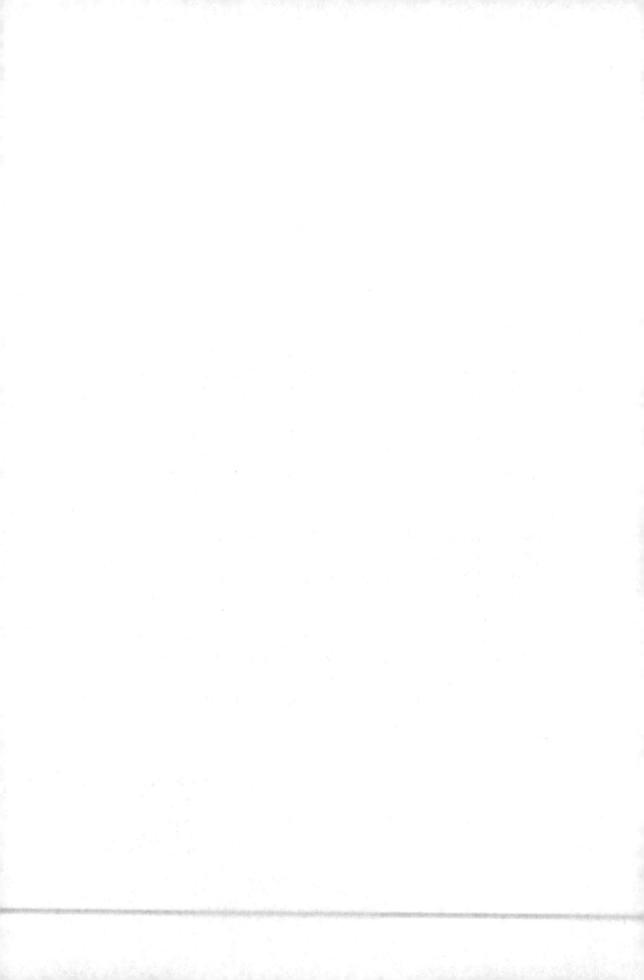

目 录

第1章 放射防护检测概述 _ 001

1.1 放射防护检测相关概念 _ 001

1.2 放射防护检测常用术语 _ 003

1.3 放射防护检测相关法律、法规和标准依据 _ 005

1.4 放射防护检测工作程序 _ 009

第2章 常见的辐射探测器 _ 012

2.1 辐射探测器概述 _ 012

2.2 气体探测器 _ 012

2.3 闪烁体探测器 _ 019

2.4 半导体探测器 _ 022

2.5 热释光探测器 _ 024

2.6 中子探测器 _ 026

2.7 固体核径迹剂量计 _ 026

第3章 电离辐射环境监测 _ 028

3.1 环境中的放射性 _ 028

3.2 电离辐射环境监测目的、要求和内容 _ 028

3.3 电离辐射环境监测的分类 _ 029

3.4 电离辐射环境监测方案的制订 _ 032

3.5 环境 γ 辐射剂量率监测 _ 044

3.6 环境介质采样与处理方法 _ 049

3.7 环境样品 γ 能谱分析 _ 061

3.8 环境介质的总 α、总 β 测量 _ 071

第 4 章　放射诊疗工作场所放射防护检测 _ 082

4.1　检测方案的确定 _ 082

4.2　工作场所外照射检测的一般要求 _ 083

4.3　工作场所表面污染检测的一般要求 _ 096

4.4　工作场所空气气溶胶检测的一般要求 _ 100

4.5　放射诊断工作场所放射防护检测 _ 105

4.6　放射治疗工作场所放射防护检测 _ 109

4.7　核医学工作场所放射防护检测 _ 114

第 5 章　个人监测 _ 120

5.1　个人监测概述 _ 120

5.2　外照射个人监测 _ 121

5.3　内照射个人监测 _ 136

5.4　皮肤放射性污染个人监测 _ 154

第 6 章　放射诊断设备性能检测 _ 159

6.1　放射诊断设备简介 _ 159

6.2　放射诊断质控监测相关仪器设备 _ 171

6.3　X 射线摄影设备质量控制检测方法 _ 177

6.4　CT 质量控制检测方法 _ 205

6.5　乳腺 X 射线摄影机质量控制检测方法 _ 212

6.6　X 射线透视设备和 DSA 设备质量控制检测方法 _ 228

6.7　牙科 X 射线诊断设备相关检测方法 _ 236

第 7 章　核医学设备性能检测 _ 243

7.1　核医学设备的发展 _ 243

7.2　核医学设备的基本原理 _ 247

7.3　SPECT 相关检测方法 _ 266

7.4　PET 相关检测方法 _ 279

7.5　粒籽源植入 _ 287

第 8 章　放射治疗设备质量控制检测 _ 291

8.1　放射治疗分类 _ 292

8.2 医用加速器质量控制检测 _ 292

8.3 后装近距离治疗机质量控制检测方法 _ 328

8.4 γ射线立体定向放射治疗系统（伽玛刀）质量控制检测方法 _ 339

第9章 非医用放射设备及工作场所的放射防护检测 _ 350

9.1 γ辐照装置 _ 350

9.2 工业加速器 _ 361

9.3 货物/车辆辐射检查系统 _ 366

9.4 工业探伤装置 _ 373

9.5 核仪表 _ 379

9.6 非医用放射工作场所 _ 393

第10章 放射卫生技术服务的质量管理 _ 411

10.1 法律、法规和标准要求 _ 411

10.2 检验检测机构质量管理的一般要求 _ 418

第1章　放射防护检测概述

随着科学技术的进步，电离辐射已经广泛应用于工业、农业、国防和医学等各行各业，极大地促进了社会进步与经济发展。但核与辐射是一把"双刃剑"，在造福人类的同时，如果没有有效的放射防护，就会对人体健康造成危害。电离辐射有其特殊性，看不见，摸不着，人体感官无法感知。对于一切可能增加辐射照射的人类活动，国际放射防护委员会（ICRP）提出了放射防护三原则，即实践的正当性、放射防护的最优化和个人剂量限值。要想了解电离辐射水平，对其做出正确的评价，放射防护检测（监测）是十分重要的。在放射防护计划中，检测（监测）起着主要的作用，同时也是检验放射防护效果的重要手段之一。

1.1　放射防护检测相关概念

1.1.1　放射防护检测的定义

（1）检测的定义

根据 GB/T 27000—2006《合格评定词汇和通用原则》，检测是指按照程序确定合格评定对象的一个或多个特性的活动，即按照程序或方法确定检测、检查或认证对象（或称样品）的一个或多个可区分特征的定性或/和定量活动。从放射防护的角度来说，检测是为确保放射防护最优化、保持可接受的尽可能低的辐射照射水平、实现令人满意的工作条件和良好的环境质量而进行的辐射测量，如放射诊疗设备验收检测和稳定性检测、对某一个委托样品开展的放射性活度浓度测量。通常检测是仅针对用户的委托样品进行的测量，检测机构对送检样品的检测结果负责。

（2）检验的定义

根据 GB/T 19000—2016《质量管理体系基础和术语》，检验是指通过观察和判断，适当时结合测量、试验或估量所进行的符合性评价。因此，与检测相比，检验增加了对结果的符合性评价。例如，开展计算机体层摄影装置工作场所放射防护检测，通常都需要判断检测结果是否小于等于 $2.5~\mu Sv/h$，评价是否符合国家职业卫生标准 GBZ 130—2020《放射诊断放射防护要求》。

（3）监测的定义

监测是指长时间对同一物体或样品进行的测量，并且掌握它的变化规律。监测具有一定的时效性和监督性质。监测不等于测量，更不等于物理测量和化学分析方法。监测包括纲要的制定、测量和结果的解释。监测纲要的制定必须依据辐射防护的基本原则，并充分考虑评价的要求。辐射监测是重要的，但监测本身并不是目的，它只是为了达到防护目的的一种手段。在制定一个监测方法时，必须注意考虑监测方法的全过程，仅把监测限于物理测量和化学分析是达不到监测要求的。例如，外照射个人剂量常规监测是指用工作人员佩戴的剂量计所进行的测量以及对这些测量结果做出解释，按照GBZ 128—2019《职业性外照射个人监测规范》的要求，外照射个人剂量常规监测是按3个月周期开展的，应监测整个佩戴过程中的剂量水平并给出评价。

为便于描述，本书所提及的检测、检验、监测如无特殊说明，均指放射防护检测。

放射防护检测，也可以被称为电离辐射检测，是指为评价或控制电离辐射或放射性物质的照射，对剂量或污染所进行的测量及对测量结果的解释，是为确保辐射防护最优化、保持可接受的尽可能低的辐射照射水平、实现令人满意的工作条件和良好的环境质量而进行的测量并对测量结果做出评价的活动。

放射防护检测原则的决定、检测范围和检测点的确定以及测量方法的选择都应根据放射防护三原则来考虑。衡量和评价电离辐射危害的量主要是个人所受的有效剂量当量、集体有效剂量当量和有效剂量当量负担。对于内照射，导出量还有核素的年摄入量。实际测得的量通常是辐射场的辐射水平和环境介质中的核素浓度，这就提出了如何由实测量求得评价量的问题。通常，我们通过评价模式把实测量和评价量联系起来。在制定检测纲要的同时，应确定评价模式，以便检测结果能够满足评价的要求。同时，为贯彻《放射诊疗管理规定》，放射防护检测的量还包括放射诊疗设备的电离辐射输出剂量以及放射诊疗受检者（患者）辐射危害涉及的影像学参数和设备机械性能参数。

1.1.2　放射防护检测的目的

放射防护的目的是保证公众和工作人员生活和工作在安全的环境中。放射防护检测是为估算和控制人员所受辐射剂量而进行的测量，是放射防护的重要组成部分，其目的在于了解和掌握工作场所的放射性危害程度，为用户提供是否需要改善防护措施的依据，为卫生健康行政部门监管提供技术依据。对于非放射性的许多有害因素，我们可以根据人体的症状和征兆，采用流行病学的方法，判断环境和工作条件的安全性。对于电离辐射危害，辐射水平通常在剂量限值以下或左右，从确定性效应看，现代医学手段还不可能观察到可察觉的影响；从随机性效应看，由于危害概率很小，也很难做出定量的或定性的判断，这一问题当前仍然处于研究阶段。由此可见，放射防护检测是十分重要的。

1.1.3　放射防护检测的分类

1.1.3.1　检测分类

按检测对象的不同，放射卫生领域所实施的放射防护检测可以分为以下几类。

① 环境监测，即利用直接测量、取样后实验室测量等方法，对设施周围环境中的辐射和放射性污染水平所进行的测量。

② 工作场所检测，即利用固定或可移动的测量设备，对工作场所中的外照射水平、

空气污染、地面污染、设备污染所进行的测量。

③ 个人监测，即利用个人所佩戴的器件或者其他的测量设备，对人员受到的外照射剂量、内照射和皮肤污染所进行的监测。

④ 放射诊疗设备检测，即利用现场测量设备，对放射诊断、放射治疗和核医学设备的辐射剂量水平、影像质量和机械性能等所进行的测量。

除此以外，流出物监测也是电离辐射监测的重要组成部分。流出物监测，即利用直接测量、取样后实验室测量等方法，对设施向环境的（气、液态）释放情况所进行的测量。流出物监测是环境监测和工作场所监测的交接部，通过监测能够及时发现从而有可能迅速控制异常排放和事故排放。流出物监测的结果也是环境评价的依据（即源项）。流出物监测由于属于管理环境类的辐射监测，所以并没有被纳入放射防护检测。

1.1.3.2 监测分类

监测由于具有监督性和持续性，按照管理性质和目的的不同，可以分为以下三类。

① 常规监测。它与连续操作有关，是按事先制订的时间表定期进行的监测。其目的是论证当时的工作条件（包括个人所受的剂量水平）是令人满意的，并符合监管要求。因此，常规监测在本质上大都是证实性的。

② 任务相关监测。它可以为某种非常规性的特殊操作提供有关操作管理方面的决策依据，为辐射防护最优化提供支持。

③ 特殊监测。它实质上是调研性的，通常是在缺乏足够的信息证明防护控制是充分的时候（已经或有迹象表明出现异常时）实施的。其目的是弄清楚某些问题，以及为确定今后的操作程序提供详细的信息。通常应在新设施运行阶段、在设施或程序做了重大变更后或在异常（如事故）情况下进行特殊监测。

1.2 放射防护检测常用术语

1.2.1 电离辐射

在放射卫生防护领域，电离辐射指能在生物物质中产生离子对的辐射。

1.2.2 辐射源项

辐射源项是指辐射源的位置、结构，所产生的射线种类、强度，以及放射性物质的名称、活度、能量、状态等可能影响人体职业健康的各种电离辐射因素的总称。

1.2.3 本底辐射

本底辐射是指人类生活环境本来存在的辐射，主要包括宇宙射线和自然界中天然放射性核素发出的射线。生活在地球上的人都会受到天然本底辐射。不同地区、不同居住条件下的居民，所接受的天然本底辐射的剂量水平是有很大差异的。通过对天然本底辐射的组成和地区差异的讨论,我们可以更好地理解实践中辐射防护体系的剂量限值和核事故情况下干预水平值的含义,以及它们包含的危险概念。本底辐射主要有外照射与内照射两种,产生原因有锅炉燃煤、工业废料利用、铀与钍矿工业及其他因素,它具有一定的潜在危害,需要对其进行监测与防护。

1.2.4 仪器灵敏度

仪器灵敏度是指探测器相对于被测量变化的位移率。灵敏度是衡量物理仪器的一个指标,特别是电学仪器,应注重仪器灵敏度的提高。我们通过灵敏度的研究可加深对仪表的构造和原理的理解。

1.2.5 探测限

探测限就是辐射测量的检出限。检出限一般有仪器检出限、分析方法检出限之分。仪器检出限是指分析仪器能检出与噪声相区别的小信号的能力;而方法检出限不但与仪器噪声有关,而且还决定于方法全部流程的各个环节,如取样、分离富集、测定条件优化等,即分析者、环境、样品性质等对检出限也均有影响,实际工作中应说明获得检出限的具体条件。

1.2.6 不确定度

不确定度是指由于测量误差的存在,对被测量值不能肯定的程度。反过来,它也表明该结果的可信赖程度。它是反映测量结果质量的指标。不确定度越小,测量结果的质量越高,水平越高,其使用价值越高;不确定度越大,测量结果的质量越低,水平越低,其使用价值也越低。在报告物理量的测量结果时,必须给出相应的不确定度,这样一方面便于使用者评定其可靠性,另一方面也增强了测量结果之间的可比性。测量不确定度是对误差分析的最新理解和阐述,以前用"测量误差"来表述,但两者具有完全不同的含义。它更准确的名称为"测量不确定度",表示由于测量误差的存在而对被测量值不能确定的程度。

1.2.7 放射防护检测

为评估和控制放射源或放射性物质的照射水平,保护人员接受尽可能低的辐射剂量,确保放射防护最优化而进行的电离辐射测量并对测量结果做出解释的活动,称为放射防护检测。

1.2.8 连续测量

连续测量是指按照时间顺序进行一系列的重复测量,以量化观察具体指标动态演变的方法。例如,设置自动监测站,实施不间断 γ 辐射空气吸收剂量率连续监测,重点关注剂量率的变化,特别是异常升高的情况。

1.2.9　瞬时测量

在一个相对短的时间范围内测量某时刻辐射剂量率或浓度值的方法，称为瞬时测量。

1.2.10　累积测量

累积测量是指在特定的时间周期（从 2 天到 1 年或更长）内进行的积分式测量，其结果为该时间段的平均剂量率或浓度。

1.3　放射防护检测相关法律、法规和标准依据

1.3.1　放射防护检测相关法律

1.3.1.1　《中华人民共和国放射性污染防治法》

《中华人民共和国放射性污染防治法》于 2003 年 6 月 28 日由第十届全国人民代表大会常务委员会第三次会议通过，自 2003 年 10 月 1 日起施行。

第十条　国家建立放射性污染监测制度。国务院环境保护行政主管部门会同国务院其他有关部门组织环境监测网络，对放射性污染实施监测管理。

第十四条　国家对从事放射性污染防治的专业人员实行资格管理制度；对从事放射性污染监测工作的机构实行资质管理制度。

第二十四条　核设施营运单位应当对核设施周围环境中所含的放射性核素的种类、浓度以及核设施流出物中的放射性核素总量实施监测，并定期向国务院环境保护行政主管部门和所在地省、自治区、直辖市人民政府环境保护行政主管部门报告监测结果。

国务院环境保护行政主管部门负责对核动力厂等重要核设施实施监督性监测，并根据需要对其他核设施的流出物实施监测。监督性监测系统的建设、运行和维护费用由财政预算安排。

1.3.1.2　《中华人民共和国职业病防治法》

《中华人民共和国职业病防治法》于 2001 年 10 月 27 日由第九届全国人民代表大会常务委员会第二十四次会议通过，自 2002 年 5 月 1 日起施行。根据 2011 年 12 月 31 日第十一届全国人民代表大会常务委员会第二十四次会议《关于修改〈中华人民共和国职业病防治法〉的决定》该法第一次修正；根据 2016 年 7 月 2 日第十二届全国人民代表大会常务委员会第二十一次会议《关于修改〈中华人民共和国节约能源法〉等六部法律的决定》该法第二次修正；根据 2017 年 11 月 4 日第十二届全国人民代表大会常务委员会第三十次会议《关于修改〈中华人民共和国会计法〉等十一部法律的决定》该法第三次修正；根据 2018 年 12 月 29 日第十三届全国人民代表大会常务委员会第七次会议《关于修改〈中华人民共和国劳动法〉等七部法律的决定》该法

第四次修正。《中华人民共和国职业病防治法》的颁布实施，使职业病危害因素（电离辐射属其中之一）检测与评价有法可依、有章可循，对职业病危害因素检测与评价起到了巨大的推动作用，标志着我国职业病危害因素检测与评价走上了科学化、规范化、法制化管理的轨道。

第二十六条　用人单位应当实施由专人负责的职业病危害因素日常监测，并确保监测系统处于正常运行状态。

用人单位应当按照国务院卫生行政部门的规定，定期对工作场所进行职业病危害因素检测、评价。检测、评价结果存入用人单位职业卫生档案，定期向所在地卫生行政部门报告并向劳动者公布。

职业病危害因素检测、评价由依法设立的取得国务院卫生行政部门或者设区的市级以上地方人民政府卫生行政部门按照职责分工给予资质认可的职业卫生技术服务机构进行。职业卫生技术服务机构所做检测、评价应当客观、真实。

发现工作场所职业病危害因素不符合国家职业卫生标准和卫生要求时，用人单位应当立即采取相应治理措施，仍然达不到国家职业卫生标准和卫生要求的，必须停止存在职业病危害因素的作业；职业病危害因素经治理后，符合国家职业卫生标准和卫生要求的，方可重新作业。

1.3.1.3　《中华人民共和国核安全法》

《中华人民共和国核安全法》于 2017 年 9 月 1 日由第十二届全国人民代表大会常务委员会第二十九次会议通过，自 2018 年 1 月 1 日起施行。

第十九条　核设施营运单位应当对核设施周围环境中所含的放射性核素的种类、浓度以及核设施流出物中的放射性核素总量实施监测，并定期向国务院环境保护主管部门和所在地省、自治区、直辖市人民政府环境保护主管部门报告监测结果。

第六十四条　核设施营运单位应当公开本单位核安全管理制度和相关文件、核设施安全状况、流出物和周围环境辐射监测数据、年度核安全报告等信息。具体办法由国务院核安全监督管理部门制定。

1.3.2　放射防护检测相关法规、规章和规范

1.3.2.1　《放射性同位素与射线装置安全和防护条例》

为了加强对放射性同位素、射线装置安全和防护的监督管理，促进放射性同位素、射线装置的安全应用，保障人体健康，保护环境，2005 年 8 月 31 日国务院第 104 次常务会议通过了《放射性同位素与射线装置安全和防护条例》（国务院令第 449 号）；根据 2014 年 7 月 9 日国务院第 54 次常务会议《国务院关于修改部分行政法规的决定》（国务院令第 653 号），该条例修订；根据 2019 年 3 月 2 日《国务院关于修改部分行政法规的决定》（国务院令第 709 号），该条例二次修订。

第二十九条　生产、销售、使用放射性同位素和射线装置的单位，应当严格按照国家关于个人剂量监测和健康管理的规定，对直接从事生产、销售、使用活动的工作人员进行个人剂量监测和职业健康检查，建立个人剂量档案和职业健康监护档案。

第三十条　生产、销售、使用放射性同位素和射线装置的单位，应当对本单位的放

射性同位素、射线装置的安全和防护状况进行年度评估。发现安全隐患的，应当立即进行整改。

1.3.2.2 《放射诊疗管理规定》

为加强放射诊疗工作的管理，保证医疗质量和医疗安全，保障放射诊疗工作人员、患者和公众的健康权益，依据《中华人民共和国职业病防治法》《放射性同位素与射线装置安全和防护条例》和《医疗机构管理条例》等法律、行政法规的规定，卫生行政部门制定《放射诊疗管理规定》（2006年1月24日中华人民共和国卫生部令第46号）；根据《国家卫生计生委关于修改〈外国医师来华短期行医暂行管理办法〉等8件部门规章的决定》（2016年1月19日国家卫生和计划生育委员会令第8号），该规定得到修正。

第十九条 医疗机构应当配备专（兼）职的管理人员，负责放射诊疗工作的质量保证和安全防护。其主要职责是：（一）组织制定并落实放射诊疗和放射防护管理制度；（二）定期组织对放射诊疗工作场所、设备和人员进行放射防护检测、监测和检查；（三）组织本机构放射诊疗工作人员接受专业技术、放射防护知识及有关规定的培训和健康检查；（四）制定放射事件应急预案并组织演练；（五）记录本机构发生的放射事件并及时报告卫生行政部门。

第二十条 医疗机构的放射诊疗设备和检测仪表，应当符合下列要求：（一）新安装、维修或更换重要部件后的设备，应当经省级以上卫生行政部门资质认证的检测机构对其进行检测，合格后方可启用；（二）定期进行稳定性检测、校正和维护保养，由省级以上卫生行政部门资质认证的检测机构每年至少进行1次状态检测；（三）按照国家有关规定检验或者校准用于放射防护和质量控制的检测仪表；（四）放射诊疗设备及其相关设备的技术指标和安全、防护性能，应当符合有关标准与要求。不合格或国家有关部门规定淘汰的放射诊疗设备不得购置、使用、转让和出租。

第二十一条 医疗机构应当定期对放射诊疗工作场所、放射性同位素储存场所和防护设施进行放射防护检测，保证辐射水平符合有关规定或者标准。放射性同位素不得与易燃、易爆、腐蚀性物品同库储存；储存场所应当采取有效的防泄漏等措施，并安装必要的报警装置。放射性同位素储存场所应当有专人负责，有完善的存入、领取、归还登记和检查的制度，做到交接严格，检查及时，账目清楚，账物相符，记录资料完整。

第二十二条 放射诊疗工作人员应当按照有关规定佩戴个人剂量计。

1.3.3 放射防护检测相关标准

放射防护检测涉及核能发展、核技术应用、环境保护、职业卫生和公众健康等多个领域。开展放射防护检测必须采用标准方法。与电离辐射检测相关的主要标准如下。

① GB/T 11713—2015 高纯锗γ能谱分析通用方法。

② GB/T 11743—2013 土壤中放射性核素的γ能谱分析方法。

③ GB/T 16140—2018 水中放射性核素的γ能谱分析方法。

④ GB/T 16141—1995 放射性核素的α能谱分析方法。

⑤ GB/T 16143—1995 建筑物表面氡析出率的活性炭测量方法。
⑥ GB/T 16145—2020 生物样品中放射性核素的 γ 能谱分析方法。
⑦ GB/T 16148—2009 放射性核素摄入量及内照射剂量估算规范。
⑧ GB 16361—2012 临床核医学的患者防护与质量控制规范。
⑨ GB 17589—2011 X 射线计算机断层摄影装置质量保证检测规范。
⑩ GB 18871—2002 电离辐射防护与辐射源安全基本标准。
⑪ GBZ 128—2019 职业性外照射个人监测规范。
⑫ GBZ 129—2016 职业性内照射个人监测规范。
⑬ GBZ 141—2002 γ 射线和电子束辐照装置防护检测规范。原国家卫生计生委于 2016 年 12 月 28 日发布通告（国卫通〔2016〕24 号），公布该标准转为推荐性标准。
⑭ GBZ/T 148—2002 用于中子测井的 CR39 中子剂量计的个人剂量监测方法。
⑮ GBZ/T 155—2002 空气中氡浓度的闪烁瓶测定方法。
⑯ GBZ 166—2005 职业性皮肤放射性污染个人监测规范。
⑰ GBZ/T 182—2006 室内氡及其衰变产物测量规范。
⑱ GBZ 207—2016 外照射个人剂量系统性能检验规范。
⑲ GBZ 232—2010 核电厂职业照射监测规范。原国家卫生计生委于 2016 年 12 月 28 日发布通告（国卫通〔2016〕24 号），公布该标准转为推荐性标准。
⑳ GBZ/T 269—2016 尿样中总 α 和总 β 放射性检测规范。
㉑ WS 76—2020 医用 X 射线诊断设备质量控制检测规范。
㉒ WS/T 184—2017 空气中放射性核素的 γ 能谱分析方法。
㉓ WS 262—2017 后装 γ 源近距离治疗质量控制检测规范。
㉔ WS 519—2019 X 射线计算机体层摄影装置质量控制检测规范。
㉕ WS 523—2019 伽玛照相机、单光子发射断层成像设备（SPECT）质量控制检测规范。
㉖ WS 531—2017 螺旋断层治疗装置质量控制检测规范。
㉗ WS 582—2017 X、γ 射线立体定向放射治疗系统质量控制检测规范。
㉘ WS/T 584—2017 人体内放射性核素全身计数测量方法。
㉙ WS/T 614—2018 应急情况下放射性核素的 γ 能谱快速分析方法。
㉚ WS 667—2019 机械臂放射治疗装置质量控制检测规范。
㉛ WS 674—2020 医用电子直线加速器质量控制检测规范。
㉜ WS/T 675—2020 氡及其子体个人剂量监测方法。
㉝ HJ 61—2021 辐射环境监测技术规范。
㉞ HJ 816—2016 水和生物样品灰中铯-137 的放射化学分析方法。
㉟ HJ 840—2017 环境样品中微量铀的分析方法。
㊱ HJ 1157—2021 环境 γ 辐射剂量率测量技术规范。

1.4 放射防护检测工作程序

放射防护检测工作程序如图 1.1 所示。

1.4.1 项目委托

检测机构根据检测项目来源、性质、检测对象和检测范围等,结合自身资质和技术能力,进行项目合同评审后,接受来自企业客户、评价机构或者行政机关等的委托。双方签订技术服务合同。

1.4.2 现场调查

为了解监测对象(环境、工作场所、人员和流出物)的辐射场、介质放射性水平变化规律和人员受照射状况,正确选择采样或测量点、采样或测量对象、采样或测量方法和采样或测量时机等,检测机构必须在采样或测量前对场地、场所和受照人员进行现场踏勘调查,必要时可进行预采样或测量。以职业放射危害监测为例,调查内容主要包括:

① 被调查对象概况,如单位名称、地址、源项的信息,样品名称、地点、规模、环境状况和测量影响因素,以及劳动定员、岗位划分、工作班制等。

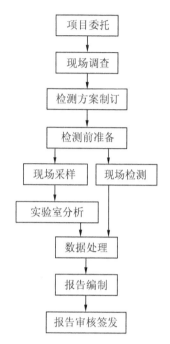

图 1.1 放射防护检测工作程序

② 生产过程中使用的含放射性核素的原料和辅助材料,产品、副产品和中间产物等的种类、数量、纯度、杂质及其理化性质等。

③ 生产工艺流程、原料投入方式、加热温度和时间、生产设备类型、数量及其布局等。

④ 劳动者的工作状况,包括劳动者数量、工作地点停留时间、工作方式,以及劳动者接触电离辐射的程度、频度与持续时间等。

⑤ 工作地点空气中放射性物质的产生和扩散规律、存在状态、估计浓度等。

⑥ 工作地点的辐射状况和环境条件、辐射防护设施及其使用情况、个人防护装备及使用状况等。

1.4.3 检测方案制订

检测内容应包括利用便携式仪器设备对辐射场的现场测量、对某些环境介质的现场采样和实验室分析检测。

检测机构应根据现场调查情况和相关标准的要求,确定检测对象有代表性的现场检测点和样品采集地点、采样对象和数量,根据辐射剂量率或介质放射性浓度限值和检测方法制定现场采样和检测实施方案。

检测方案的内容应包括检测范围、放射性物质样品采集方式(个体或定点采样)、辐射剂量的测量时间和地点，以及放射性物质的采样地点、采样对象、采样时间、采样时机和采样频次等。

检测机构制定检测方案时应与委托单位相关负责人员做好沟通。

1.4.4 检测前准备

为确保现场检测工作的效率和安全，检测机构在实施现场采样、检测前应做好人员、设备、材料、现场采样检测记录，以及相关辅助和安全防护设施等方面的准备工作。具体工作应包括以下几个方面。

① 确定现场采样、检测执行人员及各自任务分工。

② 做好采样仪器和检测仪器的准备工作，选择符合采样和检测要求的仪器设备，检查其正常运行操作、电池电量、充电器、计量检定有效期、防爆性能等情况。

③ 做好采样设备的充电工作和流量校准工作。

④ 准备采样介质、器材、材料及相关试剂，确保其质量完好、数量充足。

⑤ 准备足够的现场采样、检测记录单。

⑥ 做好采样人员必要的个体防护及仪器设备搬运过程中的安全保障工作。

1.4.5 现场采样和现场检测

1.4.5.1 现场采样

在正常生产状况下，按照上述检测方案开展工作。采样人员在采样前应观察和了解工作现场卫生状况和环境条件，确保现场采样的代表性和有效性，如实记录现场采样记录单相关信息。采样结束后采样记录单应经被测单位相关陪同人员签字确认。

1.4.5.2 现场检测

在正常生产状况下，按照上述检测方案开展工作。检测者在检测前应观察和了解工作现场卫生状况和环境条件，确保检测的代表性和有效性，如实记录检测记录单相关信息。检测记录单应经被检测单位相关陪同人员签字确认。

1.4.6 实验室分析

实验室分析主要指对现场采集的介质样品的实验室分析和浓度测定。工作内容包括现场采集样品的交接、采样记录单的交接、样品的编号和保存、实验室内样品的流转和分析测定。

1.4.7 数据处理

数据处理工作是对原始采样记录和原始检测记录分析整理的过程，包括检测分析仪器产出的原始数据和原始图谱的计算整理、质控数据计算、采样时间和采样体积的计算、标准采样体积的计算、空气中有害物质浓度的换算、数字修约等方面。

1.4.8 报告编制

检测报告是整个辐射监测工作的最终产出，是对工作现场职业病危害因素存在的浓度或强度及分布的归纳总结。检测报告一旦签发盖章生效，就具有法律效力。因此，编制检测报告的相关工作人员必须严肃、认真对待该项工作，保证检测报告中相关信息和结果真实、准确、可靠。同时，检测报告内容应清晰、整洁，便于查看。

报告编制完成后，经过检测人员、校核人员、审核人员及质量监督人员逐次核对确认，由授权签字人签发并加盖资质印章和检测机构检测专用印章后即可发送给委托方。在报告签发盖章后，相关原始记录和报告应归档管理。

思考题

1. 按监测对象划分，放射防护检测分为哪几类？
2. 放射防护检测的目的是什么？
3. 简述放射防护检测工作程序。
4. 分析在放射防护检测中仪器灵敏度、方法探测限和测量不确定度的意义。
5. 叙述放射防护检测方案的内容。

主要参考文献

[1] 潘自强. 电离辐射环境监测与评价 [M]. 北京：原子能出版社，2007.

[2] 李德平，潘自强. 辐射防护手册：第五分册 辐射危害与医学监督 [M]. 北京：原子能出版社，1991.

[3] 中华人民共和国卫生部，国家环境保护总局，原中国核工业总公司. 电离辐射防护与辐射源安全基本标准：GB 18871—2002 [S]. 2002.

[4] 生态环境部核设施安全监管司、法规与标准司. 辐射环境监测技术规范：HJ 61—2021 [S]. 2021.

[5] 生态环境部核设施安全监管司、法规与标准司. 环境γ辐射剂量率测量技术规范：HJ 1157—2021 [S]. 2021.

[6] 生态环境部核设施安全监管司、法规与标准司. 核动力厂运行前辐射环境本底调查技术规范：HJ 969—2018 [S]. 2018.

[7] 国家安全生产监督管理总局职业安全健康监督管理司，中国安全生产科学研究院. 建设项目职业病危害评价 [M]. 北京：煤炭工业出版社，2013.

（王　进　万　骏　刘　静）

第 2 章 常见的辐射探测器

人体无时无刻不在接受来自宇宙和自然界的辐射，但是我们的肉眼是无法观测到这些辐射射线的。为了测量这些辐射射线，我们就需要借助各种特殊的仪器或装置来探测辐射射线，进而进行有效的监测，而这类特殊的仪器或装置统称为辐射探测器。本章将介绍辐射探测器的基本原理和分类，以及各种常见探测器的工作原理、特点和应用领域。

2.1 辐射探测器概述

2.1.1 辐射探测器定义

辐射探测器是指通过核辐射与物质发生相互作用来提供有关辐射信息并对其进行分析处理的实验仪器。从原理上讲，只要能够与辐射发生相互作用的各种材料都可被用来制作探测器，但是由于探测效率等原因，只有部分材料才能被用来制作探测器。辐射探测器是由探测器本身和电子测量设备两部分构成的。辐射探测器的工作原理是：辐射射线与探测器中的物质发生相互作用，该过程提供了具有丰富辐射射线信息的信号，电子测量设备收集并分析相关信号，进而得到辐射射线的信息。

2.1.2 辐射探测器分类

根据辐射探测器的工作介质、作用机制及输出信号等，辐射探测器可分为几种类型。常见的探测器有气体电离探测器、闪烁体探测器及半导体探测器。气体电离探测器利用的是射线与探测器中的气体介质发生相互作用产生的电离效应，闪烁体探测器利用的是射线与闪烁体作用产生的光子的发光效应，而半导体探测器利用的是射线在半导体中产生的电子空穴对来测量辐射射线的物理信息。此外，还有主要用于剂量测量的热释光、光致光探测器，专门用于中子的中子探测器，以及胶片、径迹等探测器。

2.2 气体探测器

气体探测器是历史最悠久的辐射探测器，也是早期应用最广的辐射探测器。早在1898年，居里夫妇发现并提取放射性同位素钋和镭时，就用"电离室"来监测化学分离过程中的各种产物。气体探测器是以气体为工作介质，由入射粒子在其中产生的电离效应引起输出电信号的一种探测器。根据其工作的电压不同，气体电离探测器可分为电离室、正比计数管和盖革-米勒计数管（G-M 计数管）等。

2.2.1 工作原理

2.2.1.1 气体的电离与激发

粒子在穿过气体的过程中，与气体原子中的电子发生库仑作用，带电粒子本身损失部分能量，并把能量传递给电子，如果电子获取的能量大于气体原子的激发能，但不足以克服原子核的束缚，电子将从低能级跃迁到高能级，使得原子处于激发态，这个过程称为激发。激发态持续时间通常很短，大约在 10^{-9} s 以内。处于激发态的原子将自动跃迁回基态，同时在激发过程中获得的能量将以释放出一个光子的方式被释放掉，这个光子也称为特征 X 射线。激发过程放出了一个光子，没有直接产生离子对。

当电子获得的能量足够克服原子核束缚时，电子会脱离原子成为自由电子，这个过程称为电离。气体原子被电离为一个自由电子和一个正离子，形成一个离子对。由射线直接作用于气体原子产生的自由电子称为初级电子。入射射线能量较大时会使得初级电子获得较高的能量，这些初级电子能够继续通过电离过程与气体原子相互作用产生新的自由电子。通常，射线和气体原子直接相互作用产生的电离称为初电离，而次级电子与气体原子相互作用产生的电离称为次电离。电离过程产生的离子对数称为总电离，总电离是初电离和次电离的总和。

初电离产生的电子中，那些具有较高能量，能够引起次级电离的电子称为 δ 电子。

在相当大的能量范围内，入射粒子在气体中产生的总电离离子对数目 N_0 与其在气体中损失的能量 E 成正比，即

$$N_0 = \frac{E}{W} \tag{2.1}$$

上式中，W 为平均电离能，即入射粒子在气体中产生一对离子对所需要的平均能量。

入射粒子在气体中产生的总电离离子对数 N_0 的过程是随机过程。电离的统计涨落由方差 σ^2 表示：

$$\sigma^2 = F \cdot \frac{E}{W} \tag{2.2}$$

上式中，F 为法诺因子。

不同气体的平均电离能和法诺因子值见表 2.1。

表 2.1 不同气体的平均电离能和法诺因子值

气体	电离电位 I_e/eV	第一激发电位/eV	平均电离功 ε_0/eV		法诺因子 F
			5.3 MeV α 粒子	β 电子	
氢 H_2	15.4	11.5	36.3	36.3	0.34
氦 He	24.6	19.8	42.7	42.3	0.17
氮 N_2	15.5	6.1	36.6	35.0	0.28

续表

气体	电离电位 I_e/eV	第一激发电位/eV	平均电离功 ε_0/eV		法诺因子 F
			5.3 MeV α 粒子	β 电子	
氧 O_2	12.2	6	32.5	30.9	0.37
氖 Ne	21.6	16.5	36.8	36.6	0.17
氩 Ar	15.8	11.5	26.4	26.4	0.17
氪 Kr	14.0	9.9	24.1	24.2	—
氙 Xe	12.1	8.3	21.9	22.0	—
水 H_2O	12.6	—	—	—	—
二氧化碳 CO_2	13.7	—	34.5	32.9	0.32
空气	—	—	35.5	34.0	—
甲烷 CH_4	13.1	—	29.2	27.3	0.26
乙炔 C_2H_2	11.4	—	27.5	25.9	0.27
乙醇 C_2H_5OH	10.7	—	—	32.6	—
乙烯 C_2H_4	10.8	—	28.0	26.2	—
乙烷 C_2H_6	11.8	—	26.6	24.8	—
丁烷 C_4H_{10}	10.8	—	—	23.0	—
氯 Cl_2	13.2	—	—	23.5	—
三氟化硼 BF_3	17	—	36.0	35.3	—
$Ar+CH_4$	13.0	—	—	26.0	0.17
$Ar+C_2H_2$	11.4	—	—	20.3	0.075
$Ne+Ar$	15.8	—	—	25.3	0.050
$He+Ar$	15.8	—	—	30.1	0.055
$He+Xe$	12.1	—	—	28.7	0.060
$He+CH_4$	13.0	—	—	30.3	0.075

2.2.1.2 电子和离子的运动

(1) 扩散

在没有外加电场作用的情况下，射线与探测器相互作用产生的电子和正离子会从密度高的区域向密度低的区域进行扩散。

(2) 漂移

在外加电场作用下，电子和正离子在电场中获得了定向运动的加速度，电子向正极移动，正离子向负极移动，但同时又和气体分子碰撞，因损失能量而减速。宏观上，它们表现为沿着外加电场方向上具有一定的平均速度，这种速度称为漂移速度。

（3）复合

电子和正离子在运动过程中有可能发生复合。按照粒子种类的不同，复合可分为电子复合与离子复合。电子与正离子碰撞时可发生与电离过程相反的过程，即复合形成中性分子，这个过程称为电子复合。电子与气体分子碰撞时可能被吸附形成负离子，即产生电子吸附效应。负离子与正离子碰撞时也要复合形成中性分子，这个过程称为离子复合。通常吸附电子概率大的气体称为负电性气体，如水蒸气、卤素气体等。在实际应用中，如果探测器中含有负电性气体，它们将吸附电子形成负离子，并且极易与正离子复合，从而探测器的电流输出减少，探测效率降低。因此，探测器的工作气体选用惰性气体，如 Ar、Ne 等，并采用一些应用纯化器的措施，以去除工作气体中的负电性气体杂质。

2.2.1.3 外加电场与电离粒子收集

气体探测器所收集到的离子对数并不是辐射射线所产生的离子对数，而是随气体探测器的工作电压变化而变化的，如图 2.1 所示。

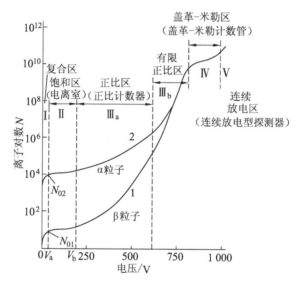

Ⅰ—复合区；Ⅱ—饱和区；Ⅲ$_a$—正比区；Ⅲ$_b$—有限正比区；Ⅳ—盖革-米勒区；Ⅴ—连续放电区。

图 2.1 气体探测器电极收集到的离子对数目与其工作电压的关系

（1）复合区（Ⅰ区）

由于该区工作电压产生的电场较弱，离子漂移速度很低，主要是扩散和复合效应起作用，离子很容易发生复合，因此只有部分离子被电极收集，即电极上收集到的离子对数小于初总电离数 N_0。随着工作电压的升高，离子复合的概率减小，电极收集到的离子对数逐渐增大。

（2）饱和区（Ⅱ区）

当工作电压提高到 V_a 时，复合损失可忽略不计，即复合效应基本消失，这时初总电离数几乎全部被电极收集，电极上收集到的离子对数达到饱和。在电压 $V_a \sim V_b$ 区内，电压继续升高,被收集的电荷数基本保持不变,形成一个坪区,这段电压范围被称为饱和区。饱和区是电离室工作的电压区域,因此这个区域也被称为电离室区。

(3) 正比区（Ⅲ$_a$区）

随着工作电压继续升高,电压超过V_b之后,由于电场的加速作用,初电离所产生的电子被加速后引起次电离,次级电子在漂移过程中可能被加速到足以再产生次级离子对,如此不断地持续下去,使得收集到的离子对数比原电离产生的离子对数大得多,这种现象称为气体放大,也称为雪崩过程。

收集到的离子对数N与原电离的离子对数N_0的比值为气体放大倍数M,即

$$M = \frac{N}{N_0} \tag{2.3}$$

工作电压V越高,放大倍数M值也越大。但对于某一确定的探测器来说,当V一定时,M是一个常数,电极上收集到的总离子对数（总电离数）N正比于原电离的离子对数（初总电离数）N_0。因而,该区域称为正比区。正比区是正比计数管、多丝正比室和漂移室工作的电压区域。

(4) 有限正比区（Ⅲ$_b$区）

当气体放大倍数M较大时,由于产生的大量离子对中的正离子的漂移速度比电子慢得多,因此会有大量的正离子滞留在气体空间,形成空间电荷,它们所产生的电场部分抵消了外加电场,从而限制了次电离的增长,该效应称为空间电荷效应。该效应使气体放大倍数M不恒定,而与初总电离数相关,收集到的电离数N,不再与初总电离数N_0严格成正比。对于原电离大的α粒子,M值较小;对于原电离小的β粒子,M值较大。随着电场的增加,空间电荷效应更加严重,两条曲线在Ⅲ$_b$区域逐渐趋近,气体放大倍数不再是常数,因此该区域称为有限正比区。

(5) 盖革-米勒区（Ⅳ区）

当工作电压足够高,达到某个值之后,由于电场很强,气体放大倍数可高达10^8,电流开始激增而形成自激放电。此时,电极收集到的离子对数再一次饱和,且与工作电压关系不大,与初总电离无关。初电离只起到了"点火"作用,因此探测器不能区分入射粒子的类型和能量。这一区域称为盖革-米勒区,G-M计数管工作于这个区域。

(6) 连续放电区（Ⅴ区）

当工作电压继续增加时,探测器将进入气体连续放电区,电极收集的电离数再次急剧增长。这一区间有光产生。电晕管、闪光室、火花室和流光室工作于这个区间。

综上所述,电离室、正比计数管及G-M计数管虽然都是利用气体电离效应进行探测工作,但是由于它们的工作电压区域不同,电离粒子与气体分子的作用机制不同,所以输出信号的性质也不同。

2.2.2 气体探测器的分类、特点及应用领域

2.2.2.1 电离室

电离室是最早出现的气体探测器。它的特点是收集入射粒子在电离室中形成的全部离子对,外加电场使其既不产生复合,也不发生气体放大。电离室要求的电场强度不

高，可以做成各种形状，并且对所充气体的要求不高，充气压力的范围也可以很宽，甚至可直接用大气压下的空气。电离室的弱点是没有气体放大作用，其输出的电离电流很弱。

常见的电离室结构形式有两种：平行板形和圆柱形（图2.2）。

图2.2中K为高压电极，直接连接高压；A为收集电极，通过负载电阻 R 接地。两个电极之间加有高压，并以绝缘体隔开。绝缘体的性能对于弱电流测量的影响很大，因此必须选用绝缘性能良好的材料。为了减小从高压电极至收集电极的涌电流，它们中间常被加一个金属保护环P，其电位与收集电极相同，使漏电流由高压电极经保护环接地，不再经过收集电极，并且使收集电极边缘的电场保持均匀，保证电离室有确定的灵敏体积。

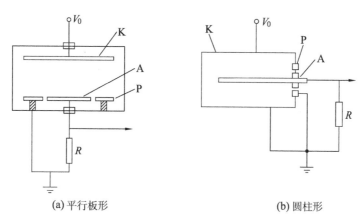

(a) 平行板形 　　　　　　(b) 圆柱形

图2.2 电离室结构示意图

电离室有两种工作状态。一种是脉冲电离室。它通过电离室的外部负载电路使电离室的本征电流信号产生一个电脉冲信号，再将电脉冲信号送到电信号处理仪器进行处理。它所测量的是单个粒子的电离效应，即测量单个粒子引起的电流脉冲或电压脉冲。另一种是电流电离室。它把一段时间内大量的本征电流信号累加起来，得到一个慢变化的平均电流信号，再由仪器进行处理。它所测量的是大量入射粒子的平均电离效应。这两种工作状况与电离室的外部负载电路有密切关系。

2.2.2.2 正比计数管

电离室产生的离子对是直接收集的，输出信号幅度很小，这给测量带来很大的困难。于是，在电离室的基础上，又出现了正比计数管。它的特点是入射粒子产生的离子对在计数管内部的强电场区发生增殖，从而使输出的脉冲幅度放大一定的倍数，便于后面的测量。正比计数管的关键技术是要保持脉冲放大倍数的稳定。

由前面介绍的气体探测器原理可知，要实现离子对在气体中的放大，外加电场必须足够强。在一个大气压下，电子与气体分子碰撞的平均自由程为 $10^{-4} \sim 10^{-3}$ cm，气体分子的电离电位为 $10 \sim 20$ eV。要使电子在一个自由程内获得能使气体分子电离的能量，电场强度需约 10^4 V/cm。若采用平行板电离室结构，在间距 1 cm 的两极间加 10^4 V 是难以实现的。因此，正比计数管常常被设计为圆柱形，见图2.3。

图 2.3 中圆柱的外壳是阴极,中央是一根极细而均匀的金属钨丝。管内电场强度 $E(r)$ 可用式(2.4)表示:

$$E(r) = \frac{V_0}{r\ln(b/a)} \quad (2.4)$$

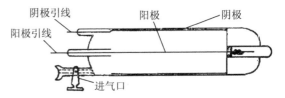

图 2.3 圆柱形正比计数管结构示意图

上式中,r 是距中心阳极的径向距离,a 是中心丝极的半径,b 是金属圆筒的半径,V_0 是外加工作电压。

正比管内电场强度曲线见图 2.4。从图中可以看出,正比管内存在的是一个非均匀电场,距离阳极越近,电场强度越强,且增长越快。这就意味着气体放大只在距离阳极很近的区域才会发生,这一区域被称为增殖区。

正比计数管的气体放大倍数 M 取决于所充气体的性质、压强、电极半径和工作电压等。当充有单原子分子气体且充气压力低时,M 随外加电压的增长很快。若添加少量多原子分子气体可以减缓 M 随外加电压的剧烈变化,则正比管的工作可以更稳定。正比计数管常用的气体为氩、甲烷、90%氩+10%甲烷(俗称氩甲烷混合气或 P10 气体)、96%氦+4%异丁烷等。

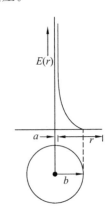

图 2.4 圆柱形正比计数管的电场强度分布曲线

正比计数管与电离室相比有如下优点:① 脉冲幅度大,比电离室输出脉冲幅度大 $10^{11} \sim 10^{12}$ 倍,所以脉冲被记录时,无须高增益的放大器。② 灵敏度高。理论上正比计数管只要有 1 对离子就可引起计数,而电离室必须有 10^3 对才行。因此,正比计数管适合于探测低能或低比电离的粒子,如低能的 β、γ 和 X 射线等。③ 脉冲幅度几乎与原电离地点无关。其缺点是:脉冲幅度随工作电压的变化较大,易受外界电磁干扰的影响,在高计数率下,输出脉冲幅度变化达百分之几十。

2.2.2.3 盖革-米勒(G-M)计数管

与正比计数管相比,G-M 计数管的工作电压足够高,可使工作气体实现自持放电。入射粒子只要在探测器内产生 1 对以上的电子和正离子就能使放电持续下去。这种探测器由盖革(Geiger)和米勒(Mullier)发明,所以又称为 G-M 计数管。G-M 计数管的结构与正比计数管类似,见图 2.5。

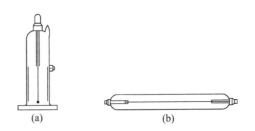

图 2.5 常见的钟罩形(a)和圆柱形(b)G-M 计数管

G-M 计数管的放电机制和正比计数管相似,但特点不同。正比计数管的电子雪崩只限于阳极丝附近的局部区域，电子雪崩可自行终止。而 G-M 计数管由于电场更强，电子的能量足够高，非弹性碰撞可使大量气体分子进入激发态，退激后发出大量光子。光子打在阴极上通过光电效应打出光电子，光电子进入增殖区后又引起新的电子雪崩。这样放电便会持续不断地发展下去，称为自持放电（图 2.6）。

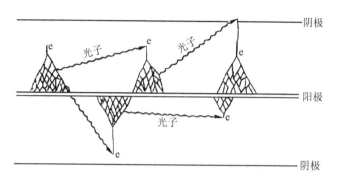

图 2.6　G-M 计数管自持放电

自持放电本身也会给测量带来问题。在上述放电过程中，电子很快就被阳极收集，而留下大量正离子几乎不动地包围在阳极丝周围，形成正离子鞘。正离子向阴极漂移，在外回路会形成一个电脉冲信号。当正离子到达阴极表面时，正离子多余的能量可以从阴极打出新的次级电子。该次级电子又可以引起一次自持放电。这样，只要有一个入射粒子射入 G-M 计数管就会产生一个离子对，因此计数管的外回路将会给出无限多个脉冲信号。这样的计数管显然是无法使用的。解决的办法就是在工作气体中加入少量的猝熄气体，使计数管在一次自持放电后自行抑制下次放电过程。

要达到猝熄的目的，猝熄气体必须能够吸收气体分子退激放出的紫外光子，同时，还不能在阴极上打出次级电子来。实验研究表明，许多有机多原子分子具有密集的振动和转动能级，能强烈地吸收多种能量的光子，而且这些分子自身被激发后，会迅速离解而不发射光子。因此，有机多原子分子是一种很好的选择。

G-M 计数管的种类很多。按照淬灭原理的不同，G-M 计数管可分自淬灭和非自淬灭两种。按所充淬灭气体的性质不同，自淬灭管又可分为有机管和卤素管两类。G-M 计数管还可分成 β 计数管和 γ 计数管，流气式和充气式计数管等。计数管的形状大多为圆柱形和钟罩形。

对探测能量高、穿透力强的辐射，可选用管壁较厚的圆柱形计数管；反之，则选用薄壁或云母窗的钟罩形计数管。对一些能量特别低的 β 粒子，最好选用流气式计数管。如果计数管用于医学诊断，须伸进软组织作为探针，可选用针状管。总之，我们应根据探测的对象和用途选择计数管。

2.3　闪烁体探测器

闪烁体探测器（scintillator）是利用闪烁体原子、分子激发后退激时会发出荧光的原理，将光信号变为电脉冲来实现探测辐射粒子的目的。闪烁体探测器既能测带电粒子，也能测γ射线和中子；不仅可测放射源的活度，还可测粒子的能量。因此，闪烁体探测器是目前应用最广的探测器类型。

2.3.1 工作原理

闪烁体探测器主要由闪烁体、光电倍增管和电子仪器三部分组成（图2.7），通常闪烁体、光电倍增管和前置放大器一起被装在一个避光暗盒中，称为探头。

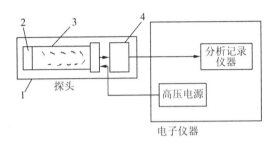

1—遮光外壳；2—闪烁体；3—光电倍增管；4—前置放大器。

图 2.7 闪烁体探测器的组成和相应的电子仪器

射线进入闪烁体后，使闪烁体的原子、分子电离和激发，受激的原子或分子退激时发出大量光子。这些光子被收集到光电倍增管的光阴极上，通过光电作用产生光电子。光电子受极间电场的加速射向第一打拿极，在打拿极上产生更多的次级电子，这些电子在以后各个打拿极上产生相同的过程。倍增后的电子收集到阳极上形成电流脉冲或电压脉冲信号，并被送入电子仪器放大、记录和分析。这就是闪烁计数器记录粒子的简单过程。

2.3.2 闪烁体的分类及特性

闪烁体是指在射线作用下能发射荧光的物质，通常分成无机闪烁体和有机闪烁体两大类。常用的无机闪烁体有银激活的硫化锌［ZnS（Ag）］、铊激活的碘化钠［NaI（Tl）］和碘化铯［CsI（Tl）］，以及20世纪70年代研制成功的锗酸铋单晶体。有机闪烁体大多是苯环碳氢化合物，常用的有塑料闪烁体、液体闪烁体、蒽晶体三种。在核辐射探测器中，闪烁体应具备以下三个方面的特性。

2.3.2.1 发光光谱

闪烁体在射线作用下能发射荧光。不同的闪烁体发射的荧光波长是不同的。对同一种闪烁体来说，发射的荧光波长也不是单色的，而是一个连续带谱。然而，每种闪烁体总有一两种波长的光占优势。这种光是闪烁体发射光谱的主要成分，称为最强波长。例如，NaI（Tl）的最强波长为415 nm，蒽晶体的最强波长为447 nm。了解不同闪烁体的发光光谱主要是为了与光电倍增管光阴极的光谱响应能更好地匹配，使得更多的荧光光子转换成光电子。

2.3.2.2 发光效率

发光效率是指闪烁体吸收的射线能量转化为光能的百分数，常用绝对闪烁效率和相对发光效率来描述。绝对闪烁效率是指在一次闪烁中，闪烁体发射光子的能量与它吸收射线的能量的比值，通常用百分数表示。相对发光效率是指射线在两个不同种类的闪烁体中损失相同的能量后，输出脉冲幅度或电流的比值。通常以蒽晶体作为标准，规定它的发光效率为1，其他闪烁体相对于蒽晶体的发光效率的百分数即为相对发光效率。显然，发光效率愈高，愈有利于低能射线和低水平测量。能谱测量中还要求发光效率在相当宽的能量范围内保持不变，以保证谱仪良好的能量线性。

2.3.2.3 发光时间

发光时间包括脉冲的上升时间和衰减时间。前者时间很短，一般可以忽略，后者通常小于 10^{-9} s。闪烁体吸收射线的能量后，其原子、分子受激，退激时发射光子数的总体平均值随时间按指数规律增加。

2.3.3 光电倍增管

从闪烁体出来的光子通过光导射向光电倍增管的光阴极，由于光电效应，在光阴极上打出光电子。光电子经电子光学输入系统加速、聚焦后射向第一打拿极（又称倍增极）。每个光电子在打拿极上击出3~6个电子，这些电子射向第二打拿极，再经倍增射向第三打拿极，直到最后一个打拿极。所以，最后射向阳极的电子数目是很多的。阳极把所有电子收集起来，转变成电信号输出。光电倍增管可分为聚焦型和非聚焦型两类。

（1）聚焦型

聚焦型结构的电子渡越时间分散小，脉冲线性电流大，极间电压的改变对增益的影响大。故该型适用于要求时间响应较快的闪烁计数器。

（2）非聚焦型

该型的优点是暗电流特性好、平均输出电流较大、脉冲幅度分辨率较高，适用于闪烁能谱测量。其放大倍数随打拿极数目不同而异，可达到 10^7~10^8。

2.3.4 不同闪烁体的应用领域

任何一种闪烁体不可能十分完美，各有优点，也存在着各自的缺点。所以，在实际使用中，只能根据测量要求，选择合适的闪烁体。选择时，大致可以从以下几个方面去考虑：① 根据测量射线的种类、能量和强度来决定，原则是所选用的闪烁体最好只对所探测的射线灵敏，这样才能排除其他射线的干扰。例如，测量 α 射线，用 ZnS（Ag）晶体或 CsI（Tl）晶体；测量 β 射线或中子时，用塑料闪烁体或液体有机闪烁体；对低能 X 射线或高能 γ 射线，可用锗酸铋；对中、低能 γ 射线，则用 NaI（Tl）较好。② 选用的闪烁体对被测射线要有较高的阻止本领，以使射线的能量尽可能地损失在晶体中。③ 闪烁体要有高的发光效率、好的透明度和较小的折射率，使射线的能量更多地转换成光子，并尽量收集到光电倍增管的光阴极上。④ 闪烁体的发光光谱应和光电倍增管的光谱响应相匹配，以获得高的光电子产额。⑤ 在用作时间分辨计数或短寿命的测量中，选择发光衰减时间短、能量转换高的闪烁体。⑥ 价格问题也是选择闪烁体时要考虑的一个因素。

2.4 半导体探测器

半导体探测器（semiconductor detector）是使用半导体材料制成的电离探测器。它的工作原理和气体电离室相类似，只是工作介质是固体而不是气体，所以有"固体电离室"之称。半导体探测器具有能量分辨率高、线性范围宽、脉冲上升时间快等优点，因此它在能谱测量中得到了广泛的应用。它的主要缺点是抗辐射性能差、输出脉冲幅度小、性能随温度变化大。

2.4.1 工作原理

半导体探测器是用载流子在外电场作用下发生漂移运动而产生输出信号。与气体探测器利用离子对不同，半导体探测器利用的是电子-空穴对（图2-8）。与气体探测器相比，半导体探测器具有独特的优势：① 密度大。半导体是固体材料，其密度比气体密度大得多，因此它对射线的阻止本领比气体的大得多，为探测器小型化提供了条件。② 平均电离能小。在半导体中产生一个电子-空穴对所需的能量约为3 eV，而在气体中产生一个离子对则需要30 eV左右。相同的能量损失在半导体中可以产生更多的电子-空穴对，相应形成的脉冲幅度的涨落就小得多。这就是半导体探测器能量分辨率高的根本原因。

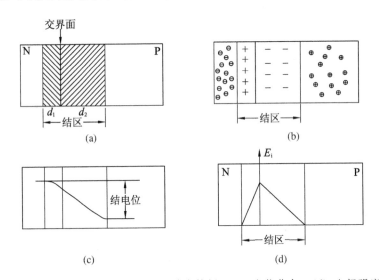

(a) 厚度特征；(b) 空间电荷和载流子浓度特征；(c) 电位分布；(d) 电场强度分布。

图2.8 PN结区的特征

2.4.2 半导体探测器的分类、特点及应用领域

常见的半导体探测器有三种，即PN结型半导体探测器、锂漂移型半导体探测器、高纯锗半导体探测器。

2.4.2.1 PN结型半导体探测器

PN结型探测器的一个典型应用实例就是金硅面垒型探测器。金硅面垒型探测器是

利用 N 型硅单晶做基片，表面经酸处理后暴露在空气中，会形成一个氧化层。在真空中，这个氧化层上镀一层薄金膜（约 10 nm），则靠近金膜的氧化层具有 P 型硅的特性，并在与基片交界面附近形成 PN 结型。基片的背面镀有金作为欧姆接触引线，接电源的正极；金膜与铜外壳接触并接电源的负极。金硅面垒型探测器通常制成圆形，镀金面为待测粒子的入射面。金硅面垒型探测器的结构示意图如图 2.9 所示。

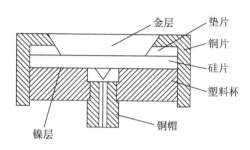

图 2.9　金硅面垒型探测器的结构示意图

金硅面垒型半导体探测器具有响应快、时间分辨本领高的特点，适用于带电粒子飞行时间和核激发态寿命的测定。它的本底也很低，常被用作低水平能谱测量。其能量分辨率比屏栅电离室和闪烁谱仪高得多，略次于磁谱仪，但设备比磁谱仪简单得多，使用也十分方便。

影响金硅面垒探测器能量分辨率的主要因素有以下三种。

① 产生载流子数目和能量损失的统计涨落。其决定谱仪所能达到的分辨率的极限，是我们无法控制的因素。

② 探测器和电子学系统的噪声。探测器的噪声主要是反向漏电流的涨落造成的，反向电流随偏压的增大而增大，所以降低偏压可以减小探测器的噪声。电子学的噪声主要是指电荷灵敏放大器的噪声，它随偏压的增加而减小，提高偏压可降低电子学噪声。这两种因素是互相制约的。为了得到金硅面垒型探测器的最佳分辨率，探测器的反向偏压应选择一个最佳值。

③ 外界的电磁干扰。在实验时，注意电磁屏蔽和避光使用，对提高分辨率是有益的。

另外，降低探测器的温度可以降低反向电流。因此，在探测器反向偏压选定的情况下，把它放在低温容器中，可以提高探测器的分辨率。

金硅面垒型探测器的缺点是灵敏面积不能做得很大，灵敏厚度也受原材料电阻率和所加反向偏压的限制，使它的应用受到了制约。

金硅面垒型半导体探测器在测定重带电粒子的能量和能量损失率上有非常广泛的应用。在测定 α 粒子能量时，能量分辨率可达千分之几。它还用于测定重离子和裂变碎片的能量。由于探测器体积小，材料中含有的放射性杂质少，对 γ 射线不灵敏，所以它适用于低水平放射性测量，如作为 α 粒子计数器用于铀矿中氡气的安全监测。

2.4.2.2　锂漂移型半导体探测器

对于金硅面垒型探测器，由于材料电阻率和 PN 结型击穿电压的限制，要制备厚度超过 2 mm 的耗尽层是很困难的，而 2 mm 的厚度只相当于最大能量为 1.1 MeV 的 β 粒子或 18 MeV 的质子的射程。为了探测高能 β 和 γ 射线，必须设法增加灵敏区的厚度。采用锂漂移技术在 P 型和 N 型半导体材料之间加入一个特殊结区，可获得厚度大于 10 mm 的灵敏区。这类探测器被称为 PIN 结型或锂漂移型半导体探测器。锂漂移型半导体探测器的一个显著缺点就是必须工作在液氮温度区。否则，锂离子会迁移出晶体而改变材料性质。

2.4.2.3 高纯锗探测器

普通的 PN 结型耗尽层由于受到半导体材料电阻率的限制，只能达到约 2 mm；Ge（Li）探测器的本征区厚度虽较大，但是要在低温下使用和保存。高纯锗探测器是用杂质含量极低的超高纯锗制成的 PN 结型探测器。由于杂质少，它的电阻率得以提高。同时，它没有采用锂进行补偿，因而不需要在低温下保存，但为了降低反向电流和提高能量分辨率，仍须在低温下工作。

高纯锗探测器是用纯度很高的半导体锗制成的。半导体材料的纯度越高，电阻率就越大；电阻率越大，探测器的灵敏层可做得越厚。因此，用高纯锗可制出耗尽层足够厚的 PN 结型探测器，以适应高能 X 射线和 γ 射线的测量。在生产过程中，高纯锗探测器不需要锂漂移工艺，因而其生产周期短，探测器内部没有锂补偿，因此不需要在低温下保存。当然，为了提高能量分辨率，降低反向电流，它仍需要在低温条件下工作。高纯锗探测器有平面型的，也有同轴型的。平面型探测器的灵敏层较薄，主要用来测量能量较低的 γ 射线；同轴型探测器的灵敏层较厚，可用来测量能量较高的 γ 射线。此外，高纯锗探测器还具有工艺简单、制造周期短、耐辐射等优点，有逐渐取代 Ge（Li）探测器的趋势。N 型高纯锗主要用于探测低能射线，P 型高纯锗主要用于探测中高能 γ 射线，一般高纯锗探测器探测 50 keV～3 MeV 能量的射线都没有问题。宽能高纯锗经改进工艺后，可以探测的能量范围是 15 keV～8 MeV，是现在半导体探测器的主要形式，反而锂漂移硅探测器目前已经很难见到。

2.5 热释光探测器

热释光探测器主要用于剂量测量，又称热释光剂量计（TLD）。热释光剂量计具有灵敏度高、量程宽、体积小、可重复利用的特点，测量对象可以是 β、γ、n 等多种辐射粒子，因此它不仅在常规个人剂量监测方面用得很多，而且在放射医学、放射生物学、地质研究中也得到了日益广泛的应用。

2.5.1 工作原理

热释光探测器的工作原理可以通过固体能带理论来解释。热释光材料晶体中电子的能量状态不是分立的能级，而是由许多靠得很近的能级组成的能带（图 2.10）。

晶体的基态是被电子所占满的能量状态，故称为满带。晶体的激发能级组成的能带，称为导带。受激后的电子可能跃迁到导带，满带和导带都容许电子存在，统称为容许能带。满带和导带被禁带（不容许能带）隔开。

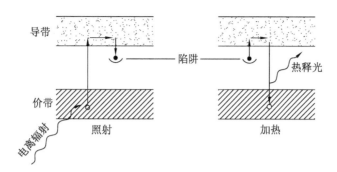

图 2.10　热释光探测器的工作原理示意图

带电粒子进入晶体后，产生电离或者激发，电离电子由满带跃迁到导带。激发过程中电子获得的能量不足以使它到达导带，而只能进入激子带，这时产生的电子-空穴（称为激子）还有静电束缚作用，可以在晶格中运动，但是仍为电中性，故不导电。激子、电子和空穴在晶格内运动的过程中，可能被陷阱俘获而落入深度不同的陷阱能级中或落入杂质原子在禁带所形成的能级中。陷阱是指晶体结点的离子空位、晶体平面结构的位错、离子填隙等晶格不完整性所引起的一些与导带底部能距小的分立能级（也称作电子陷阱）。

常温下，陷阱能级和激活能级中的电子靠自己热运动跳不回导带，必须由外界给它能量才能跳到导带。当晶体受到核辐射照射后再被加热时，被俘获的电子从晶体中获得能量，若此能量足够高，电子将挣脱陷阱能级或激活能级的束缚而重新被激发到导带中，由导带跳回满带，激发能以光的形式辐射，发射的这种光就叫热释光。加热放出的总的光子数与陷阱中释放的电子数成正比，而总电子数与晶体最初吸收的辐射能量成正比，因此可以通过测量总的光子数来探测各种核辐射。

激活能级是与杂质有关的。激活能级中的精细结构使热释光具有一定的波长，所以，为了与光电倍增管的光谱响应匹配，热释光晶体中一般都要加入适量的杂质（也称为激活剂）。受辐照的晶体加热后发出的光是磷光，故产生热释光的晶体称为热释光磷光体。

2.5.2　热释光探测器的分类、特点及应用领域

热释光探测器的材料种类很多，归纳起来可分成三大类型。

（1）低 Z 材料

这种材料的有效原子序数低，与人体组织的有效原子序数相近，因此其组织等效性能和能量响应较好，但灵敏度低。常用的低 Z 材料有 LiF、BeO 等。

（2）中 Z 材料

这种材料的灵敏度介于低 Z 材料和高 Z 材料之间，退火温度高，时间长。中 Z 材料主要有 Mg_2SiO_4、Al_2O_3 等。

（3）高 Z 材料

这种材料的特点是有效原子序数较高，因此灵敏度高，但其组织等效性和能量响应较差。高 Z 材料主要有 CaF_2、$CaSO_4$ 等。

使用时，应根据实验目的选择合适的探测元件。例如，小剂量照射时，选择灵敏度高、有效原子序数大的材料作为探测元件；在估算人体受照剂量时，应选择有效原子序

数与人体组织相近的材料。

热释光探测器必须与读出器-热释光测量仪配合使用。读出器可分成三个部分,即加热部分、光电转换部分和显示记录部分(图 2.11)。

加热部分包括加热器和升温控制系统。加热器由不锈钢片、银片或电阻钢带按一定形状冲压而成,升温控制系统通常使用镍铬铜做的热电偶作为传感器。光电转换部分由光电倍增管完成。显示记录部分由电子线路组成。

加热部分和光电转换部分组成测量探头。加热器和光电倍增管之间还有滤光片和光导。滤光片具有特定的透射光谱,它与探测元件的发光光谱相匹配,使热释光片发出的光能顺利地通过,而其他光谱则被滤去。光导是用透明的光学玻璃或有机玻璃做成的。安装光导的目的是使光电倍增管和加热器之间保持一定距离,以减小加热器的电磁干扰和高温对它的影响。

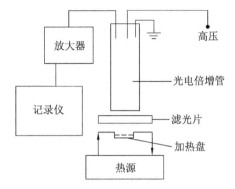

图 2.11　热释光测量装置示意图

2.6　中子探测器

中子的测量具有很强的特殊性。首先,中子不带电荷,不能直接使物质发生电离,因而中子探测很困难;其次,中子探测能域宽阔。在中子物理的研究中,中子探测能域覆盖 14 个数量级的能量范围 ($10^{-6} \sim 10^{8}$ eV);在中子应用领域,中子探测能域包括 9 个数量级 ($10^{-2} \sim 10^{7}$ eV)。更重要的是,中子探测的效率与中子的能量之间存在着复杂的相互依赖关系。

由于中子不带电,不能使物质发生电离,所以中子只能通过探测中子与原子核相互作用产生的次级带电粒子来进行探测。通常,中子探测的基本方法有以下四种:核反应法、核反冲法、核裂变法与核激活法。常用的中子探测器包括氦-3、BF_3 正比计数管、锂玻璃闪烁体探测器以及中子飞行时间谱仪。

2.7　固体核径迹剂量计

在核辐射探测中,除了前面介绍的几种探测器之外,还有径迹探测、切伦科夫计数器等。下面介绍固体核径迹剂量计。

2.7.1　工作原理

裂变碎片、高能离子、α 粒子和质子等重带电粒子在固体绝缘材料中穿行的路径上会产生辐射损伤,经过蚀刻处理后能够形成可以用显微镜观测到的径迹。这就是固体核径迹剂量计(solid state nuclear track dosimeter,SSNTD)。在固体核径迹剂量计中,由重带电粒子产生的辐射损伤痕迹称作潜伏径迹，而经过蚀刻处理后形成的可观察的蚀坑称作蚀刻径迹。固体核径迹探测器具有潜伏径迹不易衰退、能耐严酷的环境条件、无须暗室操作、处理方法简单、价格低廉等特点。

当重带电粒子进入固体材料时，沿粒子的路径会出现材料的辐射损伤造成位错原子和空位，或使高分子物质的化学键断裂，形成分子碎块（长径不大于 7 nm），需要用两万倍以上的电子显微镜才可以看到这个很窄的辐射损伤截面。为了便于用光学显微镜进行观测，需要用化学方法对这种受过辐射损伤的材料进行腐蚀，这种过程叫蚀刻。蚀刻的具体方法是：将受过辐照的材料放入蚀刻剂（如强酸或强碱的水溶液）内，损伤区的物质因具有较高的化学活性，能较快地与蚀刻剂发生作用而被溶解，使损伤区扩大，而非损伤区的物质与蚀刻剂的作用很慢。因此，在适当的蚀刻条件（浓度、温度、时间）下，损伤区可以逐步扩大为直径达几百微米的孔洞，这种孔洞又称蚀坑。根据蚀坑的数目就可以确定入射粒子的数目。

2.7.2 固体核径迹剂量计的特点及应用领域

固体核径迹剂量计所具有的特性，使它十分适用于中子、α粒子和多电荷重粒子的剂量测定，相应的有中子剂量计、α粒子剂量计和多电荷粒子剂量计。CR-39（聚丙烯基二甘醇碳酸酯，polyallyl diglycol carbonate，PADC）是最常用的一种固体核径迹片，是灵敏度最高的一种聚酯膜。它可以测量 10 MeV 以下的高能质子。在用 CR-39 测定中子时，聚酯膜内含的氢就是内辐射体。在 CR-39 探测器外表面附加富含氢的辐射体（如聚乙烯膜），可以提高探测器对中子的灵敏度。

氡及其子体的测量是固体核径迹探测器应用最广泛的领域之一。以固体核径迹探测器作为灵敏元件的无源采样累计测氡法，已成为矿井、环境和个人氡剂量测量的重要手段。

1. G-M 计数管和正比计数管的中央阳极对阴极的电压为什么必须是正的？
2. 用闪烁体探测器做活度测量或能谱分析时，应如何选择闪烁体和光电倍增管？
3. 为什么半导体探测器要在低温条件下工作？

主要参考文献

[1] 潘自强，程建平，等. 电离辐射防护与辐射源安全［M］. 北京：原子能出版社，2007.

[2] 复旦大学，清华大学，北京大学. 原子核物理实验方法［M］. 北京：原子能出版社，1997.

（闫聪冲）

第 3 章 电离辐射环境监测

环境监测是由环境监测机构按照规定程序和有关法规的要求，对代表环境质量及发展趋势的各种环境要素进行技术性监视、测试和解释，对环境行为符合法规的情况进行执法性监督、控制和评价的全过程操作。广义的环境监测包括流出物监测和环境监测。环境辐射监测是指对环境中的辐射水平和环境介质中的放射性核素浓度的测量和解释，包括对环境本底辐射水平以及受到人为放射性影响后的环境辐射水平和放射性核素含量的变化进行监测和解释，以便对辐射环境质量及其变化趋势给出正确的评价。

我国环境监测实行双规制度：任何产生放射性环境污染的单位，必须设立环境监测机构或聘用有资质的单位对其周围环境进行监测，并定期将监测结果向环保监督管理部门报告；环境保护监督管理部门要对这些单位造成的环境影响实施监督性监测。

3.1 环境中的放射性

环境中的放射性（包括放射性辐射），按其来源可以分为天然的和人工的两大类。天然放射性一般不属于环境辐射监测的范围，但是出于以下几种原因，它同样受到很大的关注。

① 天然放射性无所不在，常常是对人工放射性监测的一种干扰因素或本底读数。要区分人类活动对环境辐射水平的影响，必须扣除天然辐射本底的贡献。因此，为了环境监测和环境评价工作的需要，我们必须弄清所需监测地区天然辐射的情况。

② 天然放射性产生对人类照射的最大部分，因此，当需要估算人类所受到的总照射量时，要把天然照射也考虑在内。

③ 近一段时间以来，由人类生产、生活等活动所引起的天然放射性照射水平的升高受到越来越多的关注。在有些情况下，它可以被辐射安全审管部门认定为应该管理和监测的范围，甚至需要采取补救措施进行干预。

3.2 电离辐射环境监测目的、要求和内容

环境辐射监测的基本目的是确保辐射环境质量得到保证以及为对公众有适当的防护而提供信息，为环境评价提供依据或对评价的结果进行检验。应当监测的环境介质和辐射环境要素与公众成员可能受照的途径有关，有资质的环境辐射监测机构（具备 CMA

资质认证)依据相关法规、标准的方法监测得到的环境介质中放射性水平资料也可作为判断是否为排放或其他污染引起的环境污染的依据。

环境辐射监测方案中应考虑照射途径和设施附近的环境特征。照射途径包括：① 空气、地面沉积和沉积物中的放射性核素引起的外照射；② 吸入空气中的放射性物质与通过皮肤吸收放射性核素；③ 摄入被放射性核素污染的食品、饮用物等。

设施附近的环境特征，如主导风向，气象条件的变化，当前和未来土地的利用，农业、土壤和水文地理资料等，也需要考虑。尽管环境监测的主要目的是控制排放对公众成员的照射，但也需要考虑能够迅速地探测非正常的情况，以便做出适当的及时的响应。为了达到监测目的而设计的环境监测方案和任何其他的环境监测方案，都应能根据监测和剂量估算结果周期性地进行评估和更新。

我国的环境保护标准《辐射环境监测技术规范》(HJ 61—2021)对各种核设施和核技术利用的环境监测和流出物监测进行了明确的规定，提出了各种介质的布点原则及监测范围、频次和项目。同时该标准还提出了详细的现场监测、样品采集、样品预处理和管理、监测分析方法、数据处理与结果表示、质量保证和报告编写等内容。

具体监测内容一般包括 γ 辐射空气吸收剂量率、TLD、总 α、总 β、^{238}U、^{232}Th、^{226}Ra、^{40}K、^{3}H（电解浓集）、^{90}Sr、γ 核素（主要分析 ^{58}Co、^{60}Co、^{134}Cs、^{137}Cs、^{54}Mn 等核素）等。气溶胶和沉降物样品一般加测 ^{7}Be，海水、海洋指示生物样品一般加测 ^{110m}Ag 等。

用于环境放射性监测的主要仪器有 γ 辐射剂量率仪、TLD 热释光剂量计、NaI γ 谱仪、HPGe γ 谱仪、α 和 β 低本底放射性测量装置、α 谱仪、液闪计数器（谱仪）、氡测量仪等。

环境辐射监测方法主要包括就地测量和实验室分析测量。就地测量包括现场 γ 辐射剂量率、TLD 累积剂量测量。实验室分析测量包括各种环境介质（如土壤、地表水、地下水、海水、气溶胶、沉降物、河流和海洋沉积物、生物样品等）的样品采样、样品的放化分离处理和放射性测量。环境辐射监测的主要依据为有关的国家标准或技术规范，这些标准和规范又主要分为现场测量标准、γ 谱仪分析方法标准、样品采集的技术规范和实验室放化分析方法标准。

3.3 电离辐射环境监测的分类

根据监测任务、目的、阶段等的不同，从不同的角度我们可以对辐射环境监测进行分类。

① 从管理角度，辐射环境监测可以分为监督性环境监测和排污（营运）单位的环境监测两大类。

监督性环境监测由环境保护行政主管部门或所授权的单位负责进行，其主要任务是：i. 对所监管地域的环境辐射总体质量进行监测，为公众提供安全信息，因此也可称为环境质量监测。ii. 监测污染源的排放情况，验核排污单位的排放量；检查排放单位的监测工作及其效能。从这个角度来看，监督性监测中的这一部分任务又属于污染源监测的任务。

排污（营运）单位的环境监测，是指围绕设施的附近环境由排污（营运）单位所负责进行的环境监测，其主要任务是监测本单位的运行和排放对周围环境所造成的可能影响。

我国《放射性污染防治法》明确规定：核设施营运单位应当对核设施周围环境中所含的放射性核素的种类、浓度以及核设施流出物中的放射性核素总量实施监测，并定期向国务院环境保护行政主管部门和所在地省、自治区、直辖市人民政府环境保护行政主管部门报告监测结果。国务院环境保护行政主管部门负责对核动力厂等重要核设施实施监督性监测，并根据需要对其他核设施的流出物实施监测。

由此可见，监督性环境监测和排污（营运）单位环境监测，无论从目的、范围及其责任部门来讲都是不同的，因此在制订相应的监测计划时应当注意其差别。

② 从设施（或活动）的运行状态来分，辐射环境监测可以分为正常状态环境监测与事故应急监测两大类。

③ 从运行阶段来分，辐射环境监测可分为运行前辐射环境调查（或称辐射本底调查）、运行辐射环境监测、退役辐射环境监测（或称运行后辐射环境监测）和应急辐射环境监测。下面就按运行阶段来划分，介绍常见的几类电离辐射监测。

3.3.1 运行前辐射环境调查

为确保核设施投入运行以后所进行的环境监测的有效性，我国的环保法规均明文规定，较大一些的核设施在正式投入运行之前的某一段时间内需要进行运行前的辐射本底调查；同时规定，对于像核电厂这样的大型核设施，这种调查要连续进行至少两年。

运行前调查的主要任务是：

① 获得设施附近的自然环境和社会环境资料，包括水文、地质、气象、生态、人口分布、饮食及生活习惯、交通、工农业生产、土地利用等。

② 获得关于运行前环境中的辐射水平和放射性含量及其变化规律的资料。

③ 识别可能的关键核素、关键途径及关键人群组，识别可能的生物指示体（即对放射性核素具有浓集作用而可以作为指示性监测对象的生物）。

由此可见，运行前的调查对于以后制定有效的和经济的环境监测方案是十分重要的。因为只有通过运行前的调查才能获得该地区运行前的辐射本底水平和环境生态的初始状态，从而可以对运行后的监测数据或环境状态做出正确的解释；也只有依据这些调查才能推导出适合该厂址的一些有用的常规监测参考水平，并对环境评价中重点关注的关键核素、关键居民组（代表性个人）等因素的确定提供初步资料（当然，它们的最后确定可能还有待之后运行阶段环境监测资料的不断充实）。

3.3.2 运行辐射环境监测

运行辐射环境监测是指核设施正式投入热运行（如反应堆装料）后所进行的环境监测。由于设施的正式运行意味着放射性物质向环境释放的可能性已经存在，因此从理论上来讲，设施运行之后的环境状态一般不能再被看作不受干扰的初始状态。前面列出的环境监测的各项目，主要还是通过运行时的监测计划来达到的。因此一般来讲，运行时监测计划的内容和范围是最全面和详尽的。运行时监测计划的主要任务是监测设施运行对环境的影响，具体可以包括以下几点：

① 通过对监测结果的分析，监督核设施运行对周围环境所产生的即时影响或长期累积影响趋势，以便查找原因，采取相应措施。

② 通过对监测结果的分析来估算关键居民组所受剂量当量或其可能上限。

③ 通过实际测量不断积累资料，以便进一步确认"三关键"，并确定监测时采用的各种参考水平值。

④ 通过对监测结果的分析，发现原来监测计划的不完善环节，并加以评议和改进。

⑤ 发现异常释放时，尽快追踪监测，必要时转入事故应急监测。

⑥ 通过对监测结果的分析，补充必要的研究工作，以便尽可能为摸索核素在环境中的转移规律和参数收集有用的研究资料。

3.3.3　退役辐射环境监测

退役辐射环境监测是指核设施进入退役阶段以后所进行的环境监测。其主要任务又分为对退役过程和退役终态两个阶段的环境监测，其目的是为相应阶段的环境评价提供依据，并验证退役过程和退役终态的环境影响符合国家相关标准的要求。退役过程的环境监测要求基本上和运行阶段的环境监测要求相同，只针对退役操作与正常运行操作的差别做出某些变更。但退役终态环境监测的要求是，验证场址退役和开放后其环境影响符合国家场址开放的要求。其评价的对象已不再是流出物的影响，而是环境（主要是土壤）中残留放射性在今后相当长时间内的影响。因此，从照射情景、照射途径和监测灵敏度等方面来讲，二者也都有所不同。

3.3.4　应急辐射环境监测

核设施进入事故应急工况以后所进行的非常规性环境监测叫应急辐射环境监测。对于大、中型的核设施，在进入应急状态以后，随着应急响应体系的启动，环境监测也将按照应急监测实施程序在应急组织的统一指挥下逐步开展。应急监测计划虽然与常规监测计划有某些联系和类同之处，但是其差别也是明显的。

首先，应急监测的目的是尽可能及时地提供关于事故对环境及公众可能带来的辐射影响方面的数据，以便为剂量评价及防护行动决策提供技术依据。当然，由于时间的紧迫性以及对测量人员照射威胁的不同，不同事故阶段的应急监测的目的和任务也不尽相同。在事故早期，主要是尽可能多地获得关于放射性特性（烟羽的方向、高度、核素组成及其时空分布等），以及地面上的辐射水平（地表、空气中浓度）方面的资料；而在事故中后期，则主要是获得关于地面上的辐射水平以及与食物链（特别是水和食品）污染状况有关的资料；在事故后期，还要涉及更加广泛的区域。

① 就应急监测与常规监测的差别而言，应急监测方法应该特别注意以下两个方面。
i. 需要有足够的测量速度。应急监测对速度的要求一般要比对常规监测的更高，尤其在事故早期。在事故早期，对取样代表性和测量精度的要求只能在权衡必要的监测速度的

前提下实现。ii. 尽可能注意测量值的时空分布及其与释放源项的相关性。

② 就应急监测与常规监测的联系而言，制订应急监测计划，一般应考虑以下三个原则。i. 兼容性。只要有可能，应急监测系统应当尽量做到和常规监测系统积极兼容。这样做，不仅可以节约大量开支，更重要的是可以保证监测系统经常处于有人使用和维护的可运转状态，这对于保持应急监测能力是至关重要的。ii. 适用性。这主要是指响应速度、测量内容（注意事故条件下才出现的测量内容）、测量量程、使用条件、配置方位等方面应满足应急监测的特殊要求。iii. 适度性。应急监测系统在相对于常规系统性能指标的扩展和监测点与监测器的增设等方面，要优化适度。

同样，核设施的事故应急监测和地方应急组织的应急监测方案也有类同和不同的地方。监测的内容基本类似，但监测的侧重面和地域大小是不同的。核设施事故应急监测主要侧重于确定释放源项及其可能影响的大小；地方应急组织主要是根据核设施的初步建议，做进一步的补充性测量，以利于公众防护措施的实施。

3.4 电离辐射环境监测方案的制订

3.4.1 制订原则

根据《辐射环境监测技术规范》的相关要求，电离辐射环境监测方案的制订应遵循以下基本原则。

① 并非所有的辐射源都需要开展辐射环境监测。对周围环境和公众的辐射影响可以忽略的辐射源，不需要开展环境监测，如豁免的放射源。本标准中所指的辐射源是对周围环境和公众具有已确定或潜在辐射影响的辐射源。

② 辐射源环境监测通常在设施外围的环境中实施，用以查明公众照射和环境中辐射水平的增加值。环境监测方案包括辐射场测量和环境样品中放射性核素活度浓度测量，监测和样品的种类要覆盖辐射源对公众的主要照射途径，并选择可以浓集放射性核素指示生物，用以强化监视放射性水平的变化趋势。

③ 辐射源环境监测需要考虑辐射源的放射性总量、组分以及预计排放量和排放速率；需要考虑排放途径、排放方式、照射途径、现场的环境特性、周围居民的特点与习惯，以及来自邻近任何其他辐射源或活动的可能贡献。

④ 监测方案应重点关注关键人群组位置、关键途径和关键放射性核素。监测方案的内容应该随着设施运行的不同阶段而改变。对监测方案，应定期开展回顾性评价，以确保监测方案始终和其监测目的相适应，以及重要的排放或环境迁移途径、重要的照射途径不被忽略。

⑤ 应充分考虑设施所在地（厂址）的地域特征，监测方案应与厂址周围的地理特征、气候特征、社会环境及居民生活习惯相适应。对于大型核与辐射设施，应制订适合厂址当地特征的监测方案，原则上应"一址一方案"。在实施监测方案时，采用的监测技术方法也应与厂址周围的特征相适应，如空气中水汽氚的采集方法，北方寒冷干燥地

区和南方暖湿地区应分别采用适合于当地气候特点的采样技术方法。相关标准提出的各类辐射源监测方案，在执行时可以根据厂址特征等实际情况做适当调整。

⑥ 监测方案的制订是优化的结果，需要考虑监测资源的可利用性、不同照射途径的相对重要性。在设施运行的初期阶段，为证实环境中放射性核素的行为和迁移情况与预测的一致性，频繁而详细的环境监测是必要的，监测方案可以与运行前本底调查方案一致或接近。环境监测的规模不能任意缩减，只有在若干年后，根据取得的实际经验并且掌握充分的理由，才有可能缩减环境监测的规模。尽管在正常排放情况下，无论是在运行的初期还是在运行若干年后，环境中的辐射水平和放射性核素活度浓度水平仍可能探测不到，但决定减少采样频次或缩减环境监测规模必须经仔细审查，并应考虑排放范围的改变或计划外排放的可能性以及公众关注度。

⑦ 辐射源环境监测按实施主体分为政府主管部门实施的监督性监测和辐射源业主（或营运单位）实施的自行监测。两种监测的目的有所不同。监督性监测的主要目的是：监控辐射源的环境排放，为辐射环境监管提供科学依据；监测辐射源周围环境质量，为公众提供环境安全信息；预警核与辐射事件/事故，确保公众安全和环境安全。自行监测的主要目的是：检验和评价营运设施对放射性物质包容的安全性和流出物排放控制的有效性，反馈有利于优化或改进三废排放和辐射防护设施的信息；对流出物或环境中的异常或意外情况提供警报，在合适的时候启动专门程序；检验排放对环境的影响程度是否控制在目标值内；评价公众受到的实际照射及潜在剂量，证明设施对环境的影响是否符合国家标准。虽然两种监测的目的有所不同，监测方案各有侧重，但监测内容总体上基本一致；虽然两种监测数据经过比对认可后可以互补，但两种监测方式不能互相替代。营运单位的自主监测方案应当系统、全面，而政府主管部门实施的监督性监测方案在满足监测目的的条件下可以适当优化。

⑧ 对于多个辐射源相邻的情况，如果其环境影响范围重叠，那么制订一个环境监测方案是可行的。该方案应考虑多个辐射源的排放情况，如 GB 6249 规定的多堆核电厂址，应制订统一的环境监测方案。但是，如果两个辐射源相距过远，且其主要环境影响范围基本没有重叠，则应分别制订环境监测方案。

3.4.2 制订步骤

根据核设施的类型、规模、运行阶段等的不同，辐射环境监测方案的要求和规模也是不同的。以制订运行环境监测方案为例，主要步骤如下。

① 收集背景资料，包括该地区内其他设施的有关背景资料、可能受照射公众的分布和活动、当地的土地和水的利用模式、当地气象及地表和地下水文资料。从这些资料中可以识别可能的受照人群、重要的核素和可能的环境途径。其他要考虑的因素包括装置的类型、利用的放射性物质的性质和量、释放模式和可能性、释放物的可能物理和化学形态、该地区相同污染的其他污染源、环境受体的特性（包括自然特性，如气候、人文、地理、地质等；社会特性，如水库、海港、水坝、湖等），以及土地利用、居民、工业、娱乐、奶牛场、农场、当地供水资源情况等。

② 结合上述各种背景资料和运行前辐射环境调查进一步识别和评价不同照射途径，

和对关键组（以后可能改称为代表性个人）的照射，以确定"三关键"，即关键途径、关键核素和关键居民组，同时识别指示性生物，以使监测计划更具有针对性。

③ 确定样品的收集和分析计划。任何环境监测计划的制订，都必须在满意的监测灵敏度和合理的代价之间进行权衡。环境监测是在放射性物质进入环境之后所进行的监测，因此监测的辐射水平一般都比较低，必须制订好样品的收集和分析计划，以保证在关键的位置上能提供有关环境状况的可靠指示。计划应回答取什么样，何地、何频率，采用什么方法和设备，如何处理测量结果，等等。计划还应包括对一些有特异性的指示性样品的选择。

④ 确定相应的质保要求。

一些大型核设施辐射环境监测方案的主要制订步骤如图 3.1 所示。

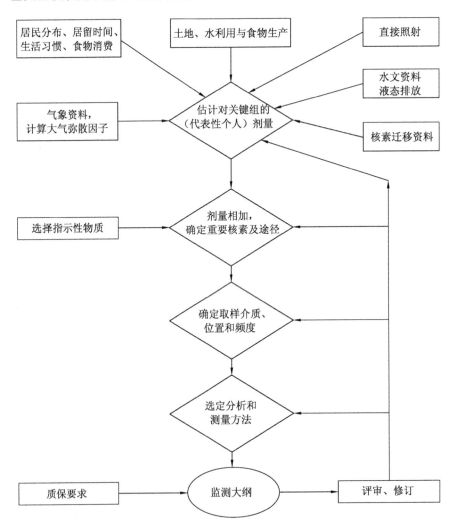

图 3.1 大型核设施辐射环境监测方案的主要制订步骤

3.4.3 监测方案基本内容

虽然不同阶段和不同部门的监测方案有所不同，但它们涉及的基本内容如下：

① 监测介质：一般包括空气、水体及水生物、土壤及沉积物、动植物及其产品等。

② 监测内容：α、β、γ 总活度，α、γ 核素分析与剂量或剂量率，环境介质中核素活度与沉降率等。

③ 监测地点（取样或监测点的分布）。

④ 监测频度或时节。

⑤ 取样、测量样品的量。

⑥ 取样和测量方法及技术。

⑦ 质量保证计划。

⑧ 其他。

由于辐射防护的基本标准是根据污染核素对人所产生的剂量来控制的，因此环境监测方案的设计也是先计算出单位释放量的污染物在环境因素作用下经各种途径对周围居民产生的剂量大小，并找出其中对照射贡献最大的关键照射途径、关键核素和关键人群组（代表性个人）。以这"三关键"为核心，并在全面考虑其他可能核素、途径、污染来源的基础上，采用优化分析方法制订出监测方案（计划）。

3.4.4 辐射环境监测方案实例

由于辐射源很多，为此本书仅提供几个代表型辐射源环境监测方案供读者参考，更多类型辐射源环境监测方案详见 HJ 61—2021。

3.4.4.1 核动力厂

核动力厂是最大型的一类核设施，它可能影响环境的主要特征有：建有一座至几座大功率（典型电功率为 1 000 MW）反应堆，还有相关的燃料和三废储存、处理等设施，以及其他一系列配套设施。核动力厂应具有完善的多重安全屏障系统，保证在正常运行状况下对环境释放很小，事故发生概率很低，安全水平很高。在正常运行条件下，排入大气的主要是裂变气体（Kr 和 Xe 等）、活化气体（^{14}C 和 ^{41}Ar 等），以及碘、微尘和氚。液态流出物主要有氚、碘、钴、铯及其他核素。关键核素可能因堆型和设计特征而有所不同。由于核电厂的反应堆芯内包容着大量的放射性物质，一旦发生堆芯熔化等严重事故，就可能释放出大量放射性物质，对场外环境构成巨大影响。因此，国际上把它的环境威胁类别定为最高的 I 类。

3.4.4.1.1 运行前环境辐射水平监测（本底/现状调查）

(1) 调查内容

调查环境 γ 辐射水平和主要环境介质中重要放射性核素的活度浓度。

(2) 调查时间

环境辐射水平调查的时段不得少于连续 2 年，并应在核动力厂运行前完成。对于后续建造机组的同一场址，调查时段不得少于 1 年，并应在续建机组运行前完成。

(3) 调查范围

环境γ辐射空气吸收剂量率水平及其他项目的调查范围：以核动力厂为中心，半径50 km内。其余项目调查范围：半径20～30 km。对照点和个别灵敏地区，如居民集中点、学校、医院、饮用水源、自然保护区等，可以适当超过上述范围。

(4) 调查监测内容与频次

监测内容与频次可参照《核动力厂运行前辐射环境本底调查技术规范》HJ 969 执行。根据各核动力厂的自然环境、气象及所选堆型不同，监测内容与频次可相应调整。

3.4.4.1.2 运行期间辐射环境监测

(1) 监测内容

监测内容一般包括环境γ辐射水平和与核动力厂放射性排放有关的主要放射性核素的活度浓度。运行期间，辐射环境监测的环境介质、监测内容原则上与运行前本底/现状调查相同。

(2) 监测时间

核动力厂运行后开始监测。

(3) 监测范围

环境γ辐射水平的监测范围一般为厂区半径20 km，其余项目监测范围为半径5～10 km范围内区域。运行期间的环境监测范围、点位、项目和频次在运行前环境辐射水平调查的基础上予以确定，在取得足够的运行经验和环境监测数据后，通常在5年后可适当调整监测范围、项目和频次。

(4) 监测/采样介质和布点原则

① γ辐射。

γ辐射空气吸收剂量率（连续）监测。以核动力厂反应堆为中心，在核动力厂周围16个方位陆地（岛屿）上布设自动监测站（含前沿站），每个方位考虑布设1个自动监测站。对于滨海核动力厂，靠海一侧可根据监管需要设立自动监测站。在核动力厂各反应堆气态排放口主导风下风向、次下风向和居民密集区应适当增加自动监测站。原则上，除对照点外，自动监测站应建在核动力厂烟羽应急计划区范围内。自动监测站建设要考虑事故、灾害的影响。每个自动监测站应按指定间隔记录，一般每30秒或1分钟记录一次γ辐射空气吸收剂量率数据，实行全天24小时连续监测，报送5分钟均值或小时均值。部分关键站点可设置能甄别核素的固定式能谱探测系统，对周围环境进行实时的γ能谱数据采集，并将能谱数据传送回数据处理中心。

γ辐射累积剂量监测。在厂界外，以反应堆为中心，8个方位上半径为2 km、5 km、10 km、20 km的圆形成的各扇形区域内陆地（岛屿）上布点测量。

② 空气。

i. 气溶胶、沉降物。

原则上在厂区边界处、厂外烟羽最大浓度落点处、半径10 km内的居民区或灵敏区设3～5个采样点，点位的设置与该方位角的γ辐射空气吸收剂量率连续监测点位一致，与γ辐射空气吸收剂量率连续自动监测站共站（优先考虑厂外烟羽最大浓度落点处或关键居民点）设置气溶胶24小时连续采样，至少每周测量1次总β或/和γ能谱，向监测机构传输一次数据。当总β活度浓度大于该站点的周平均值的10倍或γ能谱中发现人工放射性核素异常升高时，将滤膜样品取回实验室进行γ能谱等分析。

对照监测点设1~2个。气溶胶采样每月1次，采样体积应不低于10 000 m³。沉降物累积每季收集1次样品。将样品蒸干后保存，气溶胶、沉降物年度混合样用于分析 ^{90}Sr。

ii. 空气中 ^{3}H（HTO）、^{14}C 和 ^{131}I。

采样点的设置同气溶胶、沉降物，点位数可适当减少。^{3}H（HTO）应开展连续采样，每个月分析累积样品。根据历史监测数据，可选择其中1~2个采样点，每周分析1个累积样品或开展在线监测。^{14}C 的采样体积一般应大于 3 m³，^{131}I 累积采样体积大于100 m³。设置1个对照点位。

iii. 降水。

原则上在厂区边界处、外烟羽最大浓度落点处、半径10 km内的居民区或灵敏区设3~5个监测点。对照监测点设1个。

③ 表层土壤。

在以核动力厂反应堆为中心的10 km范围内采集陆地表层土。应考虑没有水土流失的陆地原野土壤表面土样，以了解当地大气沉降导致的人工放射性核素的分布情况；也应在农作物采样点采集表层土壤。

④ 陆地水。

i. 地表水。

选取预计受影响的地表水5~10个（地表水稀少的地区，可根据实际情况确定），对照监测点设在不可能受到核动力厂所释放放射性物质影响的水源处。对于内陆厂址受纳水体，则在取水口、总排水口、总排水口下游1 km处、排放口下游混合均匀处断面各选取一个点位。

ii. 地下水、饮用水。

在可能受影响的地下水源和饮用水源处采样。若为内陆厂址，可适当增加采样点位。可利用厂内监测井，根据实际情况也可以设置厂外环境监测井。

⑤ 地表水沉积物。

要监测江、河、湖及水库沉积物中的放射性核素含量，可在核动力厂运行后气态或液态流出物可能影响到的地表水体进行采样。应根据当地的地理环境决定采样点数，尽可能包括所有的10 km范围内的地表水体。

⑥ 陆生生物。

对核动力厂周围10 km范围内的粮食、蔬菜水果、牛（羊）奶、禽畜产品、牧草等，都必须监测放射性核素含量。

i. 牛（羊）奶。

根据环境资料确定是否开展监测。在半径20 km范围内寻找奶牛（羊）牧场，并确认这些奶牛（羊）以当地饲料为主。

ii. 植物。

原则上采集关键人群组食用的主要农作物，如谷类1~2种，蔬菜类2~4种，水果类 1~2 种。如果有牧场，还需要采集牧草。

ⅲ. 动物。

采集关键人群组食用的当地禽、畜 1~2 种。

⑦ 陆地水生物。

监测陆地水养殖产品鱼类（注意不可采集以饵料喂养为主的水产品）、藻类和其他水生生物中的放射性核素含量。

⑧ 海水。

监测排污口附近沿海海域海水中的放射性核素含量，对照监测点设在 50 km 外海域。

⑨ 海洋沉积物。

海洋沉积物的监测采样点与海水监测的采样点相同。

⑩ 海洋生物。

要监测的海洋生物主要包括鱼类、藻类、软体类及甲壳类海洋生物。采样点一般应包括核动力厂附近野生类或当地渔民的养殖场或放养场（注意不可采集以饵料喂养为主的海产品）。每类生物采集地点不少于 3 个。

⑪ 指示生物。

选择能够高水平或快速富集（富集时间短于采样周期）环境中的放射性物质的生物，通过测量可以容易地了解环境中放射性浓度的时间性和空间性变化。陆地上的松叶、杉叶、艾蒿、苔藓、菌菇等富集铯同位素，海洋环境中的藻类、软体类、甲壳类富集 ^{60}Co、^{58}Co、^{54}Mn、^{99}Tc 等核素，鱼骨和贝类富集锶和钚的同位素等。

根据各核动力厂的自然环境、气象因素及所选堆型不同，监测方案有所差别。核动力厂运行期间监测方案可参照表 3.1 制订。各监测对象选择 1~2 个对照监测点。

表 3.1　核动力厂运行期间辐射环境监测方案

监测对象		布点原则	监测项目	监测频次	
				采样	分析
γ 辐射	γ 辐射空气吸收剂量率	设置连续监测自动站，原则上在烟羽应急计划区范围内 16 个方位布设监测站点。对于沿海核动力厂，靠海一侧可根据需要布设监测站点；设对照监测点	γ 辐射空气吸收剂量率	连续	连续
	γ 辐射累积剂量	厂外烟羽最大浓度落点处；在厂界周围 8 个方位角按半径 2 km、5 km、10 km、20 km 的圆所形成的各扇形区域内陆地（岛屿）上布点；设对照监测点	γ 辐射累积剂量	连续	1 次/季

续表

监测对象			布点原则	监测项目	监测频次 采样	监测频次 分析
空气	气溶胶①		尽量选择主导风下风向处设置点位，也可在厂区边界、厂外烟羽最大浓度落点处、主导风下风向距厂区边界 10 km 以内的居民区中任选其中 1 个点	24 小时连续采样，每天测量一次总 β 或/和每周测量一次 γ 能谱。如果总 β 活度浓度大于该站点的周平均值的 10 倍或 γ 能谱中发现人工放射性核素水平异常升高，则将滤膜样品取回实验室进行 γ 能谱等分析	连续	总 β：1 次/日；γ 能谱：1 次/周
空气	气溶胶①		厂区边界、厂外烟羽最大浓度落点处、主导风下风向距厂区边界 10 km 以内的居民区；设对照监测点	γ 能谱年度混合样品分析 ^{90}Sr	累积采样，1 次/月，采样体积不低于 10 000 m³	1 次/月
空气	沉降物		厂区边界、厂外烟羽最大浓度落点处、主导风下风向距厂区边界<10 km的居民区；设对照监测点	γ 能谱年度混合样品分析 ^{90}Sr	累积采样，1 次/季	1 次/季
空气	气体		厂区边界、厂外烟羽最大浓度落点处、主导风下风向距厂区边界 10 km 以内的居民区；设对照监测点	^{3}H（HTO）、^{14}C、^{131}I	累积采样，1 次/月	1 次/月
空气	气体		厂区边界、厂外烟羽最大浓度落点处、主导风下风向距厂区边界 10 km 以内的居民区任选其中 1~2 个点	^{3}H（HTO）	连续	1 次/周或在线监测
空气	降水		厂区边界、厂外烟羽最大浓度落点处、主导风下风向距厂区边界 10 km 以内的居民区；设对照监测点	^{3}H	累积采样，有雨、雪或冰雹时	混合样品 1 次/月
陆地	表层土壤		<10 km，16 个方位角内（主导风下风向适当加密），部分点位可同农作物采样点；设对照监测点	^{90}Sr、γ 能谱，每个方位最近的 1 个点加测 $^{239+240}$Pu	1 次/年	1 次/年
陆地	植物②	农作物	主导风下风向厂外最近的村镇；设对照监测点	^{3}H（TFWT，OBT）、^{14}C、γ 能谱，每类至少选择一个样品进行 ^{90}Sr 分析	收获期	1 次/年

续表

监测对象			布点原则	监测项目	监测频次	
					采样	分析
陆地	动物[②]	禽畜	主导风下风向厂外最近的村镇；设对照监测点	^{3}H（TFWT，OBT）、^{14}C、γ能谱。每类至少选择一个样品进行^{90}Sr分析	1次/年	1次/年
		牛（羊）奶	主导风下风向厂外最近的奶场；设对照监测点	^{131}I	每季采样	1次/季
	指示生物		尽量选择厂外烟羽最大浓度落点处	根据指示生物浓集特性确定监测核素种类	收获期	1次/年
陆地水	地表水[③]		预计受沉降影响的地表水；上游对照点，可选择部分点位分析^{14}C	总β、γ能谱、^{3}H、^{14}C	平水期、枯水期	平水期、枯水期各1次
	地表水（受纳水体）[③]		在取水口、总排水口、总排水口下游1 km处，排放口下游混合均匀处	总α、总β、γ能谱、^{131}I、^{90}Sr、^{3}H、^{14}C	平水期、枯水期各1次	1次/半年
	地表水沉积物		同地表水	^{90}Sr、γ能谱，10 km范围内的水体加测$^{239+240}$Pu	1次/年	1次/年
	地下水[③]		厂内监测井	γ能谱、^{90}Sr、^{3}H，可选择部分点位分析^{14}C	1次/月，抽测	1次/月
			可能受影响的地下水；设对照监测点		平水期、枯水期	平水期、枯水期各1次
	饮用水[③]		关键人群组饮水及可能受影响的水源	^{3}H、γ能谱、总α、总β，可选择部分点位分析^{90}Sr、^{14}C	平水期、枯水期	平水期、枯水期各1次
	陆地水生物[②]	植物	受纳水体排放口附近；主导风下风向厂外或流域覆盖厂址区域面积最大的水体；设对照监测点	^{90}Sr、^{14}C、γ能谱，受纳水体则增加^{3}H（TFWT、OBT）	收获期	1次/年
		动物	受纳水体排放口附近；主导风下风向厂外或流域覆盖厂址区域面积最大的水体；设对照监测点	^{90}Sr、^{14}C、γ能谱，受纳水体则增加^{3}H（TFWT、OBT）	1次/年	1次/年
		指示生物	受纳水体排放口附近	根据指示生物浓集特性确定监测核素种类	1次/年	1次/年

续表

监测对象		布点原则	监测项目	监测频次 采样	监测频次 分析
海洋	海水③	排放口附近海域；设对照监测点	^{3}H、总 β、^{40}K，可选择部分点位分析 ^{14}C、^{90}Sr、γ 能谱	每半年1次	每半年1次
海洋	海洋沉积物	同海水采样点，包括潮间带土、潮下带土和海底沉积物；设对照监测点	^{90}Sr、γ 能谱，在排放口方位 5 km 范围内选择点位加测 $^{239+240}$Pu	1次/年	1次/年
海洋	海洋生物② 植物	排放口附近海域藻类等植物（含指示生物）	^{3}H（TFWT，OBT）、^{14}C、^{90}Sr、γ 能谱（包括 ^{131}I）	收获期	1次/年
海洋	海洋生物② 动物	排放口附近海域鱼类、海藻、软体类及甲壳类生物（含指示生物）	^{3}H（TFWT，OBT）、^{14}C、^{90}Sr、γ 能谱（包括 ^{131}I）	1次/年	1次/年

注：① γ 能谱分析应重点关注核设施排放的特征核素，可根据核设施排放的特征核素来选择分析的核素，气溶胶及沉降物能谱分析项目一般可选择但不限于 ^{7}Be（质控用）、^{54}Mn、^{58}Co、^{60}Co、^{95}Zr、^{131}I、^{137}Cs、^{134}Cs、^{144}Ce 等放射性核素。

② 生物、土壤、沉积物中 γ 能谱分析项目一般可选择但不限于 ^{54}Mn、^{58}Co、^{60}Co、^{95}Zr、^{110}Ag^m、^{137}Cs、^{134}Cs、^{144}Ce 等放射性核素。

③ 水中 γ 能谱分析项目一般可选择但不限于 ^{54}Mn、^{58}Co、^{60}Co、^{106}Ru、^{65}Zn、^{95}Zr、^{110}Ag^m、^{124}Sb、^{137}Cs、^{134}Cs、^{144}Ce 等放射性核素。

3.4.4.2 应用密封型放射源

Ⅳ、Ⅴ类放射源以及豁免管理的放射源一般不需要开展辐射环境监测。

3.4.4.2.1 γ 辐照装置辐射环境监测

（1）运行前环境辐射水平调查

① 调查时间：装源前。

② 调查范围：以辐照室为中心，半径 50～500 m。

③ 调查内容：γ 辐照装置监测包括环境 γ 辐射、贮源井水、地表水、地下水、大气、土壤等项目。具体监测内容如下：i. 环境 γ 辐射测量点应覆盖防护设施周围和厂区外围环境，包括但不限于防护设施、控制室、迷道出口、迷道进口、风机口（风机房）、制水间、辐照室四周屏蔽墙表面、辐照室顶、贮源井上方、辐照室内、仓库，以及厂界四周、厂大门口、500 m 范围内居住区等。监测项目为 γ 辐射空气吸收剂量率。ii. 贮源井水。定期采集贮源井水进行应用核素分析。iii. 地表水。废水排放口上、下游 500 m 处采集水样，监测核素与应用的核素一致。iv. 地下水。辐照装置附近饮用水井采集水样，监测核素与应用的核素一致。v. 土壤。辐照装置建筑物外围 10～30 cm 土壤，监测核素与应用的核素一致。

表 3.2 为 γ 辐照装置辐射环境监测方案。

表 3.2　γ辐照装置辐射环境监测方案

监测对象	采样（监测）布点	监测项目	监测频次/（次/年）
γ辐射	辐照室四周的建筑物内外（升降放射源时对辐照室四周屏蔽墙外、控制室及工作人员办公室进行监测，加强辐照室薄弱环节风机口、迷道进出口、源室顶及水处理装置的监测。对环境四周设8～10个点和公众灵敏点）	γ辐射空气吸收剂量率、γ辐射累积剂量	1①
贮源井水	贮源井	应用核素	2②
地表水③	废水排放口上、下游500 m处	应用核素	1
地下水③	辐照装置附近饮用水井	应用核素	1
土壤③	辐照装置建筑物外围10～30 cm处土壤	应用核素	1

注：① 源增加时，应重新监测；累积剂量1年内也可分2～4个时间段监测。
② 贮源井水排放前和辐照装置安装（更换）放射源前后及贮源井清洗前后要进行监测。正常运行时，不少于每半年1次。
③ 对不向环境排放贮源井水且无泄漏的，则无须监测。

此外，辐射源使用前后要对辐照室内的空气进行臭氧、氮氧化物监测。贮源井水还要考虑电导率、总氯离子、pH的监测。

（2）运行期间环境监测

按表3.2监测，其中换装源前后增加贮源井水所用核素的浓度测定。如果贮源井水排放已纳入城市污水管网，则只须进行前两项监测。

（3）辐射源泄漏监测

一旦发现贮源井水受所用核素的污染，应禁止排水，防止井水泄漏污染环境，分层取样以测定所用核素的浓度，针对污染原因，及时进行事故处理。

（4）辐照装置退役监测

参照表3.2监测，并增加贮源水井沉积物、废水处理树脂中辐照装置所用的核素监测，以及工作场所可能受污染的设备、工具表面污染监测。对于运行期间发生过放射性泄漏事故的设施，应分析其周围土壤、水体中的应用核素。

3.4.4.2.2　其他含密封源设施的环境监测

（1）使用前环境辐射水平调查

① 调查时间：装源前监测1次。
② 调查范围：以密封源安装位置为中心，半径30～300 m。
③ 监测对象：环境γ辐射。
④ 监测布点：密封源安装位置周围室内外。
⑤ 监测项目：γ辐射空气吸收剂量率。

（2）使用期间辐射环境监测

按使用前环境辐射水平调查进行监测，其中含中子放射源的设施增加中子剂量当量监测。

(3) 含密封源设施的污染事故监测

密封源破坏造成环境污染时，进行如下监测：① 污染区及其周围 γ 辐射空气吸收剂量率，α 和 β 表面污染。② 污染区及其周围相关环境介质中使用源放射性核素含量。

(4) 工作场所退役终态监测

使用 Ⅰ 类、Ⅱ 类、Ⅲ 类放射源的场所辐射环境终态监测项目包括 γ 辐射空气吸收剂量率与 α 和 β 表面污染。对于运行期间发生过放射性泄漏事故的设施，应分析其周围土壤、水体中的应用核素。

3.4.4.3 射线装置

(1) 应用粒子加速器的辐射环境监测

粒子加速器按射线能量和在应用中辐射风险程度或安全防护的难易程度分低能加速器（Ⅱ、Ⅲ 类射线装置）和中高能加速器（Ⅰ 类射线装置）两大类。应用粒子加速器的辐射环境监测方案见表 3.3 和表 3.4。

表 3.3 应用低能电子加速器的辐射环境监测

监测对象	点位布设	监测项目	监测频次	
			运行前	运行期间
外照射	屏蔽墙外 30 cm 处	γ 辐射空气吸收剂量率	1 次	1~2 次/年
		中子剂量当量率（电子加速器能量>10 MeV）	—	1~2 次/年
循环冷却水①	—	总 α、总 β	1	1~2 次/年
固体废物	废物包装表面	γ 辐射空气吸收剂量率	—	收集及送贮时

注：① 不对外排放且无泄漏的，则不需要监测。

表 3.4 应用中高能电子加速器和质子、α 粒子、重离子加速器的辐射环境监测

监测对象	点位布设	监测项目	监测频次	
			运行前	运行期间
外照射①	环境灵敏点	γ 辐射空气吸收剂量率	1 次	连续
		中子剂量当量率	—	1~2 次/年
	加速器主体建筑墙外 30 cm 处开展巡测，选择主体建筑墙外、楼顶及厂界相应的关注点开展定点监测	γ 辐射空气吸收剂量率	1 次	1~2 次/年
		中子剂量当量率	—	1~2 次/年
空气②	加速器主体建筑物楼顶、环境灵敏点	³H、¹⁴C	1 次	1~2 次/年
气溶胶②	厂内建筑物楼顶、厂外灵敏点	感生放射性核素③、γ 能谱	1 次	1~2 次/年

续表

监测对象	点位布设	监测项目	监测频次 运行前	监测频次 运行期间
土壤④	厂界四周、厂外灵敏点	总β、感生放射性核素、γ能谱	1次	1~2次/年
地表水、地下水④	厂区周边地下水和地表水	总β、感生放射性核素、γ能谱	1次	1~2次/年
生物④	厂区周边	总β、感生放射性核素、γ能谱	1次	1~2次/年
循环冷却水④	—	总β、感生放射性核素、γ能谱	1次	1~2次/年
固体废物外表面		γ辐射空气吸收剂量率	—	1~2次/年
固体废物外表面		感生放射性核素、γ能谱	—	收集及送贮时

注：① 可行时，增加开机前的监测。
② 根据感生放射性物质气态排放的情况决定是否开展监测。
③ 感生放射性核素可根据加速器类型和靶材料的实际情况进行分析。
④ 不对外排放且无泄漏的，则运行期间不需要监测。

（2）X 射线机的辐射环境监测

X 射线机（包括 CT 机）在运行前对屏蔽墙或自屏蔽体外 30 cm 处的 X-γ 辐射空气吸收剂量率进行 1 次监测；运行中，对屏蔽墙或自屏蔽体外 30 cm 处的 X-γ 辐射空气吸收剂量率进行巡测，并选择部分关注点位开展 γ 辐射空气吸收剂量率（开关机时各测量 1 次）或累积剂量监测，每年 1~2 次。

3.5 环境 γ 辐射剂量率监测

3.5.1 概述

环境 γ 辐射剂量率监测是辐射环境监测工作的组成部分。其主要目的：① 为估算辐射源在环境中产生的 γ 辐射对关键人群组或公众成员所致外照射剂量提供资料；② 为验证辐射源的辐射或流出物释放是否符合法规、标准和管理限值的要求提供资料；③ 监视辐射源的状况，为异常或意外情况提供警告；④ 获得环境 γ 辐射天然本底水平和人为活动所引起的环境 γ 辐射水平变化资料；⑤ 为核与辐射应急响应决策提供 γ 辐射水平信息。

环境 γ 辐射剂量率有连续测量和即时测量两种测量方式。

3.5.2 测量要求

全国性或一定区域内的环境 γ 辐射水平调查，通常以适当距离的网格均匀布点。网格大小一般可选 25 km×25 km、10 km×10 km、5 km×5 km 或更小区域。位于同一网格点的建筑物、道路和原野点位，环境 γ 辐射剂量率的测量可一并进行。

城市中的草坪、公园中的草地，以及某些岛屿、山脉、原始森林等不易受人为活动影响的地方，可适当选设点位，定期测量。点位应远离高大的树木或建筑，与附近高大建筑物的距离须大于 30 m。点位地势应平坦、开阔，无积水，有裸露土壤或有植被覆盖，避免选择环境中表层土壤改变的位置（如污垢、砾石、混凝土和沥青等）。开展道路测量时，点位应设置在道路中心线。开展室内测量时，点位应设置在人员停留时间最长的地方或者室内中心位置。

测量结果与地面（包括周围建筑）、地下水位、土壤成分及其含水量、降雨、冰雪覆盖、潮汐、放射性物质地面沉降、射气的析出和扩散条件等环境因素有关，测量时应注意其影响；应避免周围其他一些天然或人为因素对测量结果的影响，如湖海边及砖瓦、矿石和煤渣等堆置场附近等，但对于特殊关注测量点，可不受这些因素的限制。测量时间的选择应当具有代表性。野外测量时，雨天、雪天、雨后和雪后 6 h 内一般不开展测量。

进行连续测量的辐射环境空气自动监测站的点位选择应注意以下几点。

① 点位应当具有代表性，兼顾区域面积和人口因素布设，充分考虑区域代表性和居民剂量代表性。

② 应充分结合所在区域建设规划，位置一经确定，一般不得变更，以保证测量数据的连续性和可比性。

③ 应综合考虑点位供电、防雷、防水淹、通信、交通、安全等保障条件。电力供应原则上采用市电，电压稳定性好（±10%）；具备通信部门稳定的有线数据通信链路和无线通信信号；宜利用栅栏等手段建立相对独立的站点空间。

进行连续测量时，应同步获得当地相关气象参数，如温度、湿度、风速、风向、降雨（雪）量等。核设施周围环境测量点位应以核设施为中心，按不同距离和方位分成若干扇形区，按近密远疏的原则布设，在关键人群组所在地区、距核设施最近的厂区边界上、主导风向的厂区边界上、人群经常停留的地方及厂外最大浓度落地处加密布点。核动力厂、乏燃料后处理设施等大型核设施外围连续测量点位一般以核设施为中心，在烟羽计划区内涵盖 16 个方位角布设（沿海核动力厂靠海一侧根据需要布设），应考虑测量烟羽和地表沉积物中人工放射性核素产生的环境 γ 辐射剂量率。应选择一些不易受核设施影响的测量点位作为对照点。

对间歇运行的核技术利用设施，应在设施正常运行工况下开展测量。测量点位应当具有代表性，可通过巡测确定环境 γ 辐射剂量率水平相对较高的位置；布点应考虑辐射源释放、转移途径等因素；应重点关注人员长时间驻留的地方以及防护薄弱位置。设施所在建筑为单层建筑时，布点应考虑天空散射对测量结果的影响。

3.5.3 测量方案

环境 γ 辐射剂量率测量方案一般应包括测量的目的、规模和范围，测量的辐射源类型，周围环境概况，测量频次，点位布设原则和要求，使用的仪器和方法，测量程序，数据处理方法及统计学检验程序，工作记录和结果评价，质量保证等。测量点位应依据测量目的布设，并结合源和照射途径以及人群分布和人为活动情况仔细选择。

除乏燃料后处理设施外的核燃料循环设施，以及伴生放射性矿开发利用设施等的环境 γ 辐射剂量率测量方案可适当简化。某些实践中使用的含放射源仪器等潜在危害比较小的辐射源，在合适的屏蔽与严格保管控制下，不需要制订环境 γ 辐射剂量率测量方案。

3.5.4 仪器选择

用于环境 γ 辐射剂量率测量的仪器应具备以下主要性能。

① 量程：量程下限应不高于 1×10^{-8} Gy/h；量程上限按照辐射源的类型和活度进行选择，应急测量情况下，应确保量程上限符合要求，一般不低于 1×10^{-2} Gy/h。

② 相对固有误差 $<\pm15\%$。

③ 能量响应 50 keV～3 MeV，相对响应之差 $<\pm30\%$（相对 ^{137}Cs 参考 γ 辐射源）。

④ 角响应：0°～180°角响应平均值（$\bar{R}$）与刻度方向上的响应值（R）的比值应大于或等于 0.8（对 ^{137}Cs γ 辐射源）。

⑤ 使用温度：－10～40 ℃（即时测量），－25～50 ℃（连续测量）。

⑥ 使用相对湿度 $<95\%$（35 ℃）。

用于环境 γ 辐射剂量率测量的常用探测器有电离室、闪烁探测器、具有能量补偿的 G-M 计数管和半导体探测器等；应根据射线性质、测量范围、能量响应、环境特性、对其他辐射的响应及其他因素（如角响应、响应时间等）选择合适的测量仪器；在更恶劣的环境中进行测量时，应选用能适用的仪器；在中子和 γ 混合辐射场测量时，应选择对中子辐射响应小的仪器。

针对加速器开展测量时，应按照其发射的射线的最大能量选择能量响应符合要求的仪器；对低能 X 射线机及低能 γ 核素进行测量时，应注意仪器能量响应下限，如测量 ^{125}I 时，宜选用能量响应下限 $\leqslant$25 keV 的仪器。

某些场景下，如开展脉冲辐射场、窄束射线测量时，应考虑仪器响应对测量结果的影响，或采用其他测量方法。

3.5.5 测量步骤

3.5.5.1 即时测量

即时测量是指用各种仪器直接测量出点位上的 γ 辐射空气吸收剂量率即时值。测量步骤如下：

① 开机预热。

② 手持仪器或将仪器固定在三脚架上。一般保持仪器探头中心距离地面（基础面）1 m。

③ 仪器读数稳定后，通常以约 10 s 的间隔（可参考仪器说明书）读取/选取 10 个数据，记录在测量原始记录表中。

④ 全国性或一定区域内的环境 γ 辐射水平调查。测量开始前，应在点位外围

10 m×10 m 范围内巡测，确定巡测读数值变化＜30%后再开始测量。

⑤ 当测量结果用于 γ 辐射致儿童有效剂量评估时，应在 0.5 m 高度进行测量。

⑥ 针对高活度放射源（如搜源监测），或在剂量率水平大于本底水平 3 倍以上的环境中开展测量时，可以在仪器读数稳定的情况下，记录大于或等于 1 个稳定读数。

3.5.5.5.2 连续测量

使用各种环境 γ 辐射剂量率仪在固定点位上开展连续测量的步骤参考 HJ 1009 执行。连续测量方式也适用于车载和投放式装置。

在进行环境 γ 辐射剂量率测量时，应扣除仪器对宇宙射线的响应部分，不扣除时应注明。不同仪器对宇宙射线的响应不同，可在水深大于 3 m、距岸边大于 1 km 的淡水水面上测量，仪器应放置于对读数干扰小的木制、玻璃钢或橡胶船体上，船体内不能有压舱石。在测量仪器的宇宙射线响应及其自身本底时，如果读数间隔为 10 s，则应至少读取或选取 50～100 个读数，也可选取仪器自动给出的平均值，或使读数平均值统计涨落小于 1%。

3.5.6 结果计算

环境 γ 辐射剂量率测量结果按照公式 (3.1) 计算：

$$\dot{D}_\gamma = k_1 \times k_2 \times R_\gamma - k_3 \times \dot{D}_c \tag{3.1}$$

上式中：$\dot{D}_\gamma$——测点处环境 γ 辐射空气吸收剂量率值，单位为 Gy/h；

k_1——仪器检定/校准因子；

k_2——仪器检验源效率因子 [$k_2 = A_0/A$。当 $0.9 \leq k_2 \leq 1.1$ 时，应对结果进行修正；当 $k_2 < 0.9$ 或 $k_2 > 1.1$ 时，应对仪器进行检修，并重新检定/校准。其中，A_0、A 分别是检定/校准时和测量当天仪器对同一检验源的净响应值（须考虑检验源衰变校正）]，如仪器无检验源，该值取 1；

R_γ——仪器测量读数值均值（空气比释动能和周围剂量当量的换算系数参照 JJG 393，使用 ^{137}Cs 和 ^{60}Co 作为检定/校准参考辐射源时，换算系数分别取 1.20 Sv/Gy 和 1.16 Sv/Gy），单位为 Gy/h；

k_3——建筑物对宇宙射线的屏蔽修正因子，楼房取 0.8，平房取 0.9，原野、道路取 1；

$\dot{D}_c$——测点处宇宙射线响应值（由于测点处的海拔高度和经纬度与宇宙射线响应测量所在的淡水水面不同，所以仪器在测点处对宇宙射线的响应值需要进行修正，具体计算和修正方法参照 HJ 61），单位为 Gy/h。

3.5.7 记录和报告

记录内容包括项目名称及地点、测量点位名及点位描述、天气状况、温度、湿度、测量日期，以及测量仪器的名称、型号和编号，仪器的检定/校准因子、效率因子、读数值、测量值及其标准偏差，测量人、校核人及数据校核日期等。根据需要记录测量点位的地理信息，拍摄测量现场照片，必要时记录工况、海拔、经纬度、宇宙射线扣除等信息。

测量报告内容包括测量对象、测量日期、测点说明、测量方法，以及使用的仪器名称、型号及检定/校准信息，γ辐射空气吸收剂量率测量结果、标准偏差或不确定度等。测量报告按有关规定审核和签发。

3.5.8 质量保证

3.5.8.1 质量保证计划

质量保证计划应包括下列内容：人员所受的培训、考核和资格要求；测量仪器和辅助设备的质量控制措施；仪器及检验源的量值溯源；实验室间质量控制措施；为证明已经达到并保持所要求的质量需要提供的文件。

3.5.8.2 质量控制措施

① 测量人员须经环境γ辐射剂量率测量相关专业培训，考核合格后方可上岗工作。

② 环境γ辐射剂量率测量仪器应定期检定/校准，或通过其他量值传递方式，保证量值可溯源至国家计量基准；应定期参加环境γ辐射剂量率测量比对。

③ 对使用频率高、具有检验源的仪器，工作期间每天都应用检验源对仪器的工作状态进行检验。

④ 更新仪器和方法时，应在典型的和极端的辐射场条件下与原仪器和方法的测量结果进行对照，以保持数据的前后一致性。

⑤ 期间核查。在能够保持稳定的室内辐射场或室外环境中定期（对使用频繁的仪器，以1次/月为宜）开展测量，绘制质量控制图，以检验环境γ辐射剂量率测量仪器工作状态的稳定性。每年至少1次用检验源（^{137}Cs或^{60}Co）检查环境γ辐射剂量率测量仪器k值，$k=|A_m/A_0-1|$（A_m、A_0分别为期间核查和检定/校准时仪器对检验源的净响应值，须考虑检验源衰变校正）。$k\leqslant 0.1$，为合格；$k>0.1$，应对仪器进行检修，并重新检定/校准。

⑥ 对应急测量用环境γ辐射剂量率测量仪器，每季度至少1次测量其对检验源的响应。对大规模环境γ辐射水平调查，应在调查工作开展前、后和中间阶段，至少进行3次比对，每次比对选取在辐射水平和地区情况不同的6～10个点进行，最好有水面测量点；条件允许时，应开展不同测量单位之间的比对；仪器使用期间，应每天开展本底测量；在每次测量开始前、中间或结束阶段，在相对固定位置上测量仪器校验源的读数值，确定仪器校验源效率因子（k_2）。

⑦ 环境γ辐射剂量率测量应选用相对固有误差小的仪器，测量结果不确定度评定至少应计入仪器读数的不确定度和仪器检定/校准因子的不确定度，测量结果扣除宇宙射线响应值时，还应计入仪器宇宙射线响应读数的不确定度。环境γ辐射剂量率测量扩展不确定度一般应不超过20%（包含因子$k=2$，对应包含概率约为95%）。

应按要求做好质量保证活动记录，并确保所有记录信息的完整性、充分性和可追溯性。对测量原始记录、质量保证记录、测量报告以及其他重要数据资料，应建档保存，保存期限应符合规定，重要记录的副本必须分地保存。

3.6 环境介质采样与处理方法

3.6.1 概述

对于环境监测来说，由于所能监测的只是环境的一部分，因而无论是就地测量，还是取样后实验分析测量，都不可能直接获得监测对象的总体信息，都存在一个取样问题。所谓取样，就是为了得到有关整个总体的信息而从待研究总体中抽取出一组样品（或测量值）。由此可见，要保证环境监测的质量，保证取样的代表性是十分关键的。所谓样品的代表性，就是指取样获得的数据能尽可能准确和精密地反映监测对象的总体特性、取样点相关参数的变化，以及取样条件过程或环境状态。

3.6.1.1 取样代表性

影响取样代表性的因素很多，它们可能来自很多环节，主要包括以下一些方面：
① 待分析的放射性在环境中分布的均匀性，及其分布的时空稳定性。
② 采集样品的量。
③ 所分析的样本内容。
④ 取样条件过程（采集、样品预处理、实验室样品制备）中的影响因素。
⑤ 环境状况因素，如气候、温度、湿度、风雨、水文、地质等自然条件。

对取样代表性的要求，应当随具体的监测目的、对象和要求而异，目前并没有一种通用的标准来界定。要保证环境监测的取样代表性，必须对取样计划进行认真设计，必须考虑取样计划应遵循的一些基本原则。

3.6.1.2 样品的采集原则

对取样工作的要求，是与监测取样的具体目的紧密联系的。不同的目的对应于不同的要求。总体上讲，按我国相关法规要求，样品的采集应遵从如下原则：
① 从采样点布设到样品分析前的全过程，都必须在严格的质控措施下进行。
② 采集的样品必须有代表性。
③ 根据监测目的、内容和现场具体情况有针对性地确定相应的监测方案，包括项目、采样容器、采集器具、方法、采集点的布置和采样量（采样量除保证分析测量用以外，应当有足够的余量，以备复查）。
④ 采样器具和容器的选用，必须满足监测项目的具体要求，并符合国家技术标准的规定，使用前须经过检验，保证采样器和样品容器的合格和清洁。
⑤ 由于环境样品的活度在正常情况下都是很低的，因此在样品采集和制备过程中应特别严防交叉污染和制备过程中的其他污染，包括通过空气、水和其他与样品可能接触的物质带来的污染，以及加入试剂带来的干扰或污染。
⑥ 在取样计划的设计中，要尽可能考虑某些途径之间的相关性。

3.6.1.3 采样量的大小

采样量的大小直接影响取样代表性的好坏。对采样量的要求，是随采样目的、样品类别、分析测量内容、样品制备方法及分析测量方法的灵敏度不同而不同的，因此不能一概而论。从理论上来讲，取样对象（样品总体）本身越均匀，取样量（样本量）占总体的份额越大，样品测量方法的灵敏度越高，取样的代表性就越好。因此，对采样量的具体要求必须考虑取样的具体目的（包括具体的容许偏差）和实际可行性（包括代价）。由于情况繁多，除了关于取样总数中必须保证有 5%～20% 的平行样要求以外，目前尚未见到标准中有关取样量的统一定量准则。

影响采样量要求的主要因素有两种：① 从统计学角度来讲，采样量越大，统计代表性越好；② 样品的分析测量方法灵敏度对最小采样量提出了要求。

任何一种取样测量方法可探测的样品中放射性活度浓度与相关参数之间存在以下关系：

$$A_m = K \cdot \frac{t \cdot L_D}{V \cdot f \cdot r \cdot \eta \cdot t} \tag{3.2}$$

上式中，A_m——利用该程序可定量测量的最小活度浓度，即该程序（测量方法）最小探测限（MDL）；

t——样品的计数时间；

L_D——利用给定的测量程序可探测到的真实样品的最小净计数率；

V——所收集样品的量（体积或质量）；

f——所收集样品量中用于制样（纯化）和计数的份额；

r——样品制备过程对所测核素的分析回收率；

η——探测器对所测核素的计数效率（每次衰变的计数分数）；

K——单位换算系数。

其中，V、t、L_D、η、r 各项的值都受监测程序中各相关硬件、软件、人员技术水平和可能付出的成本的制约。

由式（3.2）可知，为了保证某取样和分析程序能满足监测计划对介质中最小放射性活度浓度 A_m 的要求，相应所要求的最小取样量可由下式决定：

$$V = K \cdot \frac{t \cdot L_D}{A_m \cdot f \cdot r \cdot \eta \cdot t} \tag{3.3}$$

很显然，可以选择上式中各相关参数的不同组合来满足监测计划的要求。但实际工作中，为了提高统计精度，常常在保证满足最小 V 的前提下，还会根据实际情况增大采样量。因此，我们应当对取样和分析程序进行优化分析，应当评价多种参数的试用组合，再从这些方案中选择优化的方案。

表 3.4 给出了采样量和高纯锗 γ 谱仪方法探测限之间关系的一个实例。实际取样量还应考虑双样备用量和样品代表性要求而相应地增加。

表 3.4　采样量和高纯锗 γ 谱仪方法探测限实例

样品	采样量	探测限[①]					
		^{45}Mn	^{58}Co	^{60}Co	^{7}Be	^{134}Cs	^{137}Cs
气溶胶	104 m³	3.5×10⁻⁶	3.4×10⁻⁶	4.5×10⁻⁵	6.4×10⁻⁵	3.4×10⁻⁶	3.9×10⁻⁶
降水	50 L	3.0×10⁻³	2.7×10⁻³	3.2×10⁻³	2.8×10⁻²	2.8×10⁻³	3.2×10⁻³

续表

样品	采样量	探测限[①]					
		^{45}Mn	^{58}Co	^{60}Co	^{7}Be	^{134}Cs	^{137}Cs
土壤	0.25 kg	3.1×10^{-1}	3.0×10^{-1}	3.4×10^{-1}	2.8	2.9×10^{-1}	3.4×10^{-1}
植物灰	50 g	1.6×10^{-3}	1.5×10^{-3}	1.7×10^{-3}	1.4×10^{-2}	1.4×10^{-3}	1.7×10^{-3}
生物灰[②]	50 g	2.2	2.4	3.1	51	1.9	2.1

注：① 不同样品探测限单位分别为气溶胶 Bq/m³、降水 Bq/L、土壤 Bq/kg、植物灰 Bq/g、生物灰 Bq/kg。
② 生物灰包括奶、陆生和水生动物及指示生物的灰。

从采样点布设到样品分析前的全过程，都必须在严格的质控措施下进行，现场监测和采样应至少有 2 名监测人员在场。采集的样品必须有代表性，即该样品的监测结果能够反映采样点的环境。

根据监测目的、内容和现场具体情况有针对性地确定相应的采样方案，内容包括项目、采样容器、方法、采集点的布置和采样量。采样量除保证分析测量用以外，还应当有足够的余量，以备复查。

采样器具和容器的选用必须满足监测项目的具体要求，并符合国家技术标准的规定，使用前须事先清洁并经过检验，以保证采样器和样品容器的合格和清洁，容器壁不应吸收或吸附待测的放射性核素（或采取措施有效避免），容器材质不应与样品中的成分发生反应。洗涤塑料容器时一般可以用对该塑料无溶解性的溶剂，如乙醇等。如果塑料容器被金属离子或氧化物沾染，可用"1+3"的盐酸溶液（指盐酸与水的体积比为 1∶3，下同）浸泡洗涤。采样桶应用"1+10"的盐酸溶液（指盐酸与水的体积比为 1∶10，下同）洗涤，再用去离子水洗净，盖上盖子。放射性活度高于 1×10^3 Bq/kg 的被沾染容器应与普通容器分开洗涤，设置专用储存柜单独存放，避免交叉污染。

在样品采集和制备过程中应严防交叉污染和制备过程中的其他污染，包括通过空气、水和其他与样品可能接触的物质带来的污染，以及加入试剂带来的干扰或污染。

3.6.2 样品的采集和预处理

3.6.2.1 气溶胶

(1) 采样设备与过滤材料

气溶胶采集器一般由滤膜夹具、流量调节装置和抽气泵三部分组成。取样系统应放置在闭锁的设备中，以防止受到气候的直接影响和意外损坏。应根据监测工作的实际需要选择滤纸，包括表面收集特性和过滤效率好的滤材。

(2) 取样位置的选择

取样高度通常选在距地面或基础面约 1.5 m 处。注意保持取样系统进气口和出气口之间有足够大的距离，以防止形成部分气流自循环。取样地点应避免选择在异常微气象情况或其他由于人为因素的影响可能导致空气浓度偏高或偏低的地点，如公路旁或高大建筑物附近。

(3) 采集方法

采样系统采用的流量计、温度计、湿度计、气压计必须经过计量检定，确认性能良好后方可使用。

空气取样的流量一般为每分钟数立方米。理论上，取样流量越大，同样的时间内采样体积越大，探测下限越低。但空气中的含尘量会对最大流量构成限制，且在太大流量下工作会造成滤纸堵塞甚至破损，因此只能视情况优化选择流量。

取样体积的测定直接影响空气中放射性气溶胶浓度的测定，取样体积的不确定度应控制在10%以内。取样流量在取样过程中要保持稳定，在正常运行和预期的滤纸负荷变化范围内，流量变化不应大于5%。滤纸上的尘埃量有可能直接影响取样流量，因此，必须根据具体情况及时更换滤纸。

环境条件（温度、气压）的变化可能会影响取样体积估算的准确度，为了修正这种影响，空气取样体积 V（m^3）应换算为标准状态下的取样空气体积。首先，利用式(3.4)将流量计测得的流量修正为标准状态下的流量：

$$Q_{nb} = Q_i \cdot \frac{T}{T_i} \cdot \frac{P_i}{P} \tag{3.4}$$

上式中，Q_{nb}——标准状态下的流量，单位为 m^3/min；

Q_i——在 P_i 和 T_i 条件下取样时的流量，单位为 m^3/min；

T——标准状态下的热力学温度，单位为 K；

P_i——采样时的大气压力，单位为 Pa；

T_i——采样时的热力学温度，单位为 K；

P——标准状态下的大气压力，单位为 Pa。

然后，再根据换算后的标准状态下流量和取样时间算得取样体积：

$$V = Q_{nb}(t_2 - t_1) \tag{3.5}$$

上式中，V——标准状态下的取样体积，单位为 m^3；

Q_{nb}——标准状态下的流量，单位为 m^3/min；

t_2——取样结束时刻；

t_1——取样开始时刻。

能自动修正为标准状态下流量和取样体积的采样器，不必重复以上修正，但在进行计量校准时，应对其修正结果进行验证。

有时，为了提高监测灵敏度，常常把几次分段取样的取样量合在一起，此时可按式(3.6)计算总的取样体积：

$$V = \sum_{i=1}^{n} \frac{Q_{nbi} + Q_{nb(i-1)}}{2}(\Delta t_i) \tag{3.6}$$

上式中，V——标准状态下的取样体积，单位为 m^3；

n——分段取样次数；

Q_{nbi}——标准状态下第 i 次分段取样的流量，单位为 m^3/min；

$Q_{nb(i-1)}$——标准状态下第 ($i-1$) 次分段取样的流量，单位为 m^3/min；

t_i——第 i 次取样时间，单位为 min。

(4) 样品预处理

对小型滤纸，可将其小心装入稍大一些的测量盒中封盖好；对大型滤纸，可把载尘面向里折叠成较小尺寸，用塑料膜包好密封。

3.6.2.2 碘-131

采样设备为组合式全碘取样器。它由以下几部分组成：第一层为滤纸，用于收集气流中的气溶胶状态碘；第二层为活性炭滤纸，用于收集元素状态的碘；第三层是浸渍三乙烯二胺（TEDA）的活性炭盒，用于收集有机碘。

采样体积视采样目的、预计浓度及测量探测下限而定。一般 ^{131}I 采样体积大于 100 m³。采样结束后，将滤膜与活性炭盒放进样品盒，用胶黏纸封好，放入塑料袋中密封。

3.6.2.3 氚

空气中的氚可以分为降水中的氚及水蒸气和氢气中的氚两个来源。降水中氚的取样方法与后面的降水取样方法基本相同，但采样容器中不加入酸。

水蒸气中氚的收集方法有干燥剂法、冷凝（冷冻）法和鼓泡法。干燥剂法比较普遍，可用的干燥剂有硅胶、分子筛、沸石等。其中硅胶干燥剂法比较简单、便宜，即在直径 5 cm、长 50 cm 左右的硬质玻璃或硬质塑料管中，填充粒度为 1.98～2.36 mm 的干燥硅胶，称出其重量，上下端塞以石英棉将其固定。使空气通过该管一定时间，把水分捕集在硅胶上。从流量计读数和抽气时间可以确定抽取的空气量。再通过测定吸收了水分的硅胶总重量，即可求出收集的水蒸气重量，去除其中的水样用于测量氚。

冷凝（冷冻）法是将待测气流引入冷凝装置（制冷机、冷阱等）中，气流中的氚化水蒸气冷凝为液态水，再分析水中的氚。

鼓泡法是使待测气流流经鼓泡器（如盛蒸馏水或乙二醇的容器瓶），使气流与液体发生气液两相交换以便把氚化水蒸气收集在液体中。

对于氢气中氚的收集，一般先通过催化剂（如钯、铂和氧化铜）使元素态氚被氧化成氚化水，再用上述水蒸气收集法采集。

3.6.2.4 碳-14

空气中碳-14 的采样主要采用碱液吸收法。

采样主要原理是：用抽气空气采样泵抽取一定体积的空气，经过气动滤水器、粒子过滤器除去空气中的灰尘，然后通过 400 ℃ 高温氧化床，使其中微量的 CO 和碳氢化合物氧化成 CO_2，最后气流经过 4 个串联连接的装有氢氧化钠碱液的吸收瓶，CO_2 气体完全被碱液吸收。采样结束后将吸收瓶取下，带回实验室待处理。

根据液闪谱仪的探测灵敏度与空气中碳-14 的浓度水平选择适当的取样时间，使总的累积取样空气体积达到 3～4 m³，采集时长不少于 7 d。

3.6.2.5 沉降物

(1) 采样设备

常用的沉降收集器为接收面积 0.25 m² 的不锈钢盘，盘深大于 30 cm。

(2) 采样器位置

将采样器安放在其开口上沿距地面或基础面 1.5 m 高度、周围开阔、无遮盖的平台上，盘底面要保持水平。

(3) 采样方法

① 湿法采样：采样盘中注入蒸馏水，要经常保持水深在 1~2 cm。一般收集时间为一个季度。

② 干法采样：在采样盘的盘底内表面底部涂一薄层硅油（或甘油）。收集样品时，用蒸馏水冲洗干净，将样品收入塑料或玻璃容器中封存。

为了防止降雨冲走沉积物和防止降水样与气载沉降物相混，应采用降雨时会自动关上顶盖、不降雨时自动打开顶盖的沉降收集器。要防止地面扬土，沉降盘位置不能太靠近地表。

(4) 预处理

采样期结束后，把整个采集期间收集到的沉降物样品全部移入样品容器。对附着在水盘上的尘埃，用橡胶刮板把它们刮下来，放入样品容器，待分析。

(5) 采用双采样盘（A、B）模式采集沉降物

在无降水时开启采样盘 A 收集沉降物，应在其中注入蒸馏水（对于极寒地区，采样器没有加热装置的，可加防冻液。防冻液应经过辐射水平测量），水深经常保持在 1~2 cm；也可在其表面及底部涂一薄层硅油（或甘油）。在降水时开启采样盘 B 收集沉降物。

收集样品时，用蒸馏水冲洗采样盘壁和采集桶 3 次，收入预先洗净的塑料或玻璃容器中封存。采样盘 A 和 B 的样品分别收集。

采集期间，每月应至少观察一次收集情况，清除落在采样盘内的树叶、昆虫等杂物。定期观察采集桶内的积水情况。当降水量大时，为防止沉降物随水溢出，应及时收集样品，待采样结束后合并处理。

3.6.2.6 水

(1) 地表水

地表水是地球表面循环水的一部分，包括河川水、湖泊水、溪流水、池塘水等。

① 采样设备。用自动采水器或塑料桶采集水样。容器预先用"1+10"的盐酸溶液洗涤后，再用净水冲洗干净，盖上盖子。用于分析 ^{3}H 的样品用棕色玻璃瓶采集。

② 采集位置。主要考虑以下几类：在水的使用地点，如娱乐区、公共供水源等；在动物饮水或取水后用于喂养动物的地方；用于灌溉的水源。

本底水样一般应选在设施排放点的河流上游处，但要避免在紧靠汇合处的上游处取样。对湖泊和池塘水体，应在不受设施排放影响的类似附近水体取样。取水点选择主要应考虑水体中放射性核素浓度是否均匀。

在港湾内或靠近港湾的水体内收集代表性样品可能是困难的，因为淡水和海水之间的温度和密度差可以形成层流。应当对水样进行盐度分析。这一情况可由于潮汐运行引起浓度的瞬时变化而进一步复杂化。此时，有必要增加样品的数量，并根据潮汐条件来决定取样时间，最好在逐次潮汐之间的间歇时间内取样。

对河川水和湖泊水、池塘水的具体取样位置主要考虑如下：河川水一般选择河川水流中心的部位（河川断面流速最大的部分），除特别目的外，一般可采表面水。当水断

面宽≤10 m 时，在水流中心采样；水断面宽>10 m 时，在左、中、右三点采样后混合。在有排放水和支流汇入处，则选在其汇合点的下游，使两者充分混合的地方。当河川涨水且有浊流等情况出现时，原则上暂停取样。

湖泊水、池塘水一般选湖泊中心部位取样，避开河川的流入或流出处采集表面水。由于湖泊水、池塘水比较容易分层，因此须多点采样。如果水深≤10 m，则在水面下 50 cm 处采样；如果水深>10 m，则增加一次中层采样，采样后混匀。

③ 采样方法。采样前洗净采样设备，采样时用待采水样洗涤 3 次后开始采集。取样器浸入水中时，要让开口向着上游方向，小心操作，尽量防止扰动水体和杂物进入。先用取样器取水，再移入容器，这样可以防止容器外壁污染。对于小于 6 m 深的水体取样，也可采用潜水泵取样。

④ 预处理。取样以后，立即在样品中加入"1+1"的盐酸溶液或者"1+1"的硝酸溶液。每升样品水加 2 mL 酸，然后盖严。用于监测 ^{3}H（HTO）、^{14}C、^{131}I 的水样不用加酸。如有需要，测量 pH、水温。为了排除沉淀物的影响而进行过滤（澄清）时，要在野外记录表上记录清楚，再完成加酸步骤。

（2）饮用水、地下水

① 采样设备：与地表水的采样设备相同。

② 采样点。自来水取自来水水管末端水；井水采自饮用水井，泉水采自水量大的泉眼。

③ 采样方法：先让采样水（井水或自来水）放水几分钟，并冲洗采样器具 2～3 次，然后用漏斗把样品采集到样品容器中至预定体积。

④ 预处理：处理方法同地表水。

（3）海水

① 采样设备：与地表水的采样设备相同。

② 采样方法。近岸海域海水在潮间带外采集，近海海域（潮间带以外）海水水深<10 m 时，采集表层（0.1～1 m）水样；水深 10～25 m 时，分别采集表层（0.1～1 m）水样和底层（海底 2 m）水样，混合为一个水样；水深 25～50 m 时，分别采集表层（0.1～1 m）水样、10 m 处水样和底层（海底 2 m）水样，混合为一个水样；水深 50～100 m 时，分别采集表层（0.1～1 m）水样、10 m 处水样、50 m 处水样和底层（海底 2 m）水样，混合为一个水样。其他海洋环境海水的采集参见 GB 17378.3。

③ 预处理。海水样品采集后，原则上不进行过滤处理（当水中含泥沙量较高时，应立即过滤）。供 γ 能谱分析的海水预处理：在每升样品中加入 1 mL 浓盐酸。供总 α、总 β、^{90}Sr、^{137}Cs 分析的海水预处理：在 30～50 L 的塑料桶中进行，取上清液 40 L，用浓盐酸调节至 pH<2，密封塑料桶后送回实验室待分析。供 ^{3}H 分析的海水不做预处理，采集后送实验室，由相关人员处置。

（4）降水

① 采样设备：降水采集器。

② 采样设备安放位置：应安放在周围至少 30 m 以内没有树林或建筑物的开阔平坦地域。采集器边沿上沿离地面高 1 m，采取适当措施防止扬尘干扰。

③ 采样方法。贮水器要定时观察。在暴雨情况下，应随时更换，以防止外溢。采样完毕，贮水器用蒸馏水充分清洗，以备下次使用。采集到的样品充分搅拌后用量筒测量降水总体积。采集到的雪样，要移至室内自然融化后再进行体积测量。

④ 预处理。降水样品采集后应置于棕色玻璃瓶中加盖密封保存。

3.6.2.7 沉积物

沉积物样品是指河川、湖泊、海水的沉积物中粒度较细（直径小于 2 mm）的成分。海洋沉积物的采集参见 GB 17378.3。

（1）采集器材

对深水部位的沉积物，用专用采泥器采集；浅水处的沉积物可用塑料勺直接采集。

（2）采集方法

可用抓斗式采泥器或柱状采泥器，取到所需量的样本，装入样品盘，将用具经净水洗涮后进行干燥。

（3）预处理

将样品放入盘中静置一段时间，除去上面的澄清液和异物，把底泥样品放入容器中，密封。

3.6.2.8 土壤

（1）采集地点与采集部位

对农耕地，要考虑作物种类、施肥培植管理等情况，选定能代表该地区状况的地点进行采集。对未耕地，最好选在有草皮（植皮）、无表面流失等引起的侵蚀和崩塌、周围没有建筑物和人为干扰的地点。农耕地的取样时间，最好选在作物生长的后期（能突出显示土壤条件对作物生长产量的影响）到下一期作物播种前。

（2）布点方法

采用梅花形布点或根据地形采用蛇形布点，采点不少于 5 个。每个点在 10 m×10 m 范围内，采取 0～10 cm 深的表层土。

（3）采集方法

对选定的取样点编上系列号，去除表面上散在的植物、杂草石等。把土壤采样器垂直于取样点表面放置，用锤子或大木槌把采样器冲打到预定深度（0～10 cm）后用铁锹、移植馒刀等把采集器从冲打的深度回收上来，这时要注意去除其外围的土壤。把采集器内采集到的土壤放入聚乙烯口袋内。如果是砂质土壤，在回收取样器时，采样器内的土壤可能滑落，此时可用薄铁板或移植馒刀把采样器前端的开口部位堵住后再回收。

（4）预处理

将同一地方多点采集的土壤样品平铺在搪瓷盘中或塑料布上，去除石块、草根等杂物，现场混合后取 2～3 kg 样品，装在双层塑料袋内密封，再置入同样大小的布袋中保存待用。

3.6.2.9 谷类

谷类指食用作物，特别是以其籽实供食用的作物，除了大米、麦类之外，还有玉米、小米、稗子、荞麦等，其中大米和麦是代表性谷物，占主要地位。

(1) 采集方法

选择当地消费较多和种植面积较大、生长均匀的地方，在收获季节现场采集谷类样品。

(2) 预处理

把收割下来的作物晾晒风干后进行脱粒处理，去除夹杂物，只收集干籽实 25 kg。

3.6.2.10 蔬菜类

蔬菜类的栽培方式千差万别，种类繁多，主要以普通蔬菜或者当地居民消费较多或种植面积较大的蔬菜为采集对象。原则上不选择大棚或水箱中培植的蔬菜样品。蔬菜又可细分为叶菜类（菠菜、白菜）、果菜类（西红柿、瓜、大豆）、根菜类（胡萝卜、萝卜等）以及芋类（甘薯、土豆）等。

对非结球性叶菜（菠菜、油菜），选定菜园中央部分几处生长均匀的场所，采集生长在该垄上一定距离（如 1 m）范围内的全部作物；对结球性叶菜（白菜、卷心菜等）与大型果菜、根菜以及芋类，由于个体差异大，为了方便，可在菜园中央部位选择 5~7 处生长均匀的场所，选择大小均匀的个体作为样品。新鲜蔬菜需 25 kg 左右，大豆等需 20 kg 左右。

3.6.2.11 牛（羊）奶

牛（羊）奶样品是指直接从母牛（羊）身上挤得的原汁牛（羊）奶和经过消毒杀菌、脂肪均匀化等加工处理以后直接在市场上销售的市奶，以及脱水处理后的奶粉。

① 容器：聚乙烯瓶（5 L）。

② 试剂：质量浓度 37% 的甲醛溶液。

将挤出来的鲜奶放入冷冻机中冷却搅拌后供取样，或者装在奶罐里搅拌均匀后供取样。采样前洗净采样设备，采样时用采样奶洗涤 3 次后采集。样品采集后应立即分析，如需放置，要在鲜奶中加入甲醛防腐（加入量为 5 mL/L）。

可从当地加工厂或市场购置同一批市奶（酸奶）或奶粉，但要确认原料产地。

3.6.2.12 牧草

考虑牧草地纵横面积情况，划分 10 个等面积区域。在每个区域中央位置，各取样 1~2 kg。采集牧草时不可将土带入，把收集到的牧草样品放入聚乙烯口袋，封口。

3.6.2.13 家禽、畜

根据与牧草、水体等介质的相关性，选择合适的采样场，从健康的群体中随机选取若干个体，然后根据监测目的取其整体或可食部分（肉、脂或内脏等）。在取内脏组织作为样品时，不要弄破内脏使汁液流出，并注意保鲜。

作为分析和保存目的的样品，一般采集数千克。若委托采样，应做好相关记录。一般不可从市场采集，更不能采集加工后的产品（如罐头）。

预处理方法：将采来样品的可食部分洗净，晾干表面水分，称鲜重并记录。

3.6.2.14 陆地水生物

以食用鱼类和贝类为淡水生物的取样对象。捕捞季节在养殖区直接捕集，或从渔业公司购买确知其捕捞区的淡水生物，不能采集以饵料为主养殖的水产品。

(1) 样品采集部位

根据目的取其所需部位,如整体或可食部分,或者内脏、肌肉等。

(2) 采集量(包括用作分析和保存在内)

一般采集数千克。另外,还要考虑处理和制备过程的干燥物、灰分与鲜料之比,以及所需部位与整体之间的比例。

(3) 采样方法

一般可委托捕捞,再购入所需样品。若自行捕捞,则须与渔业人员商定捕捞方式。

不同鱼种的捕捞期不同。多数情况下无渔业权者不能捕捞,所以须委托有关部门进行取样。这时,应向受委托部门交代清楚应当详细记录的各项有关内容。贝类的取样同鱼类。

采集到的鱼类样品,在其新鲜时用净水迅速洗净。

对于直接供分析和测定用的小鱼、鱼苗等全体样品,应放入竹篓等器具内,控水 10~15 min;大鱼则用纸张之类擦干,去鳞,去内脏,称鲜重(骨肉分离后分别称重)。

注意事项:分取肌肉、内脏等部位时,注意不要损伤内脏,以免污染其他组织;勿使体液流出,以免样品损失。

将采集到的贝类在原水中浸泡一夜,使其吐出泥沙。用刀具取出贝壳中软体部分,称重(鲜重)。

3.6.2.15 海洋生物

(1) 海洋生物分类

不同海洋生物的取样方法不同。

① 浮游生物:鱼类、乌贼类等浮游生物。

② 底栖生物:贝类、甲壳类、海参类、海星类、海胆类、海绵类底栖生物。

③ 海藻类:裙带菜、羊栖菜、石花菜、苔菜、马尾藻、黑海带、褐海带等海藻类。

④ 附着生物:淡菜类、牡蛎、海鞘等生息在岩石、礁石上的生物。

(2) 采集部位

采集部位为全体或可食部分,或者内脏、肌肉等。根据目的不同,采集不同部位。采集量同淡水生物。

(3) 采集用具与方法

一般做法是委托取样,然后购入,但必须交代和记录清楚具体要求。若自行取样,则须取得相关部门同意和协助。

① 浮游生物:在捕鱼期,随鱼种而定。若委托取样,则须交代清楚应当详细记录的内容。

② 底栖生物:对海星类生物须用拖网采集。对海滨岩石上未利用的贝类,采用凿石钢凿和刮刀取样。

③ 海藻类:一般委托他人采集,须交代清楚应当详细记录的内容。

④ 附着生物:一般委托他人采集,须交代清楚应当详细记录的内容。

(4) 预处理

① 浮游生物:对采集到的样品尽量在其新鲜时迅速用净水洗净。其余处理方法同

淡水生物。

② 底栖生物、附着生物：处理方法同淡水生物。

③ 海藻类：海藻类多数附着在其他动植物体上。另外，藻类根部常常容易附着岩石碎片等杂物，所以要注意把杂物除去。样品用作指示生物时，要直接进行控水，控水以后再称样品重量（鲜重）。

3.6.2.16　指示生物

作为监测放射性核素用的指示生物，陆上生物有松叶、杉叶、艾蒿、苔藓、菌菇等，海洋生物有紫贻贝、马尾藻等。

(1) 采集部位

对松叶等，原则上采集二年生叶。艾蒿等野草也以其叶部为样品，茎、花蕾、花、枯叶应去除。对海洋指示生物，参见海洋生物采集。

(2) 采集用具和容器

采集用具有乙烯手套、梯子（采集松叶）。采集容器为聚乙烯口袋。

(3) 采集方法

采集松叶时，为防刺伤，要戴上乙烯手套。选择树高 4 m 以下、树干直径小于 10 cm 的年轻树，并且尚未经过人工修枝。只采集二年生的松叶，共采集 20 kg 左右。

采集艾蒿等野草时，选择上空没有树木覆盖的场所，不要花梗之类，只取新鲜叶子。

苔藓可借助专门工具采集，取整体，不必去除假根，但要去除泥沙。另外，也可用镰刀、修枝剪刀等采集茎和枝。

(4) 预处理

采集到的样品，要去除枯叶等杂物。把茎和枝等一起带回时，只把叶子选出来，清洗干净。

3.6.3　生物样品的处理

3.6.3.1　样品的干化处理

动物以取瘦肉为主，用绞肉机搅碎后，置于烤箱中于 200 ℃ 左右烘干。在烘干过程中可经常翻动，加快烘干速度，烘干后称干重，记录干鲜比。

3.6.3.2　样品的炭化处理

将烘干称重后的样品碾碎，使之尽量细小，加快炭化速度。炭化温度应控制在 450 ℃ 以下。炭化过程中要注意经常翻动样品，使其受热均匀，防止底面温度过高，造成放射性核素的损失。待样品全部变成结块的焦炭状后，可将其转移至研钵中粉碎再继续加热，当无黑烟冒出时，可认为样品炭化完全。

3.6.3.3　样品的灰化处理

将炭化好的样品移入马弗炉内，关好炉门，按待检核素所要求的温度进行灰化。如果待测核素包含铯的同位素，则灰化温度不高于 450 ℃，直至灰分呈白色或灰白色疏松颗粒状为止。

为了避免某些元素在灰化样品中挥发损失，小样品可采用高频低温灰化法。测量

^{131}I 时，样品可用 0.5 mol/L 的氢氧化钠浸泡 16 h 后，再进行灰化（温度控制在 660 ℃ 以下灰化，碘几乎不损失）。

取出灰化后的样品，置入干燥器中，冷却至室温，称重、记录，计算鲜灰（干）比。将样品充分混匀后装入磨口瓶中保存，贴好标签。

3.6.4 现场记录、运输和保存

所有采样过程中记录的信息应原始、全面、翔实，必要时可用卫星定位、摄像和数码拍照等方式记录现场，以保证现场监测或采样过程客观、真实可追溯。电子介质存储的记录应采取适当措施备份保存，保证可追溯和可读取，以防止记录丢失、失效或被篡改。当输出数据打印在热敏纸或光敏纸等保存时间较短的介质上时，应同时保存记录的复印件或扫描件。

采样人员要及时、真实地填写采样记录表和样品卡（或样品标签），并签名。记录表和样品卡由他人复核，并签名。保持样品卡字迹清楚，不能涂改。所有对记录的更改（包括电子记录）要全程留痕，包括更改人签字。样品卡不得与样品分开。记录表的内容要尽可能详尽，其格式与内容可以随采样类别的不同而不同。

样品采集完毕应尽快运输至分析实验室，应采用样品运输车辆专门运输，在法律法规许可条件下可以委托物流公司运送，但必须保证样品不被污染和性状不改变。

妥善包装样品，既要防止样品受到污染，也要防止样品破损洒落污染其他样品，特别是水样瓶颈部和瓶盖在运输过程中不应破损或丢失，注意包装材料本身不能污染样品。

为避免样品容器在运输过程中因震动碰撞而破碎，应用合适的装箱和采取必要的减震措施。

需要冷藏的样品（如生物样品）必须达到冷藏的要求，运输车辆须经特别改装。水样存放点要尽量远离热源，不要放在可能导致水温升高的地方（如汽车发动机、制冷机旁），避免阳光直射。冬季采集的水样可能会结冰，如果容器是玻璃瓶，则应采取保温措施以防止破裂。对于半衰期特别短的样品，要保证运输时间不影响测量。严禁将环境样品与放射性水平特别高的样品（如流出物样品）放在一起运输。

经过现场预处理的水样，应尽快分析测定，保存期一般不超过 2 个月。密封后的土壤样品必须在 7 天内测定其含水率，晾干保存。生物样品在采集和现场预处理后要注意保鲜。牛（羊）奶样品采集后，立即加适量甲醛，以防变质。采集的样品要分类分区保存，并有明显标识，以免混淆和交叉污染。

样品经测量完成后，仍应按要求保存相当长的一段时间，以备复查。对于运行前本底调查样品及部分重要样品，要保存至设施退役后若干年（如 10 年）。

送样人员、接样人员会同质保人员应按送样单和样品卡信息认真清点样品，接样人员应对样品的时效性、完整性和保存条件进行检查和记录。对不符合要求的样品，可以拒收或明确告知客户（送样人）有关样品的偏离情况，并在报告中注明。确认无误后，双方在送样单上签字。样品经验收后，应存放在样品贮存间或实验室指定区域内，由样品管理人员妥善保管，严防丢失、混淆和污染，注意保存期限。分析人员按规定程序领

取样品。

样品经监测完成后可入库保存。放射性活度较高的样品由委托单位收回或暂存至城市放射性废物库。进库的样品应为物理、化学性质相对稳定的固体环境样品，适合长期保存。

样品库应为独立房间，并应防止外界污染，保证安全。样品库的环境条件应满足长期稳定保存样品的要求，样品库应根据样品的性质合理分区，由样品管理人员负责，并建立样品保存档案。

3.7　环境样品 γ 能谱分析

在环境样品的核素分析中，由于大多数被分析的核素在其衰变过程中都发射 γ 射线，所以能够识别核素并能准确给出核素活度量值的 γ 能谱测量与分析技术，现在已在环境样品的测量与分析中得到了广泛应用。相对于总 α 或总 β 测量方法，γ 能谱分析对样品的制样要求简单得多，对各种介质和各种几何条件的样品，都可以直接进行测量。特别是相应分析软件的成功开发，更使得 γ 能谱测量与分析技术在环境辐射监测中成为最基本的并易于掌握的一种分析技术。

3.7.1　仪器设备

① γ 能谱仪由探测器、前置放大器、主放大器、脉冲幅度分析器、高压电源、谱数据分析处理系统等组成。用于环境样品 γ 能谱分析的探测器一般为高纯锗探测器，其相对探测效率不小于 20%；对 ^{60}Co 1 332.49 keV γ 射线的能量分辨率（FWHM）应小于 2.5 keV。脉冲幅度分析器应不小于 4 096 道。

② 屏蔽室一般选用放射性本底低的铅或钢铁等金属作为屏蔽物质，屏蔽室壁厚 10～15 cm，有条件时屏蔽室主体可内衬有一定厚度的镉、铜或锡及有机玻璃。屏蔽室形状可为方形或圆柱形，其内腔容积应满足样品测量要求。

③ 谱分析软件应具有数据获取、自动寻峰、峰面积分析、能量刻度、效率刻度，以及核素定性、定量分析功能。

④ 无源效率刻度方法是对传统有源效率刻度方法的一种补充。无源效率刻度须对高纯锗探测器进行特有表征，并且能与谱分析软件结合使用。使用无源效率刻度方法时，须用可溯源的实际标准源进行验证，只有当各能量点验证结果的相对偏差均小于 15% 时，该类型无源效率刻度方法才可应用于样品分析。

⑤ 选用分析纯的酸（HNO_3、HCl 等）、络合剂或稳定性同位素载体等，用于防止放射性核素在样品预处理过程中因挥发、容器吸附等原因造成损失。

⑥ 适用于 γ 能谱仪能量和效率刻度用的标准物质中的所用核素通常是 ^{210}Pb、^{241}Am、^{109}Cd、^{57}Co、^{141}Ce、^{51}Cr、^{137}Cs、^{54}Mn、^{22}Na、^{88}Y、^{60}Co、^{152}Eu、^{40}K 等。标准物质的核素活度总扩展不确定度应不超过 5%（$k=2$）。适用于能量刻度的单能和多能核素及其主要参数见表 3.5。在进行能量刻度、效率刻度和测量时，须注意能量、发射概率及半

衰期参数的来源统一。

表 3.5 能量刻度用的单能和多能核素

核素	半衰期	γ射线能量/keV	γ射线发射概率/%
^{210}Pb	22.3 a	46.5	4.25
^{241}Am	432.6 a	59.54	35.78
^{109}Cd	461.4 d	88.03	3.626
^{57}Co	271.80 d	122.1	85.51
^{141}Ce	32.508 d	145.4	48.29
^{51}Cr	27.703 d	320.1	9.87
^{137}Cs	30.018 a	661.66	84.99
^{54}Mn	312.13 d	834.84	99.974 6
^{22}Na	2.602 7 a	1 274.54	99.940
^{88}Y	106.626 d	898.0	93.90
		1 836.1	99.32
^{60}Co	5.271 a	1 173.2	99.85
		1 332.49	99.982 6
^{152}Eu	13.522 a	121.8	28.41
		344.3	26.59
		964.1	14.50
		1 112.1	13.41
		1 408.0	20.85
^{40}K	1.25×10^9 a	1 460.82	10.55

注：表中的数据来源于 GB/T 11713—2015。

⑦ 根据测量样品的体积和探测器的形状、大小，选择不同形状和尺寸的样品盒。样品盒应由天然放射性核素含量低、无人工放射性污染的材料制成。适合测量低活度样品用的典型样品盒有马林杯样品盒和圆柱形样品盒。

常用样品盒为无色透明圆柱形马林杯，材料为聚丙烯塑料，密度为 $0.91 \sim 0.96 \text{ g/cm}^3$，熔化温度 220～275 ℃，使用中温度不能超过 220 ℃。其剖面如图 3.2 所示。

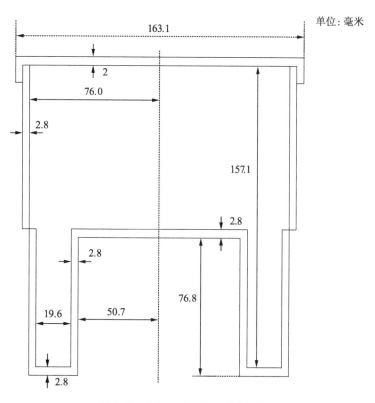

图 3.2 典型马林杯样品盒剖面图

常用的两种高、低圆柱形样品盒剖面如图 3.3 和图 3.4 所示,材料为聚丙烯塑料。

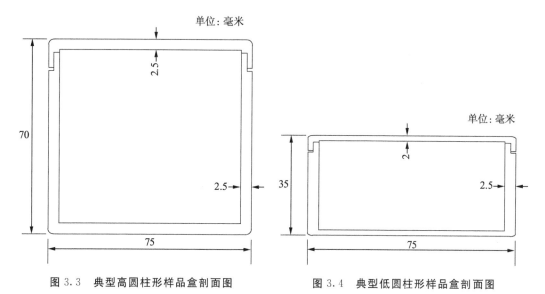

图 3.3 典型高圆柱形样品盒剖面图　　图 3.4 典型低圆柱形样品盒剖面图

3.7.2 γ能谱仪的能量刻度

（1）能量刻度源

γ能谱仪能量刻度用的标准物质（以下简称能量刻度源）的放射性核素所发射的γ射线的能量应均匀分布在所需刻度的能区（通常为40～2 000 keV），且需要最少4个能量点。

（2）能量刻度范围

刻度的能区范围（脉冲幅度分析器满量程）可通过调节系统的增益来完成。如果所分析的能区为40～2 000 keV，应调节系统增益，使 ^{137}Cs 的 661.66 keV γ射线的全能峰峰位大约在多道分析器满量程的 1/3 处。若多道分析器取 8 192 道，则该峰位约在 3 000 道附近。

（3）能量刻度谱的获取

调节谱仪系统至合适的工作状态并稳定后，将能量刻度源置于探测器适当位置，获取一个包含均匀分布于整个能区的至少 4 个孤立峰的γ谱，记录刻度源的特征γ射线能量和相应的全能峰峰位。

（4）能量刻度曲线的确定

采用谱分析软件获得全能峰峰位，确定峰位和能量之间的关系，用谱分析软件进行γ射线能量与全能峰峰位的直线拟合。处于良好工作状态的高分辨γ能谱系统的能量刻度曲线应是一条直线。

① 能量刻度曲线的计算方法。

能量刻度曲线也可以自行进行计算拟合。假定峰位（道址）和能量之间的关系满足公式（3.7）：

$$E = a_0 + a_1 P^1 + a_2 P^2 + \cdots + a_n P^n \tag{3.7}$$

上式中，E——γ射线能量，单位为 keV；

a_i——（a_0，a_1，…，a_n）拟合常数；

P——全能峰所在道址。

利用式（3.7）对已知的峰位和能量做最小二乘法拟合，确定系数 a_0，a_1，…，a_n。通常取一次或二次多项式做拟合即可。

② 刻度曲线的核查。

在样品测量期间，每天应用至少 2 个能量点的γ射线对谱仪进行检查，所用γ射线的能量应分别靠近刻度能区的低能端和高能端。如果峰位基本保持不变，则刻度数据保持适用。若多道分析器取 8 192 道，要求对 ^{60}Co 的 1 332.49 keV γ射线的全能峰峰位在 5 000 道附近时，24 h 内峰位漂移应不超过 2 道。

3.7.3 γ能谱仪的效率刻度

（1）效率刻度源

γ能谱仪效率刻度用的标准物质（以下简称效率刻度源）原则上选择与待测样品的几何形状和大小相同、基质一样或类似（或质量密度相等或相近）、核素活度和γ射线能量已知，以及源容器材料和样品容器材料相同的刻度源。效率刻度源的放射性核素总活度应小于1 000 kBq，能量分布应该适当，用于效率曲线刻度时的能量点应该分布在须刻度的能区内（通常为40～2 000 keV），选择至少7个能量的γ射线。

（2）效率刻度谱的获取

调节谱仪系统至合适工作状态并稳定后，把效率刻度源置于与样品测量时几何条件完全相同的位置上获取刻度γ谱，并使γ谱中用于刻度的全能峰净面积计数统计引入的相对扩展不确定度不超过1%（$k=2$）。

（3）γ射线全能峰探测效率刻度

① 刻度的一般程序。

以效率刻度源谱获取时间归一，求得归一后的基体本底谱（简称基体本底归一谱）；从效率刻度源谱中扣除基体本底归一谱，求得刻度核素的净谱；从净谱中选择该核素的非级联的特征γ射线的全能峰，并求得其净峰面积；计算所选特征γ射线的全能峰净峰面积与在获取效率刻度源谱同一时间间隔内效率刻度源中发射的该能量的γ射线总数的比值，即为该能量γ射线的全能峰探测效率；如果所选特征γ射线是级联辐射，在计算净峰面积时，应对级联辐射的相加效应做出修正；拟合探测效率与γ射线能量之间的关系曲线，即为效率刻度曲线。

② 效率曲线拟合。

对于待测样品与效率刻度源的几何形状、性状等相同，只是核素或γ射线能量不同的情况，γ射线全能峰探测效率刻度可用全能峰效率曲线法。

用在常用能区内（如40～2 000 keV），至少选择7个能量孤立的γ射线能峰，并计算它们的全能峰探测效率 $\varepsilon_{p,\gamma}(E_\gamma)$；用谱分析软件完成γ射线全能峰探测效率 $\varepsilon_{p,\gamma}(E_\gamma)$ 与γ射线能量 E_γ 的关系曲线拟合，即γ射线全能峰效率刻度曲线。一般的拟合函数采用公式（3.8）计算：

$$\ln\varepsilon_{p,\gamma}(E_\gamma) = \sum_{i=0}^{k} a_i (\ln E_\gamma)^i \tag{3.8}$$

上式中，E_γ——γ射线对应的能量，单位为keV；

$\varepsilon_{p,\gamma}(E_\gamma)$——探测器对能量为 E_γ 的γ射线的全能峰探测效率；

a_i——拟合常数；

k——多项式的最高阶次，$k \leq m-1$，m 为相应能区内参加曲线拟合的实验效率点的数目。

得到的全能峰效率曲线如图3.5所示。曲线常常分两段拟合，在150～300 keV处有个"拐点"E_c。对γ能量 $E < E_c$ 的低能段，当实验效率点≥6个时，公式（3.8）中拟合阶数 k 可取3；当有3～5个实验效率点时，公式（3.8）中拟合阶数 k 可取2。对 $E > E_c$ 的高能段，当有3～5个实验效率点时，公式（3.8）中拟合阶数 k 取2；当有6个或7个实验效率点时，公式（3.8）中拟合阶数 k 可取3；当实验效率点等于或大于8个时，公式（3.8）中拟合阶数 k 可取4。推荐采用系统自带的谱分析软件做γ射线能量与全能峰效率的拟合。

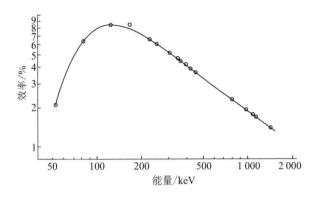

图 3.5　一个典型同轴高纯锗探测器全能峰效率曲线（源距 10 cm）

（4）探测效率刻度的修正

当效率刻度源与样品的装样量或密度间差异较大时，应对效率刻度做出修正，特别是在能量低于 200 keV 的特征 γ 射线核素活度分析时，密度差异不能忽略。样品自吸收修正方法参见《生物样品中放射性核素的 γ 能谱分析方法》GB/T 16145—2020 的附录 C。

如果使用的效率刻度源中某种核素具有级联 γ 辐射，而且 γ 谱是在效率刻度源距离探测器较近情况下获取的，则用于计算效率的峰面积应做符合相加修正，参见《生物样品中放射性核素的 γ 能谱分析方法》GB/T 16145—2020 的附录 D。

当效率刻度源使用的基质中固有的放射性核素（通常是天然放射性核素）与加入的标准源溶液或标准物质的 γ 能量一样或相近时，应考虑它们对刻度谱峰面积的影响。一般可以用制作效率刻度源的基质单独制作一个"空白"本底样，并在同样条件下获取其 γ 谱，然后从刻度谱（或对应的全能峰面积）中扣除"空白"本底。

对于反康普顿 γ 能谱仪系统的全能峰效率刻度，应特别注意级联 γ 辐射核素的相应全能峰面积处理。通常可以利用其同时获取的非反符合谱中相应峰面积，经符合相加修正后，再计算全能峰探测效率。

3.7.4　分析样品的测量

土壤、水、生物及空气样品中放射性核素的 γ 能谱分析要根据检测的目的和有关要求，采集具有代表性的一定量的样品，经过物理或化学等处理，制成与标准物质几何形状、密度等相同或类似的样品，或制成无源效率验证合格的一定几何形状的样品，置于 γ 能谱仪系统探测器的适当位置获取 γ 谱，以确定全能峰位置和净峰面积。

测量前检查 γ 能谱仪，待仪器进入正常工作状态后，设定高压、测量时间等有关参数，把制好的样品置于 γ 能谱仪探测器的合适位置进行测量。获取样品 γ 谱时，应注意以下几点。

① 应采用与获取效率刻度源 γ 谱相同的几何条件和工作状态下测量样品的 γ 谱。

② 测量时间视 γ 能谱仪探测效率、样品中放射性强弱和对特征峰面积统计精确性的要求而定。

③ 低活度样品的长期测量中应注意和控制谱仪的工作状态变化对样品谱的可能影

响，测量过程中可暂停获取谱数据（或作为一个单独谱存储一次并进行分析处理），待重新放置一次样品后再接着测量。

④ 特别是对于天然核素活度低的样品，应在测量样品之前或之后（或者前后各一次）测量本底谱，进行谱数据分析时应扣除本底谱的贡献。

3.7.5 样品γ谱分析

（1）定性分析——核素鉴别

先寻峰并确定峰位，然后根据确定的峰位，用能量刻度的系数或曲线内插值求出相应的γ特征峰能量，再根据所确定的γ特征峰能量查找能量-核素数据表（库），即可得知样品中存在的核素。但有时要根据样品核素半衰期（具体可测量峰面积的衰变曲线）、一种核素的多个γ特征峰及其发射概率比例或核素的低能特征X射线等辅助方法加以鉴别。GB/T 16145—2020 附录F给出了样品γ能谱分析方法中存在的可能干扰核素及γ射线。

（2）定量分析——核素活度浓度确定

根据所鉴别的核素的特征，原则上尽量选择γ射线发射概率大、受其他因素干扰小的一个或多个γ射线全能峰作为分析核素的特征峰。当样品谱十分复杂，且伴有短半衰期核素而难以选定时，可利用不同时间获取的γ谱做适当处理。

根据样品谱特征峰的强弱和具体条件选择合适的方法计算特征峰面积。

对于受干扰小的孤立单峰，可直接使用谱分析软件计算得到的特征峰面积。对于重峰或受干扰严重的峰，可采用以下两种方法进行分析。

① 使用具有重峰分解能力的曲线拟合程序。其步骤包括：选取适当本底函数和峰形函数；将谱分段，确定进行拟合的谱段；进行非线性最小二乘法拟合，求出拟合曲线的最佳参数向量；对拟合的最佳峰形函数积分或直接由有关参数计算峰面积和相关量。

② 在重峰的情况下，运用适当的剥谱技术或者通过总峰面积的衰变处理、其他峰面积修正方法，达到分解重峰或消除干扰影响的目的。

采用全能峰效率曲线法刻度γ能谱仪时，按公式（3.9）计算采样时刻样品中核素活度浓度 A：

$$A = \frac{\left(\dfrac{N_s}{T_s} - \dfrac{N_b}{T_b}\right) F_1 F_3}{F_2 \varepsilon P m e^{-\lambda \Delta t}} \quad (3.9)$$

上式中，A——采样时刻样品中核素活度浓度，单位为 Bq/kg、Bq/L 或 Bq/m³。

N_s——全能峰净面积计数。

T_s——样品测量活时间，单位为 s。

N_b——本底峰净面积计数。

T_b——本底测量活时间，单位为 s。

F_1——短寿命核素在测量期间的衰变修正因子，采用公式（3.10）计算。如果被分析的核素半衰期与样品测量的时间相比大于100，F_1 可取 1。

F_3——γ符合相加修正系数，对发射单能γ射线核素，或估计被分析γ射线的相应修正系数不大时，F_3 可取 1，否则应设法估算 F_3。F_3 的计算参见《生物样品中放射性核素的 γ 能谱分析方法》GB/T 16145—2020 的附录 D。

F_2——样品相对于效率刻度源 γ 自吸收修正系数。如果样品密度和效率刻度源的密度相同或相近，F_2 可取 1，F_2 的计算参见《生物样品中放射性核素的 γ 能谱分析方法》GB/T 16145—2020 的附录 C。

ε——相应能量 γ 射线的全能峰效率值。

P——相应能量 γ 射线发射概率。

m——测量样品的质量或体积（当测量样品不是采集的样品直接装样测量时，m 则为相应于采集时的样品质量或体积），单位为 kg、L 或 m³。

λ——放射性核素衰变常数，单位为 s^{-1}。

Δt——核素衰变时间，即从采样时刻到样品测量时刻之间的时间间隔，单位为 s。

$$F_1 = \frac{\lambda T_c}{1 - e^{-\lambda T_c}} \tag{3.10}$$

上式中，F_1——短寿命核素在测量期间的衰变修正因子。如果被分析的核素半衰期与样品测量的时间相比大于 100，F_1 可取 1。

λ——放射性核素衰变常数，单位为 s^{-1}。

T_c——测量样品的真实时间（不是活时间 T），单位为 s。

3.7.6 不确定度评定

测量结果不确定度的各分量包括采用 A 类评定方法或 B 类评定方法求出的分量。A 类方法是指通过多次测量，由贝塞尔公式计算得出不确定度的方法；B 类方法是指非 A 类的评定方法，例如刻度源所含核素活度的不确定度一般直接引自刻度源证书。各不确定度分量 u_i 采用"方和根"法合成得到合成标准不确定度 u_c，采用公式（3.11）计算：

$$u_c = \sqrt{u_1^2 + u_2^2 + \cdots + u_n^2} \tag{3.11}$$

上式中，u_c——合成标准不确定度；

u_i——各不确定度分量（u_1, u_2, …, u_n），一般包括计数统计不确定度、刻度源的不确定度、样品质量或体积不确定度、效率拟合的不确定度、几何位置不确定度、γ 射线发射概率不确定度等。

扩展不确定度 U 采用公式（3.12）计算：

$$U = k u_c \tag{3.12}$$

上式中，U——扩展不确定度；

k——包含因子，一般取 2，相应置信度约为 95%；

u_c——合成不确定度。

举例：γ 能谱分析中不确定度的主要来源及不确定度评定

（1）不确定度的主要来源

生物样品 γ 谱分析中不确定度的主要来源及典型值见表 3.6。

表 3.6 生物样品 γ 谱分析中不确定度的主要来源

不确定度来源	典型不确定度范围/%	典型不确定度/%
计数	0.1～20	5
γ 发射概率	0.1～11	<2
自吸收修正	0.1～5	<1
符合相加修正	1～15	<3
半衰期	0.01～1	<0.2
效率刻度	1～5	2
放射化学操作	1～10	3
样品称重	0.01～1	<0.5

注：数据来源于 IAEA-TECDOC-1401：2004。

(2) γ 谱分析情况描述

① 技术：使用同轴型高纯锗（HPGe）γ 能谱仪（相对效率 150%）进行 γ 谱测定，使用含不同 γ 射线能量的标准混合放射性核素进行效率计算。

② 样品：样品质量为 70 g。将样品置于 7.9 cm×1.0 cm 大小的样品盒中进行分析。样品经冷冻干燥、研磨、均质化并进行筛分处理。

③ 分析核素：^{40}K。

④ 测量的量：^{40}K 的活度浓度。

⑤ 不确定度来源：本例的不确定度来源见表 3.7。

⑥ 评定结果：测量值（核素活度浓度）$A = 7.1$ Bq/kg。

不确定度评定结果见表 3.8。

表 3.7 生物样品 ^{40}K 分析中不确定度来源及其量化

不确定度分量		标准不确定度	
符号	不确定度来源	估算方法	相对值
u_{B1}（样品制备）	样品质量	按制造商数据重复称重或估计，假设变量服从高斯分布	0.15%
	样品损失或污染	属非破坏性分析，可忽略	
	样品不均匀性	基于以前的经验，这个样本量可以忽略不计	
	样品浓缩	未使用	
u_A（计数）	效率刻度	使用商业软件从拟合的校准曲线估计	2.8%
	仪器的稳定性	由于使用的设备保持在稳定的环境，可忽略其贡献	
	样品和标准源几何形状的差异	样本和标准计数几何形状没有差异，对不确定度没有贡献	

续表

不确定度分量		标准不确定度	
符号	不确定度来源	估算方法	相对值
u_{B2}（衰变修正）	从采样时刻到样品测量时刻的衰变修正	根据表达式估计，可忽略其贡献	0
	测量过程中的衰变修正	根据表达式估计，可忽略其贡献	
u_{B3}	自吸收修正	需要时根据蒙特卡罗模型进行估计	1.3%
u_{B4}	随机符合修正	根据表达式估计，低计数率时其贡献可忽略不计	0
u_{B5}	级联符合修正	需要时根据蒙特卡罗模拟进行估计	0
u_{B6}	样品峰净面积的本底修正	当变量服从泊松分布时，根据测量结果（本底和样品）估计	8.2%
u_{B7}	γ发射概率	基于核衰变数据，假设变量服从高斯分布	1.0%

注：信息来自 IAEA-TECDOC-1401：2004。

表 3.8 生物样品 ^{40}K 分析中不确定度的评定结果

不确定度分量		各分量的相对标准不确定度/%	各不确定度分量的平方值/%	各不确定度分量对合成不确定度的百分贡献/%
符号	分量类别			
u_{B1}	样品制备	0.15	0.022 5	0.03
u_A	计数	2.8	7.84	10.1
u_{B2}	核衰变修正	0	0	0
u_{B3}	自衰减修正	1.3	1.69	2.17
u_{B4}	随机求和的修正	0	0	0
u_{B5}	符合修正	0	0	0
u_{B6}	样品峰净面积的本底修正	8.2	67.24	86.4
u_{B7}	γ发射概率	1	1	1.29
	合计	—	77.79	—

注：表中数据是基于 IAEA-TECDOC-1401：2004 重新估算的。

由表 3.8 各分量的相对标准不确定度的平方和再开平方可得到相对合成不确定度为 8.8%；相对扩展不确定度为 18%（包含因子 $k=2$）；测量值（核素活度浓度）$A=7.1$ Bq/kg；测量值±扩展不确定度值=(7.1 ± 1.3) Bq/kg。

3.7.7 样品分析结果报告

样品分析结果报告应清晰简明，同时给出适当说明。定量分析结果大于样品探测下限，测量结果表述形式为 $A\pm U$（$k=2$），其中 A 为活度浓度值，U 为扩展不确定度值，单位为贝可每千克（Bq/kg）、贝可每升（Bq/L）或贝可每立方米（Bq/m^3），标明单位和结果参考日期。

测量结果的扩展不确定度，并注明扩展不确定度置信度：k=2；扩展不确定度一般保留1位有效数字，当扩展不确定度首位小于"3"时，可保留2位有效数字；测量结果的有效位数由不确定度确定，按照测量结果的末位与不确定度的末位对齐的原则进行确定。

对于低于样品探测下限的核素，其活度浓度以"＜LLD"表示，并注明样品探测下限值。样品探测下限值一般保留1位有效数字；当样品探测下限值首位小于"3"时，可保留2位有效数字，单位为贝可每千克（Bq/kg）、贝可每升（Bq/L）或贝可每立方米（Bq/m³），并适当注明测量条件，如样品用量、测量时间、特征峰能量、效率、测量几何条件等。探测下限的计算参见《生物样品中放射性核素的γ能谱分析方法》GB/T 16145—2020的附录H。

3.8 环境介质的总α、总β测量

一般来说，环境介质中的总α、总β放射性测量成本低，出结果快，既节省时间，也节省大量人力和物力，对大量放射性监测样品能起到快速筛选作用，所以它目前仍是环境放射性监测手段之一。

3.8.1 总α放射性的测量

在环境监测中，常见核素发射的α粒子能量在2～8 MeV之间，其α粒子在物质中的射程质量厚度在10 mg/cm²以下。由于α粒子易被样品源吸收，在测量中必须引入一项校正因子，称为α粒子的自吸收因子，它等于通过样品源的表面发射出的α粒子数与样品源在同一时间内的放射性核素衰变发射的总α粒子数之比，记为f。设α粒子在样品源中的射程为R，源的厚度为H（R和H的单位通常以mg/cm²表示），对无限大的源的f_s可表示如下：

$$当 H \leqslant R 时, f_s = \left(1 - \frac{1}{2} \cdot \frac{H}{R}\right) \tag{3.13}$$

$$当 H > R 时, f_s = \frac{1}{2} \cdot \frac{H}{R} \tag{3.14}$$

在实际分析中，自吸收校正一般通过实验刻度确定。按待测样品的厚度（相对于α粒子射程）不同，总α放射性测量分为薄层样法、中间层厚度样法和厚层样法，不同厚度样品的总α测量方法不同。

（1）薄层样法

样品盘内被测物质的厚度一般小于1 mg/cm²，这时仪器的探测效率可近似认为与薄α放射源（电镀源）直接刻度的探测效率相等，也就是忽略了样品的α自吸收，由此而得出的结果偏低一些（一般低10%左右）。该法的特点是制样快、计算简单，尤其是对污染的水样或其他液体样品，可直接滴入样品盘内，烘干后即可测量。该法的缺点是取样少，灵敏度低，样品厚度在样品盘内的均匀性不易控制。

利用薄层样法测量样品 α 放射性活度浓度 A_α 的计算公式如下：

$$A_\alpha = \frac{(n_s - n_b) \cdot 10^6}{60 \cdot \eta_\alpha \cdot m} \tag{3.15}$$

上式中，A_α——被测样品的 α 放射性活度浓度，单位为 Bq/kg；

n_s——被测样品的 α 计数率（包括仪器本底），单位为计数/分；

n_b——仪器的 α 本底计数率，单位为计数/分；

m——样品盘内被测样品质量，单位为 mg；

η_α——仪器对 α 粒子的探测效率。

当被测样品为水或其他液体样品时，A_α 计算公式为：

$$A_\alpha = \frac{(n_s - n_b) \cdot W}{60 \cdot \eta_\alpha \cdot m \cdot Y} \tag{3.16}$$

上式中，W——每升水样中所含残渣的质量，单位为 mg/L；

Y——制样回收率（由实验决定），$Y \leqslant 1$。

当被测样品为动植物或其他生物制品时，A_α 的计算公式为：

$$A_\alpha = \frac{(n_s - n_b) \cdot 10^6}{60 \cdot \eta_\alpha \cdot m \cdot K \cdot Y} \tag{3.17}$$

上式中，K——样品的鲜灰（干）比。

（2）中间层厚度样法

被测样品在样品盘内的质量厚度不可忽略，但又未达到饱和层厚度，此时样品的 α 放射性活度浓度 A_α 的计算公式为：

$$A_\alpha = \frac{(n_s - n_b) \cdot 10^6}{60 \cdot s \cdot h \cdot \left(1 - \frac{h}{2\delta}\right) \cdot \eta_\alpha}, \quad h < \delta \tag{3.18}$$

式中，s——样品盘有效面积，单位为 cm^2；

h——被测样品在样品盘内的质量厚度，单位为 mg/cm^2；

δ——α 粒子的饱和层厚度或有效厚度，单位为 mg/cm^2；

当样品源是由水或其他液体样品蒸发制备时，样品的 α 放射性活度浓度 A_α 计算公式为：

$$A_\alpha = \frac{(n_s - n_b) \cdot W}{60 \cdot s \cdot h \cdot \left(1 - \frac{h}{2\delta}\right) \cdot \eta_\alpha \cdot Y} \tag{3.19}$$

同样，当被测样品为动植物或其他生物制品时，A_α 的计算公式为：

$$A_\alpha = \frac{(n_s - n_b) \cdot 10^6}{60 \cdot s \cdot h \cdot \left(1 - \frac{h}{2\delta}\right) \cdot \eta_\alpha \cdot K \cdot Y} \tag{3.20}$$

除非被测样品物质很少或来源有限，中间层厚度样法很少使用。其原因是该法灵敏度低，且制样困难，很难制成薄又均匀的中间层厚度样品。公式（3.20）中，$1 - \frac{h}{2\delta}$ 为自吸收修正系数。

(3) 饱和厚度层法（厚层样法）

该方法是测量样品总 α 放射性最常用的方法。所谓饱和厚度层法，就是样品盘中被测样品厚度 h 必须等于或大于 α 粒子在样品中的饱和层厚度 δ（δ 和 h 都必须用质量厚度表示，单位为 mg/cm^2）。必须强调的是，饱和层厚度 δ 并不等于 α 粒子在物质中的最大射程 R。对一定能量的 α 粒子，R 基本上是一个常数；δ 却不然，它的值不但与 α 粒子的能量有关，还与特定的测量仪器有关。对一定能量的 α 粒子，不同的测量仪器或同一台测量仪器，在不同的测量条件下，δ 值并不一样，这要由实验测定。饱和层厚度 δ 的物理意义是，在样品的最底层所射出的 α 粒子，垂直穿透样品层及其表面后，其剩余能量刚刚能触发仪器且被仪器记录下来的那一层样品的厚度。显然，$h<\delta$ 时，仪器的 α 计数率随 h 的增加而增加；但当 $h=\delta$ 时，仪器的 α 计数率达到最大值，此时若继续增加样品层厚度，仪器的 α 计数率保持不变。

利用饱和厚度层法测量样品中总 α 放射性的优点是，样品层的厚度 $h \geqslant \delta$ 容易实现。饱和厚度层法计算样品中 α 放射性活度浓度的公式为：

$$A_\alpha = \frac{(n_s - n_b) \cdot 10^6}{30 \cdot s \cdot h \cdot \delta \cdot \eta_\alpha} \tag{3.21}$$

当样品源为水或其他液体样品蒸发制备时，A_α 的计算公式为：

$$A_\alpha = \frac{(n_s - n_b) \cdot W}{30 \cdot s \cdot h \cdot \delta \cdot \eta_\alpha \cdot Y} \tag{3.22}$$

当被测样品为动植物或其他生物制品时，A_α 的计算公式为：

$$A_\alpha = \frac{(n_s - n_b) \cdot 10^6}{30 \cdot s \cdot h \cdot \delta \cdot \eta_\alpha \cdot K \cdot Y} \tag{3.23}$$

上面三个公式已含自吸收修正。

(4) 相对比较法

此法比较简单。将放射性活度浓度已知的固体粉末，按不同厚度在样品盘内铺成一系列厚度不等的标准样品源，测出每个标准样品源相应的 α 计数率，然后以 α 计数率为纵坐标，标准样品源厚度为横坐标作图，得出样品厚度与计数率的关系曲线。

在测未知样品时，只要知道样品盘内的样品厚度及对照厚度与计数率的关系曲线，查出相应的 α 计数率，按下列关系式即可求出样品的 α 放射性活度浓度：

$$A_\alpha = \frac{(n_s - n_b)}{(n_0 - n_b)} \cdot A_0 \tag{3.24}$$

上式中，A_0——固体粉末已知的 α 放射性活度浓度，单位为 Bq/kg；

n_0——在某一样品厚度下由曲线查得的标准样品源相应的 α 计数率，单位为计数/分。

已知活度浓度的固体粉末的配制，可用天平称取一定量纯净样品粉末，加入已知量的天然铀标准，经研磨混合均匀即可。

(5) 探测下限

国家环境保护行业标准《辐射环境监测技术规范》（HJ 61—2021）指出：探测下限

不是某一测量装置的技术指标,而是用于评价某一测量(包括方法、仪器和人员的操作等)的技术指标。给出探测下限必须同时给出与这一测量有关的参数,如测量效率、测量时间(或测量时间的程序安排)、样品体积或重量、化学回收率、本底及可能存在的干扰成分。

当样品测量时间 t 和本底测量时间 t_b 相等时,采用泊松分布标准差。若统计置信水平为 95%,则最小可探测样品净计数率 LLD_n 的计算公式为:

$$LLD_n = 4.65\sqrt{\frac{n_b}{t_b}} \tag{3.25}$$

上式中,n_b——t_b 时间内的平均本底计数率。

在环境样品总 α 放射性测量中,样品的探测下限只需把 LLD_n 代替样品 α 放射性计算公式中样品净计数率一项(即 $n_s - n_b$)计算即可求得。

采用饱和厚度层法并以蒸发法测量水样时,$A_α$ 的计算公式为:

$$A_α = \frac{(n_s - n_b) \cdot W}{30 \cdot s \cdot \delta \cdot \eta_α \cdot Y} \tag{3.26}$$

当样品净计数率小于 $4.65\sqrt{\frac{n_b}{t_b}}$ 时,测定水样 α 放射性活度浓度的探测下限为:

$$L_D = 4.65\sqrt{\frac{n_b}{t_b}} \cdot \frac{W}{30 \cdot s \cdot h \cdot \delta \cdot \eta_α \cdot Y} \tag{3.27}$$

(6)饱和层厚度 δ 的确定方法

① 样品自吸收法。

将含有一定活度浓度的 α 放射性物质放在样品盘内制成一系列厚度不等的样品源,测出每个样品源的计数率。然后以样品厚度为横坐标、计数率为纵坐标作图(图 3.6),曲线的拐点处对应的横坐标即为 δ。δ 值一般在 4~6 mg/cm² 之间。样品源厚度最好从 1 mg/cm² 开始,每个样品源厚度最好相差 0.5~1 mg/cm²。用这种方法求 δ 值比较简单,但开始时制备薄又均匀的样品源相当困难。

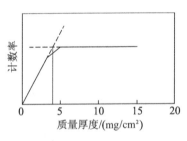

图 3.6 样品厚度与 α 计数率的关系

② 铝箔吸收法。

取一个与待测核素 α 粒子能量相同的 α 电镀源,在 α 测量装置上先测量不加铝吸收片的 α 计数率 n_0,然后盖上 1~2 mg/cm² 厚度的铝吸收片,测出相应的 α 计数率 n_1,按式(3.28)计算出该种 α 粒子在铝片中的饱和层厚度 $δ_{Al}$:

$$δ_{Al} = \frac{n_0}{n_0 - n_x} \cdot x \tag{3.28}$$

上式中,x——铝吸收片的质量厚度,单位为 mg/cm²。

也可用作图法求出 $δ_{Al}$。图 3.7 中横坐标为铝吸收片

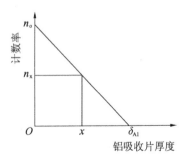

图 3.7 铝吸收片厚度与 α 计数率关系曲线图

厚度，纵坐标为计数率。当厚度为零时，仪器对 α 源的计数率为 n_o；厚度为 x 时，计数率为 n_x。根据以上两个实验点，将曲线延长与横坐标的交点即为 δ_{Al}。为提高准确度，实验点以不少于 5 个为宜。

然后用式（3.29）计算出样品介质饱和层厚度 $\delta_{样}$：

$$\delta_{样} = \delta_{Al} \sqrt{\frac{\overline{A}}{A_{Al}}} \tag{3.29}$$

上式中，A_{Al}——铝的原子量（26.98）；

$\overline{A}$——样品的平均原子量，可按式（3.30）计算：

$$\sqrt{\overline{A}} = \sum P_i \cdot \sqrt{A_i} \tag{3.30}$$

上式中，P_i——样品中原子量为 A_i 的原子的质量分数。

由于计数率较低时的统计涨落、薄样品源制备困难以及样品组成很难精确知道等影响因素，所以用以上介绍的两种方法得出的 δ 值都不是很准确，这也是造成总 α 放射性测量误差较大的主要原因。

在进行自来水放射性水平与评价研究时，饱和层厚度 δ 值可用两种方法进行校核：样品自吸收法与铝箔吸收法，这两种方法的校核结果基本接近。

③ 理论估算法。

样品饱和层厚度 δ 也可用下述计算法进行估算。

α 粒子在空气中的射程的经验式为：

$$R_o \text{ (cm)} = 0.318 E_\alpha^{\frac{3}{2}} \quad (4 \text{ MeV} < E_\alpha < 7 \text{ MeV}) \tag{3.31}$$

上式中，E_α——α 粒子能量，单位为 MeV。

而 α 粒子在原子量为 A 的介质中的射程 R 可表示为：

$$R = R_0 \cdot \frac{\rho_0}{\rho} \cdot \sqrt{\frac{A}{A_0}} = 3.2 \times 10^{-4} \frac{R_0 \sqrt{A}}{\rho} \tag{3.32}$$

上式中，ρ_0 和 ρ——分别是空气和介质材料的密度；

A_0——空气的平均原子量。

而 α 粒子在介质中的饱和层厚度定义为：

$$\delta = R \cdot \rho = 3.2 \times 10^{-4} R_0 \sqrt{A} \tag{3.33}$$

即在知道 α 粒子在空气中的射程和介质的平均原子量 A 的情况下，可以估计出其饱和层厚度。

（7）标准源的选择及效率测定

因不同核素 α 粒子的能量并不相同，所以 δ 及 η_α 也与 α 粒子的能量有关。

中国计量科学研究院电离辐射处技术人员在实验室内用 BH1216 型低本底 α、β 测量装置在相同样品测量条件下分别测量了 4 种不同核素电镀源的 2π 探测效率值 $\eta_{2\pi}$，结果见表 3.9。结果显示，$\eta_{2\pi}$ 和能量近似呈线性关系，在 3~5.5 MeV 的能量范围内，可用公式（3.34）求得：

$$\eta_{2\pi}(E_\alpha) = 11.4 E_\alpha + 23.7 \tag{3.34}$$

表 3.9　仪器对不同核素电镀源的探测效率

核素	^{148}Cd	天然 U	^{239}Pu	^{241}Am
α 粒子平均能量/MeV	3.18	4.54	5.15	5.48
2π 探测效率	60%	72.8%	82.5%	85.5%

国家核行业标准 EJ/T 1075—1998《水中总 α 放射性浓度的测定厚源法》中列举了把已知量的某种核素标准溶液掺入二氧化硅、硫酸钙或其他空白物质，在混合均匀和干燥后，制成 0.1 mg/mm（10 mg/cm）厚的源测得的计数效率，结果见表 3.10。

表 3.10　不同探测仪器对不同核素的计数效率

核素	α 粒子能量/MeV	计数效率/($s^{-1} \cdot Bq^{-1}$)			
		正比计数器	半导体探测器	ZnS 闪烁屏	综合估计值
^{241}Am	5.4～5.5	0.060	0.069	0.074	0.07
^{239}Pu	5.1～5.15	0.053	0.048	0.063	0.06
天然 U	4.2～4.75	0.034	0.032	0.053	0.04

在做样品的总 α 测量时，应尽可能知道样品中到底含有哪些放射性核素，因为总 α 活度的含义就是发射 α 粒子（α 衰变）的核素的活度之和。显然，不同地区的样品，不同类别的样品，所含 α 核素的种类、数量均相同。一般情况下，在做环境样品的总 α 测量时，应尽量选择与待测样品中可能存在的放射性核素类型相近的标准源。

在配制标准溶液制备标准源时，在 ^{241}Am 和 ^{239}Pu 标准溶液之间，优先选用 ^{241}Am，因为在制备 ^{239}Pu 标准溶液时，常会有 ^{241}Pu 存在，^{241}Pu 的衰变导致 ^{241}Am 增长而影响测量，因此 ^{239}Pu 标准溶液须持续频繁地纯化。

在测定效率时，要求标准源与被测样品的几何形状大小与测量条件完全一样。当标准源活性面积较小而样品盘面积较大时，可用多点测量后取平均值，从而近似求出探测效率。

在实际测量中多采用相对比较测量的方法。只要样品源和标准源的几何形状相同，源物质（基质）的原子序数相近，发射的 α 粒子能量相近，就可以将样品源与标准源在同一测量装置的相同几何条件下做比较测量，计算出被测量样品的活度浓度；或者应用已知活度浓度的标准物质，制成一系列不同质量厚度的标准源，在计数装置上测量，给出仪器探测效率（η）与质量厚度的关系曲线，然后测量样品源。知道了样品源的质量厚度和净计数率，就可以利用效率曲线计算被测样品的放射性活度浓度。被测样品放射性核素不单一时，作为标准源的 α 射线能量不可能与被测样品源一致，因此，测量结果应说明用什么核素作为标准源。

（8）环境样品总 α 放射性测量中需要注意的问题

以饮用水测量为例，在水样浓缩至制取残渣整个前处理过程中，取样、浓缩、转移、洗涤、灰化、称重等一系列操作必须认真仔细，尽量减小误差。水样浓缩时温度不能过高，以免爆沸造成水样损失，近蒸干（或灰化灼烧）时也应控制好温度，防止残渣溅出，转移至蒸发皿内的少量水样宜在红外灯下小心蒸干，直至冒烟后取下，再放在电热板上加热到烟雾散尽为止。有人用塑料薄膜铺在水底的方法对水样进行浓缩，优点是可避免爆沸并使总固体能完全回收，但必须十分注意薄膜不能破裂，否则会造成较大误差。

制源是一个十分重要的环节，灰样一定要研细混匀。鉴于大多数仪器都是同时测量 α 和 β 两种粒子的放射性，因此在制源时要兼顾两种射线测量的需要，一般可称取 $0.1 A$（mg）到样品盘中（A 为样品盘面积，单位为 mm^2）。在进行比较测量时，要用相同质量的标准源刻度仪器，同时还要保证所制备的样品源和标准源平整，尽量保持一致，否则会对计数率造成较大影响。

源干燥后应及时测量样品盘上的活度，并计数适当长的时间，以满足测量精度要求。因为饮用水放射性活度浓度较低，本底对结果的影响很大，所以应确保本底的稳定和测量准确，最好用一个清洁的空盘经常测量本底，以核对本底的稳定性和可靠性。

某些水样在蒸干和灰化后，可能会产生不适合放射性测量的残渣，残渣不仅吸湿而且难以铺样，对测量也会产生不利影响。对这类样品做硫酸盐化处理是必要的。硫酸体积以能和 1.8 g 碳酸钙完全反应来计算。硫酸可以过量，但最初样品体积的选择以不超过 1 g 固体残渣为宜。根据经验，这一硫酸盐化过程也可以采取在水样浓缩时，按每升水加 1 mL 浓硫酸的办法进行，这样既可以防止玻璃器皿对放射性物质的吸附，又可以达到硫酸盐化的目的。

测量完的样品源不要轻易废弃，可放在干燥器内。在 1 个月内每隔 5 天重复测量一次（时间可酌情而定），这样既可复核测量数据是否准确，又可揭示镭子体放射性的增加，对含天然 ^{226}Ra 高的原水样品，在 1 个月内能出现 4 倍于初始计数率的增长。

在饮用水总 α 放射性测量中，应十分注意标准源的选择。饮用水中大部分 α 粒子的能量在 4～8 MeV 之间，GB 5750—85《生活饮用水标准检验法》中对总 α 放射性测量使用天然铀或 ^{239}Pu 为标准。在一般情况下，水样中天然铀是 α 放射性主要贡献者之一，采用天然铀作为标准是适宜的，而 ^{239}Pu 或 ^{241}Am 的 α 粒子为标准所推算出的活度浓度平均值是真值的 85% 或 75% 左右，所以在报告水中总 α 放射性活度浓度测量值时，应标明使用的标准源。

其他种类环境样品总 α 放射性测量可参照上述注意事项进行。生物样品必须注意灰化完全。废水样品残渣和废渣样品最好要经过灼烧处理。

3.8.2　总 β 放射性的测量

β 粒子的能量是连续谱，由零开始到某一最大值。核素不同，所发射的 β 粒子的最大能量也不相同。例如，K 的 β 粒子最大能量为 1.33 MeV，^{90}Sr 的 β 粒子最大能量为 0.55 MeV。

β 粒子比 α 粒子的贯穿本领大得多，很难采用饱和厚度层法测量，也很难采用薄层样法测量。在实际测量总 β 放射性时，通常是将样品均匀铺于样品盘内，厚度在 10～50 mg/cm² 之间，一般以 20 mg/cm² 为宜。过厚时，低能 β 损失过大，将会带来较大的测量误差。

(1) 测量样品总 β 放射性的计算公式

$$A_\beta = \frac{(n_s - n_b) \cdot 10^6}{60 \cdot \eta_\beta \cdot m} \tag{3.35}$$

上式中，A_β——被测样品的 β 放射性活度浓度，单位为 Bq/kg；

n_s——被测样品的 β 计数率（包括仪器本底），单位为计数/分；

n_b——仪器的 β 本底计数率，单位为计数/分；

m——样品盘内被测样品质量，单位为 mg；

η_β——仪器对 β 粒子的探测效率。

当被测样品为水或其他液体样品时，A_β 的计算公式为：

$$A_\beta = \frac{(n_s - n_b) \cdot W}{60 \cdot \eta_\beta \cdot m \cdot Y} \tag{3.36}$$

上式中，W——每升水样中所含残渣的质量，单位为 mg/L；

Y——制样回收率（由实验决定），$Y \leqslant 1$。

当被测样品为动植物或其他生物制品时，A_β 的计算公式为：

$$A_\beta = \frac{(n_s - n_b) \cdot 10^6}{60 \cdot \eta_\beta \cdot m \cdot K \cdot Y} \tag{3.37}$$

上式中，K——样品的鲜灰（干）比。

(2) β 标准源的选择及效率的测定

未受污染的环境样品中的总 β 主要是 ^{40}K 的贡献。所以在做环境样品的总 β 放射性测量时，一般都以 KCl 作为标准物质刻度仪器的总 β 探测效率。可用 KCl 粉末在样品盘中铺成不同厚度的一系列标准样品，测量相应的 β 计数率。根据各样品盘中 KCl 的含量，计算出相应的 β 探测效率，绘成不同质量厚度下的探测效率曲线（图 3.8）。计算效率时，可按每克纯 KCl 每分钟有 880 个 β 粒子发射（若用分析纯 KCl，则每克 KCl 每分钟有 877 个 β 粒子发射）计算。

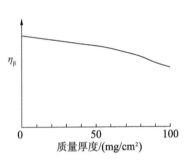

图 3.8 KCl 质量厚度与探测效率 η_β 的关系曲线

在 GB/T 5750—2006《生活饮用水标准检验法》中，对总 β 放射性测量规定使用 KCl 粉末为标准，因为在饮用水中需要监测的 β 粒子最大能量在 0.3~3 MeV 范围内变化，而 K 的 β 粒子平均能量是 0.562 MeV，与放置两年的混合裂变产物的平均能量 0.48 MeV 相近，也和 ^{90}Sr-^{90}Y 平衡体的平均能量相近，且如上所述未受污染的环境样品中的总 β 主要是 ^{40}K 的贡献。

(3) 环境样品总 β 放射性的测量方法标准

水中总 β 放射性测量方法现行国家标准有 GB 5750《生活饮用水标准检验法》、GB 8538《饮用天然矿泉水检验方法》和国际标准 ISO 9697《水质非盐碱水中总 β 放射性浓度的测定》，其他环境样品的总 β 放射性测量可参照这些标准执行。

(4) 测量仪器

环境样品总 β 放射性测量要求使用低本底 β 放射性测量仪，探测器可以是正比计数器、闪烁体探测器或平面型半导体探测器,其灵敏面积应足够大。

（5）测量中需要注意的问题

在环境水样总β放射性分析中,通常需要除去K的贡献。^{40}K是天然的、与稳定钾成一固定比例的β辐射体。除去^{40}K贡献的总β放射性测定方法有两种,即减钾法和去钾法。

① 减钾法：测定包括^{40}K在内的总β放射性,再用化学方法测定样品中的钾含量,根据K的丰度计算^{40}K的放射性,再减去^{40}K的放射性（β衰变部分）。

② 去钾法：用化学方法沉淀除^{40}K以外的β放射性核素（^{40}K不被沉淀）,直接测定沉淀的β放射性。

国家标准《食品安全国家标准 饮用天然矿泉水》（GB 8537—2018）水质理化要求中规定总β放射性<1.50 Bq/L。与之配套的国家标准 GB 8538—2016《食品安全国家标准 饮用天然矿泉水检验方法》指明,当矿泉水中的总β放射性大于 1.0 Bq/L 时,应减去^{40}K 的β放射性。

卫生部2001年发布的《生活饮用水水质卫生规范》中规定,生活饮用水水质常规检验项目包括放射性指标：总β放射性 1 Bq/L。该规范同时指出,放射性指标规定数值不是限值,而是参考水平；放射性指标超过上述数值时,必须进行核素分析和评价,以决定能否饮用。

世界卫生组织（WHO）2004年颁布的《饮用水水质导则》第三版推荐饮用水总β放射性筛选水平（低于此值时,不需要进一步行动）为 1 Bq/L,在样品分析测得的总β放射性中应减去^{40}K对β放射性的贡献。

水中^{40}K的分析方法参见国家标准《水中钾-40的分析方法》（GB 11338—89）。

3.8.3　环境样品总α、总β放射性的同时测量

辐射环境监测往往需要同时测量样品中的总α、总β放射性。目前,市场上有多种低本底α、β放射性测量仪可供选用。辐射环境监测中使用的α、β放射性测量仪器探测器多为正比计数器、闪烁体探测器或平面型半导体探测器。总α、总β放射性的测量原理、方法与标准源选择等同样适合辐射环境监测中样品总α、总β放射性的同时测定。

由前面的叙述可知,除用饱和厚度层法测量总α放射性外,样品探测下限和样品的净计数率都与用于测量的样品量有关,即用于测量的样品量（装填在测量盘中的样品量）增多,探测下限会降低,净计数率增大,即可提高测量的灵敏度和准确度。在环境样品总α放射性测量中,饱和厚度层法最常用,其优点是样品层的厚度 $h \geqslant \delta$ 容易实现。此时增大样品用量不会提高总α放射性测量的灵敏度和准确度,但可以提高总β放射性测量的灵敏度和准确度。在对环境样品的总α、总β放射性进行同时测量时,通常测量样品用量既能满足总α放射性测量饱和层的要求（一般其质量厚度大于 10 mg/cm^2,即样品用量大于 10S mg,S 为测量样品盘有效面积,单位为 cm^2）,又要满足总β放射性测量的要求（β射线自吸收作用可以忽略,质量厚度小于 40 mg/cm^2,即样品用量小于 40S mg）。例如,某省辐射环境监测站在使用直径为 2 cm 的样品盘进行总α、总β放射性同时测量时,测量用样品量为 100 mg,质量厚度约为 32 mg/cm^2。

在实际进行环境样品总α、总β放射性测量中，对生物等固体样品进行分析时，样品量一般都能满足所需测量用量要求。在进行水样和气溶胶样品总α、总β放射性测量时，如果水样中总溶固和气溶胶含量较低，采集用于测量的样品有限，总α放射性测量条件与标准源测量质量厚度不一定相同，为了简便，可用固体物质标准对测量仪器进行刻度，得到仪器刻度系数，然后在已知水样（或空气）体积、浓缩灰化测定固体物质重量后，直接测量其固体物质制成的大于"有效厚度"的样品源的α净计数率和β净计数率，便可计算样品总α、总β放射性。具体方法如下：

先在低本底α、β测量仪上将固体标准物质铺在测量盘中，压平，制成饱和层（对α放射性测量而言）厚源，在测量仪上测量α、β计数，同时测量仪器的本底计数，计算测量仪器的刻度系数 $K_α$。

$$K_α = \frac{A_α}{n_a - n_b} \tag{3.38}$$

上式中，$A_α$——固体标准物质的α放射性活度浓度；
n_a——标准物质的计数率，单位为计数/分；
n_b——测量仪器的本底计数率，单位为计数/分。

蒸发法测量水样品总α放射性的计算公式：

$$C_α = \frac{K_α \cdot m \cdot (n_a - n_b)}{Y \cdot V} \tag{3.39}$$

上式中，$C_α$——水样的总α放射性，单位为 Bq/L；
m——水样固体残渣质量，单位为 mg；
n_a——样品源的计数率，单位为计数/分；
n_b——测量仪器的本底计数率，单位为计数/分；
Y——回收率，单位为%；
V——水样体积，单位为 L。

对于生物灰等固体样品，其计算公式为：

$$C_α = K_α \cdot m \cdot (n_a - n_b) \tag{3.40}$$

思考题

1. 试述辐射环境外照射监测的主要目的要求。
2. 辐射环境外照射监测所用方法和仪表的性能指标取决于哪些因素？
3. 环境外照射测量目前有哪些通用的物理量？
4. 试述几种常用的环境外照射测量仪器的优缺点。
5. 试述就地γ谱测量主要特性及其物理基础。
6. 试述宇宙射线电离成分所致外照射剂量占全部天然辐射外照射剂量的份额及其变化规律。
7. 请列举5种α衰变放射性核素和5种β衰变放射性核素。
8. 分别阐述空气、土壤、水和生物等样品采集时应注意的事项。

9. 如何实施介质样品 γ 能谱测量的能量刻度和效率刻度？

10. 简要叙述总 α、总 β 放射性测量方法。

 主要参考文献

［1］潘自强. 电离辐射环境监测与评价［M］. 北京：原子能出版社，2007.

［2］李德平，潘自强. 辐射防护手册：第五分册　辐射危害与医学监督［M］. 北京：原子能出版社，1991.

［3］潘自强，罗国镇. 环境本底辐射测量和剂量评价［M］. 北京：原子能科学研究院环保研究室，1986.

［4］生态环境部核设施安全监管司、法规与标准司. 辐射环境监测技术规范：HJ 61—2021［S］. 北京：中国环境科学出版社，2021.

［5］生态环境部核设施安全监管司、法规与标准司. 环境 γ 辐射剂量率测量技术规范：HJ 1157—2021［S］. 北京：中国环境科学出版社，2021.

［6］生态环境部核设施安全监管司、法规与标准司. 核动力厂运行前辐射环境本底调查技术规范：HJ 969—2018［S］. 2018.

［7］中华人民共和国国家卫生健康委员会. 生物样品中放射性核素的 γ 能谱分析方法：GB/T 16145—2020［S］. 2020.

［8］中华人民共和国卫生部. 土壤中放射性核素的 γ 能谱分析方法：GB/T 11743—2013［S］. 2013.

［9］潘自强，等. 中国核工业三十年辐射环境质量评价［M］. 北京：原子能出版社，1990.

［10］宋妙发，强亦忠. 核环境学基础［M］. 北京：原子能出版社，1999.

（万　骏　闫聪冲　许　哲）

第4章 放射诊疗工作场所放射防护检测

放射诊疗是电离辐射被发现后最早获得实际应用的领域，也是涉及人数最多、范围最广的核技术应用领域。核与辐射技术在医学领域的广泛应用，极大地改善了疾病诊断和治疗的条件，为提高大众健康水平做出了巨大的不可替代的贡献。放射诊疗现场工作人员可能受到不同程度的电离辐射照射，工作场所的放射防护应符合《放射性同位素与射线装置安全与防护条例》和《放射诊疗管理规定》以及技术标准的要求。医疗机构应配备专、兼职的管理人员，负责放射诊疗工作的质量保证和安全防护，其主要职责包括定期组织对放射诊疗工作场所放射防护检测、监测和检查。医疗机构应定期对放射诊疗工作场所、放射性同位素储存场所和防护设施进行放射防护检测，以保证辐射水平符合有关规定或者标准。

4.1 检测方案的确定

工作场所放射防护检测的目的在于保证该场所的辐射水平符合医院放射防护管理和国家标准限值要求，达到可合理达到的尽可能低的水平。为确保放射诊疗工作场所放射防护工作的最优化，需要对工作场所开展放射防护检测。在制订工作场所检测方案时，应研究检测对象，确定可能的危害因素。首先，明确为什么要检测，检测哪一种电离辐射在放射防护工作中有意义。其次，选择适当的检测方法。再次，确定检测周期。最后，明确检测工作的质量保证。

在确定了检测内容以后，工作场所外照射检测的主要任务就是选用适当的仪器和测量方法，以一定周期测定工作场所不同位置的外照射辐射水平，然后做出适当的评价，以判断工作人员的安全程度，检查防护设施的性能，及时发现屏蔽上的漏洞和缺陷以及工艺操作上的问题，在异常或事故的情况下发出警报。因此，外照射检测并不是直接测量工作人员所受的剂量当量，而是一种安全防护技术措施。当然，在某些情况下，测量结果也可用来估算工作人员在工作场所某处工作一定时间可能受到多大的剂量当量，或是在限定所受剂量当量的情况下，容许工作多长时间，以防止工作人员受到过量的照射。

当一个新的装置投入使用或对一个已有的装置做了一些实质性的改变或可能已发生了这样的改变时，要进行全面的巡测。例如，一个反应堆或临界装置在启动时，或停堆以后重新启动时，都应当对其周围地区进行全面的巡测。有些设备，如各种γ源和中子源、X射线机、加速器及中子发生器等，在交付使用时，或进行维修以后，也应当进行全面的巡测，查明它们周围辐射场照射量率或剂量当量率的分布情况，以断定是否符合安全标准的要求。

常规外照射检测的频度主要由辐射场可能发生的变化来决定。如果辐射场的情况不易发生变化，除非辐射防护设施和工艺过程有了重要的改变（这时应有全面的巡测），否则只进行一般检查性常规测量就足够了。

如果工作场所的辐射场是易变化的，但变化不是很快，且不会导致严重问题，则在预先选定的一些点进行定期或临时性的测量，就足以及时发现安全条件是否恶化并给出充分的警告。倘若辐射场是极易变化的，外照射水平可能迅速增加至未料到的严重水平，则一定要在工作场所设置警报系统，或者由工作人员佩戴具有警报功能的个人剂量计。在制订检测计划时，应对工作场所进行安全分析，慎重判断是否需要警报系统。这一点是非常重要的，因为如果能有效地执行现场警报检测计划，就可能防止工作人员受到较大剂量的照射。其他类型的检测，尽管对总的安全运行方面有所贡献，但很少能起到这种积极的作用。

对某些特殊操作所进行的操作检测，在很大程度上取决于该操作是否改变其周围环境的辐射场。如果在整个操作期间辐射场实质上保持不变，在操作刚开始时，对工作人员所在区域的剂量当量（率）或照射量（率）进行巡测就足够了。但在每一次操作之前，都应重复进行这种巡测。如果特殊操作本身已影响了辐射场的剂量分布，或辐射场本身也是易变的，那么在整个操作期间就要连续进行测量，以获得较完整的资料。

总之，在制订工作场所放射防护检测计划时，首先要根据工艺或操作的特点，分析电离辐射的来源和性质及其可能的变化，然后选择既符合放射防护要求又易于解释和评价的辐射量实施检测。

4.2　工作场所外照射检测的一般要求

4.2.1　工作场所 X、γ 射线外照射检测

监测 X、γ 射线外照射时通常使用可携式照射量（率）仪或巡测仪。用以测量描述 X、γ 辐射场的物理量为照射量（率）。常用的巡测仪有电离室、闪烁计数器、G-M 计数管和正比计数器等，它们各有不同的特点、性能和应用范围。

4.2.1.1　X、γ 射线外照射检测仪器选择

在进行 X、γ 射线外照射检测时，首先应当根据辐射源的具体情况选择适当的仪器。要特别注意仪器设备以下几个方面的参数。

（1）量程范围

测量前应当首先估计可能接触到的辐射源的辐射强度，保证仪器测量量程满足测量需求，特别是测量活度较大的密封源仪器仪表、测井用密封源以及非密封源生产时。在进行辐射防护测量时，仪器量程下限应当低于 100 nSv/h。一般选用量程下限在 10～

50 nSv/h 的设备比较合适。在进行辐射本底测量时，可以不考虑仪器的探测上限，但应选用低于 10 nSv/h 的仪器设备，一般应当选用 1 nSv/h 的仪器设备。如果仪器的量程需要手动调节，那么在开机时应当将仪器量程挡位调到最大，然后再慢慢减小量程挡位，使得测量到的值在量程挡位的灵敏位置。值得注意的是，仪器在不同量程范围内由于其内部对信号的处理方式不同，对射线的灵敏程度也是不同的。因此，在使用仪器时应当根据所使用的量程进行修正。仪器测得的结果是测得值与标准因子的积。

（2）能量响应范围

由于低能射线很难穿透仪器，而不同能量的仪器和仪器工作介质的反应效率并不相同。仪器对不同能量的响应一般以能量响应曲线的形式表示。能量响应曲线中一般存在较为平坦的部分区间，通常以此区间的探测效率为参照来确定仪器的能量响应范围。在实际检测过程中，应当保证仪器的能量响应范围覆盖被测量辐射源的主要能量。辐射源的主要能量对于放射源来说是分支比较大的所有全能峰。射线装置（包括 X 射线管、加速器等）所产生的 X 射线一般为连续能谱（图 4.1）。在实际检测过程中，应当覆盖能谱中尽量多的区域。在实际使用过程中，校准仪器应当对不同能量的辐射场分别进行校准，给出校准因子。测量时应当根据辐射场情况选择与被测量辐射场最接近的校准因子进行能量修正。

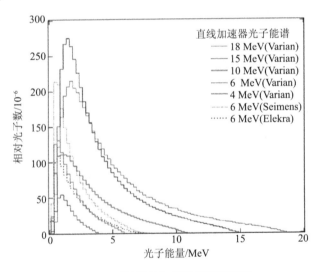

图 4.1 不同型号加速器能谱示意图

（3）响应时间

响应时间是指对于一个阶跃响应，输出信号达到其最终值与初始稳态值之差所规定的一个很小百分值时与其第一次达到同一差值所规定的一个很大百分值时所持续的时间间隔。通常规定值是 5%～95% 或 10%～90%，如图 4.2 所示。在测量过程中一般要求仪器的响应时间小于出束时间。对于测量中需要多次读数的情况，读数间隔一般应长于仪器响应时间。不同量程仪器的响应时间一般是不同的。一般来说，探测的剂量率越大，仪器的响应时间越短。在对放射源和连续出束的射线装置进行测量时，由于剂量率测量时出束时间远远大于读数响应时间，所以一般不用对结果进行响应时间修正，但如果射线装置在剂量率测量时无法满足出束时间远远大于读数响应时间的要求,则需要对结果进行响应时间修正。响应时间修正系数 k 可以由公式 4.1 给出。根据公式计算得到的值如表 4.1 所示。

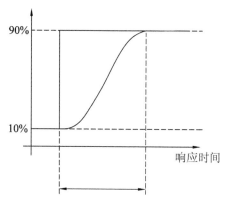

图 4.2 仪器的响应时间

$$k = \frac{1}{1-\left(\frac{b}{a}\right)^{-\frac{t}{\tau}}} \tag{4.1}$$

上式中,b——响应阶跃上界,若仪器给出响应时间为 10%~90%,则取 0.9;

a——响应跃迁下界,若仪器给出响应时间为 10%~90%,则取 0.1;

t——剂量率测量时出束时间,单位为 s;

τ——读数响应时间,单位为 s。

表 4.1 剂量率响应时间修正系数

t/τ	响应时间修正系数 k	t/τ	响应时间修正系数 k
1.0	1.125	0.15	3.562
0.9	1.161	0.10	5.069
0.8	1.208	0.09	5.573
0.7	1.274	0.08	6.204
0.6	1.365	0.07	7.015
0.5	1.500	0.06	8.096
0.4	1.710	0.05	9.612
0.3	2.072	0.04	11.885
0.2	2.812	0.03	15.676

(4)其他参数

在进行 γ 外照射测量时还要考虑角度响应、测量杆长度、场所特殊要求等其他参数。进行测量时,一般应当使得射线尽量从前方入射仪器。但是在某些测量场合,例如测量散射射线时,射线进入仪器的角度可能存在一定的角度分布,并不是单一朝向的,这时除了主要方向外，其他方向进入仪器的射线所产生的剂量是否能够被仪器准确测量就依赖于仪器的角度响应能力。此外，如果需要测量的辐射水平较高，或者人员到达关注点比较困难时，可以采用带有延长能力的长杆探测器进行测量，将探测器探头送到目标位置，而人员可以在较远的距离外进行读数，利用距离防护保证人员安全。在进行场所检测时还应当考虑其他特殊工况如强电磁场、防爆要求等对探测器的影响，选择适当的仪器进行测量。

4.2.1.2　X、γ外照射检测常用仪器介绍

（1）451P/451B 型

① 品牌型号：美国福禄克（Fluke）公司生产的 451P 型和 451B 型外观基本相同，区别是 451B 型为了探测 β 射线设有专门 β 窗口。

② 探测器类型：加压电离室，其中 451P 电离室体积 230 mL，内充有 0.8 MPa 的气体。

③ 量程范围：451P 型为 0.01 μSv/h～50 mSv/h，451B 型为 0.1 μSv/h～500 mSv/h。

④ 能量响应范围：451P 型能量响应范围大于 25 keV，451B 型能量响应范围大于 7 keV。两种型号仪器的能量响应曲线见图 4.3。

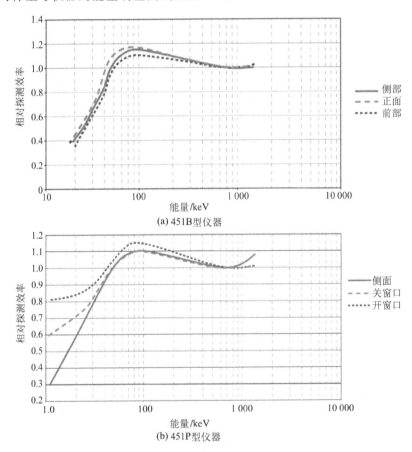

图 4.3　两种型号仪器的能量响应曲线

⑤ 响应角度：低能射线仪器有效响应角度约为±120°，而高能射线几乎全向都可以响应（图4.4）。

⑥ 响应时间：10%～90%读数仪器的响应时间如表4.2所示。

⑦ 热机时间：测量接近本底的辐射时应当热机4分钟，而测量高水平辐射时应当热机1分钟。

⑧ 准确度：在仪器量程10%～100%内标称准确度为10%，精度为5%。

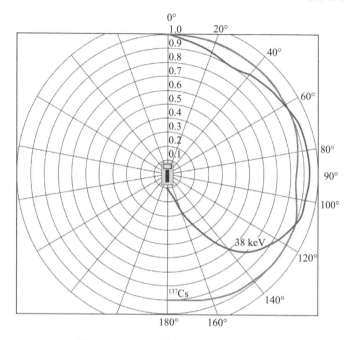

图4.4 451P型仪器的角度响应雷达图

表4.2 451P/451B型仪器不同量程响应时间　　　　　　单位：s

量程	451P型	451B型
0～5 μSv/h	5	8
～50 μSv/h	2	2.5
～500 μSv/h	1.8	2
～5 mSv/h	1.8	2
～50 mSv/h	1.8	2
～500 mSv/h	—	2

(2) FH 40G系列

① 主要型号：美国赛默飞公司（Thermo Fisher Scientific）产品FH 40G系列，除去没有内置探测器、只能用于显示的FH 40G-X外，常用于测量X、γ射线的探测器有5种。其主要差别和部分性能参数如表4.3所示，其能量响应曲线如图4.5所示。

表 4.3　FH 40G 系列主要型号及差别

型号	FH 40G	FH 40G-L	FH 40G-LΩ	FH 40G-10	FH 40G-L10
测量物理量	光子剂量当量率			周围剂量当量率	
量程	10 nSv/h～1 Sv/h	10 nSv/h～100 mSv/h		10 nSv/h～1 Sv/h	10 nSv/h～100 mSv/h
能量响应范围	36 keV～1.3 MeV			33 keV～3 MeV	
其他功能	—	—	耳机报警功能	—	—

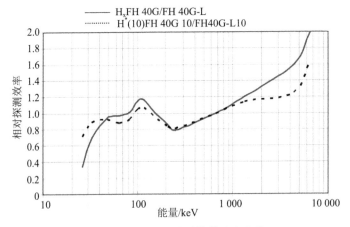

图 4.5　FH 40G 系列能量响应曲线

② 探测器类型：直径 25.8 mm、长 25 mm 的正比计数器。

③ 角度响应：±75°内响应偏差小于 20%（图 4.6）。

④ 响应时间：不同量程的响应时间如表 4.4 所示。图 4.7 为响应时间曲线。从图 4.7 可以看出，在量程≤1 μSv/h 时，响应时间约 60 s；量程≤3 μSv/h 时，响应时间约 30 s；量程≤3 mSv/h 时，响应时间约 3 s。

⑤ 灵敏度：2.0 cps/(μSv/h)。

⑥ 读数误差：典型值<5%，最大值<20%。

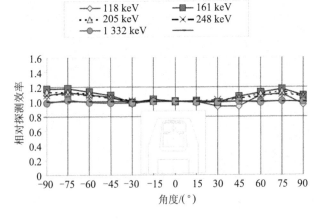

图 4.6　FH 40G 系列角度响应曲线

表 4.4　FH 40G 系列不同量程响应时间

量程/(μSv/h)	计数率/(计数/秒)	响应时间/s
≤1	0~2	60
≤3	0~6	30
≤10	0~20	3
≤30	0~60	3
≤100	0~200	3
≤300	0~600	3
≤1 000	0~2 000	3
≤3 000	0~6 000	3
≤10 000	0~20 000	2
≤30 000	0~60 000	2
≤100 000	0~100 000	2
≤300 000	—	2
≤1 000 000	—	2

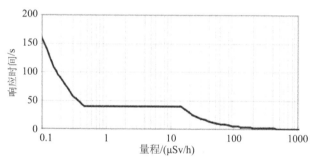

图 4.7　FH 40G 系列响应时间曲线

(3) 6150AD 系列

① 主要型号：6150AD 系列是德国 Automess 公司生产的 X、γ 剂量率仪。其主要型号共 4 种，主要型号之间的差别及参数如表 4.5 所示。

② 响应时间：8 s，在剂量率突变时为 1~2 s。

③ 能量响应：仪器能量响应曲线如图 4.8 所示。

表 4.5　6150AD 系列主要型号参数

型号	6150AD1 (/H，/E)	6150AD5 (/H，/E)	6150AD2 (/H，/E)	6150AD6 (/H，/E)
探测器	16 mm 长 G-M 计数器 ZP1310		40 mm 长 G-M 计数器 ZP1200	
效率	500 脉冲/μSv		5800 脉冲/μSv	
测量物理量	/H，/E 型：周围剂量当量率；其他：照射量			

续表

能量响应	/H，/E 型：45 keV～2.6 MeV； 其他：45 keV～3 MeV	60 keV～1.3 MeV	
角度响应	正向±45°角		
量程	模拟信号：1 μSv/h～1 000 mSv/h 数字信号：0 μSv/h～999 mSv/h	模拟信号：0.1 μSv/h～10 mSv/h 数字信号：0 μSv/h～9.99 mSv/h	
有效剂量率量程 （低波动性）	0.2～999 mSv/h	2 μSv/h～9.99 mSv/h	
附加功能①	否	是	否	是

注：① 附加功能包括连接 6150AD-b（/H，/E）闪烁体探头、剂量警报以及更好的分辨率等功能。

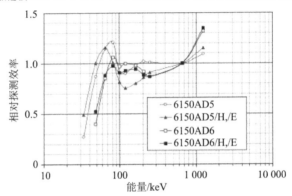

图 4.8　6150AD 系列能量响应曲线

（4）6150AD-b 系列

① 主要型号：6150AD-b 系列是德国 Automess 公司生产的用于对低水平外照射进行探测的产品。其主要型号中 6150AD-b 型探测物理量为照射量，6150AD-b/E 型探测量为周围剂量当量率。以下只介绍 6150AD-b/E 型。该型号探测器需要与具有外接扩展功能的 6150AD5、6150AD6 型主机配合使用。

② 探测器类型：有机塑料闪烁体，直径 7.62 cm，长 7.62 cm。

③ 能量响应范围：20 keV～7 MeV。响应曲线如图 4.9 所示。

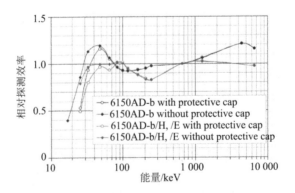

图 4.9　6150AD-b 系列能量响应曲线

④ 量程：模拟信号量程为 10 nSv/h～100 μSv/h，数字信号量程为 1 nSv/h～99.9 μSv/h。

(5) AT1121/AT1123 型

① 主要型号：白俄罗斯 ATOMTEX 公司生产的 X、γ 剂量率仪主要有 AT1121、AT1123 两个型号。二者的区别为 AT1123 型增加了对脉冲辐射的测量功能。

② 探测器：直径 30 mm、长 15 mm 的塑料闪烁体。

③ 测量物理量：周围剂量当量率。

④ 量程范围：连续长周期辐射量程为 50 nSv/h～10 Sv/h，连续短周期辐射量程为 5 μSv/h～10 Sv/h，AT1123 脉冲辐射量程为 0.1 μSv/h～10 Sv/h。其中连续短周期辐射最短周期持续时间为 0.03 s，脉冲辐射最短持续时间为 10 ns。

⑤ 能量响应：仪器的能量响应范围为 15 keV～10 MeV，能量响应曲线如图 4.10 所示。

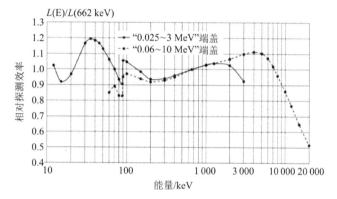

图 4.10　AT1121/AT1123 型能量响应曲线

⑥ 角度响应：仪器的角度响应雷达图如图 4.11 所示。

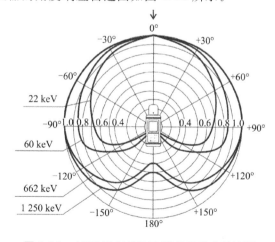

图 4.11　AT1121/AT1123 型角度响应雷达图

⑦ 响应时间：50 nSv/h 量程时响应时间≤60 s，0.3 μSv/h 量程时响应时间≤10 s，量程超过 2 μSv/h 时响应时间<2 s；根据徐辉等人的研究，低剂量率（10 μSv/h）、中剂量率

(40 μSv/h)和高剂量率（120 μSv/h）辐射的响应时间分别为 100 ms、100 ms 和 80 ms。

⑧ 典型灵敏度：70 cps/（μSv/h）。

⑨ 热机时间：1 min。

(6) FHZ 672E 系列

① 主要型号：FHZ 672E 系列是美国赛默飞公司（Thermo Fisher Scientific）生产的用于对低水平外照射进行探测的产品。主要有 FHZ 672E 和 FHZ 672E-10 两个型号，其主要差别为 FHZ 672E 型探测物理量为光子剂量当量率，FHZ 672E-10 型探测物理量为周围剂量当量率。以下只介绍 FHZ 672E-10 探测器。该型号探测器不能单独使用，需要配合 FH 40G 系列进行使用。

② 探测器类型：NaI 和塑料双闪烁体。

③ 能量响应范围：48 keV～6 MeV。

④ 量程：1 nSv/h～100 μSv/h。

⑤ 灵敏度：约 2 000 cps/（μSv/h）。

⑥ 响应时间：5.3 s。

⑦ 其他功能：FHZ 672E 有识别放射源是否存在人工放射性核素的功能，即 NBR 功能。当检测到人工核素时，机身上红色指示灯会闪烁。

(7) RJ32-2106P 型

① 仪器简介：RJ32-2106P 是上海仁机仪器仪表有限公司生产的一款适用于瞬时脉冲辐射场的 X、γ 射线辐射剂量率仪，适用于 30 ns 的瞬时或 10 ms 短时脉冲辐射场防护检测，同时也适用于稳定辐射场的剂量率检测。它是在国产设备中最早出现的能够检测瞬时脉冲辐射场的设备。

② 探测器：塑料闪烁体（直径 30 mm，长 30 mm）。

③ 能量响应范围：15 keV～10 MeV（图 4.12）。

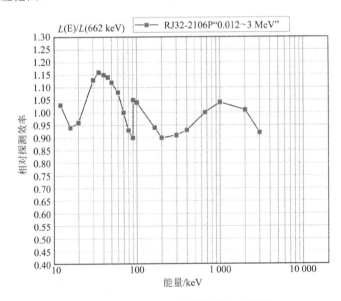

图 4.12　RJ32-2106P 型能量响应曲线

④ 量程：50 nSv/h～1 mSv/h（连续辐射），1 μSv/h～1 mSv/h（短时辐射）。

⑤ 灵敏度：≥130 cps/（μSv/h）。

⑥ 角度响应：RJ32-2106P 型仪器的角度响应雷达图见图 4.13。

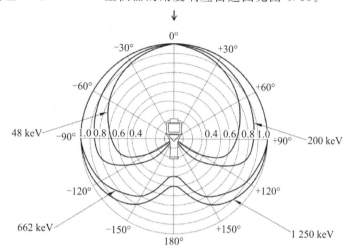

图 4.13　RJ32-2106P 型角度响应雷达图

⑦ 响应时间：根据徐辉等人的研究，低剂量率辐射（约 10 μSv/h）、中剂量率辐射（约 40 μSv/h）、高剂量率辐射（约 120 μSv/h）的响应时间分别为 160 ms、50 ms、64 ms。

4.2.1.3　X、γ 外照射检测常用仪器参数汇总

几种常用 X、γ 射线剂量率仪参数汇总见表 4.6。

表 4.6　几种常用 X、γ 射线剂量率仪参数汇总

型号	生产厂家	探测器类型	能量范围	响应时间	量程
451P/451B	Fluke	加压电离室	>25 keV（451P） >7 keV（451B）	8 s（0～5 μSv/h 451P） 5 s（0～5 μSv/h 451B）	0.01 μSv/h～50 mSv/h（451P） 0.1 μSv/h～500 mSv/h（451B）
6150AD6	Automess	G-M 计数管	60 keV～1.3 MeV	8 s	0.1 μSv/h～100 mSv/h（模拟信号） 0 nSv/h～99.9 μSv/h（数字信号）
6150AD6＋6150AD-b	Automess	有机塑料闪烁体	20 keV～7 MeV	8.2 s	10 nSv/h～100 μSv/h（模拟信号） 1 nSv/h～99.9 μSv/h（数字信号）
AT1121/AT1123	ATOMTEX	塑料闪烁体	15 keV～10 MeV	100 ms（40 μSv/h） 100 ms（40 μSv/h） 80 ms（120 μSv/h）	50 nSv/h～10 Sv/h（短周期辐射） 0.1 μSv/h～10 Sv/h（脉冲辐射）

续表

型号	生产厂家	探测器类型	能量范围	响应时间	量程
FH 40G	Thermo	正比计数管	36 keV~1.3 MeV	60 s (≤1 μSv/h) 30 s (≤3 μSv/h) 3 s (≤3 mSv/h)	10 nSv/h~1 Sv/h
FH 40G+ FH 672E-10	Thermo	NaI 和塑料双闪烁体	48 keV~6 MeV	5.3 s	1 nSv/h~100 μSv/h
RJ 32-2106P	上海仁机	塑料闪烁体	15 keV~10 MeV	160 ms (40 μSv/h) 50 ms (40 μSv/h) 64 ms (120 μSv/h)	50 nSv/h~1 mSv/h (连续辐射) 1 μSv/h~1 mSv/h (短时辐射)

4.2.1.4 X、γ射线外照射检测方法

在对工作场所 X、γ 射线外照射进行检测之前，一般应当先对检测场所的环境本底进行测量。测量时，所有放射源应当处于贮存状态，射线装置应当停止出束。测量应当在待检测场所附近进行，并且尽量减小额外射线的干扰。必要时可以在场所附近多个位置进行测量。在开机预热以后，读数稳定时开始测量，一般连续读数不少于 5 个，每两次读数间隔时间应当大于仪器的响应时间。

在检测时，首先应当对检测场所进行巡测，然后再布点进行读数检测。

巡测应当根据射线装置及其屏蔽设计特点、照射方向以及可能出现的问题，覆盖受到射线影响的全部人员可到达的场所中可能出现最高剂量水平的全部位置，包括但不仅限于场所四周的屏蔽墙、场所上方和下方可到达位置。当上方位置无法到达，并且剂量较大时，要注意巡测可能出现天空散射的位置。对于射线出射方向可以改变，或者放射源位置可以较大移动的情况，应当巡测不同位置、不同方向的场所辐射情况。巡测还应当重点测量所有屏蔽体上屏蔽厚度发生突变、屏蔽材料发生突变、可能存在缝隙的地方，如门缝、窗缝、开孔位置、主次屏蔽体交界位置、额外屏蔽边界等。

在巡测结果的基础上，应当对场所进行布点检测。布点时首先应当考虑巡测时辐射水平异常高的位置，再对关注的位置进行布点检测。在同一层时，一般在屏蔽墙外 30 cm、离地 1 m 的位置，在同一屏蔽墙外布点一般间隔 1~2 m。门窗的每条缝隙一般设置 3 个布点，还应当对每个门板、窗户的防护性能进行检测布点（可以参考图 4.14 进行）。在放射源或射线装置上方楼层布点高度一般为普通人坐高，在放射源下层布点高度一般为距离地面普通人身高高度。一般同一位置应当测 3 次值，3 次读数之间间隔应当大于仪器响应时间。

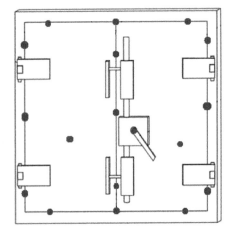

图 4.14 屏蔽门检测布点示意图

4.2.2 工作场所中子外照射检测

中子作为强贯穿、非带电粒子在工作场所中主要以外照射形式对工作人员和公众产生剂量照射。同位素中子源、中子发生器、裂变反应、高能粒子反应都有可能产生中子。产生外照射的中子能量范围也比较广泛，这就要求仪器一般能够测量从热中子到快中子的所有能量段。常用的中子检测仪器的探测器一般为 BF_3 或 ^3He 正比计数器。如果检测场所中含有较强的 γ 射线，一般宜选择 BF_3 正比计数器，否则就选择 ^3He 正比计数器以提高灵敏度。以下介绍几种常用的中子外照射剂量仪。

(1) LB6411 型

① 型号：LB6411 型中子外照射剂量仪是伯托公司（BERTHOLD）的产品。LB6411 型探测器需要与有显示功能的主机（如 LB123）同时使用。

② 探测器类型：^3He 正比计数器。

③ 能量范围：热中子至 20 MeV 的快中子。能量响应曲线如图 4.15 所示。

④ 量程：30 nSv/h～100 mSv/h。

⑤ γ 灵敏度：当 ^{137}Cs 剂量率为 100 mSv/h 时，γ 灵敏度＜40 μSv/h。

⑥ 本底：＜0.02 cps。

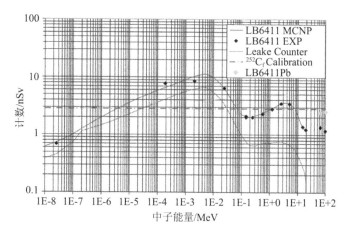

图 4.15　LB6411 型中子外照射剂量仪的能量响应曲线

(2) FHT 752/762 型

① 系列型号：FHT 752/762 系列是美国赛默飞公司（Thermo Fisher Scientific）生产的用于对中子外照射进行探测的产品。其本身不能单独使用，需要搭配 FH 40G 系列作为显示和供电设备。

② 探测器类型：FHT 752 型探测器为 BF_3 正比计数器；FHT 762 型探测器为 ^3He 正比计数器。

③ 能量响应范围：FHT 752 型能量响应范围为热中子至 20 MeV 的快中子；FHT 762 型能量响应范围为热中子至 5 GeV 的高能中子，能量响应曲线如图 4.16 所示。

④ 量程：FHT 752 型量程为 1 nSv/h～0.4 Sv/h，FHT 762 型量程为 1 nSv/h～

100 mSv/h。

⑤ γ 灵敏度：当 ^{137}Cs 剂量率为 1 Sv/h 时，FHT 752 型灵敏度 $<10^{-5}$；^{137}Cs 剂量率为 100 mSv/h 时，FHT 762 型灵敏度为 5×10^{-5}。

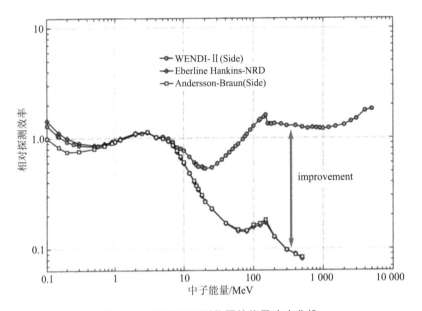

图 4.16　FHT 762 型仪器的能量响应曲线

4.3　工作场所表面污染检测的一般要求

4.3.1　表面污染测量仪器的选择

表面污染是指物体表面具有放射性物质污染。污染的大小一般用单位面积放射性活度来表示。单位面积放射性活度是指存在于表面的放射性核素的活度与表面面积之比，单位为 Bq/cm^2。测量仪器从用途上分为 α 表面污染仪，β、γ 表面污染仪，以及 α、β 表面污染仪三类。从原理上，探测 α 射线的通常是硫化锌（银）闪烁体探测器，探测 β、γ 射线的主要有塑料闪烁体探测器和 G-M 计数器。通常情况下，同为闪烁体探测器的硫化锌（银）闪烁体探测器可以通过加工工艺与塑料闪烁体探测器相结合，使得探测器可以同时探测 α/β 表面污染。硫化锌（银）涂层位于塑料闪烁体的表面，当 α 射线进入探测器时，其硫化锌（银）涂层首先发生作用，硫化锌（银）发出信号，同时阻挡 α 射线。由于涂层极薄，β、γ 射线则可以穿透涂层进入塑料闪烁体内发出信号。仪器分别记录两种闪烁体的信号，分别显示 α 和 β 读数。通常两者读数同时显示，单位为 cps（count per second），量纲为 s^{-1}。

用于表面污染测量的仪器应当满足 GB/T 5802 的要求，同时要求其灵敏窗面积为 20～200 cm^2。正常本底下，仪器的探测下限对于 α 发射体应低于 0.04 Bq/cm^2，对于 β

发射体应低于 0.4 Bq/cm²。以下介绍几种常用的表面污染仪。

(1) LB 124 型表面污染仪

① 型号：LB 124 型 α、β 表面污染仪是伯托公司（BERTHOLD）的产品。

② 探测器类型：ZnS（Ag）闪烁体用于测量 α 发射体，塑料闪烁体用于测量 β、γ 发射体。

③ 灵敏窗面积：170 cm²。

④ 量程：α 射线量程为 0～5 000 cps；β/γ 射线量程为 0～50 000 cps。

⑤ 典型本底：α 射线本底约 0.1 cps；β/γ 射线本底 10 cps。

⑥ 典型探测效率：^{241}Am(α) 探测效率为 44%；^{60}Co(β) 探测效率为 58%；^{137}Cs（β）探测效率为 71%。

⑦ 串扰：α 粒子在 β/γ 道串扰占比为 20%；β/γ 粒子在 α 道串扰占比为 2×10^{-5}。

(2) FHZ 742 型表面污染仪

① 型号：FHZ 742 型表面污染仪是美国赛默飞公司（Thermo Fisher Scientific）生产的用于对 α、β 表面污染进行探测的产品。其本身不能单独使用，需要搭配 FH 40G 系列作为显示和供电设备。

② 探测器类型：ZnS（Ag）闪烁体用于测量 α 发射体，塑料闪烁体用于测量 β、γ 发射体。

③ 灵敏窗面积：125 cm²。

④ 量程：α 射线量程为 0～5 000 cps；β/γ 射线量程为 0.01～100 000 cps。

⑤ 典型本底：α 射线本底约 0.1 cps；β/γ 射线本底 10 cps。

⑥ 典型探测效率：^{241}Am（α）探测效率为 40%；^{60}Co（β）探测效率为 17%；^{90}Sr/^{90}Y（β）探测效率为 56%。

⑦ γ 响应：60 cps/（μSv/h）。

(3) COMO 170 型表面污染仪

① 型号：COMO 170 型表面污染仪是法国 Nuvia 公司生产的对 α、β 表面污染进行探测的产品。

② 探测器类型：ZnS（Ag）闪烁体用于测量 α 发射体，塑料闪烁体用于测量 β、γ 发射体。

③ 灵敏窗面积：170 cm²。

④ 量程：α 射线量程为 0～2 500 cps；β/γ 射线量程为 0.01～20 000 cps。

⑤ 典型本底：α 射线本底约 0.1 cps；β/γ 射线本底 15～20 cps。

⑥ 典型探测效率：^{241}Am（α）探测效率为 56%；^{60}Co（β）探测效率为 62%；^{90}Sr/^{90}Y（β）探测效率为 73%。

4.3.2 表面污染检测方法

表面污染分为固定的表面污染（即正常工作条件下以不可转移的方式附着在表面的污染）和可去除的表面污染。由于水分、化学试剂等的影响，或者由于腐蚀或扩散的结果，固定的表面污染和可去除的表面污染之间可以相互转化。

表面污染可以通过直接和间接测量方法来测定。直接测量是采用表面污染仪直接进行测量，测定的是可去除的和固定污染之和。间接测量通常是采用擦拭法进行测量。擦拭法只能测定可去除的表面污染，无法测量固定的表面污染。使用直接测量方法还是间接测量方法取决于表面污染的具体情况。主要考虑以下几个方面：① 污染物的物理和化学形态；② 污染物表面上的黏着能力（是否可去除）；③ 仪器是否可以接近被测量表面；④ 测量附近是否有干扰场。

直接测量法的优点是可以有效确定污染区域以及不同区域污染水平，有助于控制污染物由高污染区向低污染和非污染区转移，并且可以同时测量固定的和可去除的表面污染。其缺点为容易受到干扰辐射场的影响，对测量环境有较高的要求。间接测量法与直接测量法相反，其优点是对直接测量比较困难甚至是不可能的场景可以进行有效检测，如场所或相对位置空间有限，直接测量不容易接近污染表面，或者干扰辐射场严重影响污染检测仪工作的表面。间接测量法的缺点是不能测量固定污染，同时由于测量时去除的因子通常有较大的不确定性，用此方法测量的不确定度较高。因此，间接测量法一般更多地用于可去除污染的测量。由于两种方法均有固有缺陷，因此应当根据测量的具体情况进行选择。有可能的情况下，两种方法的测量结果应当同时采用，以保证测出结果满足测量的需要。

直接法测量表面污染可以按照以下步骤操作：

① 测量被测场所的本底计数率，并检查仪器的本底计数率是否在正常范围。

② 仪器有声频输出的，探测前应当先打开声频输出。

③ 在避免探测器灵敏窗与待检查表面接触的情况下，将探测器在表面上方慢慢地移动，并监听声频的变化。对于数字显示或表头显示的仪表，应密切观察其数字及表头指针的变化。

④ 一旦探测到污染区，就把探测器放在这个区域上方，以尽可能小的距离，并在足够长的时间（一般为 3 倍响应时间）内保持位置不变，以便进一步确认。测量时可以采用定位架。

探测时表面污染仪与放射源的位置关系如图 4.17 所示。图中 n 为探测器计数率，q_1 表示源发射的粒子中直接进入探测器的部分，q_2 表示源发射的粒子中经过散射进入探测器的部分，q_3 表示源发射的粒子中由于空气阻隔未被探测到的部分，q_4 表示源发射的粒子中的自吸收部分，q_5 表示源探测的粒子中正向发射但发射后不在仪器接收范围内的部分，q_6 表示源反向发射的粒子中未进入探测器的部分。

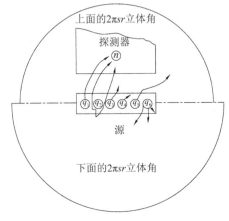

图 4.17 表面污染仪测量放射源示意图

为了计算表面污染检测结果，我们对相关术语进行定义（表 4.7）。

表 4.7 表面污染检测相关术语的定义

术语	符号	单位	定义
源的放射性活度	A	Bq	$A = q_1 + q_2 + q_3 + q_4 + q_5 + q_6$
源的表面发生率	$q_{2\pi}$	s^{-1}	$q_{2\pi} = q_1 + q_2 + q_3 + q_5$
源的效率	ε_s	1	$\varepsilon_s = \dfrac{q_1 + q_2 + q_3 + q_5}{q_1 + q_2 + q_3 + q_4 + q_5 + q_6} = \dfrac{q_{2\pi}}{A}$
仪器效率	ε_i	1	$\varepsilon_i = \dfrac{n}{q_1 + q_2 + q_3 + q_5}$
固有仪器效率	I_i	1	$I_i = \dfrac{n}{q_1 + q_2}$
仪器对放射性活度的响应	R_i	1	$R_i = \varepsilon_i \times \varepsilon_s = n/A$

被检测表面上的固定和可去除污染，即单位面积的 α 或 β 放射性活度 A_s，可以按照公式（4.2）进行计算：

$$A_s = \dfrac{n - n_B}{\varepsilon_i \times W \times \varepsilon_s} \tag{4.2}$$

上式中，n——测得的总计数率；

n_B——本底计数率；

ε_i——对 α 或 β 辐射的仪器效率；

W——测量仪器灵敏窗的面积；

ε_s——污染源的效率。

实际上，α 或 β 污染源效率 ε_s 难以估计。由于真实源结构存在巨大的差异，污染源效率 ε_s 的变化可达到一个数量级。由于反散射使得计数率增加，根据 ε_s 的定义可知，忽略反散射会导致对单位面积的保守（得到更大的活度值）估计，所以可以不考虑反散射，只考虑源的自吸收。考虑用大约 2.5 mg/cm² 的非放射性材料覆盖 β 发射体的薄层；α 发射体考虑均匀污染的饱和厚度可得到。ε_s 推荐值：对于 β 发射体，若 $E_{\beta max} \geqslant 0.4$ MeV，则 ε_s 取 0.5，若 0.15 MeV $< E_{\beta max} < 0.4$ MeV，则 ε_s 取 0.25；对于 α 发射体，ε_s 取 0.25。

当表面污染活度较高时，对测得值还应当考虑进行死时间修正。在测定处于衰变链中的核素时，应当根据平和条件按照 GB/T 14056.1—2008 方法进行修正。

间接测量法测量表面污染，可以用一个或多个干的或湿的擦拭样品来进行。在大面积范围内取擦拭样品时，为了确定污染分布点，应注意以下几点：

① 尽可能擦拭 100 cm² 的被测面积。

② 对于大面积污染，应按规程允许的平均面积取样，并在计算结果时应用该面积。

③ 应选择适合于待检查表面的擦拭材料（对于平滑表面，用滤纸；对于粗糙表面，用棉纺织品）。

④ 用润湿剂润湿擦拭材料时，该润湿剂不应从材料中渗出。

⑤ 擦拭材料应当用手指，最好用适当的工具（为保证压力均匀、恒定而设计的夹

具）适度地压在待检查的表面上。

⑥ 应擦拭 100 cm² 的所有面积。

⑦ 尽可能用圆形滤纸作为擦拭材料。

⑧ 擦拭样品的总面积应小于或等于探头的灵敏面积。

⑨ 采样后,应避免擦拭样品由于干燥而使放射性物质损失。

在采样以后,对擦拭样品的测量方法与直接测量法一致。被检测表面可去除的污染单位面积的 α 或表面放射性活度 A_{sr} 可以按照公式（4.3）进行计算：

$$A_{sr} = \frac{n - n_B}{\varepsilon_i \times F \times S \times \varepsilon_s} \tag{4.3}$$

上式中,n——测量的总计数率；

n_B——本底计数率；

ε_i——对 α 或 β 辐射的仪器效率；

F——去除因子；

S——擦拭面积；

ε_s——污染源的效率。

污染物和表面材料有大量的结合时,去除因子 F 可以通过"反复擦拭,彻底去除"的方法由实验测定。逐次去除的放射性活度之和趋近于总的可去除放射性活度 A_T。这样由第一次擦拭所去除的放射性活度 A_P 与 A_T 的关系可得出去除因子。如果去除因子 F 不是由实验测定的,那么应采用保守值,令 $F=0.1$。

4.4 工作场所空气气溶胶检测的一般要求

4.4.1 工作场所空气气溶胶采样

气溶胶是指固体或液体微粒物质在空气或其他气体介质中形成的气体分散体系。含有放射性核素的气溶胶称为放射性气溶胶。空气气溶胶在被人体吸入后会产生内照射,因此对于非密封源工作场所,应当定期进行空气气溶胶采样检测。在没有个人空气取样器的情况下,工作场所空气气溶胶采样检测结果可用于对吸入空气产生的内照射个人剂量进行估算。

工作场所空气气溶胶检测需要先对工作场所的气溶胶进行采样,再将采样后的样品送往实验室,用高纯锗 γ 谱仪或者其他手段对其中的放射性物质含量进行检测。采样一般由采样系统完成,采样系统包括空气取样器、流量测量与控制器装置和抽气动力设备。

采样时,应该根据取样点的目的和采集对象,选用合适的过滤介质。过滤介质的有效采样面积应与空气取样器采样窗面积相符。一般来说,空气取样器采样窗面积越大,采样时空气流量越大,相同时间内采样体积越大,采样的探测下限越低。常用的过滤介质有以下 3 种：① 超细玻璃纤维滤纸,用于采集气溶胶微粒。② 活性炭滤纸,用于采集气态元素碘和气溶胶微粒。③ 活性炭滤筒，用于采集气态有机碘化物。在实际使用时，应当根据工作场所是否存在放射性碘以及碘的性质进行选择。

采样时的采样点应设置在可能发生空气放射性污染的关键位置，通常采用固定点采样，其采样高度距地面 1.5 m。最小采样体积视取样目的、预估空气放射性活度浓度及分析方法的探测下限而定。当对工作人员内照射进行估算时，一般采样量可以参考可能存在的核素的导出空气浓度（DAC）进行选择。一般选取导出空气浓度最小值的 1/100~1/10 作为探测下限估算需要的采样量。常用的核素导出空气浓度如表 4.8 所示。

表 4.8 常用核素的导出空气浓度（DAC）　　　　单位：Bq/m³

核素	类型/形态①	DAC AMAD②=1 μm	DAC AMAD=5 μm	蒸气
^{18}F	F	—	3×10^5	—
	M	—	1×10^5	—
	S	—	1×10^5	—
^{32}P	F	1×10^4	8×10^3	—
	M	3×10^3	3×10^3	—
^{55}Fe	F	1×10^4	9×10^3	—
	M	2×10^4	3×10^4	—
^{59}Fe	F	4×10^3	3×10^3	—
	M	2×10^3	3×10^3	—
^{60}Co	M	9×10^2	1×10^3	—
	S	3×10^2	5×10^2	—
^{67}Ga	F	1×10^5	8×10^4	—
	M	4×10^4	3×10^4	—
^{89}Sr	F	8×10^3	6×10^3	—
	S	1×10^3	1×10^3	—
^{90}Sr	F	3×10^2	3×10^2	—
	S	6×10^1	1×10^2	—
^{95}Zr	F	3×10^3	3×10^3	—
	M	2×10^3	2×10^3	—
	S	2×10^3	2×10^3	—
^{95}Nb	M	6×10^3	6×10^3	—
	S	5×10^3	6×10^3	—

续表

核素	类型/形态	DAC AMAD=1 μm	DAC AMAD=5 μm	蒸气
^{99}Tc	F	3×10^4	2×10^4	—
	M	2×10^3	3×10^3	—
^{99}Tc^m	F	7×10^5	4×10^5	—
	M	4×10^5	3×10^5	—
^{106}Ru	F	1×10^3	9×10^2	—
	M	3×10^2	5×10^2	—
	S	1×10^2	2×10^2	—
^{125}Sb	F	6×10^3	5×10^3	—
	M	2×10^3	3×10^3	—
^{123}I	F	1×10^5	8×10^4	—
	V	—	—	4×10^4
^{131}I	F	1×10^3	8×10^2	—
	V	—	—	4×10^2
^{134}Cs	F	1×10^3	9×10^2	—
^{137}Cs	F	2×10^3	1×10^3	—
^{226}Ra	M	3	4	—
^{232}Th	M	0.2	0.3	—
	S	0.4	0.7	—
^{235}U	F	2×10^1	1×10^1	—
	M	3	5	—
	S	1	1	—
^{238}U	F	2×10^1	1×10^1	—
	M	3	5	—
	S	1	1	—
^{241}Am	M	0.2	0.3	—

注：① F 表示溶解速率为"快速"，M 表示溶解速率为"中速"，S 表示溶解速率为"慢速"；② AMAD 是指活度中值空气动力学直径（activity median aerodynamic diameter）。

由公式（4.4）得到采样状态下的采样体积：

$$V_r = Q \times t \tag{4.4}$$

上式中，V_r——采样状态下的采样体积；

Q——空气流量；

t——采样时间。

气压和温度会影响气体采样的体积。当采样位置温度低于 5 ℃ 或高于 35 ℃、大气压低于 98.8 kPa 或高于 103.4 kPa 时，用公式（4.5）将采集空气的体积修正为标准状态下的体积 V_0：

$$V_0 = V_r \times \frac{T_0 \times P}{T \times P_0} \tag{4.5}$$

上式中，V_0——标准状态下的气体体积；

V_r——采样状态下的气体体积；

P——采样时的大气压，单位为 hPa；

P_0——标准状态下的大气压，$P_0 = 1\,013$ hPa；

T_0——标准状态下的空气绝对温度，$T_0 = 293.15$ K；

T——采样状态下的空气绝对温度，单位为 K。

在采样后应当及时记录采样信息。采样信息包括但不限于采样开始时间和结束时间、采样流量、采样现场温度和气压、采样位置及周围环境特征、采样人、样品编号等信息。

4.4.2 工作场所空气气溶胶分析

在测量空气样品前，应当先完成仪器能量刻度和效率刻度。

能量刻度一般用已知能量的 γ 射线源完成，具体方法参考 GB/T 11713—2015。效率刻度可以使用有源效率刻度，也可以使用无源效率刻度。使用有源效率刻度时，刻度源应当与测量样品几何条件一致；使用无源效率刻度时，应当保证刻度的量值是可溯源的。

测量样品前还应当先测量本底。本底一般取同批未采样过滤介质，放于样品盒中，在效率刻度相同的条件下测量，测量时间一般不少于 24 h，或者全能峰统计涨落 ≤5%。

测量样品前，应将过滤介质样品放于测量盒内，在与效率刻度相同的几何条件下进行测量，测量时间宜满足待测核素的最小全能峰计数的统计涨落 ≤5%。

测量得到的结果一般用计算机进行解谱。可以采用相对比较法或效率曲线法计算结果。

相对比较法要求效率刻度源包含待测样品的核素。计算时，先用公式（4.6）计算第 j 种核素的第 i 个全能峰的刻度系数 C_{ji}：

$$C_{ji} = \frac{A_j}{\mathrm{Net}_{ji}} \tag{4.6}$$

上式中，C_{ji}——标准源中第 j 种核素的第 i 个全能峰的刻度系数，单位为 Bq·s/计数；

A_j——标准源中第 j 种核素的活度，单位为 Bq；

Net_{ji}——标准源中第 j 种核素的第 i 个全能峰净面积计数率，单位为 计数/s。

得到刻度系数后，可用公式（4.7）计算被测样品中第 j 种核素的活度浓度：

$$Q_j = \frac{C_{ji}\,(\mathrm{Net}_{jis} - \mathrm{Net}_{jib})}{V_0 E K_1 K_2} \tag{4.7}$$

上式中，Q_j——被测样品中第 j 种核素的活度浓度，单位为 Bq/m^3；

C_{ji}——标准源中第 j 种核素的第 i 个全能峰的刻度系数，单位为 $Bq·s/$计数；

Net_{jis}——被测样品中第 j 种核素的第 i 个全能峰净面积计数率，单位为计数$/s$；

Net_{jib}——与 Net_{jis} 相对应的全能峰本底净面积计数率，单位为计数$/s$；

V_0——被测样品标准状态下体积，单位为 m^3；

E——过滤介质的捕集效率；

K_1——样品采集时到样品测量时的衰变校正因子；

K_2——样品测量过程中的衰变校正因子。

用效率曲线法进行计算时，应当先用由标准源测量得到的效率结果根据 GB/T 11713—2015 方法拟合出效率曲线，再根据拟合函数求出对应能量 γ 射线所对应的效率值 η_{ji}。被测样品第 j 种核素活度用公式（4.8）计算：

$$Q_j = \frac{Net_{jis} - Net_{jib}}{F_{ji} \eta_{ji} V_0 E K_1 K_2} \tag{4.8}$$

上式中，Q_j——被测样品中第 j 种核素的活度浓度，单位为 Bq/m^3；

η_{ji}——第 j 种核素的第 i 个 γ 射线全能峰所对应的效率值；

F_{ji}——第 j 种核素发射的第 i 个 γ 射线的发射概率；

Net_{jis}——被测样品第 j 种核素的第 i 个全能峰净面积计数率，单位为计数$/s$；

Net_{jib}——与 Net_{jis} 相对应的全能峰本底净面积计数率，单位为计数$/s$；

V_0——被测样品标准状态下体积，单位为 m^3；

E——过滤介质的捕集效率；

K_1——样品采集时到样品测量时的衰变校正因子；

K_2——样品测量过程中的衰变校正因子。

当采样时间、放置时间大于待测核素的半衰期时，应对核素在各时间间隔的衰变进行校正。样品采集时到样品测量时的衰变校正因子用公式（4.9）进行计算：

$$K_1 = e^{-\frac{\ln 2 \times \triangle t}{T_{\frac{1}{2}}}} \tag{4.9}$$

上式中，K_1——样品采集时到样品测量时的衰变校正因子；

$\triangle t$——样品采集时到样品测量时的时间差，单位为 s；

$T_{\frac{1}{2}}$——核素半衰期，单位为 s。

如果目标核素的衰变会导致测量开始时和测量结束时核素的活度发生显著变化，则还应当对样品测量时的衰减进行修正，用公式（4.10）进行计算：

$$K_2 = \frac{T_{\frac{1}{2}}}{\ln 2 \times t_r} \times \left(1 - e^{-\frac{\ln 2 \times \triangle t}{T_{\frac{1}{2}}}}\right) \tag{4.10}$$

上式中，K_2——样品测量过程中的衰变校正因子；

t_r——样品测量的实际时间，单位为 s；

$T_{\frac{1}{2}}$——核素半衰期，单位为 s。

对测量结果进行报告时，报告结果一般以 Bq/m^3 作为单位。用于评价内照射受照剂量时，可以注明与导出剂量水平的比值关系。结果的不确定度除了按照 GB/T 11713—

2015 计算得到的测量不确定度以外，还应当对采样量的不确定度进行合成。

当测量结果小于探测下限时，应当标注为"小于探测下限"。探测下限的计算按照 GB/T 11713 的规定进行。

4.5 放射诊断工作场所放射防护检测

放射诊断包括 X 射线影像诊断和介入放射技术，工作场所放射防护检测相关技术标准为 GBZ 130—2020《放射诊断放射防护要求》，其整合替代了 GBZ 165—2012《X 射线计算机断层摄影放射防护要求》、GBZ 177—2006《便携式 X 射线检查系统放射卫生防护标准》、GBZ/T 180—2006《医用 X 射线 CT 机房的辐射屏蔽规范》、GBZ 264—2015《车载式医用 X 射线诊断系统的放射防护要求》等标准中不同种类放射诊断工作场所的辐射屏蔽要求和防护检测方法。除此以外，为适应新型冠状病毒肺炎疫情防控工作的需要，另有 DB 3761.28—2021《新型冠状病毒肺炎疫情防控技术规范 第 28 部分：方舱式应急 CT 防护要求》地方标准提供了方舱 CT 的辐射屏蔽和防护检测要求。WS 76—2020《医用 X 射线诊断设备质量控制检测规范》中提出了同室操作透视防护区检测平面上周围剂量当量率的检测方法。

4.5.1 放射诊断工作场所的防护水平要求

4.5.1.1 GBZ 130—2020 中放射诊断工作场所防护水平要求

① 具有透视功能的 X 射线设备（如透视机、数字减影血管造影设备、数字胃肠造影设备、"C"形臂透视机、碎石机、X 射线模拟机、动态数字 X 射线摄影设备）在透视条件下，工作场所机房外的周围剂量当量率应不大于 2.5 $\mu Sv/h$。

② CT 机、乳腺摄影、乳腺锥形束 CT（CBCT）、口内牙片摄影、牙科全景摄影、牙科全景头颅摄影、口腔 CBCT 和全身骨密度仪机房外的周围剂量当量率应不大于 2.5 $\mu Sv/h$。

③ 具有短时、高剂量率曝光的摄影程序（如数字 X 射线摄影、计算机 X 射线摄影、屏片摄影）机房外的周围剂量当量率应不大于 25 $\mu Sv/h$。当超过该值时，应进行机房外人员的年有效剂量评估，机房外人员的年有效剂量应不大于 0.25 mSv。

④ 车载式 X 射线诊断设备工作时，应在车辆周围 3 m 位置设立临时控制区，控制区边界的周围剂量当量率应符合上述①～③的要求。

4.5.1.2 DB 3761.28—2021 中方舱 CT 防护要求

方舱 CT 是为了便于开展新冠疫情防控，独立设置于放射科或影像科之外的 CT 扫描及诊断单元。为了便于运输和快速安装，方舱 CT 的面积较固定场所 CT 机房小一些，通常 CT 机房（病人接受扫描的房间）面积为 20～24 m²，控制室（医生操作的房间）为 4～6 m²，以满足设备运行和医生操作需要。扫描间一般配有电动平移门，方便病人有序进出。同时需要考虑疫情防控，机房内配备紫外线杀菌灯等消毒灭菌设备，以防止检查期间人员交叉感染。

方舱 CT 运行时，应在方舱周围 3 m 范围内设立临时控制区。临时控制区边界上应设立清晰可见的警告（例如"禁止进入 X 射线区"）标志牌和电离辐射警告标志，临时控制区内不应有无关人员驻留。临时控制区边界和工作人员操作位的周围剂量当量率应不大于 2.5 μSv/h。工作场所不满足设置临时控制区的条件时，距检查室屏蔽体外表面 30 cm 处的周围剂量当量率应不大于 2.5 μSv/h。

4.5.2 放射诊断工作场所防护检测要求

4.5.2.1 检测设备和模体要求

用于工作场所放射防护检测的仪器应尽可能满足曝光条件要求，即放射诊断设备的曝光出束时间不小于检测仪器的响应时间（表 4.6），上海仁机 RJ 32-2106P 型、白俄罗斯 AT1121 和 AT1123 型辐射剂量率仪满足 GBZ 130—2020 检测条件中曝光出束时间 200 ms 的要求。如果诊断设备出束时间小于检测仪器的响应时间，检测仪器的读数值需要进行时间响应修正。检测仪器应有法定计量检定或校准证书，并在有效期内。同时，用于杂散辐射检测的仪器应具有的主要功能包括最小量程 0～10 μSv/h，能量响应在 ±30% 以内（25～100 keV），以及仪器应有累积剂量挡。

防护检测使用的散射模体主要包括标准水箱、标准 CT 模体、乳腺摄影检测专用模体。其中标准水箱箱壁用聚甲基丙烯酸甲酯（PMMA）制作，尺寸为 30 cm×30 cm×20 cm；标准 CT 模体材料为 PMMA，头模直径为 16 cm，体模直径为 32 cm，长度一般为 14 cm；乳腺摄影检测专用模体材料为 PMMA 或组织等效模体，半圆形的模体半径应不小于 10 cm，矩形模体尺寸应不小于 10 cm×12 cm。

4.5.2.2 本底测量

开展放射诊断工作场所防护检测时，要在待检设备未出束的状态下的机房外（可以在放射诊断机房的控制室内）进行本底测量，一般保持仪器探头中心距离地面 1 m，待仪器读数稳定后，通常以相对固定的时间间隔 10 s 读取 10 个数据，将数据记录在检测原始记录表中。

4.5.2.3 工作场所检测布点及检测方法

（1）放射诊断机房的放射防护检测

应在巡测的基础上，对关注点的局部屏蔽和缝隙进行重点检测。首先是对机房屏蔽体外人员可到达位置开展巡测，找到周围剂量当量率较大的位置；然后开展重点检测，选取的点位应具有代表性，如四面墙体、地板、顶棚、机房门、操作室门、观察窗、采光窗/窗体、传片箱、管线洞口、工作人员操作位等。四面墙体可选取 2～3 个检测点，机房门和操作室门应分别对门的左侧、中部、右侧的上、中、下 3 个方向分别布点，观察窗应对玻璃中间和四周边缘位置布点检测。

（2）车载式 X 射线诊断设备的防护检测

检测点一般应包括车载机房厢壁外，与机房连通的门、观察窗、过道，以及车内工作人员与其他人员经常停留的位置。车外检测点位于车外 3 m 处的临时控制区。检测点一般应包括车头、车尾方向各 1 个点，车身两侧至少各 3 个点。

(3) 方舱 CT 的放射防护检测

检查室应在巡测的基础上对关注点的局部屏蔽和缝隙进行重点检测。检查室检测关注点应包括四面舱体及交接处、顶棚、检查室门、操作室门、观察窗、采光窗/窗体、管线洞口、工作人员操作位等;临时控制区边界四周各检测至少 3 个点,对工作人员通道和患者通道出入口应重点检测。其他检测点可根据周围建筑物情况和人员居留因子确定,如距离方舱较近且人员居留因子≥1/2 的地方。

4.5.2.4 工作场所防护检测条件

不同照射方式的 X 射线设备机房防护检测条件和散射模体的要求见表 4.9。

表 4.9 检测条件、散射模体和仪器读出值的使用

照射方式	检测条件	散射模体
透视(普通荧光屏)	70 kV、3 mA	标准水模
透视(非普通荧光屏,无自动控制功能)	70 kV、1 mA	标准水模
透视(非普通荧光屏,有自动控制功能)	自动	标准水模+1.5 mm 铜板
摄影(无自动控制功能)	标称 125 kV 以上设备:设置 120 kV,100 mA,≥0.2 s 标称 125 kV 及以下设备:设置 100 kV,100 mA,≥0.2 s	标准水模
摄影(有自动控制功能)	自动(原则上 100 mA、≥0.2 s)	标准水模+1.5 mm 铜板
CT	常用条件,准直宽度不小于 10 mm	32 cm 标准 CT 模体
乳腺摄影(无自动控制功能)	28 kV、50 mA·s	6 cm 乳腺摄影检测专用模体
乳腺摄影(有自动控制功能)	自动	
牙科摄影	常用条件	标准水模或 CT 头模
骨密度仪	常用条件	标准水模

注:1. 介入放射学设备按透视条件进行检测。
2. 对于可多方向投照的摄影设备,须检测每一有用线束方向屏蔽体外的剂量水平,非有用线束方向只测量卧位时的情况。
3. 若设备参数不可调节至表中规定的检测条件,则调至最接近的数值。
4. 摄影机房屏蔽外的周围剂量当量率不大于 25 μSv/h 为曝光管电流 100 mA 时的限值。若管电流不是 100 mA,则应将测量值归一至 100 mA。
5. 若测量仪器达不到响应时间要求,则应对其读数进行响应时间修正。

4.5.3 检测结果处理

4.5.3.1 测量结果的时间响应修正

当诊断设备的出束时间不小于测量仪器的响应时间时,检测仪器读出值无须进行测量仪器响应时间的修正;当诊断设备的出束时间小于测量仪器的响应时间时,检测仪器读出值须进行测量仪器响应时间的修正。测量仪器响应时间的修正方法参见本章

4.2.1.1 节。

4.5.3.2 设备出束时间大于等于检测仪器响应时间情况下的结果处理

本底测量的 10 个仪器读数经 ^{137}Cs 或 ^{60}Co 校准因子修正，计算得到本底范围（最小值和最大值）。诊断设备出束条件下的仪器读数，经曝光高压条件下的校准因子修正，得到检测结果报告值。报告中除给出检测结果报告值外，还应注明检测条件、本底范围以及文字说明"检测结果未扣除本底"。本底和检测结果的计算公式如下：

$$D = k \times M \tag{4.11}$$

上式中，D——检测结果报告值，单位为 μSv/h；

k——校准因子；

M——仪器测量读数，单位为 μSv/h。

4.5.3.3 设备出束时间小于检测仪器响应时间情况下的结果处理

当因测量时间不能达到仪表响应时间而须进行时间响应修正时，报告结果应扣除本底值；当测量时间大于响应时间时，亦可按此方法报告检测结果。首先在本底测量的 10 个仪器读数中找到最大值，并计算平均值作为待扣除的本底。诊断设备按上述 4.5.2.3 的条件出束，记录每次测量读数。只有当仪器读数是本底范围最大值的 2 倍以上时，才能确认有其他辐射存在。若为获取较长时间的出束状态，设置较小条件测量，则记录测量读数，并在报告中注明条件、本底范围以及文字说明"检测结果已扣除本底"。检测结果的计算公式如下：

$$D = k_1 \times k_2 \times (M - B) \tag{4.12}$$

上式中，D——检测结果报告值，单位为 μSv/h；

k_1——校准因子；

k_2——响应时间修正系数；

M——仪器测量读数，单位为 μSv/h；

B——本底读数平均值，单位为 μSv/h。

4.5.3.4 探测下限及低于探测下限的结果处理

放射防护检测的目的是要回答下列两个问题：① 工作场所有没有除环境本底外的电离辐射？② 假如工作场所有电离辐射，检测的具体辐射量是多少？当放射性水平足够高时，样品净计数率远较本底为高，所以，上述问题不难回答。但对于低水平放射性测量，由于测到的计数率有可能与本底不相上下甚至更低，这时就难以分辨是样品的贡献还是本底的涨落，因此存在的一个问题就是，检测仪器可探测到的放射性水平最少为多少。

放射性水平的检测通常要进行多次测量。在判断样品有无放射性的时候，有错误判断的危险，我们可以把发生差错的情况分为以下两大类：① 样品实际没有放射性，但由于测量计数的统计涨落，因而测得的计数被误判为有放射性，这通常被称为第一类错误。其概率用 α 标记。② 样品的确有放射性，重复多次测量时，也可能会有几次测量误判样品不含放射性，这通常被称为第二类错误。其概率用 β 标记。例如，通常指定 β 为 0.05，表示 100 次重复测量结果中大约有 5 次观察值被误判，有 95 次观察值使我们判定样品有放射性。为减少测量的误判定，探测下限的概念被引入，它是指能被仪器测量到的样品中含有的最小放射性,这样第二类错误的发生概率不至于超过预定的 β。探测下限与测量仪器的效率、仪器的本底计数率、样品取样量和测量时间等参数有关,HJ 61—2021《辐射环境监测技术规范》还给出了环境 γ 辐射空气吸收剂量率仪的探测下限为 10 nGy/h。

有人从本底计数涨落服从高斯分布这一假设出发,设 σ 为本底计数率的标准偏差,则仪器可探测到的最低放射性为本底计数率标准偏差的 3 倍,以此作为仪器的可探测下限(minimum detectable level,MDL)。X/γ 射线剂量率仪、中子仪、表面污染仪、热释光剂量仪等放射性水平测量仪器都可以使用此方法计算仪器的探测下限。当方法要求检测结果须扣除本底时,应计算测量仪器的探测下限。对于小于探测下限的结果,可在检测报告中记录为"<MDL",并说明 MDL 的具体值。

4.6 放射治疗工作场所放射防护检测

放射治疗工作场所放射防护检测涉及的技术标准较多,包括放射治疗机房的辐射屏蔽规范系列标准(GBZ/T 201.1—2007《放射治疗机房辐射屏蔽规范 第 1 部分:一般原则》、GBZT 201.2—2011《放射治疗机房的辐射屏蔽规范 第 2 部分:电子直线加速器放射治疗机房》、GBZT 201.3—2011《放射治疗机房的辐射屏蔽规范 第 3 部分:γ 射线源放射治疗机房》、GBZT 201.4—2015《放射治疗机房的辐射屏蔽规范 第 4 部分:锎-252 中子后装放射治疗机房》、GBZT 201.5—2015《放射治疗机房的辐射屏蔽规范 第 5 部分:质子加速器放射治疗机房》)、评价规范(GBZT 220.2—2009《建设项目职业病危害放射防护评价规范 第 2 部分:放射治疗装置》)和防护标准(GBZ 121—2020《放射治疗放射防护要求》),这些技术标准均提出了放射治疗相关工作场所的检测条件、检测方法和检测结果报告的要求,从标准的强制性和发布的年代考虑,目前应选取 GBZ 121—2020《放射治疗放射防护要求》作为放射治疗场所放射防护检测的依据。

4.6.1 放射治疗工作场所防护水平要求

4.6.1.1 治疗机房墙和入口门外关注点周围剂量当量率参考控制水平

GBZ 121—2020《放射治疗放射防护要求》中以"参考控制水平"的名称给出工作场所屏蔽防护的要求,检测参数为周围剂量当量率。参考控制水平由周剂量参考水平根据放射治疗周工作负荷、关注点位置的使用因子和居留因子换算得到,周剂量参考水平为放射治疗机房外控制区的工作人员周围剂量当量不大于 100 μSv/周,放射治疗机房外非控制区的人员周围剂量当量不大于 5 μSv/周。计算公式如下:

$$\dot{H}_c \leqslant \frac{H_e}{t \times U \times T} \tag{4.12}$$

上式中,$\dot{H}_c$——周围剂量当量率参考控制水平,单位为 $\mu Sv/h$;

H_e——周剂量参考控制水平,单位为 μSv/周;

t——设备周最大累积照射的小时数，单位为 h/周；

U——治疗设备向关注点位置的方向照射的使用因子；

T——人员在关注点位置的居留因子。

按照关注点人员居留因子的不同，分别确定关注点的最高周围剂量当量率参考控制水平：对于人员居留因子 $T>1/2$ 的场所，$\dot{H}_{c,max} \leqslant 2.5\ \mu Sv/h$；对于人员居留因子 $T \leqslant 1/2$ 的场所，$\dot{H}_{c,max} \leqslant 10\ \mu Sv/h$。

由公式（4.12）中的导出周围剂量当量率参考控制水平 $\dot{H}_c$ 和最高周围剂量当量率参考控制水平 $\dot{H}_{c,max}$，选择其中较小者作为关注点的周围剂量当量率参考控制水平 $\dot{H}_c$。

4.6.1.2 治疗机房顶屏蔽的周围剂量当量率参考控制水平

在治疗机房上方已建、拟建二层建筑物或在治疗机房旁邻近建筑物的高度超过自辐射源点至机房顶内表面边缘所张立体角区域时，距治疗机房顶外表面 30 cm 处，或在该立体角区域内的高层建筑物中人员驻留处，周围剂量当量率参考控制水平同上文 4.6.1.1 所述。

若存在天空反射和侧散射，并对治疗机房墙外关注点位置照射时，该项辐射和穿出机房墙透射辐射在相应处的周围剂量当量率的总和，按上文 4.6.1.1 所述确定关注点的周围剂量当量率作为参考控制水平。

4.6.2 放射治疗工作场所防护检测要求

4.6.2.1 防护检测的一般要求

（1）检测仪器的通用要求

放射治疗工作场所防护检测使用的检测仪器包括 X/γ 射线剂量率仪、中子剂量率仪和相关配套检测模体。检测仪器测量范围、能量响应、抗干扰能力等性能应适用于被测辐射场，仪器最低可测读值应不大于 $0.1\ \mu Sv/h$；仪器宜能够测量周围剂量当量率和累积剂量；应有法定计量检定或校准证书，并且证书在有效期内。

医用加速器（电子加速器、螺旋断层治疗装置、移动加速器、质子重离子放射治疗装置）工作场所防护检测使用的 X、γ 射线剂量率仪应能适应脉冲辐射剂量场测量，推荐选用电离室探测器的仪表，不宜使用 G-M 计数管仪器；测量仪器应有良好的能量响应；尽可能选用对中子响应低的 γ 射线剂量仪。

对 X 射线治疗束在 10 MeV 以上的医用加速器（电子加速器、质子重离子放射治疗装置）或 ^{252}Cf 中子后装近距离治疗装置工作场所的防护检测，应配备中子剂量率仪；中子的能量响应应适合放射治疗机房外的中子辐射场；尽可能选用对 γ 射线响应低的中子剂量率仪。

放射治疗工作场所防护检测使用的模体为组织等效模体或水模体，厚度为 15 cm，模体的端面积应能覆盖最大照射野下的有用线束投影范围。当端面积较小时，可将模体向加速器靶的方向移位，使之能覆盖最大野有用线束的投影，但靶和模体端面之间的距离不应小于 70 cm（相应的模体端面不应小于 30 cm×30 cm）。术中放疗测试模体可以直接使用移动式电子加速器随机自带的质量保证模体或几何尺寸不小于质量保证模体的水模。

（2）本底检测

放射防护测量数据须附有相应的本底数据作为参考值。本底检测点应依据场所环境而定。如果场所处于地下空间，应该选取环境本底辐射值；如果场所处于室外环境，则应该选取天然本底辐射值。本底值选取应在周边无放射源的情况下，一般保持仪器探头中心距离地面 1 m，待仪器读数稳定后，通常以相对固定的时间间隔 10 s 读取 5 个数据，并将数据记录在测量原始记录表中，取其平均值作为测量结果的本底值。

（3）防护检测布点的一般要求

放射治疗机房的放射防护检测应在巡测的基础上，对关注点的局部屏蔽和缝隙进行重点检测。关注点应包括四面墙体、顶棚、机房门、管线洞口、工作人员操作位等，点位选取应具有代表性。治疗机房周围 50 m 范围内有高于机房室顶的建筑时，应检测侧散射。治疗机房为单层建筑时，应检测天空反射。

（4）居留因子

不同场所的居留因子见表 4.10。

表 4.10 不同场所的居留因子

场所	居留因子（T）		示例
	典型值	范围	
全居留	1	1	管理人员或职员办公室、治疗计划区、治疗控制室、护士站移动式电子加速器的相邻手术室与诊室、咨询台、有人护理的候诊室以及周边建筑中的驻留区
部分居留	1/4	1/2～1/5	1/2：与屏蔽室相邻的患者检查室 1/5：走廊、工作人员休息室
偶然	1/16	1/8～1/40	1/8：各治疗机房房门外 30 cm 处、相邻的（共用屏蔽墙）放射诊疗机房 1/20：公厕、自动售货区、储藏室、设有座椅的户外区域、无人护理的候诊室、病人滞留区域、屋顶、门岗室 1/40：仅有来往行人车辆的户外区域、无人看管的停车场、车辆自动卸货区域、楼梯、无人看管的电梯

4.6.2.2 加速器治疗工作场所防护检测方法

本方法适用于利用医用电子加速器、X 射线立体定向放射治疗系统、螺旋断层放射治疗系统等开展放射治疗的工作场所防护检测。

（1）检测条件

不同位置检测时，加速器应设定在 X 射线照射状态，并处于可选的最高能量挡匹配的等中心处最高剂量率、最大照射野，以及等中心处最高剂量率挡匹配的最高能量、最大照射野。当使用模体时，模体几何中心处有用线束中心轴线上，模体的端面与有用线束中心轴垂直。

以图 4.18 和图 4.19 所示的关注点为代表的各检测区的检测条件见表 4.11。

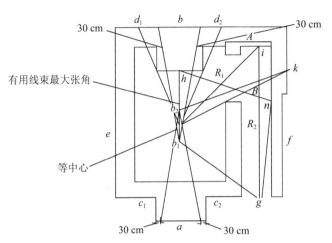

图 4.18 加速器机房的关注点和
其主要照射路径示意图

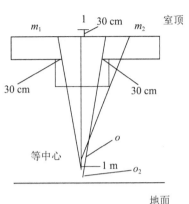

图 4.19 加速器机房顶的关注点
局部纵剖面示意图

表 4.11 不同检测区的检测条件

检测区	检测条件
有用线束区（a、b、l）	有用线束中心轴垂直于检测区平面；有用线束方向无模体或其他物品；治疗野的对角线垂直于治疗机架旋转平面（即准直器角为 45°）
侧墙区（e）	有用线束中心轴竖直向下照射；在等中心处放置模体
顶次屏蔽区（m_1、m_2）	有用线束中心轴竖直向上照射；在等中心处放置模体
次屏蔽区（d_1、d_2）、X 射线治疗束 ≤10 MeV 的机房入口（g）	有用线束中心轴垂直于 b 区水平照射，在等中心处放置模体
迷路外墙（k）、次屏蔽区（c_1、c_2）	有用线束中心轴垂直于 a 区水平照射；在等中心处放置模体
X 射线治疗束＞10 MeV 的机房入口（g）	有用线束中心轴垂直于 a 区水平照射；照射野关至最小；分别对 X 射线和中子进行防护测量

（2）关注点的选取

加速器治疗机房的防护检测应在巡测的基础上，对关注点的局部屏蔽和缝隙进行重点检测。关注点参见图 4.18 和图 4.19。需要考虑天空反射和侧散射时，对天空反射可能的剂量相对高的区域进行巡测选取关注点，对侧散射可能的至机房近旁建筑物较高层室的剂量相对高的区域进行巡测选取关注点。

（3）检测方法

采取巡测方法找出加速器治疗机房周边关注点。测量时，以测量仪器距检测表面 30 cm 处、距离地面 50～150 cm 处、治疗机房外距离中心点最近处作为巡测起点，围绕该起点进行上下左右巡测，找出最大剂量点。待仪器稳定后进行测量。

4.6.2.3 术中放疗工作场所防护检测方法

本方法适用于利用移动式电子加速器开展放射治疗的工作场所的防护检测。移动式电子加速器治疗机房的防护检测应在巡测的基础上，对关注点的局部屏蔽和缝隙进行重点检测。对于各屏蔽体，应选择公众成员居留因子大并可能受照剂量大的位置作为关注点。需要考虑天空反射和侧散射时，通过对天空反射可能的剂量相对高的区域进行巡测来选取关注点，通过对侧散射可能的至机房近旁建筑物较高层室的剂量相对高的区域进行巡测来选取关注点。

4.6.2.4　质子重离子治疗工作场所防护检测方法

本方法适用于利用质子重离子加速器开展放射治疗的工作场所的防护检测。

（1）检测条件

对所有检测，治疗设备应设定在质子或重离子照射状态，并处于可选的最高能量挡匹配的等中心处最高剂量率、最大照射野，以及和等中心处最高剂量率挡匹配的最高能量、最大照射野。当使用模体时，模体几何中心处于有用线束中心轴线上，模体的端面与有用线束中心轴垂直。

（2）关注点的选取原则

在机房外、距机房外表面 30 cm 处，选择人员受照的周围剂量当量可能最大的位置作为关注点。另外，在距机房一定距离处，选择公众成员居留因子大且可能受照剂量大的位置作为关注点。

（3）检测方法

对机房墙外，沿墙外一切人员可以到达的位置，距墙外表面 30 cm 处进行周围剂量当量率巡测；对相应的关注点，进行定点周围剂量当量率检测。对检测中发现的超过周围剂量当量率控制值的位置，向较远处延伸测量，直至剂量率等于控制值的位置。

机房顶外周围剂量当量率巡测位置包括主屏蔽区的长轴、主屏蔽区与次屏蔽区的交线以及经过机房顶上的等中心投影点的垂直于主屏蔽区长轴的直线。对关注点进行定点周围剂量当量率检测。

所有位置均应测量中子及 γ 射线的周围剂量当量率水平。

4.6.2.5　含密封源放射治疗工作场所防护检测方法

本方法适用于利用钴-60 治疗机、γ 射线立体定向放射治疗系统、γ 放射源后装治疗机、中子放射源后装治疗机等开展放射治疗的工作场所的防护检测。

（1）检测条件

在检测 γ 放射源后装机和中子放射源后装机工作场所时，放射源应该处于裸源照射状态。

（2）关注点的选取原则

放射治疗设备机房的防护检测应在巡测的基础上，对关注点的局部屏蔽和缝隙进行重点检测。关注点应包括四面墙体、地板、顶棚、机房门、操作室门、管线洞口、工作人员操作位等，点位选取应具有代表性。需要考虑天空反射和侧散射时，通过对天空反射可能的剂量相对高的区域进行巡测来选取关注点，以及对侧散射可能的至机房近旁建筑物较高层室的剂量相对高的区域进行巡测来选取关注点。

4.6.3 检测结果处理

4.6.3.1 本底数据处理和最低探测水平确定

计算本底检测的 5 个数据标准差,并将 5 个读数的平均值经 ^{137}Cs 或 ^{60}Co 校准因子修正后得到本底的最终结果。标准差结果经校准因子修正后扩大 3 倍得到检测仪器最低探测水平。

放射治疗设备出束后,如果防护检测读数校准后减去本底结果≥3 倍标准差,则认为测量结果有意义;若防护检测读数校准后减去本底结果<3 倍标准差,则认为测量结果小于最低探测水平。

4.6.3.2 检测结果与评价

对检测结果的报告与评价要求如下:

① 报告的检测结果应扣除检测场所的本底读数(加速器关机条件下机房外的测读值)并进行仪器的计量校准因子修正。

② 确定检测的治疗设备在治疗应用条件下的周围剂量当量率控制水平值,直接用于检测结果评价。当审管部门在有效的文件中提出了不同的管理目标要求时,应遵从其要求。

③ 对于周围剂量当量率超过控制(或管理)目标的检测点,应给出超标的区域范围,分析可能的超标原因,如局部施工欠缺、屏蔽厚度不足、在机房内治疗设备的辐射剂量率高等。为判明上述超标原因,应检测机房内相应位置的辐射剂量率,并应确认所使用的测量方法有效。

④ 检测时,治疗机房内的治疗设备未达到额定设计条件的,检测报告中应予以标明。

4.7 核医学工作场所放射防护检测

核医学包括核医学诊断和核医学治疗。GBZ 120—2020《核医学放射防护要求》的颁布实施,除了替代原 GBZ 120—2006《临床核医学放射卫生防护标准》外,还替代了 GBZ 134—2002《放射性核素敷贴治疗卫生防护标准》、GBZ 136—2002《生产和使用放射免疫分析试剂(盒)卫生防护标准》、GBZ 178—2017《粒籽源永久性植入治疗放射防护要求》、WS 457—2014《医学与生物实验室使用非密封放射性物质的放射卫生防护基本要求》等不同非密封专业的防护标准。GBZ 120—2020 统一了核医学工作场所的辐射屏蔽要求和防护检测方法。除此之外,GB 11930—2010《操作非密封源的辐射防护规定》明确了工作场所的监测项目、监测周期要求。

工作场所防护监测包括场所周围剂量当量率水平、表面污染水平或空气中放射性核素浓度等内容。我们应根据使用核素的特点、操作方式以及潜在照射的可能性和严重程度,做好工作场所监测。开展核医学工作的医疗机构也要定期对放射性药物操作后剂量率水平和表面污染水平进行自主监测,每年应委托有相应资质的技术服务机构进行检测。

4.7.1 核医学工作场所的防护水平要求

4.7.1.1 周围剂量当量率控制目标值要求

GBZ 120—2020《核医学放射防护要求》规定，核医学控制区工作场所的屏蔽防护要根据使用的核素种类、能量和最大使用量来确认。在工作场所剂量控制目标值方面，该标准按控制区内、控制区外分别给出了不同要求。

① 工作场所：在核医学控制区外，人员可到达位置、距屏蔽体外表面 0.3 m 处的周围剂量当量率控制目标值应不大于 2.5 μSv/h；在核医学控制区内，屏蔽体外表面 0.3 m 处的周围剂量当量率控制目标值应不大于 25 μSv/h，宜不大于 2.5 μSv/h。

② 安全设施：对于核医学控制区内放射性药物分装柜或生物安全柜，所采取的屏蔽防护应保证柜体外表面 5 cm 处的周围剂量当量率控制目标值不大于 25 μSv/h；对于放射性核素敷贴治疗场所，贮源箱表面 5 cm 和 1 m 处因辐射泄漏所致的周围剂量当量率分别不超过 10 μSv/h 和 1 μSv/h。

③ 放射性废物：医用放射性废物袋的表面周围剂量当量率应不大于 0.1 mSv/h，同时质量不超过 20 kg。

4.7.1.2 放射性表面污染控制水平

核医学工作场所的放射性表面污染控制水平见表 4.12。

表 4.12 核医学工作场所的放射性表面污染控制水平　　单位：Bq/cm²

表面类型		α 放射性物质		β 放射性物质
		极毒性	其他	
工作台、设备、墙壁、地面	控制区[①]	4	40	40
	监督区	0.4	4	4
工作服、手套、工作鞋	控制区	0.4	0.4	4
	监督区			
手、皮肤、内衣、工作袜		0.04	0.04	0.4

注：① 该区内的高污染子区除外。

此外，医用放射性废物包装体外 β 表面污染应小于 0.4 Bq/cm²；对于放射性核素敷贴治疗场所，敷贴器源窗表面完整性污染与放射性物质泄漏所致的 β 表面污染应小于 200 Bq。

4.7.1.3 空气气溶胶水平

常见核素的空气气溶胶导出空气浓度（DAC）详见本章 4.4.1 节。

4.7.2 核医学工作场所的防护检测要求

4.7.2.1 检测仪器的通用要求

核医学工作场所防护检测使用的检测仪器包括 X/γ 射线剂量率仪、中子剂量率仪、表面污染仪和气溶胶测量仪。检测仪器响应时间和能量响应应满足被测辐射场的要求。

例如，测量粒籽源植入工作场所，要求仪器的光子能量探测下限低于 27 keV，根据表 4.6，可选择的设备包括 451P、6150AD-b、AT1121/AT1123。外照射仪器最低可测读值应不大于 0.1 μSv/h；仪器宜能够测量周围剂量当量率和累积剂量；应有法定计量检定或校准证书，并在有效期内。

在回旋加速器放射性药物生产等可能产生中子的工作场所，尽可能选用对中子响应低的 X、γ 射线剂量率仪和对 γ 射线响应低的中子剂量率仪。

4.7.2.2 本底测量

本底检测的目的是：在核医学科的辐射源未照射状态下，如尚未开始给受检者注射药物的情况下进行测量，获得防护检测的参考值。要依据工作场所的分布特点选取具有代表性的点位，如监督区医生办公室、SPECT 机房的控制室或核医学科护士站等位置。通常，核医学工作场所的本底测量点位不少于 5 个，逐点测量。

在进行外照射剂量率本底测量时，测量点距离地面高度 1.3 m，仪器开机读数稳定后，通常以相对固定的时间间隔 10 s 读取至少 3 个数据，即本底外照射剂量率检测需要至少 5 个测量点位，每个点位需要至少 3 个读数。本底外照射以读数平均值乘以经 ^{137}Cs 或 ^{60}Co 校准因子进行修正，计算得到本底范围（最小值和最大值）。

表面污染本底测量时，探测器的灵敏窗加盖适当厚度的塑料板或铝板（大于 α、β 的射程）以屏蔽 α、β 射线，探测器保持相对固定，通常以相对固定的时间间隔 10 s 记录至少 3 个读数，以平均值除以表面活度响应后作为该测量点的本底值。

4.7.2.3 核医学防护检测的布点要求

（1）控制区边界外照射检测布点要求

核医学工作场所控制区边界的检测点选取应符合表 4.13 的要求，选择检测点应能包含检测区域的最大值。

表 4.13 核医学工作场所控制区外照射剂量率检测点的选择和数量要求

检测区域	检测点的选择		数量
	高度/m	距离屏蔽体的距离/m	
防护墙外	1.3	0.3	每面墙外至少 1 个检测点
控制区房间顶棚区域	0.3	—	至少 1 个检测点
控制区房间下方人员可达处	1.7	—	至少 1 个检测点
防护门缝隙和中央	—	0.3	每个缝隙和中央至少 1 个检测点
观察窗	—	0.3	至少 1 个检测点
管线洞口/通风口	—	0.3	1 个检测点
操作位	1	—	1 个检测点

（2）核医学工作场所特殊检测位置布点要求

特殊检测位置选择见表 4.14。

表 4.14　特殊检测位置选择

核医学项目	检测对象	检测类型	检测位置
核医学	人员	表面污染	手、皮肤暴露部分及工作服、手套、鞋帽
PET/CT PET	合成柜和分装柜	外照射	观察窗、手孔位、操作位、柜身周围（5 cm）
	屏蔽容器	外照射	表面 5 cm 及表面 1 m 处
	注射台、注射车	外照射	观察窗、手孔位、操作位
	药物生产、分装、注射及注射后候诊场所	表面污染	地面、座椅、台面、洗手池、床面及可能污染的位置
SPECT SPECT/CT	淋洗装置	外照射	观察窗、操作位、装置周围（5 cm）
	屏蔽容器	外照射	观察窗、手孔位、操作位
	注射台、注射车	外照射	表面 5 cm 及表面 1 m 处
	药物生产、分装、注射及注射后候诊场所	表面污染	地面、座椅、台面、洗手池、床面及可能污染的位置
^{131}I 治疗	分装、施用药物患者或受检者场所	表面污染	地面、座椅、台面、洗手池、床面及可能污染的位置
	分装装置	外照射	观察窗、操作位、手孔位
敷贴治疗	敷贴治疗贮源箱	外照射	箱体表面 5 cm 及表面 1 m 处、操作位
粒籽源植入治疗	粒籽源贮存器	外照射	贮存装置表面 5 cm 及表面 1 m 处、操作位
其他	工作场所	外照射 表面污染	操作位、地面、台面等 放射性废物桶表面 5 cm 及表面 1 m 处

4.7.2.4　核医学防护检测方法

(1) 外照射周围当量率检测

类似放射诊断和放射治疗的场所，都是首先进行巡测的，以发现可能出现的高辐射水平区域。在巡测的基础上，对关注点的局部屏蔽和缝隙进行重点检测，巡测关注点包括防护墙、地板、顶棚、防护门、观察窗、操作位、管线洞口等具有代表性的检测点。检测时尽可能用核医学工作场所常用的最大工作条件，没有病人时可以用药物模拟最大工作条件测量。需要关注的工作场所检测条件如下。

① PET/CT 或 SPECT/CT 扫描间测量：应根据拟开展的核医学诊断项目中单人次最大的用药量准备放射性药物，置于扫描床中间位置，去除注射器防护套，并确保 CT 正常工作且处于常用最大管电压以及对应的管电流时间积，然后进行防护测量。

② 回旋加速器室测量：常用回旋加速器室应按最大放射性药物量生产条件进行测量。当制药临近结束时，测量 γ 射线和中子。

③ 药物分装室测量：一般可以采取放射性药物模拟办法，即在分装室内放置单人次最大用药量模拟分装且是在最大药物量的情况下，对分装室和药物分装柜进行防护测量。

④ 药物注射室测量：一般可以采取在注射室内注射台或注射车放置单人次最大用药量来模拟实际情况，对注射室或注射窗口进行防护测量。

⑤ 注射后病人候诊室：应按候诊室设计的最多数量病人正在候诊时的状态进行防护测量。如果没有病人，可以准备设计的最多数量病人的放射性药物，置于距离需要测量的屏蔽墙或屏蔽门内最近的病人候诊位中央，去除注射器防护套后进行防护测量。

（2）表面污染检测

表面污染检测同样是首先进行巡测，以找到可能出现的污染位置。表面污染仪移动的速度应与所用仪器的响应时间匹配，探测器灵敏窗与被测表面的距离尽量靠近。一旦探测到污染区域，应将探测器置于该污染区域上方，并在足够长的时间内保持位置不变，地面污染区域探测至少 $1\,000\ cm^2$，桌面、台面探测至少 $100\ cm^2$。在对同时存在 γ 射线和 β 射线的场所进行表面污染检测时，应采取有效措施，排除 γ 射线干扰。具体检测方法见本章 4.3.2 节。

（3）空气气溶胶检测

应根据使用的非密封放射性核素的物理化学性质，采用合适的收集介质。采样流量与收集介质效率相匹配，采样地点应包括药物分装场所、患者（受检者）服药位置。为评价工作人员内照射剂量，也可以在监督区工作人员经常驻留位置（如办公室、护士站、值班室）进行采样。采样位置尽量位于工作场所中央，采样高度位于工作人员站立地表面 1.5 m 处呼吸带附近。采样量应根据空气中预计的放射性核素活度浓度和 γ 能谱仪探测下限而定。空气采样分析方法应符合 GB/T 11713 和 WS/T 183 的规定，具体检测方法见本章 4.4.2 节。

4.7.3 检测结果处理

4.7.3.1 数据记录

核医学场所防护检测的数据记录应包括但不限于以下内容：截止日期、时间，场所和具体位置，检测仪器名称、编号和仪器检定信息，检测条件，仪器读数和计算结果，特殊情况的备注说明，检测人员姓名。

4.7.3.2 数据处理

每个检测点根据读数计算平均值，剔除离群异常值。检测平均值经校准因子修正后应扣除检测场所的本底结果。如果检测结果减去本底结果≥3 倍标准差，可以认为检测结果有意义；若检测结果减去本底结果<3 倍标准差，则认为检测结果小于最低探测水平。检测报告中应给出本底的范围。

思考题

1. 常用的 γ 和 X 辐射监测仪分为几类？它们的性能、特点和适用范围分别是什么？
2. 工作场所空气受到放射性物质污染时的监测方法主要包括哪几种？
3. 简述放射性表面污染测量方法及结果评价。
4. 对 X 射线设备机房进行防护检测时，若测量仪器达不到响应时间的要求，如何对其读数进行响应时间修正？

5. 如何选取加速器治疗工作场所防护检测关注点？采取什么测量方法？

 主要参考文献

[1] 中华人民共和国国家卫生健康委员会. 放射诊断放射防护要求：GBZ 130—2020 [S]. 2020.

[2] 中华人民共和国国家卫生健康委员会. 放射治疗放射防护要求：GBZ 121—2020 [S]. 2020.

[3] 中华人民共和国国家卫生健康委员会. 核医学放射防护要求：GBZ 120—2020 [S]. 2020.

[4] 全国电离辐射计量技术委员会. α、β 表面污染仪：JJG 478—2016 [S]. 2016.

[5] 全国核能标准化技术委员会. 操作非密封源的辐射防护规定：GB 11930—2010 [S]. 2010.

[6] 江苏省卫生标准化技术委员会. 新型冠状病毒肺炎疫情防控技术规范 第28部分：方舱式应急 CT 防护要求：DB 3761. 28—2021 [S]. 2021.

[7] 李德平，潘自强. 辐射防护监测技术 [M]. 北京：原子能出版社，1988.

[8] 吴治华. 原子核物理实验方法 [M]. 北京：原子能出版社，1997.

[9] 肖雪夫，岳清宇. 环境辐射监测技术 [M]. 哈尔滨：哈尔滨工程大学出版社，2015.

[10] 徐辉，赵锡鹏，岳保荣，等. RJ32-2106P 和 AT1123 两种 X-γ 剂量率仪响应时间性能研究 [J]. 中国辐射卫生，2018，27（6）：595-598.

（王 进 马加一 许 哲 万 骏）

第 5 章　个人监测

个人监测是指利用个人所佩戴的剂量计或其他测量设备，对个人受到的外照射剂量、体内污染和体表污染进行测量。我国放射性工作人员个人监测始于 20 世纪 50 年代，核工业系统最早建立个人监测制度，70 年代初建立了较完整的体系。直到 1985 年，卫生部颁布了《放射工作人员个人剂量监测规定》[（85）卫防字第 71 号]和《放射工作人员个人剂量监测方法》（GB 5294—85），并在全国形成了个人监测管理网络，全国性的个人监测才在各地方卫生防疫站启动起来。1989 年，国务院第 4 号令发布了《放射性同位素与射线装置放射防护条例》。它是开展放射防护监督管理工作的基本法规，它的发布使我国依法进行放射防护监督和个人监测的工作在全国铺开。到 2002 年，我国放射工作人员个人监测工作有了很大的进步，各省在省级防疫站普遍建立了个人监测机构，同时参考国际组织的有关文件，制定发布了外照射、内照射、皮肤污染和中子等个人监测方面的 7 个标准和规范。个人剂量委托检测机构向联合国原子辐射效应科学委员会（UNSCEAR）提供了个人监测数据。

个人监测是放射工作人员职业健康管理的重要内容，是保障放射工作人员职业健康的重要技术手段，是诊断职业性放射性疾病的重要依据。个人监测是确保辐射防护三原则中个人剂量限值的重要技术手段，是保护放射工作人员健康、促进核与辐射技术安全可持续发展的重要条件。监测数据可以用于评价工作人员接受的照射是否控制在安全水平，工作场所的防护是否符合剂量限值和法律法规的要求，以预防和减少过量照射事件的发生。长期连续的个人监测数据还可以为职业危害评价和放射流行病学研究提供基础数据。

5.1　个人监测概述

个人监测的目的主要是控制和评价辐射危害。个人监测包括两个方面的内容：一是对个人所受剂量或放射性污染情况进行测量；二是将测量结果与国家有关防护法规与标准的相应数值进行比较，做出评价，从而提出有关防护方面的建议，改进防护措施，达到安全生产的目的。

个人监测包括外照射个人监测、内照射个人监测和皮肤污染监测。外照射个人监测（individual monitoring of external exposure）是指利用工作人员佩戴剂量计对个人剂量当量进行的测量，以及对测量结果的解释。监测可通过工作人员佩戴个人剂量计或者报警式个人剂量仪来实现。内照射个人监测（individual monitoring of internal exposure）是指对体内或排泄物中放射性核素的种类和活度，以及利用个人空气采样器对吸入放射性核素的种类和活度进行的测量及对结果的解释。例如，使用全身计数器对从事非密封源操作的人员进行体内放射性核素滞留量的监测或通过生物样品分析来估算剂量。皮肤污染监测可以有效防止工作人员将放射性物质带出控制区，避免放射性物质可能经口或皮肤渗透转移到体内。可用 α、β 表面污染监测仪进行皮肤污染测量。

根据监测目的，个人监测分为常规监测、任务相关监测和特殊监测。常规监测（routine monitoring）是指为确定工作条件是否适合继续操作，在规定场所按预先规定的时间间隔所进行的监测；任务相关监测（task-related monitoring）是指为特定操作提供有关操作和管理方面的即时决策而进行的个人监测；特殊监测（special monitoring）是指为了说明某一特定问题而在一个有限期内进行的个人监测。

根据监测时机，个人监测可分为正常工作状态下监测和异常照射剂量监测。异常照射剂量监测主要指事故和一般应急照射剂量监测。对于在辐射事故中受到照射或受到污染的人员，可采用个人剂量计、模拟测量、生物样品分析等方法尽快地估算受照剂量，以确定受照的严重程度。对于应急照射人员，除在身体不同部位佩戴个人剂量计外，还应佩戴报警式个人剂量仪，以保证在应急照射时受到的照射剂量不超过规定的限值。

外照射个人监测相关标准包括 GBZ 128—2019《职业性外照射个人监测规范》、GBZ 207—2016《外照射个人剂量系统性能检验规范》、JJG 593—2016《个人和环境监测用 X、γ 辐射热释光剂量测量系统》、GB/T 10264—2014《个人和环境监测用热释光剂量测量系统》、GBZ 166—2005《职业性皮肤放射性污染个人监测规范》等。内照射个人监测相关标准包括 GBZ 129—2016《职业性内照射个人监测规范》、WS/T 584—2017《人体内放射性核素全身计数测量方法》等。

5.2 外照射个人监测

5.2.1 监测原则

《电离辐射防护与辐射源安全基本标准》（GB 18871—2002，以下简称 CBSS）规定：任何放射工作单位都应根据其从事的实践和源的具体情况，负责安排职业照射监测和评价，职业照射的评价主要应以外照射个人监测为基础；所有从事或涉及放射工作的个人，都应接受职业外照射个人监测。

对于任何在控制区工作或有时进入控制区工作且可能受到显著职业外照射的工作人员，或其职业外照射年有效剂量可能超过 5 mSv·a^{-1} 的工作人员，均应进行外照射个人监测。

对于在监督区工作或偶尔进入控制区工作、预计其职业外照射年有效剂量在 1～5 mSv·a^{-1} 范围内的工作人员，应尽可能进行外照射个人监测。

对于职业照射某些群体，其年剂量水平可能始终低于法规或标准相应规定值（如航空机组的工作人员），可不进行外照射个人监测。但这里不是指那些应接受个人监测，但实际监测量较低的人员。因为对这些人员来说，谁也不能保证他们工作中放射源项的意外情况。

《放射工作人员职业健康管理办法》规定，放射工作单位应按国家有关标准、规范要求，安排本单位的放射工作人员接受个人剂量监测，并遵守下列规定：外照射个人剂量监测周期一般为 30 天，最长不应超过 90 天；内照射个人剂量监测周期按照有关标准执行；建立并终生保存个人剂量监测档案；允许放射工作人员查阅、复印本人的个人剂量监测档案。

5.2.2 监测的量

职业外照射个人监测所要测量的量是个人剂量当量 $H_p(d)$，其中 d 指人体表面指定点下面的深度。根据 d 取值的不同，$H_p(d)$ 可分成 3 种形式：$H_p(0.07)$，适用于体表下 0.07 mm 深处的器官或组织，多用于皮肤；$H_p(3)$，适用于体表下 3 mm 深处的器官或组织，多用于眼晶状体；$H_p(10)$，适用于体表下 10 mm 深处的器官或组织，在特定条件下也适用于有效剂量评价。

利用 $H_p(10)$ 测定结果，通常足以评估工作人员所受的照射。然而，如果辐射场含有大量的弱贯穿辐射（例如 β 粒子或能量低于 15 keV 的光子），则 $H_p(0.07)$ 可以与 $H_p(10)$ 相比较，或前者明显大于后者；对于这种辐射场而言，剂量计应能够测定深度为 0.07 mm 处的剂量当量。

测定眼晶状体所受的剂量当量的场所，通常可以依据 $H_p(3)$ 和 $H_p(0.07)$ 的测定结果，十分准确地评估 $H_p(3)$。如果 $H_p(10)$ 和 $H_p(0.07)$ 低于各自的剂量限值，在绝大多数情况下，对于眼晶状体而言，$H_p(3)$ 的值亦将低于剂量限值。

5.2.3 个人监测系统及监测程序

5.2.3.1 剂量计的选择

(1) X、γ 辐射

对于单一成分已知能量的 X 或 γ 射线，可用无能量鉴别功能的普通个人剂量计测定个人剂量当量；而且当光子能量 ≥ 15 keV 时，宜使用常规光子个人剂量计监测 $H_p(10)$。当遇到以下情况时，应使用能量鉴别式个人剂量计测定个人剂量当量：① 单一成分未知能量的 γ 或 X 射线；② 多种成分已知能量的 γ 或 X 射线；③ 多种成分未知能量的 γ 或 X 射线。

(2) 强贯穿辐射和弱贯穿辐射混合辐射场

对于弱贯穿辐射（如 β 射线和低能 X 射线）不明显的强、弱贯穿辐射混合辐射场，一般可只监测 $H_p(10)$；对于弱贯穿辐射很明显的强、弱贯穿辐射混合辐射场，应使用能识别两者的鉴别式个人剂量计，或用躯体剂量计和肢端剂量计分别测量 $H_p(10)$、$H_p(3)$ 和 $H_p(0.07)$。

(3) 中子和 γ 射线混合辐射场

中子剂量与 γ 剂量的比值不论为多大，且此比值不论是否已知，原则上都应使用能分别测量中子剂量和光子剂量的鉴别式个人剂量计，而且光子和中子两种剂量计不受对方干扰，彼此分别测定中子和光子的个人剂量当量，然后计算总剂量。

当中子剂量与γ剂量的比值不超过10%且该比值已知时，也可只用光子剂量计测定光子剂量，然后根据光子剂量监测结果和两者比值计算总剂量。

（4）不均匀照射

如果从事可能受到复杂和非均匀照射的操作，当肢体最大剂量预计至少大于全身表面剂量的10倍（肢体当量剂量限值 500 mSv 与单一年份有效剂量限值 50 mSv 之间相差10倍以上）时，工作人员除应佩戴常规个人剂量计外，还应在身体可能受到较大照射的部位，或与主要器官相对应的体表部位佩戴局部剂量计（如头箍剂量计、腕部剂量计、指环剂量计或足踝剂量计等）。例如，在进行密封源操作时，工作人员要在手指上另外佩戴指环剂量计，以测定预计会遭受最高剂量的部位所受的剂量。

（5）异常照射

在预期外照射剂量大大超过剂量限值的情况下（例如，从事有可能发生临界事故的操作或应急操作），工作人员除应佩戴常规个人剂量计外，还应佩戴报警式个人剂量计或事故剂量计。

当工作人员受到事故照射或应急照射时，除了根据其佩戴的剂量计所提供的结果外，估算事故剂量还应参考其他方法测得的剂量资料。此外，基于外周血淋巴细胞染色体畸变分析的生物剂量计也是有价值的。

5.2.3.2 个人监测系统性能要求

外照射 X、γ 个人监测主要以热释光方法为主。个人剂量监测系统包括个人剂量计、读出器、退火炉。个人剂量计由探测器和剂量计盒组成，读出器主要由光探测系统、有关电子学和加热系统组成。其精度与读出器的性能有密切的关系，而读出器的性能又与参考光源、高压稳定性、光学系统、加热盘的性能等因素有关。热释光剂量读出器类型分为手动、半自动、全自动；其他辅助设备有数据处理计算机系统、后备电源、氮气供给、剂量计元件照射系统（自带辐照器）、镊子、选片盘等。

退火炉也是热释光个人剂量测量系统的一部分。热释光探测器使用之前，需要进行退火。退火的目的有：消除探测器的本底剂量和残余剂量（测后或放置一段时间后残余和累积的天然辐射剂量）；恢复探测器的初始灵敏度，使深陷阱中的电子放出来，以消除辐射敏化引起的灵敏度提高的现象；恢复探测器曲线的形状。

个人监测系统的基本性能要求如下：

① 测量系统的响应应基本不受温度、湿度、灰尘、风、光、磁场、电源电压波动和频率涨落等因素的影响。

② 测量系统应具有适当的量程，要有足够高的灵敏度，足够的最低探测水平；对于监测周期为3个月的常规监测，其最低探测水平应不高于 0.1 mSv，量程上限应达 1 Sv；对于特殊及事故监测，量程上限应达 10 Gy。

③ 能量和角响应引入的不确定度应不大于30%（95%置信度，下同）。

④ 在一个监测周期内累积剂量的损失应不大于10%。

⑤ 应具有容易识别的标识和编码。

⑥ 剂量计应尽可能组织等效，并具有足够的机械强度，且其大小、形状、结构和重量合适，便于佩戴。

开展外照射个人监测所需的仪器设备和配套设备包括热释光剂量仪或其他测读装置、热释光剂量计（元件）或其他剂量计元件、退火装置或其他测读附属装置、数据处理计算机系统。为开展个人监测质量控制，监测机构还应配备剂量计元件照射系统、铅室等设施。

5.2.3.3 个人监测实施

（1）监测程序

监测程序包括以下内容：制订监测计划，特别要规定监测的类型、范围和周期；选定监测方法；准备监测仪器，包括仪器选择、调试、校准和维修；实施监测，包括监测数据判读和初步处理；剂量结果计算和评价；监测记录及其保存；对上述程序实施全面质量保证。

热释光个人监测流程如下：

① 制订监测计划，签订监测合同。确定监测类型（常规监测、任务相关监测和特殊监测）与监测周期，根据辐射场的类型确定使用热释光剂量计的类型，确定数据读出设备、佩戴方式等。

② 剂量计准备。剂量计应与放射工作人员相对应，探测器（或剂量计）在监测前应按照使用手册对其进行退火处理。

③ 剂量计发放。按照监测周期发放剂量计。

④ 工作人员佩戴剂量计。依据职业性外照射个人监测规范（GBZ 128—2019）的要求佩戴剂量计。

⑤ 剂量计换发。监测周期结束，个人监测技术服务机构回收受监测单位的个人剂量计，并再准备一套个人剂量计（注意相邻的监测周期可使用不用颜色个人剂量计）发给受监测单位。

⑥ 数据测量。根据探测器的使用手册及读出器的使用说明书进行数据测量。

⑦ 数据处理。按照检定证书对数据进行修正，并进行剂量评价。

⑧ 出具检测报告。按照相关监管部门要求网报监测结果，出具检测报告。

（2）异常数据调查

在监测过程中，有时会出现异常数据，因此在 GBZ 128—2019 中引入了调查水平，以确保监测数据的有效性。

调查水平是指诸如有效剂量、摄入量或单位面积/体积的污染水平等量的规定值，达到或超过此规定值时应进行调查。GBZ 128—2019 建议的年调查水平为 5 mSv，单周期的调查水平可以设置为 5 mSv/年监测周期数，即 1.25 mSv。根据中国疾病预防控制中心的报道，截至 2016 年，全国放射诊疗工作人员外照射个人监测年剂量均值为 0.38 mSv/a，远低于 5 年平均不超过 20 mSv/a 的限值要求。因此，按 1 年外照射个人监测 4 个周期计算，每个周期的监测结果应该低于 0.1 mSv。调查水平还可以根据最优化原则进一步降低，为便于管理，可以设置为 1 个监测周期 1 mSv。

当工作人员职业外照射个人监测结果超过调查水平时，应进行调查。可以采取下列方式进行调查：

① 发放调查表（调查表的内容参见 GBZ 128—2019 附录 C 的 C.4）。

② 现场调查。调查防护设施、设备的使用情况，剂量计的佩戴或放置情况，人员在辐射场所的作业情况，测量控制室机房的剂量当量等。

③ 电话调查，即通过电话询问相关信息。

调查结果可分为实际受照和非实际受照。非实际受照产生的主要原因为：将个人剂量计放置在机房内，曾经佩戴个人剂量计接受过放射性检查，曾经佩戴个人剂量计扶持接受放射性检查的受检者/患者，将剂量计置于防护用品外，个人剂量计曾经被打开，个人剂量计佩戴时间超过半年。实际受照产生的原因为：床边操作和机械维修时未穿戴个人防护用品或穿戴不规范，同时在辐射场中停留时间过长。如果无实际照射，仅是剂量计误照射，可认定该异常数据为虚假数据并剔除，这类人员可以给予名义剂量（详见本章5.2.5.1节所述），同时记录在案。如果怀疑甚至明确是由人员故意照射引起的，则建议工作单位严格按规章制度执行，并采取一定的预防机制，杜绝此类事件的发生。如果调查发现是由职业照射引起的异常结果，则该结果有效，要确认并记录在档案内；另外，建议单位通过现场防护检测查明原因，并进行相应的防护措施整改，以降低人员受照剂量，避免异常结果再次产生。

5.2.4 外照射个人监测剂量评价

5.2.4.1 剂量评价原则

辐射安全分析或剂量评价的指标包括吸收剂量 D_T、当量剂量 H_T、有效剂量 E、待机当量剂量 $H_T(\tau)$ 或待机有效剂量 $E(\tau)$ 等防护量。在职业外照射个人剂量监测中，由一系列测量直接得到的仪器响应进而经校准和计算获得的个人剂量当量 $H_p(d)$ 是实用量。为进行辐射安全评价，应将 $H_p(d)$ 转换为防护量。正常情况下，监测结果在低于 20 mSv/a 的情况下，$H_p(10)$ 可以作为工作人员年有效剂量既不高估也不低估的一个值。

在 γ 或 X 辐射的监测实践中，当放射工作人员的年个人剂量当量小于 20 mSv 时，一般只需将个人剂量当量 $H_p(10)$ 视为有效剂量进行评价，否则就应估算工作人员的有效剂量；当放射工作人员的眼晶状体、皮肤和四肢的剂量有可能超过相应的年当量剂量限值时，应在给出年有效剂量的同时估算其年当量剂量。

5.2.4.2 剂量评价方法

① 对于职业性外照射，一般依据测得的个人剂量当量 $H_p(d)$ 进行个人剂量评价。当放射工作人员的年受照剂量低于相应限值时，职业性外照射个人监测得到的个人剂量当量 $H_p(10)$ 可直接视为有效剂量值 E。当接近相关限值时，如果需要，可按公式（5.1）估算有效剂量：

$$E = C_{pE} H_p(d) \tag{5.1}$$

上式中，E——有效剂量中外照射分量，单位为 mSv；

$H_p(d)$——职业性外照射个人监测得到的个人剂量当量，单位为 mSv；

C_{pE}——个人剂量当量转化为有效剂量的转换系数；对中子，其值可参考 GBZ/T 261；对光子，可用公式（5.2）计算。

$$C_{pE} = \frac{C_{kE}}{C_{kp}} \tag{5.2}$$

上式中，C_{kE}——空气比释动能转化为有效剂量的转换系数，其值参见 GBZ 128—2019 附录 B；

C_{kp}——空气比释动能转化为个人剂量当量的转换系数，其值参见 GBZ 128—2019 附录 B。

② 当工作人员在铅围裙外锁骨对应的领口位置佩戴单剂量计时，采用公式（5.3）估算有效剂量：

$$E = 0.1 H_o \tag{5.3}$$

上式中，E——有效剂量中外照射分量，单位为 mSv；

H_o——铅围裙外锁骨对应的衣领位置佩戴的个人剂量计测得的 $H_p(10)$，单位为 mSv。

③ 当工作人员在铅围裙内、外佩戴两个剂量计时，宜采用公式（5.4）估算有效剂量：

$$E = \alpha H_u + \beta H_o \tag{5.4}$$

上式中，E——有效剂量中外照射分量，单位为 mSv；

α——系数（有甲状腺屏蔽时，α 取 0.79；无屏蔽时，α 取 0.84）；

H_u——铅围裙内佩戴的个人剂量计测得的 $H_p(10)$，单位为 mSv；

β——系数（有甲状腺屏蔽时，β 取 0.051；无屏蔽时，β 取 0.100）；

H_o——铅围裙外锁骨对应的衣领位置佩戴的个人剂量计测得的 $H_p(10)$，单位为 mSv。

［注：当估算的有效剂量接近年剂量限值（例如 15 mSv）时，宜采用下述④的方法进行评价。］

④ 当人员接受的剂量可能接近或超过剂量限值时，如果需要，也可用模体模拟测量的方法，估算出主要受照器官或组织的当量剂量 H_T，再按公式（5.5）估算有效剂量：

$$E = \sum_T W_T \cdot H_T \tag{5.5}$$

上式中，E——有效剂量中外照射分量，单位为 mSv；

W_T——受照器官或组织 T 的组织权重因子；

H_T——主要受照器官或组织 T 的当量剂量，单位为 mSv。

5.2.4.3 剂量评价举例

某医院介入放射学工作人员 A 和 B，A 在铅围裙外锁骨对应的领口位置佩戴单剂量计，B 佩戴铅围裙内、外两个剂量计。测得工作人员 A 年受照剂量 H_o 为 22 mSv，工作人员 B 铅围裙内佩戴的个人剂量计测得年受照剂量 H_u 为 2 mSv，工作人员 B 铅围裙外佩戴的个人剂量计测得年受照剂量 H_o 为 24 mSv，工作人员 B 佩戴甲状腺屏蔽。试估算介入放射学工作人员 A 和 B 的有效剂量。

工作人员 A 的有效剂量的计算过程：

$$E_A = 0.1 H_o = 2.2 \text{ mSv}$$

工作人员 B 的有效剂量的计算过程：
$$E_B = \alpha H_u + \beta H_o$$
工作人员 B 有甲状腺屏蔽，故 α 取 0.79，β 取 0.051。$E_B = \alpha H_u + \beta H_o = 0.79 \times 2 + 0.051 \times 24 = 2.804$ mSv。

5.2.5 个人剂量记录、档案和报告

5.2.5.1 记录

记录的一般要求应包括预处理、测量、校准、个人监测结果、质量保证和剂量评价等内容，必要时应包括工作场所监测的结果；应清楚、扼要、准确地记录完整监测过程；采用多种方式备份监测记录，妥善保存原始记录数据，以便于在剂量估算方法变化时对剂量数据进行复核；应准许放射工作人员查询本人职业照射记录，职业健康管理人员查询相关职业照射记录及有关资料。

外照射个人监测结果应记录在统一的表格上。职业照射的分类参见 GBZ 128—2019 附录 C 的表 C.1；常规监测结果的记录和评价报告格式参见 GBZ 128—2019 附录 C 的 C.2 和 C.3；工作人员因事故或应急受到的过量照射调查结果格式参见 GBZ 128—2019 附录 C 的 C.4。监测结果小于最低探测水平的记录方法：当工作人员的外照射个人监测结果小于最低可探测水平（MDL）时，应记录为 $\frac{1}{2}$ MDL。

可疑结果复查和剂量调查：当发现工作人员职业外照射个人监测结果异常时，应对其受照情况进行复查，并将复查结果附在其相应的个人监测记录中。复查项目至少应包括监测日期、异常情况概述、辐射场复查结果、复查结论、复查人员签名。当发现监测结果超过调查水平时，应按 GBZ 128—2019 附录 C 的 C.4 所示的格式进行调查。名义剂量的确定：当剂量计丢失、损坏、因故得不到读数或所得读数不能正确反映工作人员所接受的剂量时，应尽量确定其名义剂量，并将名义剂量及其确定方法记入监测记录表中；应根据具体情况合理选择以下方法之一确定名义剂量：用同时间佩戴的即时剂量计记录的即时剂量估算；用同时间场所监测的结果推算；用同一监测周期内从事相同工作的工作人员接受的平均剂量估算；用工作人员上一年度受到的平均剂量估算，即名义剂量＝上一年度剂量×监测周期（d）/365。

佩戴周期超过 3 个月的剂量计的记录：其剂量用名义剂量给出，并给出适当说明；报告中可给出实际结果，但必须说明此结果不符合标准规范。

5.2.5.2 档案

个人监测档案除了包括放射工作人员平时正常工作期间的个人剂量记录外，还应包括其在异常情况（事故或应急）下受到的过量照射记录。职业照射个人监测档案应终生保存。

5.2.5.3 报告

个人监测技术服务机构在完成一个监测周期的监测任务后，应在 1 个月内出具检测/检验报告。职业性外照射个人监测结果按规定逐级报告审管部门或其授权机构。监测中发现异常情况应及时报告。个人监测技术服务机构负责检测结果的复核和解释，

放射工作单位应在接到复核调查表后 2 周内反馈处理意见。监测结果确属超剂量照射或未能按时反馈处理意见的,个人监测技术服务机构应按照相关法规要求上报至审管部门。

个人监测技术服务机构应及时整理、汇总、计算、分析和网上填报本区域内每年度放射工作人员职业性外照射个人监测数据,以便掌握个人剂量和集体剂量的变化趋势及其分布情况。

5.2.6 外照射个人监测质量控制

在热释光剂量测量系统中,影响测量数据准确度的因素是多种多样的。其主要误差来源包括能量响应、角响应、剂量响应的非线性、信号衰退光照对探测器的影响,其他辐射的影响,机械振动的影响;天然本底差异的影响,不正确佩戴剂量计的影响,探测器灵敏度不均匀的影响;校准引入的误差、读出器不稳定的影响,技术人员操作技术的影响等。由于热释光剂量测量系统的影响因素较多,以及有关标准对个人监测准确度的要求严格,因此非常有必要加强个人监测的质量控制。

5.2.6.1 探测器的质量控制

(1) 退火

热释光探测器在使用前要进行退火处理。热释光探测器的退火分为照前退火和照后退火。照前退火的目的:消除探测器的本底剂量和残余剂量(包括测量后残余或放置一段时间后的剂量);恢复探测器的初始灵敏度,使深陷阱中的电子释放出来,以消除辐照敏化引起的灵敏度增高的现象;恢复探测器发光曲线的形状。照后低温退火的目的:消除低温峰,减小低温峰对测定峰的影响,提高测量精度。热释光材料的灵敏度和发光曲线的形状与退火的条件有关。不同类型的热释光探测器由于发光曲线的不同,其退火条件不同。即使是同一类探测器,由于制备工艺的差异,其退火条件不同,灵敏度也有差异。

① 退火参数的选择。探测器退火时,要严格控制退火温度、恒温时间、退火温度的均匀性和探测器的冷却速率,否则会影响探测器的灵敏度。表 5.1 所示为几种热释光探测器的退火条件,供参考。

表 5.1 几种热释光探测器的退火条件

探测器	退火条件	
	温度/℃	恒温时间/min
LiF:Mg, Ti	400 (100)	60 (120)
LiF:Mg, Ti-M	290	30
LiF:Mg, Cu, P	240	10
$CaSO_4$:Dy/Tm	380 (400)	30 (10)
CaF_2	400	10
Mg_2SiO_4 (Tb)	500	30
LiF:Mg, Ti (Teflon)	300 (100)	60 (120)

② 退火炉、退火托盘材料的选择。为了保证退火条件的稳定性、准确性和冷却速率，最好选用热释光探测器专用退火炉进行退火。铝和不锈钢托盘退火的探测器的灵敏度高于紫铜托盘和陶瓷托盘，但不锈钢托盘易使探测器变黄，所以选择铝材质的托盘最佳。

③ 退火技术。在退火操作中，要使用检定合格的退火炉进行退火。为确保退火质量，探测器须均匀平铺在退火盘上，不能重叠，探测器之间保留一定的间隙。对于区分正反面的探测器，注意正面朝上摆放。退火炉恒温后，将摆好探测器的退火盘小心放入炉内，这时退火炉炉温有所下降，待其再次达到设置温度时开始计时。从炉中取出探测器，立即将退火盘放在冷却板（10～20 mm 厚的金属板）上冷却。为提高降温速率，可用风扇吹退火盘表面。不可将探测器直接倒在冷却板上冷却，以免污染探测器。

(2) 探测器的一致性选择

一批新的个人剂量元件在使用前或使用 3 次后，均应进行一致性选择。只有经过一致性选择的同一批次的剂量元件才能使用同一个刻度因子。取同一批次的热释光探测器，根据探测器操作说明书退火，按照 GBZ 207—2016 附录 C.3 的照射方法照射探测器。筛选探测器时，可选用 ^{137}Cs 和 ^{60}Co 参考源，辐射剂量不宜太小或过大。因为辐射剂量过小时，探测器的分散性会随着剂量的减小而迅速增大；而辐射剂量过大时，探测器的残余本底会增加。筛选用于个人监测的探测器时，辐射剂量一般可在 1～2 mGy 之间。在实际测量时，应根据实验目的所要求的测量精度来确定探测器的分散性。同一批次的探测器使用前应进行一致性选择，一致性宜控制在±5%以内。探测器的分散性通常用算术平均误差或标准误差的形式来表示，下面介绍一种用算术平均误差筛选探测器的实例。

[例] 铯-137 源照射 100 片探测器，照射剂量为 1 mGy，测量结果录入 EXCEL 表。首先算出这组数的均值，分为几个档次，包括±2%、±3%、±5%、±10%，计算出它们对应的读数区间的上、下限（表 5.2）。结果落在±5%区间的测量数值有 40 个，这样就筛选出分散性在 5%以内的探测器。

表 5.2 探测器一致性选择测量数据

照射 1 mGy，测量数值									
1 255.04	1 356.36	1 356.214	1 023.563	1 623.451	1 234.561	1 426.354	1 135.489	1 121.231	1 563.251
1 509.39	1 421.23	1 234.28	1 423.367	1 721.023	1 356.123	1 321.361	1 564.725	1 165.481	1 153.154
1 356.6	1 345.26	1 346.564	1 536.248	1 412.321	1 423.153	1 523.189	1 426.478	1 065.458	1 216.234
1 456.24	1 423.45	1 564.23	1 123.562	1 564.456	1 234.891	1 413.564	1 365.257	1 456.415	1 103.214
1 358.3	1 235.621	1 423.125	1 189.75	1 345.692	1 565.23	1 523.158	1 147.927	1 352.412	1 125.341
1 436.56	1 503.124	1 423.25	1 456.234	1 169.265	1 325.78	1 145.235	1 264.894	1 413.21	1 205.512
1 435.68	1 123.56	1 135.621	1 524.265	1 056.234	1 523.178	1 645.256	1 623.371	1 139.546	1 345.64
1 536.56	1 325.46	1 256.215	1 134.565	1 356.451	1 059.387	1 324.265	1 524.314	1 125.645	1 423.22
1 354.2	1 369.26	1 487.234	1 325.165	1 423.561	1 425.764	1 415.428	1 315.618	1 523.425	1 627.548
1 326.6	1 421.56	1 564.231	1 456.153	1 564.231	1 432.564	1 319.146	1 526.641	1 631.457	1 421.75

续表

照射 1 mGy，测量数值					
平均值	1 364.82				
分散性	±2%	±3%	±5%	±10%	
分散性×平均值	27.296	40.944	68.240	136.481	
下限	1 337.523	1 323.8748	1 296.578	1 228.337	
上限	1 392.115	1 405.764	1 433.06	1 501.301	
区间数值个数	14	19	40	54	

（3）探测器的储藏和清洁

为避免外部辐射源和强光的影响，可将探测器放在铅室里，保存在干燥清洁的环境中。不同批次探测器的灵敏度、能量响应等不同，为保持测量的准确性，应注意将不同批次探测器分开保存，不要混合使用不同批次的探测器。用清洁的镊子夹取探测器，避免其受损或被污染。若探测器表面受到污染，可及时用乙醇轻轻擦拭，退火后方可使用。若带污渍的探测器直接退火，容易造成永久的污点，影响探测器的灵敏度。经去污处理的探测器在使用前应重新进行一致性筛选后方可使用。

5.2.6.2 监测系统的质量控制

（1）最低可探测水平（MDL）检验

MDL 是用于评价测量仪器探测能力的统计量值，指在给定的置信度下，一种测量方法能够探测出的区别于本底值的最小量值。MDL 检验程序如下：取一致性控制在 5% 以内的探测器 10 个，采用常规程序处理后，放置于无附加辐射场的天然本底环境中，作为跟随本底。探测器的放置周期与个人监测周期一致，按常规测读程序测读剂量计（或探测器）。采用公式（5.6）计算测读值的本底测量结果的检验标准差 $u_A(x_i)$：

$$u_A(x_i) = s(x_i) = \sqrt{\frac{1}{n-1}\sum_{i=1}^{n}(x_i - \overline{x})^2} \tag{5.6}$$

按公式（5.7）计算 MDL：

$$MDL = 3 \times u_A(x_i) \tag{5.7}$$

当个人剂量系统的 MDL 变化大于 10% 时，应查其原因，并在修复后方可开展服务。

[MDL 计算方法实例] 作为跟随本底的 10 个探测器的读数结果为 288.327、291.321、305.643、277.216、302.382、327.787、272.178、315.643、283.25、281.076。刻度因子为 9.38×10^{-4} mSv/计数。根据 10 个探测器的读数结果算得标准偏差为 17.93，则 $MDL = 3 \times 17.93 \times 9.38 \times 10^{-4} = 0.05$（mSv）。

（2）线性检验

线性检验程序如下：取一致性控制在 5% 以内的探测器 60 个，采用常规程序做出如下处理：每 10 个探测器为一组，共分 6 个组（以 i 表示组别）。其中 1 组留作本底，另外 5 组分别照射 0.1 mSv、0.4 mSv、2 mSv、10 mSv、50 mSv，按常规测读程序测读探测器。每组扣除本底测量值后，获得该组个人剂量当量测量均值 d_{ji}。

按公式（5.8）计算第 j 批的线性误差 e_j：

$$e_j = \sum_i \left| 1 - \frac{d_{ji}}{D_{ji}} \right| \times 100\% \tag{5.8}$$

上式中，d_{ji}——第 j 批第 i 组的个人剂量当量测量均值；

D_{ji}——第 j 批第 i 组的个人剂量当量照射参考值。

针对每批探测器线性误差 $e_j > 10\%$ 时（下标 j 表示批次），应查其原因。若线性误差不能通过一致性控制等手段得到改进，则判定其不宜用于个人监测。

（3）个人剂量系统的条件优化选择

在个人剂量系统正式使用前，以及个人剂量系统或其测读系统发生改变时，均应对影响测读结果的主要因素（高压、加热或光激方式、读数时间和周期等）进行条件优化选择。可按照公式（5.9）计算目标量 T 值，并选择 T 值最小时的工作条件为系统的最佳条件。

$$T = \frac{3u_A}{R_1} \tag{5.9}$$

上式中，R_1——照射 1 mGy 时的测量读出值；

u_A——本底（未经照射）测量值 A 类不确定度。

（4）能量响应

应根据探测器的能量响应确定辐射源。对能量响应依赖性小的探测器，可在不同类型的辐射场中刻度；对某些能量响应大的剂量计，则要求刻度辐射场与实际辐射场尽可能接近，剂量率和累计剂量的范围也应相仿；对混合辐射场中使用的剂量计，应该对混合场中各辐射组分分别刻度。

（5）实验室比对

个人剂量比对是提高个人监测质量的方法之一，也是考核实验室人员技术水平、检验监测系统仪器性能的有效手段。热释光个人剂量计监测是一个系统过程，其测量的准确性与剂量计的种类、测量过程、读出器、退火等多个环节息息相关。

① 筛选热释光剂量元件。

选用分散性不大于 3% 的热释光探测器，严格控制退火的条件进行退火（探测器筛选和退火方法可参考本章 5.2.6.1 节）。

② 保证仪器的稳定性，做好日常维护。

实验室比对之前可按本章节的方法做好 MDL 检验、线性检验，进行条件优化。做好热释光剂量测量系统的检定或校准，正确选用刻度因子。在标准剂量学实验室进行定量照射时，一定要将剂量元件放在平时佩戴的剂量计壳子中，以保持标准剂量传递和实际佩戴时受照剂量照射条件的一致性；检定时还要高度重视剂量元件的能量响应，不同能量的射线给予同一批剂量元件以同一照射量，其信号是有明显差别的，尤其是能量差别大的射线，所引起的差别可能是成倍的。因此，理想的方法是，采用能量鉴别式剂量计,即根据不同能量的射线选用不同的刻度因子,这样可以保证监测结果的可靠性,但这种方法在大规模人群剂量检测的实际应用中是不现实的。另一种方法是,采用不同能量刻度因子的平均值,使之兼顾各种能量射线的监测,但这样就不可避免地给每种能量射线剂量的监测结果带来一定误差。

③ 数据处理方法。

异常值的判定和剔除:常用剔除坏值的方法有 3σ 准则、肖维纳准则、格拉布斯准则。3σ 准则方法简单,但不够严格,一般用于测量次数 $n > 30$ 时。肖维纳准则考虑了观测次数,格拉布斯准则既考虑了观测次数,又考虑了不同判错概率(如判错概率为 1% 或 5%),鉴别能力强。热释光个人监测中可采用格拉布斯方法判断是否存在坏值。如果有坏值,则在剔除坏值后计算均值 $\bar{x}$ 和标准差 σ,则数据的可取范围为 $(\bar{x} - k\sigma, \bar{x} + k\sigma)$。

数据舍弃原则:当 $|x_i - \bar{x}| > k\sigma$ 时,该数据应该舍弃。这时 k 有三种取值:$k = 3$,$k = cn$,$k = T_0(n, \alpha)$,分别对应 3σ 准则、肖维纳准则、格拉布斯准则。表 5.3 为不同测量次数及判错概率下格拉布斯方法中 k 的取值情况。

表 5.3 格拉布斯准则 k 的取值

n	$\alpha = 5\%$	$\alpha = 1\%$
5	1.67	1.75
6	1.82	1.94
7	1.94	2.10
8	2.03	2.22
9	2.11	2.32
10	2.18	2.41

注:n 为测量次数,$\alpha = 5\%$ 表示判错的概率为 5%,$\alpha = 1\%$ 表示判错的概率为 1%,表格中的数据为对应 n 和 α 下的 k 值,即 $T_0(n, \alpha)$。

有效位数与修约:有效位数的确定及修约应按照 JJF 1059.1—2012《测量不确定度评定与表示》的要求,修约规则参照 GB/T 8170—2008《数值修约规则与极限数值的表示和判定》。出具的扩展不确定度的有效数字最多取 2 位,在首位大于 3 时也可取 1 位。测量均值的有效数字由不确定度决定,测量均值的末位应与不确定度末位对齐。在个人监测领域,扩展不确定度既可以用绝对形式也可以用相对形式报告。

④ 测量不确定度的评定方法。

测量不确定度是与测量结果关联的一个参数,用于表征合理赋予被测量的值的分散性。在给出检验结果时,应附有测量不确定度的评定。评定不确定度的方法应按下列类别给出:

ⅰ. A 类评定不确定度(u_A)。u_A 是通过对一组测量数列进行统计分析得到的,以测量平均值的标准差表示。A 类不确定度的典型来源是探测器灵敏度非一致性、零剂量时探测器读数的变异以及由灵敏度和本底引起的探测器读数的变异。

单次测量结果的检验标准差：

$$u_A(x_i) = s(x_i) = \sqrt{\frac{1}{n-1}\sum_{i=1}^{n}(x_i - \overline{x})^2} \tag{5.10}$$

其平均值的实验标准不确定度为：

$$u_A(\overline{x}) = \frac{s(x_i)}{\sqrt{n}} = \sqrt{\frac{1}{n(n-1)}\sum_{i=1}^{n}(x_i - \overline{x})^2} \tag{5.11}$$

ii. B 类评定不确定度（u_B）。A 类评定之外的其他评定均为 B 类评定，B 类评定的不确定度也用相应的标准差 u_i 表示，u_B 不会因重复测量而减小。通常 B 类评定不确定度的主要来源如下：剂量系统的校准误差、剂量计的能量依赖性、剂量计的方向依赖性、响应的非线性、探测器的信号衰退、湿度及温度的依赖性、光照射影响、非电离辐射的影响、机械振动影响、不同地区天然本底辐射影响的差异等。

在测量不确定度评定中不必过分强调某一分量属于 A 类或者 B 类评定方法，因为其合成方法相同，两种方法得到的不确定度并无本质的区别。这两种评定方法仅仅是在对测量结果不确定度进行评定方法上的分类，而不是说测量结果不确定度可分为 A 类和 B 类不确定度。

在个人剂量监测时，B 类评定不确定度的典型分布假设为均匀分布，因某一因素 i 的参数变异 a_i 引起的 B 类评定不确定度可用公式（5.12）计算：

$$u_{B,i} = \frac{a_i}{\sqrt{3}} \tag{5.12}$$

当影响因素不止一个时，总的 B 类评定不确定度 u_B 计算公式为：

$$u_B = \sqrt{\sum_i u_{B,i}^2} = \sqrt{\frac{1}{3}\sum_i a_i^2} \tag{5.13}$$

几种常见情况 a_i 的确定：仪器示值误差（Δm）已知的情况，$a = \Delta m$；表盘式仪表，a 为最小分度值的一半；数字式仪表，a 为末位数最小分度的一个单位。能测量或已知 B 类来源的变异范围：给出量是单向时，例如，校准扩展不确定度为 U，$a = U/k$，其中 k 是校准报告的包含因子；给出量是双向时，例如，LiF TLD 剂量探测器的能量响应为 $\pm 10\%$，则 $a = $ 量的均值 $\times 10\%$。

iii. A 类和 B 类的合成不确定度（u_c）。根据公式（5.14）计算 u_c：

$$u_c = \sqrt{u_A^2 + \sum_i u_{B,i}^2} \tag{5.14}$$

假设个人监测的合成不确定度 u_c 服从正态分布，可直接用上式估算一个剂量系统的不确定度，其相应的置信水平为 67%。要获得高的置信水平，应当将合成不确定度 u_c 乘以一个包含因子 k：

$$U = k\sqrt{u_A^2 + \sum_i u_{B,i}^2} \tag{5.15}$$

通常称 U 为扩展不确定度。在其计算和结果表述中，均应清楚标明包含因子 k 的取值。在个人剂量系统性能检验中，通常只有辐照检验时的照射参考值，其扩展不确定

度的包含因子 k 取 2。

[数据处理及不确定度评定举例] 某 TLD 探测器平行样品共测量了 10 次，其测量结果为 1 138.867、1 156.653、1 113.749、1 123.509、1 089.869、1 138.315、1 114.542、1 033.35、1 140.544、1106.78，本底测量结果为 79.874、76.149、76.416、76.813、70.771、72.761、72.18、77.903、70.473、79.093，刻度因子为 1.14×10^{-3} mSv/计数。试进行数据处理和不确定度评定，并报告测量结果。

首先剔除异常数据。异常数据剔除参照本章 5.2.6.2 节。

$$H_p(10) = C_f(X_i - X_{bg}) = 1.14 \times 10^{-3} \times (1\,115.618 - 75.243\,3) = 1.19 \text{ mSv}$$

然后计算 A 类评定不确定度。

计数均值的 A 类评定不确定度用下式计算：

$$u_A(x_i) = s(x_i) = \sqrt{\overline{(x_i - \overline{x})^2}} = 34.86 \text{ mSv}$$

$$u_A(H) = \frac{u_A(x_i)}{\sqrt{n}} \times C_f = 11.02 \times 1.14 \times 10^{-3} = 1.26 \times 10^{-2} \text{ mSv}$$

再计算 B 类评定不确定度。

净剂量 B 类评定不确定度主要考虑刻度因子引入的不确定度、非线性引入的不确定度、能响角响引入的不确定度以及一致性引入的不确定度等。

刻度因子引入的不确定度：根据检定证书，刻度因子的相对扩展不确定度为 $U = 11\%$ ($k=2$)，刻度因子引入的不确定度为

$$u_B(C_f) = H \times 11\% \times \frac{1}{2} = 1.19 \times 11\% \times \frac{1}{2} = 6.5 \times 10^{-2} \text{ mSv}$$

能响角响引入的不确定度：性能实验中，不同剂量、入射角度的刻度因子与刻度因子平均值的最大偏差为 14.2%，假设其服从均匀分布，则不确定度为

$$u_B(E) = \frac{H \times 14.2\%}{\sqrt{3}} = 9.8 \times 10^{-2} \text{ mSv}$$

非线性引入的不确定度：假设其分布服从直角概率密度分布，由检定证书可知

$$u_B(L) = \frac{H \times 5\%}{\sqrt{3}} = 3.4 \times 10^{-2} \text{ mSv}$$

一致性引入的不确定度：探测器使用之前已经进行过筛选，分散性最大为 3%，则

$$u_B(V) = \frac{H \times 3\%}{\sqrt{3}} = 2.1 \times 10^{-2} \text{ mSv}$$

合成 B 类评定不确定度为

$$u_B(H) = \sqrt{u_B(C_f)^2 + u_B(E)^2 + u_B(L)^2 + u_B(V)^2} = 0.124 \text{ mSv}$$

A 类和 B 类评定合成不确定度为

$$u_c(H) = \sqrt{u_B(H)^2 + u_A(H)^2} = 0.125 \text{ mSv}$$

扩展不确定度 U ($k=2$) 用下式计算：$U = 2 \times u_c(H) = 0.25$ mSv

测量结果通常应报告为 1.19 ± 0.25 mSv，$k=2$，特殊情况下须用相对扩展不确定度，则相对扩展不确定度为 $U_{rel} = \frac{U}{H} \times 100\% = 21\%$。

测量结果末位与不确定度末位必须对齐。不确定度最多取两位，当不确定度首位大于 3 时可取一位。

5.2.6.3 监测实施过程中的质量控制

(1) 佩戴质控

常见的剂量计佩戴误差因素有 5 种。① 佩戴时间误差：佩戴不及时、佩戴发生中断、交换剂量计不准时等。② 剂量计佩戴位置错误：剂量计放置在机房内、操作间、衣服口袋内或者直接放置在射线束下。③ 剂量计的污染、损坏和丢失：有的放射工作人员将剂量计外壳打开，用手摸探测器；或者剂量计掉在地上，被工作场所的粉尘等污染。④ 剂量计非专人佩戴：一个人剂量计两人替换佩戴，有的甚至是多人或一个组的工作人员替换佩戴。⑤ 剂量计佩戴的本底误差：跟随本底剂量计及非工作时间的剂量计存放位置剂量偏高（如房间内装饰材料的辐射影响等），或存放位置出现过辐射源（如身体上有放射性污染的核医学工作者、服过放射性药品的患者等），致使监测结果出现误差。

放射工作人员剂量计佩戴的质控措施主要有 8 项。① 对放射工作人员进行培训，将个人监测作为放射工作人员就业前后培训的重要内容。② 被监测单位设专职或兼职防护人员负责剂量计的收发，并定期检查放射工作人员的佩戴情况。③ 监测部门严格履行以下职责：定期接受上级部门的考核，取得合格证后方可进行个人监测工作，按期向被监测单位报告监测结果，及时对异常结果进行调查落实，设专人定期检查放射工作人员佩戴情况，发现问题及时纠正。④ 本底剂量水平调查：对跟随本底、非工作时间剂量计存放位置进行场所监测，掌握本底辐射水平，正确扣除本底剂量（运输、贮存和天然本底照射）。⑤ 佩戴时间的修正。按公式 $E = E_1[1 + (T-t)/t]$ 对佩戴时间误差进行修正。⑥ 名义剂量的应用：由于剂量计损坏、丢失等原因得不到剂量数据或工作人员人为造成数据不准的，采用名义剂量，以减小结果误差。⑦ 制定奖惩制度：对按规定佩戴剂量计的放射工作人员实施奖励；对违反佩戴规定，损坏、丢失剂量计，故意用放射源、射线装置照射剂量计等错误行为予以惩罚。⑧ 对放射工作人员的剂量计佩戴情况做抽样统计调查，估算剂量计佩戴误差水平。

(2) 监测单位收发质控

监测单位收到个人剂量计后，首先进行登记，然后测量个人剂量计的表面污染。若存在表面污染，须进行洗消。洗消去除污染并选择低温干燥后，再进行测量。将收到的剂量计个数、佩戴周期、是否含有随样本底剂量计等信息与被监测单位填写的收发记录（收发记录应包含以下信息：单位、联系人及联系方式、佩戴周期、剂量计数量、是否含有本底剂量计、新增人员信息、丢失剂量计信息、离岗人员信息等）进行核对。核对无误后方可进行样品受理、测量。已被测量的探测器，在下一监测周期开始前统一退火。每个剂量计中放入至少两枚热释光探测器（探测器应无污染、无破损），缺少随样本底的，须补充本底，并核对剂量计数量。

5.3 内照射个人监测

5.3.1 放射性核素的摄入和代谢

5.3.1.1 放射性核素摄入、转移和代谢的途径

放射性核素主要通过呼吸道摄入（吸入）、胃肠道摄入（食入）或通过完好的皮肤、伤口进入人体，其中一部分放射性核素被血液吸收。之后这些放射性核素通常会经过非常复杂的转移过程，这些转移决定了其在体内的分布以及排出的途径和速率。摄入的放射性核素在体内的分布可能是分散的，并且相对是均匀的（如氚水），也可能集中于特定的器官或组织，如碘集中于甲状腺，碱土金属集中于骨，钚集中于骨和肝。

放射性核素主要通过尿和粪便排出体外。血浆和细胞外液中的放射性核素主要通过尿液排出；而通过粪便排出体外的放射性核素则由两部分组成：一部分是吸收入体液或转移隔室的放射性核素经过体内循环后由胃肠道排出，另一部分是食入的放射性核素未被人体吸收直接由胃肠道排出。对于某些放射性核素，还必须考虑皮肤污染直接吸收的情况。接触被气溶胶、液体或被放射性核素污染的表面可能会污染皮肤。在此情况下，衣服可能成为皮肤污染的重要来源，而湿衣服可能会使污染物与皮肤紧密接触，从而增加了放射性核素渗透到皮肤中的可能性。由于可能发生的皮肤污染情况差异很大，化合物的化学形式、污染区域的位置和表面、皮肤的生理状态等因素都会对皮肤污染产生影响，因此对于放射性核素通过皮肤进入人体还没有通用的模型。通常，放射性核素无法通过完整的皮肤进入人体，但是，某些元素（如氚化水），可能会透过皮肤迅速转移。碘也可以通过皮肤吸收，但吸收程度较小。放射性核素由人体摄入及其在人体内转移和代谢的途径如图5.1所示。

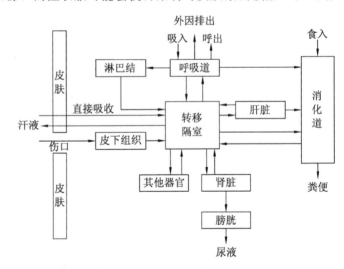

图5.1 放射性核素的摄入、转移和排泄途径

5.3.1.2 放射性核素在人体内代谢的生物动力学模型

精确地描述吸入或食入放射性核素在体内的代谢过程是十分复杂的，为了方便起见，我们采用了一些便于计算的简单模型来描述放射性核素在人体内的转移过程。根据这些模型计算的剂量，对于辐射防护目的来说是足够准确的。内照射剂量估算模型是以假设核素在体内的代谢可用一系列隔室来描述为基础的。一个隔室可以指一个空间、一

个组织或器官,其间就我们所考虑的性质(如活度、浓度)来说,它们具有相同的行为。

图 5.2 为用于表示放射性核素在身体各区中的动力学的一般模型,模型中体液由转移隔室来表示,放射性核素被吸入或食入后通过转移隔室转运至全身的器官和组织,该隔室的半廓清时间为 0.25 d,放射性核素从转移隔室以不同的分数 $a_1,a_2,\cdots,a_i$ 转移至组织隔室 1、组织隔室 2……组织隔室 i,从这些隔室廓清的半廓清时间为 T_1,T_2,…,T_i。放射性物质排泄量经由尿和粪便的分数分别为 f_u 和 f_f。

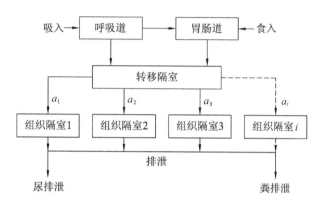

图 5.2 放射性核素在身体各区中的动力学的一般模型

为了内照射剂量估算的需要,国际放射防护委员会(International Commission on Radiological Protection,ICRP)提出了多种代谢模型,如呼吸道模型、胃肠道模型等。随着动物实验数据和有关人类资料的不断积累,这些模型和数据在不断修订和完善,因而也更加接近人类真实的代谢过程。

(1) 呼吸道模型

ICRP 在其 66 号出版物中建立了针对放射性核素吸入的呼吸道模型。该模型将呼吸道分为 5 个区域,如图 5.3 所示。胸腔外区(ET)气道分为 ET_1(前鼻道)和 ET_2(由后鼻道和口腔后道、咽和喉组成)。胸腔区域分为支气管(BB:气管和支气管)、细支气管(bb)和肺泡间质(AI:气体交换区域)。淋巴组织(LN)与胸外和胸腔气道相关(分别为 LN_{ET} 和 LN_{TH})。

为了便于剂量计算,该模型给出了各分区灵敏靶细胞的有关参数,并对参考工作人员和选定的公众成员的上述解剖学分区指定了形态学和细胞学参数(尺寸大小)。

为了考虑不同区组织对危害的贡献,对其指定了危害权重因子(用占组织权重因子 W_T 的份额表示),在 ET 区中,对 ET_1、ET_2 和淋巴组织分配的危害权重因子分别为 0.001、0.998 和 0.001。胸区危害因子的分配考虑了 4 部分,ICRP 推荐对 BB、bb 和 AI 区的危害权重因子均为 0.333,对该区的淋巴系统与 ET 区一样,权重因子也等于 0.001。呼吸道各组织的危害权重因子见表 5.4,用这些权重因子加权求和,即可得到呼吸道各分区的危害加权当量剂量。

表 5.4 呼吸道各组织的危害权重因子

区域	组织	危害权重因子
胸腔外区	ET_1（前鼻道）	0.001
	ET_2（由后鼻道和口腔后道、咽和喉组成）	0.998
	LN_{ET}（胸外淋巴组织）	0.001
胸腔区	BB（气管和支气管）	0.333
	bb（细支气管）	0.333
	AI（肺泡间质）	0.333
	LN_{TH}（胸腔淋巴组织）	0.001

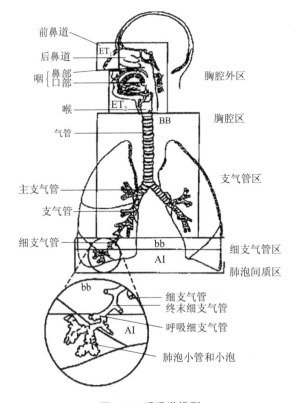

图 5.3 呼吸道模型

① 沉积模型。为了描述放射性核素在呼吸道中的沉积过程，研究者引入了沉积模型来评估每个区域中实际感兴趣的所有气溶胶尺寸（0.6 nm～100 μm）的气溶胶沉积分数。对于胸外（ET）区域，测量的沉积效率与气溶胶颗粒尺寸和气流的特征参数相关，并可通过解剖尺寸进行缩放以预测其他条件下（如不同性别、民族）的沉积。对于胸区气道，采用气体输送和颗粒沉积的理论模型用于计算气管和支气管（BB）、细支气管（bb）和肺泡间质（AI）区域的颗粒沉积，并量化了受试者肺大小和呼吸频率的影响。为了模拟颗粒沉积，在吸入和呼出过程中，这些区域被视为一系列过滤器，因此可

以通过考虑空气动力学（重力沉降、惯性碰撞）和热力学（扩散）过程的竞争作用来评估每个区域内的效率。

为了评估工作人员吸入放射性核素在上述各区域的沉积，采用从事轻体力工作的正常鼻呼吸成年男性作为参考工作人员。对于职业暴露，目前推荐的活度中值空气动力学直径（activity median aerodynamic diameter，AMAD）的默认值为 5 μm，这比 ICRP 出版物 30 中采用的 1 μm 默认值更能代表工作场所气溶胶。参考工作人员呼吸道各区域中气溶胶的沉积分数见表 5.5。

表 5.5　参考工作人员呼吸道各区域中气溶胶（AMAD＝5 μm）的沉积分数

区域	沉积分数（用吸入活度的百分率表示）
ET_1（前鼻道）	34%
ET_2（由后鼻道和口腔后道、咽和喉组成）	40%
BB（气管和支气管）	1.8%
bb（细支气管）	1.1%
AI（肺泡间质）	5.3%
合计	82.2%

② 廓清模型。放射性核素经呼吸道廓清的途径如图 5.4 所示。沉积在 ET_1（前鼻道）的核素往往是通过外力排出体外，如擤鼻涕。呼吸道其他区域核素的廓清主要通过粒子转移和血液吸收两个途径。这两种过程是相互竞争的关系，粒子转移和血液吸收的速率是相互独立的。

i. 粒子转移：粒子由呼吸道转移至消化道和淋巴结。假定粒子转移的速率对于所有元素都是一致的，基于此假设可以建立一个单隔室模型来描述粒子转移的过程（图 5.5）。由于已知哺乳动物物种之间的粒子传输速率有

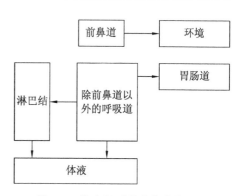

图 5.4　核素经呼吸道廓清的途径

很大差异，因此，转移速率常数的参考值尽可能从人类研究结果中导出。图 5.5 展示了假定所有吸入呼吸道的物质都没有被血液吸收的情况下在呼吸道内的留存和廓清情况，然而一般情况下血液吸收过程往往是同时发生的。沉积在所有隔室的大部分粒子都可以借气道表面的粒子转移而被运到咽部，并从这里进入胃肠道。沉积在 ET、BB 和 bb 区的一小部分粒子会长期滞留在气道壁。沉积在 BB 和 bb 区的大部分粒子因黏液纤毛运动而很快被廓清，这两个快廓清区域分别用 BB_1 和 bb_1 表示；另一部分粒子廓清要慢得多，这两个慢廓清区域分别用 BB_2 和 bb_2 表示。沉积在 AI 区的物质廓清很慢。

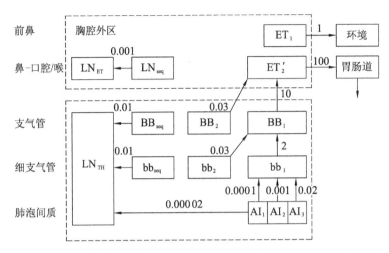

图 5.5 粒子在呼吸道各区域转移的隔室模型（转移常数单位为 d^{-1}）

ii. 血液吸收：粒子中的物质被血液吸收。血液吸收依赖于物质的物理和化学形式，假定血液吸收率在除了 ET_1 区（假定 ET_1 区不发生血液吸收）的呼吸道各区域是相同的。血液吸收分为两个阶段：粒子离解为可被血液吸收的物质（溶解过程）；可溶物质和由粒子离解所得的物质被血液吸收（吸收过程）。两个阶段的廓清速率都随时间而变化。该模型假定一部分沉积物质溶解相对较快，剩余部分溶解较慢。物质通过呼吸道沉积在某些隔室内，此时这些物质处于初始状态，它们沉积的隔室被称为"粒子处于初始状态"隔室，其中的物质以速率 S_p 溶解至体液中，与此同时该隔室中的物质还以速率 S_{pt} 转移到相应的被称为"粒子处于转移状态"的隔室中，再以另一个速率 S_t 溶解至体液中。一般情况下"粒子处于转移状态"表示相对易溶解的部分溶解后剩下的物质。时间相关的血液吸收隔室模型如图 5.6 所示。

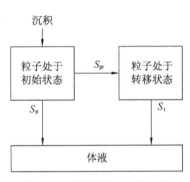

图 5.6 时间相关的血液吸收隔室模型

此呼吸道模型中将吸入物质按照溶解速率分为 F 类（快速）、M 类（中速）和 S 类（慢速）。

F 类：几乎所有沉积在 BB、bb 和 AI 区的 F 类物质都被迅速吸收，沉积在 ET_2 区的一半物质通过粒子转移被廓清到胃肠道，另一半被血液吸收。所有物质被吸收的生物半排期为 10 min。典型的 F 类物质是铯和碘的化合物。

M 类：沉积在 BB、bb 和 AI 区的 10% 的 M 类物质和沉积在 ET_2 区的 5% 的 M 类物质被迅速吸收，大约有 70% 沉积在 AI 区的物质最终被吸收到体液。被吸收的 10% 物质的生物半排期为 10 min，90% 物质的生物半排期为 140 d。典型的 M 类物质是镭和镅的化合物。

S 类：ET、BB 或 bb 区物质吸收很少，大约有 10% 沉积在 AI 区的物质最终被吸收入体液。被吸收的 0.1% 物质的生物半排期为 10 min，99.9% 物质的生物半排期为

7 000 d。典型的 S 类物质是不能溶解的铀和钚的化合物。

F 类、M 类和 S 类物质在血液吸收模型中的默认吸收率如表 5.6 所示。

表 5.6　F 类、M 类和 S 类物质在血液吸收模型中的默认吸收率

参数类型	F 类	M 类	S 类
初始溶解速率 S_p	100%	10%	0.1%
转换速率 S_{pt}	0	90%	100%
最终溶解速率 S_t	—	0.005%	0.0001%

同时，在此模型中吸入的气体或蒸气被分为以下三类。

SR-0 类：不溶性和不反应的，忽略在呼吸道的沉积，如 ^{41}Ar、^{85}Kr 和 ^{133}Xe。

SR-1 类：可溶性和可反应的，在呼吸道可能沉积，如氡气、^{14}CO、^{131}I 蒸气和 ^{195}Hg 蒸气。

SR-2 类：易溶解和可反应的，全部沉积在 ET_2，如 HTO。

（2）胃肠道模型

放射性物质可能通过以下几种方式进入胃肠道：直接食入、由呼吸道转移进入或由其他器官转移进入。不同放射性核素由胃肠道进入体液的分数用胃肠道吸收因子 f_1 表示，f_1 值等于 1 则表示食入的放射性核素全部被体液吸收。可通过胃肠道隔室模型来对此过程进行描述（图 5.7）。该模型将胃肠道分为 4 个部分，每个部分被视为一个独立隔室，假定物质从一个隔室向另一个隔室的转移受一级动力学控制。

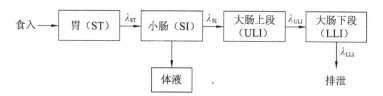

图 5.7　胃肠道隔室计量学模型

模型中，λ 为隔室间放射性核素转移的速率常数，假定小肠（SI）为放射性核素由胃肠道吸收至体液的唯一途径，则胃肠道各段的参数值如表 5.7 所示。

表 5.7　胃肠道隔室计量学模型中的参数值

胃肠道各段	平均停留时间/h	λ/d^{-1}
胃（ST）	1	24
小肠（SI）	4	6
大肠上段（ULI）	13	1.8
大肠下段（LLI）	24	1

5.3.2　职业性内照射监测原则

对于在辐射控制区内工作并可能有放射性核素摄入的职业人员，应进行常规个人监

测；如有可能，对所有受到职业照射的人员均应进行个人监测，如果放射性核素年摄入量产生的待积有效剂量不超过 1 mSv，可适当减小个人监测频度，但应进行工作场所监测。

根据监测目的，个人监测可分为常规监测、特殊监测和任务相关监测。伤口监测和医学应急监测均属特殊监测。

一般应对下述情况进行常规内照射个人监测：

① 操作大量气态和挥发性物质，如在大规模生产过程中产生的氚及其化合物。
② 钚和其他超铀元素的处理。
③ 钍矿的开采、选冶和处理以及钍及其化合物的应用。
④ 高品位铀矿石的采矿、选冶和处理。
⑤ 天然铀和低浓缩铀的处理及反应堆燃料的生产。
⑥ 放射性同位素生产和集中分装。
⑦ 在氡浓度超过行动水平的铀矿和其他工作场所工作。
⑧ 使用 ^{131}I 进行甲状腺肿瘤治疗。
⑨ 可引起裂变和活化产物照射的反应堆维修。

对接受内照射个人监测的人员，应根据具体情况确定常规监测的周期。空气中存在 ^{131}I 的工作场所，至少每个月用体外测量方法监测甲状腺一次；其他有职业内照射的情况可 3~6 个月监测一次。确定内照射常规监测周期应主要考虑探测方法的灵敏度、限定的年剂量（2 mSv/a，为年剂量限值 20 mSv/a 的 1/10）、摄入量的不确定度等因素。用确定的监测周期进行监测时，不应漏掉大于 5% 年剂量限值相应的摄入量的监测。

常规监测通常假定摄入发生在每个监测周期中间，由此假定所造成的摄入量低估不应大于 3 倍。对接受内照射个人监测的人员，至少用一种适合的监测方法，原则上应尽量采用灵敏的测量方法。对于常见摄入核素，推荐的监测方法和最低探测限要求如表 5.8 所示。

表 5.8　常见摄入核素的内照射个人监测方法选择和最低探测限要求

核素	实用监测方法		最低探测限
	设备	监测类型	
^{3}H	液闪	尿样	100 Bq/L
^{58}Co 及 ^{60}Co	γ射线谱	全身测量	50 Bq
		尿样	1 Bq/L
^{125}I、^{129}I 及 ^{131}I	γ射线谱	甲状腺测量①	100 Bq
		尿样	5 Bq/L
^{134}Cs 及 ^{137}Cs	γ射线谱	全身测量	50 Bq
		尿样	5 Bq/L

续表

核素	实用监测方法		最低探测限
	设备	监测类型	
^{234}U、^{235}U 及 ^{238}U	γ射线谱	肺测量②	200 Bq
		尿样	100 mBq/L
		粪样	10 mBq
^{241}Am	γ射线谱③	肺测量	20 Bq
		骨测量	20 Bq
	α谱	尿样	1 mBq/L
		粪样	1 mBq

注：① 如果甲状腺已被阻止吸收碘，应采用尿样测量。
② 仅适用于^{235}U 特殊监测和接近年剂量限值的常规监测。
③ 不适用于低于年剂量限值的监测。

5.3.3　内照射个人监测体外直接测量法

体外直接测量法是监测人体或器官的放射性核素活度的一种快速方便的监测方法。只有当被检测核素发出的射线能穿透人体时，此方法才适用。原则上此方法可用来检测发射 X 或 γ 射线的放射性核素，正电子发射的核素由于湮没辐射的存在也可以被检测到，发射高能 β 射线的核素可借由韧致辐射而被探测到，部分 α 放射性核素亦可通过其产生的特征 X 射线来检测。许多测量全身或身体各部位放射性核素的设备由一个或多个高效探测器组成，这些探测器安装在屏蔽良好的低本底环境中。常用的探测器类型为闪烁体探测器［如 NaI（Tl）］或半导体探测器（如高纯锗）。

在使用 γ 射线光谱法检测人体内的放射性核素时，相对于无生命样品的检测需要考虑更多额外的因素。人体样品质量大，大小、形状、成分不规则且多变，此外，人体放射性核素的空间分布情况复杂导致不能准确地校准，并且由于人体的不可侵犯性，因此对人体的检测难度是显而易见的。人体内沉积的放射性核素的含量和位置可能随时间发生变化；人体样品也不可能在受控条件下储存，以防止两次测量之间的污染；在测量过程中，被测者也无法像普通样品一样保持完全的静止状态。因此，真正重复的分析是不可能的，这限制了直接测量法通过延长测量周期来补偿低样品活度的可能性。

5.3.3.1　全身放射性核素直接测量

放射性核素的全身直接测量（即全身计数）本身可能具有有限的剂量学意义。为了更准确地评估放射性核素对特定个体产生的内照射危害，特定器官中放射性核素的含量往往更具相关性。然而，全身计数作为常规控制手段和已知污染的调查方法都是有用的。结合生物动力学模型和对暴露时间的假设，全身计数可以估计放射性核素的摄入量，并与规定的年度摄入量限值进行比较。

（1）单个固定探测器全身计数

该全身计数方法采用单个、固定位置的探测器，因而具有结构简单、信号处理难度小的优势，但是若要优化探测器配置以改善灵敏度时，此方法容易产生系统误差。单探测器全身计数常用的几何结构有两种，即弧形结构和椅形结构。

弧形探测器的结构如图 5.8 所示。如果受检者体内放射性水平足够且屏蔽室内可用空间足够，则弧形结构全身计数能够达到较高精度。测量时受检者躺在一个弯曲的表面上，形成一个以探测器为中心的圆弧，因此身体的所有部分与探测器的距离大致相等。以下三种方法可以提高探测器响应的均匀性：① 圆弧采用较大的曲率半径（1.5～2 m）；② 对于常见的圆柱形探测器，安装时尽量保证探测器的轴线与圆弧面的轴线平行，从而使受检者体内发出的射线尽可能到达探测器表面；③ 对每个受检

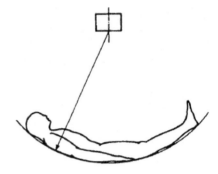

图 5.8　弧形探测器的结构示意图

者做两次测量，一次测量对象如图 5.8 所示躺着，另一次测量姿势相反，以人体后表面朝向探测器。当满足以上条件时，受检者两次测量的统计平均响应在被测核素发射的光子能量 >200 keV 的情况下精确度可达 10%。如果遵循严格的校准程序，则可以获得更高的精度。然而，即使在屏蔽良好的实验室内使用大尺寸探测器［如 230 mm × 150 mm NaI（Tl）晶体探测器］，此方法仍然也只有较低的探测效率，无法探测活度在千贝可量级以下的核素。因此，在放射防护的应用中，弧形结构全身计数主要用于调查已确定的内部污染案例，而不是作为常规的控制手段。

椅形探测器的结构如图 5.9 所示。受检者斜倚在倾斜的椅子上，探测器通常支撑在腹部上方 0.4 m 处。可选用的探测器通常为闪烁体探测器，如 NaI（Tl）晶体探测器，在实验室屏蔽良好的条件下可在 15 min 的计数时间内探测到最低活度 50 Bq 的最常见的裂变和活化产物，也可将探测器进一步换为半导体探测器。使用这种方法时，探测器的响应显著依赖于放射性核素在受

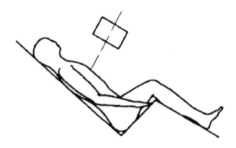

图 5.9　椅形探测器数的结构示意图

检者体内沉积的位置和探测器距离受检者身体的距离。此外，当放射性核素集中分布于体内某组织或器官内时，探测效率将显著高于放射性核素均匀分布在体内的情况。因此，椅形探测器全身计数产生系统误差的可能性比弧形技术大得多，但这在许多常规应用中并不重要。

（2）多探测器全身计数

椅形探测器全身计数具有探测效率高的优势，但是探测器响应依赖于核素在受检者体内的分布情况，因此研究人员进一步开发出卧式多探测器全身计数，即受检者处于仰卧位，数个探测器分布于受检者身体周围（图 5.10）。探测器的数量根据实际需要设置，最多可达 54 个，一般情况下为 4～8 个，分布于受检者身体上方和下方。所有探测器的组合响应可认为不受受检者体内核素分布状况的影响，但是完全均匀的响应是无法达到的。例如，放射性核素沿肠道输送时，腹部附近的探测器响应将明显大于其他探测

器。但是对于放射性核素没有集中于小范围的情况，该探测器阵列在探测发出光子能量大于 100 keV 的核素时的精度可达到 20% 或更佳。

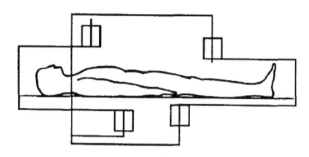

图 5.10　多探测器全身计数系统的结构示意图

这套系统的缺点是：每个探测器都需要配置一套独立可调的支持系统，整体的体积也更大，需要配置场所有更大的面积；多个探测器的输出信号的处理需要额外配置信号放大器，同时多个探头的维护和校准工作量也大大增加；多个探头测量数据的整合需要复杂的算法，根据这种方式记录的数据可以对污染物在体内的分布和运输进行大致的推断。

5.3.3.2　器官或组织内放射性核素直接测量

以下两种情况下需要对特定的器官或组织进行放射性核素体外测量：① 摄入的放射性核素被认为全部或大部分集中于某个器官或组织内，使用全身计数法无法获得足够的探测效率；② 进入体内的放射性核素沉积在两个或更多的器官内，必须通过检测将其分布区域进行划分。以上两种情况往往同时存在，如 ^{241}Am 进入人体后沉积于肺部、肝脏和骨骼中。

在全身计数测量中，受检者与探测器的相对位置通常是固定的；而在器官计数中，为了使待测特定器官或组织的探测效率最大化，探测器往往要尽可能靠近需要测量的区域，这就要求探测器的位置在测量时是可以调整的，以适应不同受检者的体型。

（1）甲状腺中的放射性核素直接测量

碘同位素及 ^{99}Tc^{m} 倾向于沉积在甲状腺中，其发射的光子能量范围从 27 keV（^{125}I）至数百 keV。直径约为 50 mm 的高纯锗探测器在几何尺寸上即可覆盖甲状腺区域，同时对上述所有能量均有足够的探测效率。对于能量大于 100 keV 的光子的探测也可选择 NaI（Tl）晶体探测器。如果甲状腺检测的目的仅仅是与标准或法规中的记录水平相比较，那么检测时需要的屏蔽可降至最低，准直器也可不用，从而最大限度地提高了系统的便携性。如果要求测量有较高的精度，则要求检测环境有较好的屏蔽以降低环境本底的干扰，同时应配备合适的准直器以降低相邻其他器官或组织内可能沉积的核素的影响。

（2）肺中的放射性核素直接测量

在个人职业照射中，吸入是放射性核素进入人体的最重要途径，因此呼吸道成为核素沉积的最初位置。如果核素沉积时间足够长，那么对肺部核素活度的直接测量就可以给出对放射性核素摄入的较为准确的估计值。尤其是对某些锕系元素的体外直接测量，由于其发射的光子能量低（<100 keV），其分散到身体其他器官以后将很难被探测到，因此在其刚摄入人体大部分还集中在肺部时对其进行检测是唯一的方法。

当已知放射性核素全部或大部分集中于肺部时，可采用上述 5.3.3.1 中描述的全身计数法进行测量，此时的测量结果即代表肺部核素沉积情况。在有些情况下，体内多个器官或组织内均有核素沉积。为了更好地区分肺部和其他器官中核素的量，需要使用合适尺寸的准直器以及更高效率的探测器。检测时，可以使用探测器分别从胸腔的正面和反面进行两次检测，以提高准确性和探测效率。对肺内核素不均匀分布进一步的研究发现，使用探测器阵列可以最大限度地降低由于核素在肺内不均匀分布而对测量结果造成的影响。

对于沉积在肺部的 ^{241}Am 或铀、钚的同位素，由于其发射的光子能量低于 100 keV，因此对探测的灵敏度有更高的要求，一方面要尽可能降低本底辐射对探测的影响，另一方面需要使用高灵敏度的探测器阵列，如高纯锗探测器。最简单的探测器阵列为两个探测器覆盖于胸部的上表面，每个探测器对准一个肺叶，同时需要修正来自受检者体内的天然核素 ^{40}K 及其他核素的散射辐射的影响。

5.3.3.3 放射性核素体外直接测量的一般程序

(1) 测量程序

① 测量前，受检者应取下身上佩戴的饰品、手表、眼镜及其他金属物件。

② 经放射性表面污染仪测量，确定受检者没有表面放射性污染。如果发现受检者有放射性表面污染，应先对其进行放射性污染洗消，在确定受检者没有放射性表面污染后方可进行测量。

③ 根据放射性核素在体内的分布特征，决定使用全身测量或器官测量。全身测量用于测量放射性核素在身体均匀分布的情况；器官测量用于测量放射性核素浓集于器官的情况。常用的器官测量有肺部测量、甲状腺测量。

④ 肺部测量用于测定呼吸系统沉积物质的放射性活度。测量肺中放射性活度时，应进行肌肉等效胸壁厚度校正。

⑤ 甲状腺测量。在甲状腺功能正常情况下，大约 20% 的放射性碘会被甲状腺吸收。测量时，将探测器放置在颈部表面上 10 cm 处，计数时间为 600 s。

(2) 肌肉等效胸壁厚度及组织厚度校正

肌肉等效胸壁厚度（muscle equivalent chest wall thickness，T_C）：当测量低能光子（<100 keV）时，须对胸壁厚度和成分进行校正。可用公式（5.16）计算 T_C 值：

$$T_C = \frac{X}{\mu_M [\mu_F F + \mu_M (1-F)]} \tag{5.16}$$

上式中，X——测量的胸壁厚度，单位为 cm；

μ_M——肌肉组织的线衰减系数，单位为 cm^{-1}；

μ_F——脂肪组织的线衰减系数，单位为 cm^{-1}；

F——脂肪组织的含量分数；

$1-F$——肌肉组织的含量分数。

测量器官内的低能光子（<100 keV）时，必须对覆盖在器官上面的组织厚度进

行校正。组织厚度校正是指通过使用刻度模体来模拟所测量器官与探测器之间的人体组织，进行 3 次以上的刻度实验，然后绘制相应的计数效率刻度曲线来校正组织厚度。

(3) 全身计数器 γ 能谱数据分析方法

全吸收峰（也称全能峰或光电峰）的道址与入射 γ 射线的能量成正比，这是全身计数器能谱定性的基础。全吸收峰下的净峰面积与和探测器相互作用的该能量的 γ 射线数成正比，这是全身计数器 γ 能谱定量的基础。在全吸收峰净峰面积的分析中，应扣除康普顿连续谱及本底等的计数。

放射性活度可用公式（5.17）计算：

$$A = \frac{N}{\varepsilon t} \tag{5.17}$$

上式中，N——峰面积；

ε——给定几何形状的探测效率；

t——计数时间，单位为 s。

峰面积 N 可用公式（5.18）计算：

$$N = \sum_{k=1}^{p} N_k - \frac{p}{2m}\left[\sum_{i=1}^{m} B_i + \sum_{j=1}^{m} B_j\right] \tag{5.18}$$

上式中，N——计算峰总面积的 k 道的计数；

p——峰所含的道数；

m——选定本底计算的道数（峰的左右两边）；

B_i——估算峰左基线的道计数；

B_j——估算峰右基线的道计数。

5.3.4 内照射个人监测排泄物分析法

对于不发射 γ 射线或只发射低能光子的放射性核素，采用排泄物监测可能是更为适合的。对于发射高能 β、γ 射线的辐射体，也可采用排泄物监测技术。一般采用尿样分析进行排泄物监测，对主要通过粪排泄或需要评价吸入 S 类物质自肺部的廓清时，要求分析粪样。

在一些特殊调查中也可分析其他生物样品。例如，可分析鼻腔分泌物或鼻拭样；怀疑有高水平污染时，可分析血样；在有 ^{14}C、^{226}Ra 和 ^{228}Th 内污染情况下，可采用呼出气活度监测技术；在极毒放射性核素（如超铀元素）污染伤口的情况下，应对已切除的组织样品进行制样和/或原样测量。

尿样收集、储存、处理和分析时应注意以下问题：

① 尿样的收集、储存、处理及分析应避免外来污染、交叉污染和待测核素的损失。

② 对于大多数常规分析，应收集 24 h 尿。在常规监测情况下，如收集不到 24 h 尿，应把尿量用肌酐量或其他量修正为 24 h 尿。氚是一个例外，一般只取少量尿即能由所测尿氚浓度推算体液浓度及摄入量。

③ 要分析的样本体积应根据分析技术的灵敏度确定。对于某些放射性核素，需要

分析累积几天的尿样才能达到所要求的灵敏度。

④ 应规范样品处理和分析方法。

⑤ 在某些情况下（如特殊监测），为减少核素经尿排出的日排量涨落对监测结果的影响，应分别分析连续 3 d 的尿样或分析连续 3 d 的混合样，取其平均值作为中间一天的日排量。

粪样监测常用于特殊调查，尤其是已知吸入或怀疑吸入 M 或 S 类物质后的调查，由于核素日粪排量涨落较大，因此，应连续收集几天的粪样。尿样收集中的注意事项同样适用于粪样。

生物样品中 γ 辐射体可用闪烁体探测器或半导体探测器直接测定。对 α 和 β 辐射体应先化学分离，然后采用合适的测量技术。样品中总 α 或总 β 活度的测量可作为一项简单的筛选技术，但它不能用来定量估算摄入量或待积有效剂量，除非已知放射性核素的组成。

5.3.5　内照射个人监测空气采样分析法

当用体内活度直接测量或排泄物监测技术进行放射性核素测量存在一定难度时，例如对于不发射强贯穿辐射且在排泄物中浓度很低的铀和钚的大多数同位素，可用空气采样分析法进行监测，使用的仪器为个人空气采样器（personal air sampler，PAS）或固定空气采样器（static air sampler，SAS），但是根据空气样品的测量结果估算摄入量具有很大不确定度。

PAS 的采样头应处于呼吸带内，采样速率最好能代表职业人员的典型吸气速率（约 1.2 m^3/h）。可在取样周期终了时用非破坏性技术测量滤膜放射性，以及时发现不正常的高水平照射。然后将滤膜保留并合并较长时间积累的滤膜，用放射化学分离提取方法和高灵敏度的测量技术进行测量。

对 PAS 的要求如下：

① 应收集足够多的放射性物质，收集量的多少主要取决于要求 PAS 能监测到的最低待积有效剂量的大小。对于常规监测，一般要求能监测到年摄入量限值的 1/10。

② 采样器应抽取足够体积的空气，以便对职业人员呼吸带空气活度浓度给出能满足统计学要求的数值。

③ 采样器的粒子采集特性应是已知的。

用 PAS 监测数据进行内照射剂量估算时，应测定吸入粒子大小的分布。在没有关于粒子大小的专门资料的情况下，可假定活度中值空气动力学直径（AMAD）为 5 μm。

对于在空气中易于扩散的化合物，如放射性气体和蒸汽（如二氧化碳和氚水），可用 SAS 数据对这些化合物的吸入量进行较合理的估计；但对于其他物质，如再悬浮颗粒，一般不要用 SAS 测量结果进行个人剂量估算。

在缺乏个人监测资料时，可利用 PAS 和 SAS 测量结果的比值来解释 SAS 的测量结果。当利用 SAS 的测量结果估算个人剂量时，应仔细评价照射条件及工作实践。

5.3.6 内照射个人监测评价方法

5.3.6.1 摄入量估算方法

① 对于内照射常规个人监测,可假定摄入发生在监测周期(T)的中间时刻($T/2$),这时可用公式(5.19)计算摄入量 I:

$$I = \frac{M}{m\left(\frac{T}{2}\right)} \tag{5.19}$$

上式中,I——放射性核素摄入量,单位为 Bq;

M——监测周期(T)末所测得的体内或器官内放射性核素的活度(单位为 Bq),或日排泄量(单位为 Bq/d);

$m\left(\frac{T}{2}\right)$——摄入单位活度后 $T/2$ 天时体内或器官内放射性核素的活度,或日排泄量的预期值。常用放射性核素的 $m\left(\frac{T}{2}\right)$ 值可查阅相关国家职业卫生标准。

如果发生在周期内任何一天的摄入量计算结果超过按 $T/2$ 计算结果的 10%,则应进行适当修正。

② 对特殊或任务相关监测而言,只要知道摄入的时间就可通过个人监测的测量值(M)和特殊监测时的 $m(t)$ 值估算出摄入量 I。仅有一次测量值时,可用公式(5.20)计算放射性核素摄入量:

$$I = \frac{M}{m(t)} \tag{5.20}$$

上式中,I——放射性核素摄入量,单位为 Bq;

M——摄入 t 天时测得的体内或器官内放射性核素的活度(单位为 Bq),或日排泄量(单位为 Bq/d);

$m(t)$——摄入单位活度后 t 天时体内或器官内放射性核素的活度,或日排泄量的预期值。常用放射性核素的 $m(t)$ 值可查阅相关国家职业卫生标准。

③ 如果空气样品个人监测的测量结果是监测周期内的累积放射性活度,则可直接视为此时的摄入量。若监测结果是核素空气浓度 $c_{j空}$(Bq/m³),则核素 j 的摄入量 I 可用公式(5.21)计算:

$$I_j = c_{j空} B T \tag{5.21}$$

上式中,$c_{j空}$——PAS 监测的 j 类放射性核素的活度浓度,单位为 Bq/m³;

B——人的呼吸率,单位为 m³/h,没有实际值时,B 可取 0.83 m³/h;

T——一个监测周期内在工作场所停留的总有效时间,单位为 h。

④ 如果当前测量值的 10% 以上来自以前监测周期中的摄入,并已估算了其摄入量,则应校正当前监测周期的测量结果。常规监测计划中的一系列测量步骤如下:

i. 确定第一个监测周期摄入量。

ii. 预估该摄入量对以后各监测周期测量结果的贡献。

iii. 从以后各监测周期的数据中扣除这次的贡献。

iv. 对于下一个监测周期，重复做上述 i.～iii. 步。

⑤ 在常规监测计划中，如果监测结果超过事先确定的调查水平，则应进一步调查。调查的性质将取决于具体情况和监测结果超过调查水平的程度。在调查中，应考虑以下几点：

i. 重复测量，以证实或改进初始评价。

ii. 采用另外的监测技术。

iii. 评价工作条件和照射情况。

iv. 在初始评价中若采用了缺省参数值，则在需要时应对实际污染物的粒子大小及其化学形态进行调查，并选择更合适的数值。

v. 在大量摄入的情况下，应将受污染者调离放射性工作场所，并对污染物在摄入者体内滞留和排泄特点进行监测，以改进剂量评价。

若用 PAS 进行个人监测的时期与实际摄入时间不同，则可由 PAS 获得的单位体积的时间积分空气活度浓度与职业人员摄入期间吸入的空气体积相乘，求得放射性核素的摄入量。

5.3.6.2 待积有效剂量估算方法

在估算出核素的摄入量之后，可用公式（5.22）估算待积有效剂量：

$$E(\tau) = I_{jp} e_{jp}(\tau) \tag{5.22}$$

上式中，$E(\tau)$ ——待积有效剂量，单位为 Sv；

I_{jp} ——j 类核素通过 p 类途径摄入的摄入量，单位为 Bq；

$e_{jp}(\tau)$ ——j 类核素通过 p 类途径的剂量系数（单位摄入量的待积有效剂量），单位为 Sv/Bq。应注意，在吸入途径中不同的吸收类型或形态以及在食入和注射途径中的不同 f_1 都会引起剂量系数的变化。

在有吸入途径但没有个人监测数据的情况下，可利用固定空气采样器测量的空气浓度，用公式（5.23）计算待积有效剂量：

$$E(\tau) \approx \frac{0.02 C_s}{\mathrm{DAC}} \tag{5.23}$$

上式中，$E(\tau)$ ——待积有效剂量，单位为 Sv；

C_s ——固定空气采样器测量的空气浓度，单位为 Bq/m^3；

DAC——导出空气浓度，单位为 Bq/m^3。

当职业人员呼吸率为 1.2 m^3/h 时，导出空气浓度 DAC 可用公式（5.24）计算：

$$\mathrm{DAC} = \frac{I_{j,\mathrm{inhL}}}{BT} \tag{5.24}$$

上式中，DAC——导出空气浓度，单位为 Bq/m^3；

$I_{j,\mathrm{inhL}}$ ——吸入 j 类核素的年摄入量限值，单位为 Bq；

B ——人的呼吸率，单位为 m^3/h，此处 $B=1.2$ m^3/h；

T ——一个监测周期内在工作场所停留的总有效时间，单位为 h，此处 $T=2\,000$ h。

待积有效剂量可以直接与 GB 18871 的年剂量限值进行比较，以评价防护情况。在摄入多种放射性核素混合物的情况下，一般只有少数核素对待积有效剂量有显著贡献，这时原则上应先确认哪些核素是有重要放射生物学意义的核素，然后针对这些核素制订监测计划和进行评价。

5.3.6.3 调查水平和记录水平

调查水平（investigation level，IL）和记录水平（recording level，RL）决定于内照射监测周期，在确定内照射监测周期时还应当考虑摄入量不确定度可以接受的水平。

在常规监测中，一般是基于年剂量限值的十分之一（0.002 Sv/a）为基础推导每一监测周期的调查水平，称为导出调查水平（derived investigation level，DIL）。当测量结果超过 DIL 时，应按上述 5.3.6.1 中描述的方法进行进一步调查，DIL 通常用公式（5.25）计算：

$$\mathrm{DIL} = \frac{0.002}{Ne(\tau)_j} \tag{5.25}$$

上式中，DIL——导出（每个监测周期的）调查水平，单位为 Bq；

N——一年的监测次数；

$e(\tau)_j$——j 类核素的有效剂量系数，单位为 Sv/Bq。

等于和超过导出记录水平（DRL）的测量结果都应记入个人剂量档案中。在内照射个人监测中，DRL 取为有意义的最小活度（minimum significant activity，MSA）。在 95% 置信水平，本底计数时间与样品计数时间相等时，MSA 用公式（5.26）计算：

$$\mathrm{MSA} = t_{1-\alpha,\nu} S_b \tag{5.26}$$

上式中，S_b——本底测量值的标准偏差；

ν——测量系列的自由度；

$t_{1-\alpha}$——检测量的 t 分布的单边临界值，当 $\nu=4$ 时，其值为 2.132。

其中本底测量值的标准偏差 S_b 用下式计算：

$$S_b = \frac{1}{F}\sqrt{\frac{n_b}{t_b}} \tag{5.27}$$

上式中，F——校准因子，单位为计数/（贝可·秒）；

n_b——本底计数率，单位为计数/秒；

t_b——本底计数时间，单位为秒。

内照射监测方法应有足够的最低可探测活度（minimum detectable activity，MDA）。在检测量不服从正态分布的情况下，MDA 可用公式（5.28）计算：

$$\mathrm{MDA} \approx 2 t_{1-\alpha,\nu} S_b = 2\mathrm{MSA} \tag{5.28}$$

上式中，S_b——本底测量值的标准偏差；

ν——测量系列的自由度；

$t_{1-\alpha}$——检测量的 t 分布的单边临界值，当 $\nu=4$ 时，其值为 2.132。

从公式（5.28）可以看出，只要本底计数时间足够长，可以认为 MDA 是 MSA 的 2 倍，因此记录水平也可直接取 MDA 的 1/2。

5.3.7 内照射个人监测质量控制

5.3.7.1 内照射个人监测质量保证的基本要求

内照射个人监测质量保证至少应达到以下要求：

① 选用符合要求、工作正常的设备和仪器。
② 定期检定/校准和维护使用的设备和仪器。
③ 定期比对选用的测量方法。
④ 按上述 5.3.4 的要求收集样品。
⑤ 按上述 5.3.6 的程序和要求分析样品的活度，并估算摄入量。
⑥ 按 GBZ 128 的要求记录和保存监测数据。
⑦ 对相关人员进行技术培训，由经培训合格的人员进行监测工作。

5.3.7.2 内照射个人监测的不确定度评价

（1）剂量评估中应考虑的主要不确定度来源

在内照射个人监测评价中，不确定度的主要来源如下：

① 摄入特征（时间模式和理化状态）信息不全。例如，急性摄入时间或摄入后的持续时间不明。
② 生物样品测量、计数测量中的统计涨落，以及泊松分布描述使用不合理。例如，生物样品测量的变化就不是随机的，因此不服从泊松分布。
③ 生物代谢和剂量学模型存在个体差异。
④ 不同的受照情况下，不确定度来源和程度也不相同。例如，用 AMAD 描述的气溶胶颗粒大小分布及几何标准偏差不同，吸收类型（F、M 或 S 类）或吸收参数值不同，胃肠道吸收系数发生变化，混合放射性核素的组分不同，等等。

（2）可不考虑的不确定度来源

在进行不确定度评估时，生物代谢和剂量学模型中的以下类型的参数不用考虑：

① 生理参数（如物理尺寸、器官质量和呼吸率）。
② 除了那些描述材料物理化学性质之外的国际放射防护委员会（ICRP）人体呼吸道模型的参数。
③ ICRP 生物动力学模型的参数。
④ 描述性别差异的参数。
⑤ 剂量模型参数（如吸收分数）、放射性核素的衰变数据、辐射权重因子、计算有效剂量的组织加权因子和剂量系数。

（3）不同剂量水平的不确定度评价方式

不同剂量水平的不确定度应使用不同的评价方式，详见表 5.9。

表 5.9　不同剂量水平下不确定度的评价方式

类型编号	估算有效剂量,$E(50)$/mSv	应考虑的主要不确定度来源
1	$E(50) \leqslant 1$	不用考虑
2	$0.1 < E(50) < 1$	摄入时间或摄入的期间的不确定度（常规监测）；测量的目标量的 A 类不确定度；测量的目标量的 B 类不确定度
3	$E(50) \geqslant 1$	除考虑上述 2 类的不确定度来源外，还应考虑以下不确定度来源：气溶胶颗粒大小分布引入的不确定度；吸收类型（F、M、S）或吸收参数值引入的不确定度；胃肠道吸收系数引入的不确定度

(4) 总体不确定度的评价

① 摄入时间或摄入的期间的不确定度。

在日常监测中，急性摄入的时间往往是未知的，通常是假设放射在监测周期的中间。这样的假设对慢性均匀摄入是可以的，但如果急性摄入发生在监测周期初，这样的假设会带来对剂量的高估；如果摄入发生在监测周期末，则会带来对剂量的低估。

② 尿样和粪样分析的不确定度。

在尿样和粪样分析中，应考虑的不确定度主要来源有样品体积和重量的量化、稀释和吸管的误差、储存阶段溶液的蒸发、用于校准的标准活度及其稳定性、放射性元素与示踪剂之间化学产额的相似性、电子学稳定性、谱的分辨率及峰的重叠、样本的污染及杂质、计数时源的位置、与校准源的密度和形状的差异、校准时的均匀性假设，以及计数的统计误差。

③ 全身测量的不确定度。

在体外全身直接测量中，应考虑的不确定度主要来源如下：计数的几何误差；个人相对于探测器的位置；测量期间个人姿势变化；胸壁厚度的确定；模体与个体或器官测量中的差异，包括几何特征、密度、放射性核素在体内和器官内的实际分布及线性减弱系数；在邻近身体区域中沉积的放射性物质的干扰；电子学稳定性；本底放射性和其他放射性核素的干扰；本底稳定性；用于校准的标准核素的活度及其稳定性；人员的表面外污染；体内存在的天然放射性核素的干扰；校准和测量时的统计误差；校准源的不确定度。

④ 活度中值空气动力学直径（AMAD）的不确定度。

如果工作人员有可能被暴露的气溶胶 AMAD 是不确定的，或者有气溶胶 AMAD 分布的 95% 置信区间的信息，就可以用 AMAD 的最大和最小值进行剂量估算。在缺省分布信息时，可取 AMAD 95% 置信区间为 $1.35 \sim 14.25~\mu m$，其中值为 $5~\mu m$。如果有 AMAD 分布的几何标准差，应首先使用该值。按 ICRP 66 出版物的建议，在缺省分布信息的情况下，可取 AMAD 分布的几何标准差为 2.5。

⑤ 吸收类型和胃肠道吸收系数的不确定度。

如果工作人员受照的吸收类型和胃肠道吸收系数是变化的，且有变化的相关信息，可依此估算出最小和最大的剂量，得到剂量的变化范围。在缺乏这类信息时，也应对剂量范围进行估计。例如，吸收类型可能是 M 类或 S 类，这时应用这两种类型的混合来估算剂量，混合的比例可根据具体情况确定。胃肠道吸收系数一般是按吸收类型确定的，因此，上述不确定度评估已包含了胃肠道吸收系数的变化因素，没有必要另行考虑。

⑥ 多种放射性核素情况下对不确定度的相对贡献。

在不同核素的相对剂量贡献已知的情况下，可用一个代表核素进行不确定度的评估。但当接受的剂量超过年剂量限值的 30% 时，应进行更细的不确定度评估。

⑦ 其他需要注意的事项。

摄入路径和时间模式、放射性核素理化状态以及早先摄入的情况等摄入特征对监测结果的不确定度影响很大。应采用可行的方法来判断摄入特征，特别是摄入路径和时间模式，否则，测量值将没有应用价值。

应按不同情况考虑统计涨落对不确定度的贡献。例如，在接近最低可探测活度时，统计涨落的影响会很大；而在放射性活度足够大时，就不必考虑统计涨落对不确定度评估的影响。

在辐射防护领域，ICRP 推荐的放射性核素的生物动力学模型和剂量学模型引入的不确定度是可以接受的。但在采用促排药物的情况下，就不能用 ICRP 推荐的方法估算摄入量和有效剂量。

对于常规监测，当摄入量在年摄入量限值以内时，用标准生物动力学模型的缺省参数可足够准确地估算摄入量和有效剂量；当摄入量达到或超过年摄入量限值的照射时，则应采用详细摄入特征信息及摄入者个体的生物动力学参数，以提高用模型估算的准确性。

估计摄入量估算值的总不确定度很困难，但可先根据标准模型估算摄入量，并将此估算结果视为摄入量标称值，然后根据照射所产生的健康危害程度较详细地分析不确定度。

5.4 皮肤放射性污染个人监测

5.4.1 仪器的选择

① 根据污染的放射性核素种类选择合适的表面污染测量仪器。注意低能 β 核素污染的可能性，对低能 β 核素污染应选用低能 β 核素专用探测器。不明核素种类时，先选用 β、γ 表面污染仪测量。必要时进行核素识别。

② 选取的表面污染仪要有足够灵敏度，并经过检定或校准，同时注意表面污染仪的最大量程，必要时选用监测上限值更高的表面污染仪。

③ 对于手部皮肤放射性污染，可以采用非手持式表面污染仪监测。

5.4.2 测量方法

① 每次测量前后应对表面污染仪做本底测量。

② 让受污染人员站在一张干净的垫子上,采用直立且四肢和手指分开的姿势(图 5.11)。首先测量手和手臂,并重复一次;再从身体前面头顶开始至全身,仔细测量前额、面部、颈、躯干、腿部、脚等;转身按同样顺序测量身体的背面;最后测量脚底。特别要注意发现严重污染的部位,必要时测量结果宜用图示方式表示污染分布及污染水平。

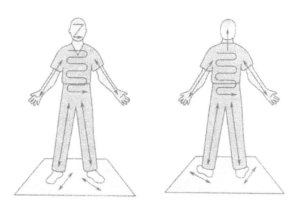

图 5.11 人体体表放射性核素污染测量

③ 皮肤及个人防护用品放射性表面污染水平监测的面积一般可取 100 cm²;对于面积较大或分布不均匀的污染表面,可取多个 100 cm² 面积上污染水平的平均值作为监测结果。手和手指分别按 30 cm² 和 3 cm² 的面积计算。

④ 测量 α 核素污染时距离宜为 0.5 cm,测量 β 核素污染时距离宜为 1 cm,宜以约 5 cm/s 的速度移动仪器,并注意与所用表面污染仪的读数响应时间相匹配。如果发现污染热点,为了准确确定该点的污染水平,宜在该点停留,增加监测时间。

5.4.3 注意事项

① 测量时应避免污染表面污染仪探头,必要时可采用定位架。

② 对 α 核素和 β 核素混合物污染的场合,可通过带和不带薄吸收体的检测手段进行鉴别。测量时注意它们之间的互相干扰,尤其是对低能 β 污染的测量,要注意 α 辐射的干扰。

③ 实施污染测量的地方应尽量避开 γ 辐射场的干扰。对带有 γ 辐射的核素污染,在测量时可采用遮挡法等甄别 γ 辐射的干扰。

5.4.4 放射性污染水平计算

放射性表面污染水平(L)可根据表面污染仪读数用公式(5.29)计算:

$$L = \frac{n_c - n_b}{R_a} \tag{5.29}$$

上式中，L——皮肤放射性表面污染水平，单位为 Bq/cm²；

　　　　R_a——表面污染仪的表面活度响应，单位为 cm²·s⁻¹·Bq⁻¹；

　　　　n_c——表面污染仪测得污染的计数率，单位为计数/秒；

　　　　n_b——表面污染仪测得本底的计数率，单位为计数/秒。

5.4.5　结果评价

① 工作人员皮肤及个人防护用品放射性表面污染水平的控制应满足表 5.10 所规定的限值要求，而且工作人员因职业照射所致皮肤年当量剂量应不超过 500 mSv。

表 5.10　工作人员皮肤及个人防护用品的放射性表面污染控制水平

单位：Bq/cm²

表面类型		α 放射性物质		β 放射性物质
		极毒性	其他	
工作服、手套、工作鞋	控制区	$4×10^{-1}$	$4×10^{-1}$	4
	监督区			
手、皮肤、内衣、工作袜		$4×10^{-2}$	$4×10^{-2}$	$4×10^{-1}$

注：1. 表中所列数值系指表面上固定污染和松散污染的总和。
　　2. 手、皮肤、内衣、工作袜污染时，应及时清洗，尽可能清洗到本底水平。其他个人防护用品表面污染水平超过表中所列数值时，也应及时采取去污措施。
　　3. β 粒子最大能量小于 0.3 MeV 的 β 放射性物质的表面污染控制水平可为表中所列数值的 5 倍。
　　4. ²²⁷Ac、²¹⁰Pb 和 ²²⁸Ra 等 β 放射性物质按 α 放射性物质的表面污染控制水平执行。
　　5. 氚和氚化水的表面污染控制水平可为表中所列数值的 10 倍。
　　6. 表面污染水平可按一定面积上的平均值计算：皮肤和工作服面积一般取 100 cm²，手的面积取 30 cm²，手指的面积取 3 cm²。

② 体表污染检测结果是本底 3 倍及以上者，应被视为受到放射性表面污染。当放射性表面污染水平不超过控制水平时，一般不需要估算皮肤当量剂量，但须去除或减少污染，并开展污染原因调查。

③ 当污染水平高于控制水平时，首要任务是尽快控制污染源，去除或减少污染，其次是调查原因，必要时估算皮肤当量剂量。剂量估算监测污染面积取 1 cm²，并以多个 1 cm² 面积上污染测量值的平均值作为监测结果。

④ 以 $H_p(0.07)$ 来评估皮肤浅层（污染处皮肤下 0.07 mm）的受照程度。对于低于 15 keV γ 辐射的污染以及 α、β 污染，$H_p(0.07)$ 的估算可参照公式（5.30）。

$$H_p(0.07) = A_{F,0} \times I_C \times \lambda^{-1} \times (1-e^{-\lambda t}) \tag{5.30}$$

上式中，$A_{F,0}$——污染开始时，单位面积的放射性活度，单位为 Bq·cm⁻²，用表面污染仪测量的结果来确定。

　　　　I_C——局部皮肤剂量率因子，单位为 μSv·cm²·h⁻¹·Bq⁻¹，参见表 5.11；当核素不明确时，I_C 取 1.6 μSv·cm²·h⁻¹·Bq⁻¹。

　　　　λ——衰变常数，$\lambda = \ln2/T_{1/2}$，其中 $T_{1/2}$ 是放射性核素的物理半衰期，单位为 h。

　　　　t——皮肤污染时间，单位为 h。

表 5.11 常见皮肤污染核素的局部皮肤剂量率因子 I_c 值

单位：$\mu Sv \cdot cm^2 \cdot h^{-1} \cdot Bq^{-1}$

皮肤污染核素	I_c	皮肤污染核素	I_c
^{110}Ag	1.6	^{59}Fe	1.1
$^{110}Ag^m$	0.54	^{140}La	1.7
$^{137}Ba^m$	0.20	^{24}Na	1.7
^{14}C	0.30	^{95}Nb	0.27
^{60}Co	1.1	^{131}I	1.4
^{51}Cr	0.014	^{124}Sb	1.5
^{137}Cs	1.3	^{90}Sr	1.4
^{55}Fe	0.015	^{90}Y	1.6

如果 $T_{1/2} \gg t$，则没有必要考虑由放射性衰变所致的污染减少，公式（5.30）可简化为公式（5.31）：

$$H_p(0.07) = A_{F,0} \times I_c \times t \quad (5.31)$$

⑤ 在皮肤受到 γ、β 核素严重污染的情况下，除估算 H_p（0.07）以外，一般还须估算个人剂量当量 H_p（10）来评估受放射性污染皮肤下 10 mm 深处器官或组织的生物效应。

思考题

1. 试述职业外照射监测的简要流程。
2. 外照射个人剂量限值是多少？
3. 职业外照射个人剂量计有哪些种类？
4. 放射性物质进入人体的途径有哪些？通过哪些方式排出？
5. 职业内照射监测方法有哪些？各有什么特点？

主要参考文献

[1] 中华人民共和国国家卫生健康委员会. 职业性外照射个人监测规范：GBZ 128—2019 [S]. 2019.

[2] 中华人民共和国国家卫生和计划生育委员会. 外照射个人剂量系统性能检验规范：GBZ 207—2016 [S]. 2016.

[3] 李飞，王鹏，钱前，等. 国内热释光个人监测异常结果产生原因及控制措施 [J]. 职业与健康，2019，35（2）：274-276.

[4] 田崇彬，杨均芳. 个人监测中剂量计佩戴误差及控制措施 [J]. 中国辐射卫生，2001，10（3）：157.

[5] ICRP. Individual Monitoring for Internal Exposure of Workers [J]. Ann ICRP，1997，27（3-4）.

[6] ICRP. Human Respiratory Tract Model for Radiological Protection [J]. Ann ICRP，1994，24（1-3）.

[7] ICRP. Dose Coefficients for Intakes of Radionuclides by Workers [J]. Ann ICRP，1994，24（4）.

[8] 中华人民共和国国家卫生和计划生育委员会. 职业性内照射个人监测规范：GBZ 129—2016 [S]. 2016.

[9] 张富利，曲德成，杨国山. 内照射监测技术研究进展 [J]. 中国辐射卫生，2007，26（1）：120-121.

[10] 中华人民共和国国家卫生和计划生育委员会. 人体内放射性核素全身计数测量方法：WS/T 584—2017 [S]. 2017.

（陈　维　史晓东　缪雨季）

第 6 章　放射诊断设备性能检测

6.1　放射诊断设备简介

放射诊断设备是利用 X 射线具有穿透性、荧光性和摄影效应的特性，使人体在介质上形成影像。由于人体组织有密度和厚度的差别，当 X 射线穿透人体不同组织时，X 射线被吸收的程度不同，所以到达介质上的 X 射线就有差异，形成黑白对比不同的影像，为医生的诊断提供依据。医用 X 射线诊断装置由于操作简单、费用低，已成为当下最为常见的医用影像诊断手段所需的设备之一。随着 X 射线成像技术不断地发展，包括使用影像增强管、增感屏、旋转阳极 X 射线管及断层摄影等微电子技术的发展和某些器件的改进，新颖的 X 射线诊断装置不断问世。

6.1.1　X 射线成像基础

6.1.1.1　X 射线成像的诞生与发展

（1）气体 X 射线管（1895—1912）

1895 年德国西门子公司制成了首个气体电离式 X 射线管，并成功拍摄了人手和猎枪的 X 射线照片。这是 X 射线机的初始时期，其 X 射线管和输送高压的电缆都处于裸露状态，因而极不安全。

（2）固定阳极 X 射线管（1912—1927）

1910 年美国物理学家柯立芝（W. D. Coolidge）发表了真空阴极固定阳极 X 射线管的制造报告，该装置于 1913 年投入实际使用。固定阳极 X 射线管通过改变灯丝的加热温度来实现电流的控制，使 X 射线的质和量都有了很大的改善，从而使 X 射线机进入了实用化阶段。

（3）旋转阳极 X 射线管（1929—　）

随着 1927 年旋转阳极的研制成功，1929 年荷兰飞利浦公司生产出旋转阳极 X 射线管，但各方面仍然为传统的方式和手段，医生离不开放射现场和手工操作，相当一部分检查需要在暗室中进行。

（4）影像增强器与 X 射线电视系统（1952—　）

20 世纪 50 年代出现了影像增强器、闭路电视，它们与 X 射线机配套使用构成了影像增强器 X 射线电视系统。影像增强器与 X 射线电视系统的出现，实现了明室操作，彻底将医生和病人从暗室里解放出来，还便于实现影像数字化，即视频模拟信号通过模数转换（analog-to-digital conversion，ADC），获得数字图并可和远距离传输。

(5) X射线计算机断层扫描装置（computer tomography，CT）（1972—   ）

1972年英国EMI公司工程师豪斯菲尔德（G. Hounsfield）首先研制出X射线计算机断层扫描装置，这是于1895年发现X射线以来，在放射学取得的最大成就之一。同样，CT的出现促使医学影像诊断技术向数字化方向发展。

(6) 数字化时代（1980—   ）

DSA、CR、DR是20世纪80年代开发的数字式成像设备和技术，其影像清晰，分辨率比常规胶片高，图像格式符合国际通用的医学数字成像通信（digital imaging and communication in medicine，DICOM）标准，可以实现各设备之间的联网及图像的传输与查询，推动了影像归档与通信系统（picture archiving and communication system，PACS）和远程医学的发展，从而使影像学进入了崭新的数字化时代。

6.1.1.2　X射线成像的物理学基础

X射线是高能电子与物质相互作用时产生的高能电磁辐射线。它与无线电波、可见光、γ射线一样具有一定的波长和频率。由于X射线光子能量很大，可使物质产生电离，故属于电离辐射。

X射线具有二象性——粒子性和波动性，这是X射线的本质。X射线在传播时表现了它的波动性，即具有频率和波长，并有干涉、衍射、反射和折射现象；X射线在与物质作用时表现出粒子性，即每个光子具有一定能量，能产生相应的效应，如光电效应、康普顿效应等。

X射线具有：① 物理效应，体现为穿透性、荧光作用、热作用、干涉、衍射、反射、折射作用，电离作用；② 化学效应，体现为感光作用、着色作用；③ 生物效应，生物细胞在一定量的X射线照射下，可产生抑制、损伤，甚至坏死。

（1）X射线的产生

X射线是由能量的转换而产生的。在X射线成像中，我们是利用高能电子冲击金属靶面，产生X射线。X射线是在高真空的X射线管中产生的，产生X射线必须具备3个条件：电子源、高速电子的产生、电子的骤然减速。

高速电子接近原子核时，由于受核电场（正电荷）的吸引而偏离原来的方向，在方向改变时，电子因丢失能量而减速。此时电子所丢失的能量，直接以光子的形式放射出去。这种辐射称为韧致辐射（Bremsstrahlung radiation）。

韧致辐射产生的X射线是一束波长不等的混合线，其X射线光子的能量取定于：电子接近核的情况；电子的能量和核电荷。

假设一个电子与原子核相撞，其全部动能丢失转换为X射线光子时，其最短波长（λ_{min}）为

$$\lambda_{min}=\frac{h_c}{kV}=\frac{1.24}{kV} \tag{6.1}$$

可见，韧致辐射产生X射线的波长仅与管电压有关，管电压越高，产生的X射线波长就越短。

（2）X射线影像的产生

X射线影像形成的实质是被摄物体对X射线吸收差异的存在。X射线在到达被摄物

体之前不具有任何的医学信号,只有 X 射线透过被摄物体之后产生 X 射线强度的差异,才形成被摄物体的 X 射线信息影像。而这种 X 射线强度的差异取决于被摄物体各种组织的线吸收系数和被摄物体厚度。其中线吸收系数（μ）又决定于被摄物体构成物质的原子序数（z）、密度（ρ）和波长（λ）。

$$\mu = K \times \lambda^3 \times z^3 \times \rho \tag{6.2}$$

根据上式,在决定线吸收系数的因素中,只有波长即 X 射线管电压可以人为地改变。因此,对于部分组织对比度不高的部位（例如乳腺）,通过改变射线的波长,即选用合适的管电压来扩大组织的 X 射线吸收差异就非常重要了。

6.1.1.3　X 射线照片影像质量的分析

（1）对比度

X 射线影像学中对比度的概念十分重要,它是形成 X 射线照片影像的基础。这中间涉及三个基本概念,即射线对比度、胶片对比度和 X 射线照片对比度。

① 射线对比度：X 射线到达被摄物体之前不具有任何的医学信号,它可以看作是强度分布均匀的一束射线。X 射线透过被摄物体时,由于被摄物体对 X 射线的吸收、散射而减弱,透射线则形成了强度的不均匀分布,这种强度的差异称为射线对比度,此时即形成了 X 射线信息影像。

② 胶片对比度：射线对比度所表示的 X 射线信息影像不能为肉眼所识别,只有通过某种介质的转换才能形成可见的影像,如 X 射线照片影像。X 射线胶片对射线对比度的放大能力,即称为胶片对比度。

③ X 射线照片对比度：X 射线照片上相邻组织影像的密度差,称为 X 射线照片对比度。照片对比度依存于被摄物体不同组织吸收所产生的射线对比度,以及胶片对射线对比度的放大结果。

X 射线影像形成的实质,是被摄物体对 X 射线的吸收差异。影像对比度的因素既包括被摄物体（如被摄物体的密度、厚度、原子序数）,也包括来自射线的因素（如线质、剂量）,还包括影像接收装置的因素（如接收器的灵敏度、分辨力等）。

（2）调制传递函数（modulation transfer function，MTF）

调制传递函数是描述系统再现成像物体空间频率范围的能力。为便于理解,对于影像系统来说,MTF 即为输出图像的对比度与输入图像对比度的比。理想的成像系统要求 100% 再现成像物体细节,但现实中肯定存在不同程度的衰减,所以 MTF 始终应当小于 1。它说明成像系统不能把输入的影像全部再现出来,换句话说,凡是经过成像系统所获得的图像都不同程度损失了影像的对比度。MTF 值越大,成像系统再现成像物体细节能力越强。

（3）量子探测效率（detective quantum efficiency，DQE）

量子探测效率是一种对成像系统信号和噪声从输入到输出的传输能力的表达,以百分比表示。DQE 反映的是平板探测器的灵敏度、噪声、X 射线剂量和密度分辨率。或者将 DQE 理解为输入信号信噪比与输出信号信噪比。

对于同一种平板探测器,在不同的空间分辨率时,其 DQE 是变化的；极限的 DQE 高,不等于在任何空间分辨率时 DQE 都高。不同的 MTF 值对应不同的 DQE,也就是说在不同的空间分辨率时有不同的 DQE。

不同类型的平板探测器的 DQE 随空间分辨力的变化而变化的模式有所不同,一般来说,在空间分辨力较低时,非晶硅探测器 DQE 较高,反之则较低。

6.1.2 医用 X 射线诊断装置的结构

医用 X 射线诊断装置因使用的目的不同,结构有很大差别,基本结构都是由主机和 X 射线机辅助装置两大部分组成。主机也称为 X 射线发生装置,由 X 射线管装置、高压发生装置、控制装置等构成,其主要任务是产生 X 射线并控制 X 射线的"质""量""曝光时间"。X 射线机辅助装置是根据临床检查需要而装配的各种机械装置和辅助装置。

6.1.2.1 X 射线管装置

X 射线管装置主要由产生 X 射线的 X 射线管及 X 射线管套组成。X 射线管是 X 射线机的心脏,它是产生 X 射线的关键部件。X 射线管是一个高度真空的玻璃管,在管内有阴极和阳极。当 6 V～12 V 的低压电流通过阴极灯丝而加热时,在灯丝附近产生电子流。当球管两极高压加到 40 kV～90 kV 时,电子在高速地由阴极射向阳极靶面时,突然运动受阻,速度急剧减慢,电子原来的动能有一部分转化为光能,以 X 射线的形式发射出来。

6.1.2.2 高压发生器

高压发生器是为 X 射线管提供灯丝电压及直流高压的装置。医用 X 射线机的大部分高压元件如高压变压器、高压整流元件、高压交换闸等均集中放置在高压发生器中。在组合机头的小型 X 射线机中它们通常与 X 射线管装在一起。

6.1.2.3 控制装置

控制装置是控制 X 射线的"量"和"质"以及控制 X 射线发生时间的装置,一般将 X 射线机的低压元件以及由低压元件组成的电路合理地集中装配在控制台内,将各种按钮或开关、指示仪表等布置在控制台的台面上,以便使用者集中操作和观察。

6.1.2.4 自动曝光控制(automatic exposure control,AEC)系统

现代 X 射线影像系统多数具备 AEC 系统,其目的是获取稳定、适宜的影像密度。AEC 系统多由 X 射线探测部分和控制部分组成,它们与受 AEC 系统控制的 X 射线发生器一起组成 AEC 系统。探测部分一般为 1～3 个探测器(电离室)构成的传感器和放大器,多位于影像接收器后方。一些影像接收器的表面往往有标记指示出 AEC 探测器(电离室)的位置。

AEC 系统的 X 射线探测器接收到穿过被摄物体和滤线栅的 X 射线,探测出射向影像接收器的射线量,当探测器入射线量达到相应阈值,其即发出停止信号,AEC 系统控制部分也发出停止信号,X 射线管停止 X 射线输出。通过这一系列的动作,即得到正确的 X 射线输出量。

影响 AEC 系统的特性主要包括以下几个方面:① 时间响应特性。时间响应特性表示由 AEC 系统接到 X 射线停止信号到 X 射线实际停止照射的迟缓时间,也即 AEC 系统的最短响应时间。此特性在被摄物体较小且短时间曝光时尤为突出。② 管电压特性。

影像接收器的管电压特性和 AEC 探测器的管电压特性称为管电压依存性。当然两者完全一致是最理想的，但实际性能的差异往往导致 AEC 系统在管电压变化时不能准确地调整参数使得到达影像接收器的剂量保持稳定，进而导致管电压变化时影像质量的变化。WS 76-2017 中的 AEC 管电压变化一致性即考察此性能。③探测野特性。AEC 探测野的形状和位置也会影响 AEC 性能，即针对不同的临床野应选择合适的 AEC 探测器。即使相同部位，不同的临床目的也应灵活使用 AEC 探测器。例如，进行胸部摄影时，当看肺野时，可选择左右任一探测器（电离室）；如果重点观察纵隔、心脏、大血管时，则应使用中间的探测器（电离室）。

6.1.2.5 辅助装置

X 射线机辅助装置也称为外围设备，是为了满足临床工作的需要、方便病人检查而设计的各种配套装置，相对于主机来说为附属装置。

（1）准直器

准直器的窗口可以通过手动或自动进行调整，进而获取与所选照射部位或功能相匹配的光野。光野具有指示照射野的功能，通过光野可以让操作技师获得摄影或透视野大小和位置，进而保障诊断信息的获取。因此，为保障诊断信息的获取，光野和照射野应保持一致。若光野和照射野偏差过大，会导致诊断信息的丢失或受检者接受更多的照射。

（2）滤线栅

在大多数影像设备的影像接收器前，往往会安装有滤线栅。大多数摄影设备的滤线栅都可以取下，但也有部分滤线栅无法拆卸。

滤线栅的作用在于降低散射线对影像的影响，进而提高影像的对比度。滤线栅的结构多由一些平行或接近平行的栅格组成，平行于栅格入射的主射线可以通过栅格，有一定角度入射的散射线则被滤过。滤线栅的主要参数包括尺寸、密度、栅比和焦距。密度指滤线栅栅格的密度，单位为 lp/cm 或者 lp/inch；栅比指的是滤线栅的厚度与间隙宽度的比；滤线栅的焦距是指滤线栅正常工作时焦点和滤线栅地板的距离。一般来说，对于卧位摄影，多选用焦距为 115 cm 的滤线栅；对于立位摄影，多选用焦距为 180 cm 的滤线栅。实际使用时，应尽量将焦点-影像接收器距离（source to image receptor distance，SID）与滤线栅的焦距匹配，以使得滤线栅能够正常工作（图 6.1）。

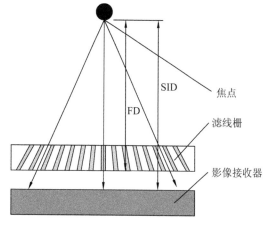

图 6.1　滤线栅示意图

6.1.2.6 影像接收器

影像接收器又被称为影像探测器，是 X 射线诊断设备的核心部件，直接决定着影像的质量。按 X 射线光子转换为电荷的形式，影像探测器可分为间接转换和直接转换两种类型。间接转换探测器包括光激励存储荧光体成像板、碘化铯/非结晶硅平板探测器等平板探测器，直接转换探测器有非晶硒平板探测器和直接光子计数技术相关探测器等。

不同类型的影像接收器见表 6.1。

表 6.1　不同类型的影像接收器

影像接收器	光子转换类型	分类	媒介
荧光体屏幕	—	屏-片	胶片
光激励存储荧光体	间接转换	CR	IP板
具有闪烁体的CCD探测器	间接转换	DR	平板探测器
碘化铯/非晶硅平板探测器	间接转换	DR	平板探测器
非晶硒平板探测器	直接转换	DR	平板探测器

（1）IP 板-CR 系统影像接收器

计算机 X 射线摄影（computer radiography，CR）是使用可记录并由激光读出 X 射线影像信息的 IP 板为载体，经 X 射线曝光及信息读出处理，形成数字影像的一种摄影技术。CR 在 20 世纪 80 年代初开始应用于临床，实现了普通 X 射线摄影的数字化，是普通 X 射线摄影方式的一次革命。CR 系统由成像板（imaging plates，IP）、CR 阅读器、图像采集、影像后处理工作站和存储装置等组成（图 6.2）。

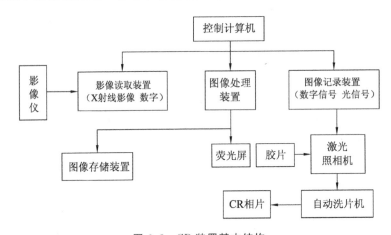

图 6.2　CR 装置基本结构

① CR 系统的结构一般包括以下部分。

ⅰ. IP 板：IP 板是 CR 系统的关键元件，是采集 X 射线信息的介质，是含有光激励存储荧光体（photostimulable storage phosphor，PSP）的成像板，作为与 X 射线信息影像作用而产生（存储）潜影的探测器，并以潜影的形式记忆 X 射线图像。IP 板由保护层、荧光层、支持层（基板）和背衬层（背面保护层）组成。荧光层为光激励存储荧光体，受到 X 射线激发照射时，能将其所携带的信息贮存下来（形成潜影），当受到二次激发光照射时，能发出与第一次激发所携带信息相关的荧光，经 CR 阅读器处理形成可见影。

按用途，IP 板分为高分辨率型和普通型。前者多用于乳腺摄影，后者多用于常规摄影。按支持层类型，IP 板分为硬板和软板。软板可弯曲，适配的阅读器结构简单、扫描速度快；硬板不能弯曲、耐使用，其阅读器的传输结构和工作原理不同于软板，引起的伪影少。按读取方式，IP 板分为单面阅读型和双面阅读型。后者提高了信噪比，曝光量可减少 25%～30%。正确认识和了解所用 IP 板的类型，对正确选择曝光条件、提高影像质量具有重要意义。

ii. CR 阅读器：CR 阅读器可以自动从放置到读取通道内的 IP 暗盒取出 IP，并通过激光扫描获取 IP 记录的被检体信息后重建数字影像，经简单的影像处理后向影像后处理工作站输出影像数据。CR 阅读器在获取 IP 信息后再对 IP 进行擦除处理，以便 IP 重复使用。

iii. 影像后处理工作站：具有影像处理软件，提供不同解剖成像部位的多种预设影像处理模式，实现影像的最优化处理和显示，并进行影像数据的存储和传输。同时，可以对数字影像做各种相关的后处理。

iv. 存储装置：在 CR 系统内，CR 读取后并经后处理的图像暂存于计算机内存。无论是要释放计算机内存还是要长期保存病例，都必须对处理好的影像进行存储备份。影像存储备份分硬备份和软备份两种方式：硬备份是指将处理好的图像通过激光打印机打印成胶片备份，交由患者留存；软备份是目前医院使用的主要备份方式，采用光盘、磁光盘和磁盘阵列等方式将影像储存起来，可做病例的长期记录，其数据信息不易丢失、占据空间少、检索查询方便快捷等。

② CR 系统的特点。

优点：i. IP 板替代胶片，可以重复使用；ii. 可继续使用原 X 射线摄影设备，只需要简单改造；iii. 具备多种后处理功能；iv. 可数字化存储；v. 图像具备高灵敏度、大动态范围、高宽容度等特点。

③ CR 的探测器剂量指示。

基于对防护和剂量估算的要求，CR 探测器技术的主要厂商均在 CR 系统内集成了探测器剂量指示的功能，并在系统中以参数的形式显示出来。不同厂家 CR 的探测器剂量指示参数名称不同，其对探测器接受剂量的估算方法也不同（表 6.2）。

表 6.2　不同 CR 厂家 IP 响应量的计算公式

厂家	剂量指示表示的量与符号	响应空气比释动能（$K_{响应}$）计算公式	线质
爱克发医疗（Agfa）	扫描平均水平：SAL 基于对数的扫描平均水平：SAL-log 基于对数的像素值指数：PVI-log	12 bit： $K_{响应}(\mu Gy)=6.17\times 10^{-6}\times SAL^2$ 15 bit： $K_{响应}(\mu Gy)=6.17\times 10^{-6}\times 10^{[(SAL\text{-}log/10\,000)+3.947\,8]}$ 16 bit： $K_{响应}(\mu Gy)=9.473\times 10^{-8}\times 10^{[(PVI\text{-}log+64\,460)/13\,287.5]}$	75 kV，1.5 mmCu
富士胶片（Fuji）	感度值 S	$K_{响应}(\mu Gy)=1\,740/S$	80 kV，无滤过

续表

厂家	剂量指示表示的量与符号	响应空气比释动能（$K_{响应}$）计算公式	线质
柯尼卡-美能达（Konica-Minolta）	感度值 S	$K_{响应}$（μGy）$= 1\,740/S$	80 kV
锐珂医疗（Carestream Health）	照射量指数 EI	$K_{响应}$（μGy）$= 8.7 \times 10^{[(EI-2\,000)/1\,000]}$	80 kV，0.5 mmCu，1 mmAl

注：响应空气比释动能（$K_{响应}$）的计算公式因各生产厂家的新产品可能会发生变化，具体以厂家更新的公式为准。

（2）DR 平板影像接收器

数字化 X 射线摄影（digital radiography, DR），是 20 世纪 90 年代发展起来的 X 射线摄影新技术，以其更快的成像速度、更便捷的操作、更高的成像分辨率等显著优点，成为数字 X 射线摄影技术的主导方向，并得到世界各国的临床机构和影像学专家认可。

DR 主要分为两大部分：一是 X 射线的产生部分和各种运动系统的控制部分，这部分和一般常规的 X 射线机的结构基本相同；二是计算机对图像进行数字化处理部分，这部分与其他类型摄影装置有根本区别。其工作原理是：人体被摄器官通过 X 射线照射后所产生的模拟信号图像由影像增强器将 X 射线的不可见光转变成可见光，再由电荷耦合器件（charge couple device, CCD）摄像机从影像增强器采集的可见光图像信号转换成视频信号，视频信号图像传输到 DR 装置的计算机系统进行数字化处理。

① DR 平板探测器。

DR 的技术核心是平板探测器，平板探测器是一种精密和贵重的设备，对成像质量起着决定性的作用，熟悉探测器的性能指标有助于提高成像质量和减少 X 射线辐射剂量。

i. 非晶硒平板探测器。

非晶硒（a-Se）为直接式平板探测器结构，主要由集电矩阵、硒层、电介层、顶层电极和保护层等构成。集电矩阵由按阵元方式排列的薄膜晶体管（thin film transistor, TFT）组成。非晶硒半导体材料在薄膜晶体管阵列上方通过真空蒸镀生成约 0.5 mm 厚、38 mm×45 mm 见方的薄膜，它对 X 射线很灵敏，并有很高的图像解析能力。

顶层电极接高压电源，当有 X 射线入射时，由于高压电源在非晶硒表面形成的电场，它们只能沿电场方向垂直穿过绝缘层、X 射线半导体、电子封闭层，到达非晶硒，不会出现横向偏离从而出现光的散射。非晶硒阵列直接将 X 射线转变成电信号，记忆在存储电容器里，脉冲控制门电路使薄膜晶体管导通，把记忆在存储电容器里的电荷送达电荷放大器输出，完成光电信号的转换，再经数字转换器转换，形成数字图像输入计算机，并由计算机将该影像还原在监视器上由医生观察监视器直接诊断。

ii. 非晶硅平板探测器。

非晶硅平板探测器为间接数字化 X 射线成像，其基本结构为表面是一层闪烁体材料（碘化铯或硫氧化），再下一层是以非晶体硅为材料的光电二极管电路，最底层为电荷读出电路。

位于探测器表面的闪烁体将透过人体后衰减的 X 射线转换为可见光，闪烁体下的非晶硅光电二极管阵列又将可见光转换为电信号，在光电二极管自身的电容上形成存储电荷，每个像素的存储电荷量与入射 X 射线强度成正比，在控制电路的作用下，扫描读出各个像素的存储电荷，经 A/D 转换后输出数字信号，传送给计算机进行图像处理从而形成 X 射线数字影像。

② DR 系统的主要特点。

i. 信息量大。

DR 与传统胶片增感屏系统不同，由于成像环节明显减少，可以在两个方面避免图像信息丢失：一是在胶片增感屏系统中 X 射线照射使增感屏发出可见光后再使 X 射线胶片感光的过程中的信息丢失；二是暗室化学处理过程中的信息丢失。

ii. 密度分辨力高。

DR 的图像具有较高分辨力，能满足临床常规 X 射线摄影诊断的需要。DR 对 X 射线灵敏性高，硒物质直接转换技术 X 射线的吸收率高于间接转换技术 3～4 倍。由于采用 14 位的图像数字化转换，图像灰度精度大、层次丰富。

iii. X 射线剂量小。

由于探测器具有较高的量子检测效率，可达 74%，且曝光的宽容度大，曝光条件易掌握。

iv. 图像后处理。

可以根据临床需要进行各种图像后处理，如各种图像滤波、窗宽窗位调节、放大缩小、转折转换、图像拼接、数字减影以及测量距离、面积、密度等丰富功能，为影像诊断中细节观察前后对比、定量诊断及功能诊断提供技术支持。DR 数字图像有效解决了图像的存档管理与传输。

v. 成像速度快。

采集时间 10 ms 以下，成像时间仅为 5 s，放射技师即刻在屏幕上观察图像，数秒即可传送至后处理工作站。根据需要即可打印激光胶片。DR 的直接转换技术，使图像传输工作简单化、效率高，为医学影像学实现全数字化和无胶片化铺平了道路。

6.1.3 常见医用 X 射线诊断装置

按照用途，医用 X 射线诊断装置可以分为透视用 X 射线机和摄影用 X 射线机。透视用 X 射线机指主要用于透视观察动态影像的 X 射线影像设备，例如透视机、胃肠机、碎石机、X 射线模拟机等；摄影用 X 射线机指主要用于摄片的 X 射线影像设备，例如计算机 X 射线摄影设备（CR）、数字 X 射线摄影设备（DR），部分透视设备如胃肠机既具备点片功能，也具有摄影功能。此外还包括一些专门用于特定功能的专用 X 射线机，如牙科放射学设备、乳腺 X 射线摄影机、床边 X 射线机等。

6.1.3.1 透视机

X 射线透视是最早的 X 射线影像诊断形式之一，也是各种 X 射线检查和介入放射学的基础。和 X 射线摄影获取静态影像不同，透视检查获得的是来自被摄物体的动态影像。自 X 射线被应用于透视以来，透视设备已经历了数代更新。

（1）X 射线透视机的发展历程

① 荧光屏 X 射线透视设备。

X 射线透视应用的原始方法是在暗室内利用 X 射线的穿透性、荧光性进行动态观察。透视设备的荧光屏对比度低，清晰度差，且工作人员同室操作。

② 电视 X 射线和遥控电视 X 射线透视设备。

利用摄影与影像增强器在显示器上显示图像并进行诊断，不再进行暗室操作，遥控电视 X 射线透视设备还可以做到隔室操作，大大降低了工作人员受到的伤害。

③ 计算机模拟数字 X 射线透视设备。

20 世纪 80 年代初开发使用的计算机模拟数字 X 射线透视胃肠机为第四代设备。其工作原理是：在电视 X 射线透视基础上利用摄像器件和光电转换器技术，将摄像图转化为数字化信息并经计算机处理后在显示器上显示出来。此类透视设备诊断结果达到了数字化，图像质量也得到明显提升。

④ 平板数字 X 射线透视设备。

最新的透视设备为平板数字 X 射线透视设备，由于其探测器应用了非晶硒等平板探测器，故被称为平板探测器透视机。

（2）X 射线透视设备的应用

尽管 X 射线影像诊断技术发展日新月异，但基于动态影像的临床诊断始终占据重要位置，因此以动态影像为基础的透视设备也始终在 X 射线诊断设备中占有一席之地。

① 常规透视。

X 射线透视机可以观察脏器的活动状况，如呼吸动态、胃肠蠕动、心脏大血管搏动等，并可根据需要转动体位多角度观察。此类诊断多由 X 射线透视机或胃肠机完成。

② 胃肠道钡餐。

鉴于胃镜为侵入性，且检查过程痛苦，钡餐透视始终在胃肠道检查中具有应用价值。通过患者口服造影剂（硫酸钡）和人工观察对比方式，钡餐透视可以清楚显示胃肠道解剖形态、功能变化，是广泛应用的胃肠道检查方法。此类诊断多由胃肠机完成。

③ 造影检查。

对缺乏组织对比的脏器，如心血管、胆道、泌尿系统等部位通过引入造影剂后观察动态影像进行诊断。此类诊断多由胃肠机或专用的设备完成。

④ 机旁诊断。

引导骨折的机旁复位和固定、不透光异物取出、引导骨科植入手术等也是透视设备的应用范围。此类诊断多由移动式 C 型臂完成。

此外，还有部分其他的透视设备应用，如引导放射治疗模拟定位的模拟定位机，引导超声波碎石的碎石机等。

6.1.3.2　X 射线摄影设备

X 射线摄影是最早、最广泛应用的 X 射线影像诊断形式，也是各种 X 射线检查和介入放射学的基础。X 射线摄影诊断可获取静态影像。现阶段临床最常见的 X 射线摄影设备是数字化 X 射线摄影（digital radiography，DR）。

数字化 X 射线摄影系统，由电子暗盒、扫描控制器、系统控制器、影像监视器等组成，可直接将 X 射线光子通过电子暗盒转换为数字化图像。

DR 是一种 X 射线直接转换技术，它利用平板探测器将 X 射线影像信息转化为数字影像信息。DR 系统无光学散射引起的图像模糊，其清晰度主要由像素尺寸大小决定。相对于普通的增感屏-胶片系统，DR 由于采用数字技术，动态范围广，有很宽的曝光宽容度，因而允许照相中的技术误差，即使在一些曝光条件难以掌握的部位，也能获得很好的图像。DR 可以根据临床需要进行各种图像后处理，如各种图像滤波、窗宽窗位调节、放大、图像拼接以及距离、面积、密度测量等，为影像诊断中的细节观察、前后对比、定量分析提供技术支持。

DR 系统的特点主要有：

① 分辨率高，图像清晰细腻，医生可根据需要进行诸如数字减影等多种图像后处理，以期获得理想的诊断效果。

② 形成的数字化图像比传统胶片成像所需的 X 射线剂量要少，因而它用较低的 X 射线剂量得到高清晰的图像，同时也使病人减少受 X 射线辐射的危害。

③ 数字化影像系统由于改变了以往传统的胶片摄影方法和存储形式，改善了放射科的图像管理方式，省去了存放胶片的库房空间，从而节省了大量的资金和场地，极大地提高了工作效率。

④ 数字化 X 射线图像的出现，结束了 X 射线图像不能进入医院 PACS 的历史，为医院进行远程专家会诊和网上交流提供了极大的便利。

6.1.3.3 X 射线计算机断层扫描

X 射线计算机断层扫描（CT）自 1972 年英国 EMI 公司工程师豪斯菲尔德发明后至今已历经五代产品。扫描时间已由几分钟缩短至数秒，图像清晰度也由单片 1 万个像素提高到几十万个像素。目前，第五代 CT 用于临床上的数量并不多，主要应用于心脏的扫描。

CT 是用 X 射线束对人体某部一定厚度的层面进行扫描，由探测器接收透过该层面的 X 射线，转变为可见光后，由光电转换变为电信号，再经模拟/数字转换器转为数字，输入计算机处理。图像形成的处理有如将选定层面分成若干个体积相同的长方体，即体素。扫描所得信息经计算而获得每个体素的 X 射线衰减系数或吸收系数，再排列成矩阵，即数字矩阵，数字矩阵可存贮于磁盘或光盘中。经数字/模拟转换器把数字矩阵中的每个数字转为由黑到白不等灰度的小方块，即像素，并按矩阵排列，即构成 CT 图像，因此 CT 图像是重建图像。每个体素的 X 射线吸收系数可以通过不同的数学方法算出。

CT 的主要特点是：

① 与二维 X 射线透视和摄影技术的直接物理成像不同，CT 图像是通过计算机按照某种数学模型计算出来的结果并重建的图像，图像的质量完全取决于所采用的算法。

② 就图像剖面而言，二维 X 射线透视和摄影技术得到的图像是 X 射线从前到后穿透人体得到的人体正面像，而 CT 断层图像则是从上向下看到的水平剖面。

③ 二维 X 射线透视和摄影技术得到的图像没有物体形状、大小和彼此间的空间关系，较难理解。CT 技术使我们能够看到人体的内部，让传统的平面的医学图像立体化。

④ CT 图像是由一定数目的由黑到白不同灰度的像素按矩阵排列所构成的。这些像素反映的是相应体素的 X 射线吸收系数。不同 CT 装置所得图像的像素大小及数目不同，像素越小，数目越多，构成图像越细致，即空间分辨力越高。

⑤ CT 可以更好地显示由软组织构成的器官，如脑、脊髓、纵隔、肺、肝、胆、胰以及盆部器官等，并在良好的解剖图像背景上显示出病变的影像。

6.1.3.4 数字减影血管造影

数字减影血管造影（digital subtraction angiography，DSA）是常规血管造影术和电子计算机图像处理技术相结合的产物。普通血管造影图像具有很多的解剖结构信息，如骨骼、肌肉、血管及含气腔隙等，彼此相互重叠影响，若要单纯对某一结构或组织进行细微观察则较为困难。

DSA 是将受检部位没有注入造影剂和注入造影剂后的血管造影 X 射线荧光图像，分别经影像增强器增益后，再用高分辨率的电视摄像管扫描，将图像分割成许多的小方格，做成矩阵化，形成由小方格中的像素所组成的视频图像，经对数增幅和模数转换为不同数值的数字，形成数字图像并分别存储起来；然后输入电子计算机处理并将两幅图像的数字信息相减；获得的不同数值的差值信号，再经对比度增强和数模转换成普通的模拟信号，获得去除骨骼、肌肉和其他软组织，只留下单纯血管影像的减影图像，通过显示器显示出来。通过 DSA 处理，血管的影像更为清晰，在进行介入手术时更为安全。

DSA 现已被广泛应用于呼吸、消化、神经、泌尿生殖及骨骼等系统的肿瘤和其他疾病的诊断以及左心、冠状动脉的病变诊断，如可以清晰显示各种动脉瘤、动脉狭窄、动脉闭塞、动静脉畸形。

DSA 的主要优点包括：

① 对比度分辨率高。DSA 血液中造影剂浓度达 5% 即可显影，而常规胶片-增感屏血管造影则需 30%～40% 的浓度才能显影。

② 减去了血管以外的背景，尤其使与骨骼重叠的血管能清楚显示。

③ 由于造影剂用量少、浓度低，可选用较细的导管，损伤小，比较安全，对肝、肾功能的要求较常规造影放宽。

④ 节省胶片使造影价格低于常规造影。

DSA 具有多种图像后处理功能，特别是能够进行三维血管重建。

6.1.3.5 乳腺 X 射线摄影设备

乳腺 X 射线摄影机，亦称为钼靶机，主要用于对妇女乳腺、血管瘤等软组织以及非金属异物进行 X 射线摄影检查。乳腺 X 射线机的特点是：使用钼靶 X 射线管，其管电压调节范围一般在 20 kV～50 kV；使用软 X 射线；焦点小，一般在 0.3 mmAl～0.6 mmAl；配用乳腺摄影专用支架。乳腺 X 射线摄影机设有较长的遮线筒，有利于病人的防护。摄影时病人取立位，专用支架能沿立柱上下移动，以适应不同高度的病人。支架可由垂直方向转换成水平方向，并可固定于其间的任意角度，用于乳腺各方向的摄影。支架上设有乳腺压迫板。

6.1.3.6 牙科 X 射线设备

牙科 X 射线机是用于拍摄牙片的专用 X 射线机,分为口外机和口内机。

口内机因为输出功率小,所以多采用组合机头方式。因照射野范围很小,故采用指向性强的遮线筒,直接对准受检部位。机头由可伸缩和升降的平衡曲臂支持,可在一定范围内的任意高度和位置停留并固定。在病人体位固定后,仅移动机头就可对任一颗牙齿摄影。支持机头的平衡曲臂由两节或三节组成,整个曲臂安装在专用立柱上,也可固定在墙壁上,有的直接安装在牙科治疗台上,在病人进行口腔检查时,随时摄片。牙科 X 射线机的容量小,控制台也很简单,管电压调节范围在 50 kV~70 kV,管电流在 10 mA~15 mA。由于用途单一,所用曝光条件仅以门齿、犬齿和臼齿而区别。有的机器直接以这三种用途设置按钮,选用与所照牙齿相符合的按钮,摄影条件也就预置好了。也有的机器管电压和管电流都是固定的,只有时间可调,以适应不同的摄影需要。

口外机又称全景牙片机,是把呈曲面分布的颌面部展开排列在一张 X 射线片上的摄影方法。

6.2 放射诊断质控监测相关仪器设备

《放射诊疗管理规定》中规定:医疗机构应当采取有效措施,保证放射防护、安全与放射诊疗质量符合有关规定、标准和规范的要求。医疗机构的放射诊疗设备和检测仪表,应当符合下列要求:新安装、维修或更换重要部件后的设备,应当经省级以上卫生行政部门资质认证的检测机构对其进行检测(验收),合格后方可启用;定期进行稳定性检测、校正和维护保养,由省级以上卫生行政部门资质认证的检测机构每年至少进行一次状态检测。医疗机构应当制定与本单位从事的放射诊疗项目相适应的质量保证方案,遵守质量保证监测规范。

医用诊断 X 射线设备质量控制包括质量保证、质量控制、质量管理。质量保证是为获得稳定的高质量的 X 射线影像,同时又使人员的受照剂量和所需费用达到合理的最低水平所采取的有计划的系统行动。质量控制是通过对 X 射线诊断设备的性能检测和维护,对 X 射线影像形成过程的监测和校正行动,保证影像质量的技术。质量管理是为使质量保证计划得以贯彻实施,使各种检测能正常进行,其结果得到评价,相关的校正行动得以实施而采取的管理措施。

医用 X 射线诊断设备质量控制检测分为验收检测、状态检测和稳定性检测。验收检测是 X 射线诊断设备安装完毕或重大维修后,为鉴定其性能指标是否符合约定值需进行的质量控制检测。状态检测是在运行中的设备,为评价其性能指标是否符合要求而定期进行的质量控制检测。稳定性检测是为确定 X 射线设备或在给定条件下获得的数值相对于一个初始状态的变化是否符合控制标准而进行的质量控制检测。医用 X 射线诊断设备质量控制检测过程中使用到的相关仪器主要有以下 5 类。

6.2.1 常规 X 射线机检测仪器和工具

医用常规 X 射线机质量控制检测用到的主要检测设备有诊断水平剂量计(剂量与

剂量率）、半值层测量装置（标准铝片与支架）、非介入数字高压测量仪、非介入数字式曝光计时仪、周围剂量当量率巡测仪、准直测试板、准直测试筒、荧屏亮度计、空间分辨力测试卡、低对比度测试模体、衰减模体、人体等效模体、测量用直尺、卷尺等。

其中，诊断水平剂量计、非介入数字高压测量仪、曝光计时仪等已有集成功能的成熟商品。

DR 和 CR 设备专用检测项目所需要的设备与用具见表 6.3。

表 6.3　DR 和 CR 设备专用检测项目所需要的设备与用具

编号	名称	数量	规格
1	剂量测量仪器	1	电离室或半导体探头
2	高对比度分辨力测试卡	2	0.6 lp/mm～10.0 lp/mm（推荐铅厚度为 0.1 mm）
3	低对比度分辨力检测模体	1	选用市场上多种型号的模体
4	屏-片密着检测板	1	普通 X 射线摄影用细金属丝网格板
5	嵌铅刻度毫米级直尺（铅尺）	2	长约 30 cm，宽 2 cm～3 cm，1.0 mm 刻度间距
6	铜滤过板	2	厚度 1.0 mm，面积 15 cm×15 cm
		2	厚度 0.5 mm，20 cm×20 cm 厚度 1.5 mm，20 cm×20 cm
7	铅块	1	厚度 4.0 mm，面积 4 cm×4 cm
8	铅板	2	厚度 2.0 mm，面积 15 cm×15 cm
9	测量用卷尺	1	长度>2 m
10	固定用胶带	1	—
11	胶片光密度计	1	光密度在 0～3.5 范围内，读数一致性在±0.02 内
12	钢尺	2	长约 30 cm，宽 2 cm～3 cm，1.0 mm 刻度间距
13	铝滤过板	1	厚度 1.0 mm，20 cm×20 cm

（1）TO-16 或 TO-20 低对比度分辨力模体

用于 CR 或 DR 设备影像质量快速而定量化检验和评价。两种模体均为一个直径 250 mm 和厚度 10 mm 的圆形板，板中有 12 组不同细节尺寸排列，每组有 12 个直径相同的细节，12 组的细节直径尺寸的变化范围从 0.25 mm 到 11 mm，共有 144 个细节得到从 0.0014 到 0.924（在 75 kV 和 1.5 mm 铜滤过）12 组不同对比度范围。

两种模体均可以提供 60 kV、65 kV、70 kV 和 80 kV 在 1.5 mm 铜滤过条件下获取的影像 12 组不同对比度范围值。其最终测量结果可显示为一个阈探测指数曲线图。

（2）CDRAD 和 Pro-RF 低对比度模体

该模体为一块尺寸 264 mm×264 mm×76 mm 的聚甲基丙烯酸甲酯（polymethyl methacrylate，PMMA）材料板，板上含有 15 行和 15 列方形区分布 225 栅格组成的矩阵,每一个方形栅格中前三行仅有一个检测点(成像点),其他行有两个检测点:一个在栅格中央,另一个随机地选在一个角上。检测点的光密度比均匀背景光密度要高,且检测点的深度和直径呈对数变化,其范围从 0.3 mm 到 8.0 mm(精度±0.02 mm)。在矩阵同一行的检测点有相同直径而其深度变化导致对比度变化,而矩阵同一列是检测点深度相同即对比度相同而直径变化,因而检测点的深度和直径在矩阵中分别以 15 的对数阶形式从 0.3 mm 到 8.0 mm 变化。

(3) IEC 低对比度模体

此模体由一组孔径为 1 cm 的铝制圆形盘构成。如果在自动曝光控制条件下使用一块衰减体模使 X 射线衰减和硬化,例如,使用 IEC 推荐的 40 mm PMMA 加 1 mm 厚的铜滤过板的混合体模,则可使这些圆盘产生从 1% 到 20% 的 X 射线辐射对比度,每一个圆盘所产生的一级近似对比度如下:1.0%、1.4%、1.8%、2.3%、2.7%、3.3%、3.9%、4.5%、5.5%、6.6%、7.6%、8.6%、10.8%、12.3%、14.5%、16.0%、18.0%、20.0%。

(4) 低对比度测试卡

测试卡由 20 mm 厚的铝板制成。在该铝板上均布 1 cm 孔径圆孔,孔的深度(mm)及对比度(括号内百分比数值)从 0.07 mm (0.35%) 到 3.2 mm (16%) 变化,共计 19 个圆孔。它们分别是 0.07 (0.35%)、0.11 (0.55%)、0.15 (0.75%)、0.19 (0.95%)、0.22 (1.1%)、0.26 (1.3%)、0.32 (1.6%)、0.36 (1.8%)、0.44 (2.2%)、0.52 (2.6%)、0.88 (4.4%)、1.06 (5.3%)、1.36 (6.8%)、1.48 (7.4%)、1.76 (8.8%)、2.14 (10.7%)、2.5 (12.5%)、2.9 (14.5%)、3.2 (16%)。

6.2.2 乳腺 X 射线机检测仪器和工具

(1) 质控仪

乳腺机的测量与普通 X 射线机的检测设备和工具基本相同,但由于其 X 射线管的管电压范围、靶材料与普通 X 射线机设备不同,因此其测量也有独特性。乳腺机检测应配备乳腺机专用的管电压测量仪和剂量测量仪,但由于大部分的诊断设备多功能测量仪或质控检测仪已具备乳腺机检测功能,只需选择相应的功能模块或者使用相应的探头即可。但应注意的是,乳腺机测量使用的质控仪需要在乳腺特定的电压段进行校准,以保证其测量数据的准确性。另外其低对比度分辨力的检测也需依赖特定的检测工具。

(2) 检测工具

乳腺 X 射线摄影系统质量控制检测所需工具见表 6.4。

表 6.4 乳腺 X 射线摄影系统质量控制检测所需工具

编号	名称	数量	规格
1	高对比度分辨力测试卡	2	最大线对数不低于 10 lp/mm
2	低对比度细节模体	1	选择乳腺机专用的低对比度细节模体
3	PMMA 均匀衰减模体	4	厚度 4 cm,可为多层组合至所需厚度。半圆形模体半径至少 10 cm,矩形至少 10 cm×12 cm

续表

编号	名称	数量	规格
4	铝片	6	矩形尺寸至少 8 cm×8 cm，铝的纯度不低于 99.9%。厚度尺寸误差 5% 以内
5	光野/照射野检测工具	1	如检测板、检测尺或胶片暗盒等
6	三脚架或者剂量仪支架	1	具有升降功能，可固定剂量仪探头
7	铅尺	1	1 mm 刻度间距
8	光密度测量仪	1	光孔≤2 mm，光密度分辨率>0.01

（3）低对比度检测模体

① PROMAMGOLD。

PROMAMGOLD 模体的低对比度细节面板尺寸为 240 mm×180 mm×20 mm，板上含有 16 行和 16 列方形区分布 256 栅格组成的低对比度细节矩阵，每一个方形栅格中有两个金箔细节检测点（纯度 99.99%），共计 512 个检测点，一个在栅格中央，另一个随机地选在一个角上。

检测点的横行直径范围从 0.05 mm 到 2.00 mm（精度 0.001 mm），竖列厚度范围从 0.03 μm 到 2.00 μm（精度 0.1 nm）。在矩阵同一行的检测点有相同直径而其厚度变化导致对比度变化（对比度范围从 0.52% 到 29.53%），而矩阵同一列是检测点厚度相同即对比度相同而直径变化。

PROMAMGOLD 另外包含 2 块 240 mm×180 mm×10 mm PMMA 材料板和 2 块 240 mm×180 mm×5 mm 的 PMMA 均匀衰减体。使用时放置 2 块 10 mm PMMA 板在支撑台上，然后放置主模体，再放置 2 块 5 mm PMMA 板在最上层。

② CDMAM 3.4 模体。

由 1 块尺寸为 240 mm×162 mm×3 mm 的低对比度细节面板和 4 块尺寸为 240 mm×162 mm×10 mm 的 PMMA 均匀衰减模块组成。

低对比度细节面板横向排列 16 排圆盘模块，直径范围从 0.06 mm 到 2.0 mm；再纵向排列 16 列模块，每一列模块直径相同，厚度范围从 0.03 μm 到 2.0 μm，对比度范围从 0.52% 到 29.53%。

使用时将低对比度细节面板放置在 2 块 1 cm 厚的 PMMA 模块上，上方再放置 2 块 1 cm 厚的 PMMA 模块。

6.2.3 DSA 检测工具

DSA 检测模体已有相应产品，WS 76—2020 中对模体的要求结构和组成如图 6.3 所示。

主体：两部分 150 mm×150 mm×23.5 mm PMMA 带有 10 mm 的槽血管模拟组件，可横向移动 10 mm，带有 4 个纯度至少 99.5% 的模拟血管密度的铝条。插件主体长度 150 mm，厚度在 9.5 mm～10 mm 之间，宽度大于其在主模体上空间的 13 mm。它带有 4 个纯度为 99.5% 的铝条，铝条间的间隙为 15 mm，铝条长 150 mm，宽为 5 mm，厚度分别为 0.05 mm、0.10 mm、0.20 mm 和 0.40 mm。

动态范围楔形阶梯：从 0.2 mm～1.4 mm 的 7 个厚度线性铜楔形阶梯与插件纵向放置。

为减少检测人员受照剂量，此类模体多配有遥控推进器或者气动推进器，使得检测人员可以远程控制模体中的血管模拟组件在射线下进行运动。

6.2.4 牙科 X 射线设备检测工具

牙科 X 射线机检测使用的设备和

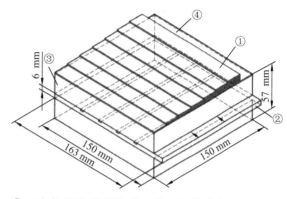

①—动态范围楔形阶梯；②—血管模拟组件；
③—主体；④—0.2 mm 铜试验阶梯。

图 6.3　DSA 模体示意图

工具与常规 X 射线摄影设备使用的仪器和工具基本相同，只有高对比分辨力和低对比可探测能力两项指标需使用专用的检测模体。

牙科 X 射线设备质量控制检测模体示例如图 6.4 所示。检测模体中内嵌一个高对比度分辨力测试卡，在 0.5 mm 铝板上有直径分别为 1.0 mm、1.5 mm、2.0 mm 和 2.5 mm 的圆孔，用于低对比度分辨力检测。为了测量设备影像接收器的剂量，这个模体还增加了一层 6 mm 铝板衰减层。模体上面部分是不同锥状尺寸的中心环和 6.0 mm 铝板衰减层；模体中间部分是高对比度分辨力测试卡和带有低对比度分辨力圆孔的测试铝板；模体下面部分带有用于剂量仪探头或口内机影像接收器的插口。

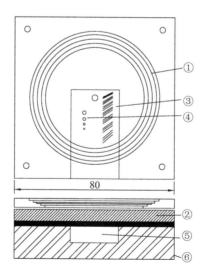

①—牙科线束筒中心标记；②—附加衰减层/体模（6.0 mm 铝板）；③—高对比度分辨力模块（数字机适用 1.6 lp/mm～3.0 lp/mm）；④—低对比度分辨力模块；⑤—模体预留剂量仪探头或口内机影像接收器位置；⑥—基本模体。

图 6.4　牙科 X 射线设备质量控制检测模体示例

6.2.5 CT 检测仪器和工具

（1）CT 质量控制检测设备

CT 质量控制检测主要检测设备有 CT 专用剂量仪（含 CT 专用长杆电离室）、剂量检测模体、直尺以及用于 CT 质量控制检测的相应检测模体。

CT 专用剂量仪应配备有 CT 检测专用长杆电离室，其规格应和相应的剂量检测模体相匹配。作为计量器具，CT 长杆电离室和配套的剂量仪（质控仪）也应定期进行校准，以保证检测结果的可溯源性。

（2）检测模体

① 剂量检测模体。

头部剂量模体是一个直径为 160 mm 的 PMMA 圆柱体，圆柱体的中心和对称的 4 个方向有 5 个可放置剂量探头的圆孔；体部剂量模体是一个直径为 320 mm 的 PMMA 圆柱体。

② 性能检测模体。

目前应用在我国的 CT 性能检测模体主要有 AAPM 模体、美国模体实验室生产的 Catphan 模体、美国 RMI 公司生产的 461A 模体以及国产的 TM164 模体等。这些性能检测模体多为圆柱形，内部模块化设计，不同的模块用以检测不同指标。WS 519—2019 中对于模体的要求如表 6.5 所示。

表 6.5 WS 519—2019 中对于 CT 性能检测模体的要求

检测指标	要求
重建层厚偏差	内嵌有与均质背景成高对比的对比物
CT 值（水）、噪声和均匀性	内径 18 cm～22 cm 圆柱形均质水模体
高对比分辨力	直接观察图像的模体具有周期性细节，结构之间的间距与周期性细节自身宽度相等
低对比可探测能力	细节直径 2 mm 到 10 mm 之间，与背景所成对比度在 0.3% 到 2% 之间，且最小直径不得大于 2.5 mm，最小对比度不得大于 0.6%
CT 值线性	嵌有 3 种以上不同 CT 值模块的模体，且模块 CT 值之差均应大于 100 HU

在使用性能检测模体开展检测工作之前，应对照标准要求，确认检测模体符合相关要求。Catphan500 型 CT 性能检测模体结构和各模块测试内容及相对位置分别如图 6.5 和表 6.6 所示。

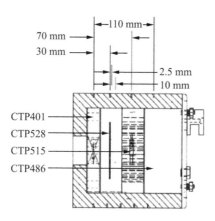

图 6.5 Catphan500 模体结构示意图

表 6.6 Catphan500 模体各模块测试内容及相对位置

组件名称		测试内容	距第一个检验组件中心的距离/mm
CTP401	层厚、像素尺寸和灵敏度检测组件	定位光精度、层厚、CT 线性	—
CTP528	21 个线对高分辨力组件	高对比分辨力（线对）	70
	点源组件	高对比分辨力（MTF）、层厚	80
CTP515	带超层面和亚层面靶低对比度组件	低对比可探测能力	110
CTP486	固态影响均匀性组件	均匀性、噪声	150

6.3 X 射线摄影设备质量控制检测方法

DR 和 CR 是现阶段较为常用的 X 射线摄影设备。本节主要依据《医用 X 射线诊断设备质量控制检测规范》WS 76—2020 介绍 DR 和 CR 的检测方法，对于临床使用的其他摄影设备，可参照相应部分检测方法，对于不同设备的检测指标要求，可参考 WS 76-2020 中的附录 A。

6.3.1 通用检测项目和方法

对于常规 X 射线摄影设备，无论是屏片 X 射线摄影设备、DR、CR，还是含点片功能的胃肠机，均需对摄影设备的通用检测项目进行检测。摄影设备的通用检测项目包括管电压指示的偏离、辐射输出量重复性、输出量线性、有用线束半值层等 10 项指标，主要考察包括 X 射线管性能、AEC 系统功能以及限束系统的功能等。

(1) 管电压指示的偏离

① 目的和意义。

管电压是加在 X 射线管阳极和阴极之间的电位差。通常，X 射线管电压的单位为千伏（kV）。管电压是放射影像诊断中非常重要的参数，它可以直接影响 X 射线管输出 X

射线的线质,它的微小变化会影响影像的质量,因此管电压的稳定是保证设备辐射剂量和图像质量的基础。

② 检测方法。

将管电压检测探头放在影像接收器外壳或诊断床上照射野中心,调节焦点到探头的距离为 100 cm [小型便携机及透视实时摄影(点片装置)系统可采用实际 SID 值],探头下方放一块铅板,设置光野 10 cm×10 cm(照射野应完全覆盖探测器灵敏区域并略小于铅板尺寸),中心线束与台面垂直。

验收检测时,设置临床常用管电流时间积(单位:mAs),分别在大小焦点条件下,至少应进行 60 kV、80 kV、100 kV、120 kV 各挡测量。

状态检测时,设置临床常用管电流时间积,测量大焦点条件下 80 kV 和临床常用其他管电压挡。

每个管电压挡至少测三次,计算管电压测量的平均值与管电压预设值的差值,或依据下式计算管电压测量值与指示值的相对偏差。

$$E_V = \frac{\overline{V_i} - V_0}{V_0} \times 100\% \tag{6.3}$$

式中:E_V——管电压测量相对偏差;
$\overline{V_i}$——管电压三次测量的平均值,单位为 kV;
V_0——管电压预设值,单位为 kV。

加载因素的选择应考虑被检设备的实况和临床应用情况,以便充分检测 X 射线管电压、曝光时间和管电流的相互关系,确定设备和技术条件与用户需要的一致性。

③ 限值和纠正措施。

管电压指示的偏离应满足±5.0%或±5.0 kV 内,以较大者控制。管电压指示的偏离指示球管实际输出 X 射线的线质与系统标称的差,该指标结果超过限值指示 X 射线管状态可能出现异常,应由维修人员检查排除。

(2) 辐射输出量重复性

① 目的和意义。

确保 X 射线管输出 X 射线的稳定性。

② 检测方法。

探头放在影像接收器外壳上照射野中心,检测几何条件同"管电压指示的偏离"。

管电压为 80 kV,无附加滤过的条件下,适当的管电流时间积曝光 5 次,并以式(6.4)计算输出量的重复性:

$$CV = \frac{1}{\overline{K}} \sqrt{\frac{\sum (K_i - \overline{K})^2}{n-1}} \times 100\% \tag{6.4}$$

式中:CV——变异系数,%;
$\overline{K}$——n 次输出量测量值的平均值,单位为 mGy/mAs;
K_i——每次输出量的测量值,单位为 mGy/mAs;
n——输出量的测量总次数。

③ 限值。

辐射输出量测量 5 次,重复性应满足变异系数(coefficient of variation,CV)≤ 10.0%。辐射输出量的重复性反映 X 射线管持续精确输出的能力,该项指标的异常指示 X 射线管状态可能出现异常,应由维修人员检查排除。

(3) 输出量线性

① 目的和意义。

输出量线性是指在一定的管电压下,管电流逐挡变化时输出量的相对变化率。输出量指 X 射线管系统在一定曝光条件下单位管电流时间积的照射量(空气比释动能),反映了球管持续精确输出的能力。

② 检测方法。

将剂量仪探头放在影像接收器外壳上照射野中心,检测几何条件同"管电压指示的偏离"。

选择 80 kV、常用管电流时间积挡,进行曝光并记录空气比释动能值。

改变管电流和时间,并要使得改变后的管电流时间积与改变前的管电流时间积相同或近似,进行曝光并记录空气比释动能值。

计算各相邻两挡间的线性,如式(6.5)所示。

对于管电流和时间不可同时调节,或者只能调节管电流时间积的设备,检测时只改变一个可以调节的参数,再利用式(6.5)计算相邻两挡间的线性。

$$L_{12} = \frac{\left(\dfrac{\overline{K_1}}{I_1 t_1} - \dfrac{\overline{K_2}}{I_2 t_2}\right)}{\left(\dfrac{\overline{K_1}}{I_1 t_1} + \dfrac{\overline{K_2}}{I_2 t_2}\right)} \times 100\% \tag{6.5}$$

式中:L_{12}——相邻两挡间的线性度;

$\overline{K_1}$——1 挡时测量空气比释动能的平均值,单位为 mGy;

I_1——1 挡的电流,单位为 mA;

t_1——1 挡的曝光时间,单位为 s;

$\overline{K_2}$——2 挡时测量空气比释动能的平均值,单位为 mGy;

I_2——2 挡的电流,单位为 mA;

t_2——2 挡的曝光时间,单位为 s。

③ 限值与纠正措施。

仅验收检测时开展此项目,相邻两挡之间的线性检测结果应在±10%以内。和管电压指示偏离、辐射输出量重复性类似,输出量线性和 X 射线管的状态相关,输出量线性的异常往往提示 X 射线管状态异常。

(4) 有用线束半值层

① 目的和意义。

半值层是反映 X 射线质的参数。所谓半值层是指入射 X 射线强度衰减到初始值一半需要的某种物质的厚度。半值层反映了 X 射线的穿透能力,表示 X 射线质的软硬程度,WS 76—2020 中半值层的单位为毫米铝(mmAl)。

合适的半值层可以保证受检者接受的剂量在合适的范围内,同时影像又不失去对比度。

② 检测方法。

方法一：铝片法。

将剂量仪探头放在影像接收器外壳上照射野中心，检测几何条件同"管电压指示的偏离"。

设置管电压为 80 kV，临床常用管电流时间积，并进行曝光，记录空气比释动能值。

将不同厚度（0 mm，1 mm～5 mm）的铝吸收片依次放在诊断床上方 50 cm（或 1/2 SID）处，用同样的条件进行曝光，依次测量并记录空气比释动能，直至测得的空气比释动能值小于未加铝片时空气比释动能值的一半。

用作图法或计算法求出 80 kV 时的半值层。

方法二：多功能剂量仪直接测量法。

有用线束半值层也可采用多功能数字剂量仪直接测量，检测几何条件同"管电压指示的偏离"。

设置管电压为 80 kV，临床常用管电流时间积，并进行曝光，直接记录多功能剂量仪显示的半值层读数。

当对结果有异议时应采用铝片法重新测量。

③ 限值和纠正措施。

在管电压为 80 kV 条件下应满足半值层≥2.3 mmAl。若半值层不符合要求，应由维修人员检查 X 射线管的状态。

(5) 曝光时间指示的偏离

① 目的和意义。

曝光时间与管电流的乘积，即管电流时间积，在其他条件不变的情况下管电流时间积正比于受检者剂量和到达影像接收器的剂量。因此，曝光时间也是非常重要的参数。

② 检测方法。

采用数字式曝光计时仪器测量曝光时间。

将探头放在影像接收器外壳上照射野中心，检测几何条件同"管电压指示的偏离"。

设置管电压为 80 kV，适当的管电流时间积，分别检测≥100 ms 和＜100 ms 两挡时的曝光时间，每个时间挡至少测 3 次，取平均值。曝光时间的设置应重点检测临床常用时间挡。

将测量结果的平均值与预设值进行比较，依据式（6.6）计算曝光时间指示的偏离：

$$E_T = \frac{\overline{T_i} - T_0}{T_0} \times 100\% \tag{6.6}$$

式中：E_T——曝光时间的偏离；

$\overline{T_i}$——曝光时间测量的平均值，单位为 ms；

T_0——曝光时间预设值，单位为 ms。

③ 限值与纠正措施。

仅验收检测开展此项，当曝光时间≥100 ms 时，应满足偏离在±10.0% 内；当曝光时间<100 ms 时，应满足偏离在±2 ms 内或±15.0％内，以较大者控制。

(6) AEC 重复性

① 目的和意义。

评估 X 射线摄影机 AEC 系统的工作能力，对于稳定的被摄物体，AEC 系统应该保持稳定的曝光参数，进而保持稳定的影像密度。

② 检测方法。

将一块厚 20 mm 铝板放在照射野中并覆盖设备的 AEC 电离室灵敏区域，调节照射野小于铝板的尺寸。

选择全部电离室，在自动曝光条件下进行曝光（若无全自动曝光条件，则固定管电压为 80 kV，管电流时间积设为自动）。重复曝光 5 次，每次曝光后记录管电流时间积或探测器剂量指示（detector dose indicator，DDI）的显示值。

如果记录的是管电流时间积，以式（6.7）计算 5 次曝光后管电流时间积读数的重复性；如果记录的是 DDI 值，则参考式（6.7）计算 5 次曝光后 DDI 读数的重复性。

$$\mathrm{CV} = \frac{1}{\overline{D}} \sqrt{\frac{\sum (D_i - \overline{D})^2}{n-1}} \times 100\% \tag{6.7}$$

式中：CV——变异系数，％；

$\overline{D}$——n 次曝光管电流时间积读数值的平均值，单位为 mAs；

D_i——第 i 次曝光管电流时间积读数值，单位为 mAs；

n——曝光读取管电流时间积总次数。

③ 限值和纠正措施。

管电流时间积或 DDI 重复测量 5 次，变异系数应满足≤10.0％。若不符合要求，应由维修人员调整 AEC 系统的状态。

(7) 自动曝光控制响应

① 目的和意义。

此项指标用以评估设备的 AEC 系统的工作能力。当被摄受检部位厚度发生变化时，该系统能够通过调节曝光参数保持稳定一致的影像密度。

② 检测方法。

将一块厚 20 mm 铝板放在照射野中并覆盖设备的 AEC 电离室灵敏区域，调节照射野小于铝板的尺寸。

将剂量仪探头放置在铝板后方，并尽量靠近影像接收器的位置，注意剂量仪探头不要遮挡 AEC 电离室灵敏区域。

选择全部电离室，在自动曝光条件下进行曝光（若无全自动曝光条件，则固定管电压为 80 kV，管电流时间积设为自动），记录空气比释动能值。

将 1.5 mm 厚度的铜板置于前一块铝板上，保证检测几何条件和探头位置不变。在自动曝光条件下进行曝光，记录空气比释动能值。

分别比较两次测量结果与两次测量结果平均值的相对偏差。

③ 限值和纠正措施。

两次空气比释动能值与平均值的相对偏差均应满足在±20.0%内。若该指标不符合标准，应由维修人员调整 AEC 系统，以使得曝光所致影像光密度变化在标准要求范围内。

(8) AEC 电离室之间一致性

① 目的和意义。

确保系统调整使用电离室时保持稳定的辐射剂量和影像密度。

② 检测方法。

设置管电压为 70 kV，用 1 mm 铜滤过板挡住限束器出束口，选择一个电离室，关闭其他电离室，在 AEC 下曝光。曝光后记录系统显示管电流时间积或 DDI 值。然后分别选择其他任一个电离室按上述相同条件进行曝光，记录系统显示管电流时间积或 DDI 值。

将单个电离室的显示值（如管电流时间积或 DDI）与每一个电离室测量结果的平均值进行比较，计算几次测量结果与平均值的最大相对偏差。

③ 限值和纠正措施。

管电流时间积或 DDI 与平均值相对偏差应在±10.0%内。若该指标不符合标准，应由维修人员检修电离室，以使得曝光管电流时间积或 DDI 变化在标准要求范围内。

④ 注意事项。

应注意滤线栅对检测结果的影响，尤其是滤线栅未处于推荐焦距时。建议卸下滤线栅后测量此指标。

(9) 有用线束垂直度偏离

① 目的和意义。

检测设备辐射线束与照射野指示之间的偏离，确保设备检查时定位准确。

② 检测方法。

可采用准直度检测板（简称检测板）和线束垂直度测试筒（简称检测筒）（图 6.6 和图 6.7）进行检测。

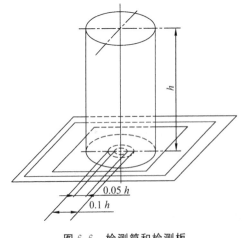

图 6.6 检测筒和检测板

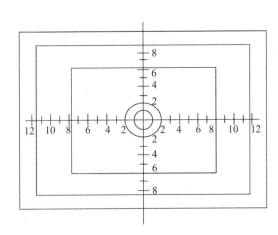

图 6.7 检测板

将影像接收器设置成卧位曝光状态，检测板放在影像接收器上，然后将检测筒放在检测板上，检测筒的圆心与检测板的中心对准。

调节焦点至检测板距离为 100 cm，用手动方式将光野中心与检测板上的中心对准；然后再将光野边界与检测板上指示光野位置的长方框刻线重合，如重合不了，则记录实际光野位置。

对于 DR 和 CR，直接在显示器上观察影像，或者打印胶片后观察影像。

观察检测筒上下两钢珠影像间的位置。当检测板上中心小圆直径为检测筒高度的 0.05 倍、大圆直径为其 0.10 倍时，检测筒上表面中心钢珠的影像落在小圆影像内时，垂直度偏差小于 $1.5°$；落在大圆影像内时，垂直度偏差小于 $3°$。

③ 限值和纠正措施。

有用线束垂直度偏离应满足≤$3.0°$。若有用线束垂直度偏离不符合要求，应由维修人员检查准直器状态。

（10）光野与照射野四边的偏离

① 目的和意义。

确保设备的照射野不会小于光野边界过多从而导致诊断信息缺失，或照射野不会大于光野过多从而导致受检者受到多余的照射。

② 检测方法。

检测过程同"有用线束垂直度偏离"。

在"有用线束垂直度偏离"的检测影像中，观察照射野与光野的偏离。如图 6.8 所示，虚线条方框中为光野，实线条方框为照射野。测量横轴上的偏离 a_1、a_2，纵轴上的偏离 b_1、b_2。

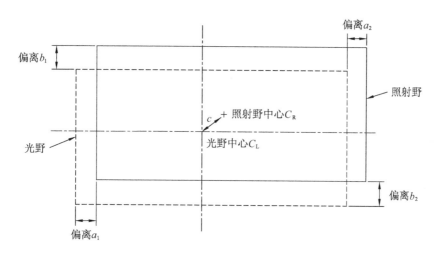

图 6.8 光野与照射野偏离示意图

③ 限值和纠正措施。

SID=1 m 条件下，任一边都应满足在±1.0 cm 内。若光野与照射野四边的偏离不符合要求，应由维修人员检查限束装置状态。

6.3.2　DR 专用检测项目与检测方法

对于 CCD 成像 DR、线扫描成像 DR、动态 DR 等数字摄影设备，根据 WS 76—2020 的要求，需进行 DR 专用检测项目的检测。WS 76—2020 中对于摄影设备分为屏片、CR 和 DR 三类摄影设备。区别的依据在于影像接收器，因此 DR 专用检测项目主要检测影像接收器的性能，具体包括探测器剂量指示、信号传递特性、响应均匀性、测距误差等共计 8 项指标。

（1）探测器剂量指示（DDI）

① 目的和意义。

用以反映影像采集过程中影像接收器上入射剂量。

② 检测方法。

如果有可能，取出滤线栅。设置 SID 为 180 cm，如达不到则调节 SID 为最大值。

调整光野完全覆盖影像接收器，用 1.0 mm 铜滤过板挡住限束器出束口，设置 70 kV，对影像接收器入射空气比释动能选取参考剂量约 10 μGy 进行曝光，记录 DDI 的数值。在上述相同的条件下重复。

曝光 3 次，记录 DDI 数值，计算平均值。

验收检测时，根据生产厂家提供 DDI 公式进行验证，比较记录的 DDI 平均值与公式计算值之间的相对偏差。

如果厂家未提供 DDI 值与入射空气比释动能计算公式，则将验收检测中获得的 DDI 平均值作为基线值；如果 DR 设备没有 DDI 的指示，则获取每一幅预处理影像中央面积约 10 cm×10 cm 感兴趣区（region of interest，ROI）像素值，计算三幅影像平均像素值并建立基线值。

状态检测时，根据生产厂家提供 DDI 公式进行验证，比较记录的 DDI 平均值与公式计算值之间的相对偏差。如果厂家未提供 DDI 值与入射空气比释动能计算公式，则与设备的基线值进行比较。

③ 限值和纠正措施。

验收检测时，DDI 测量值与计算值的相对偏差应在±20.0%以内，DDI 或平均像素值建立基线值；状态检测时，DDI 测量值与计算值的相对偏差应在±20.0%以内，或与基线值的相对偏差应在±20.0%以内。

（2）信号传递特性（STP）

① 目的和意义。

描述影像接收器入射面影像中心区域测量的信号和相应区域入射剂量之间的一种相互关系。这种关系非常重要，它是 X 射线成像的基础。

尽管数字摄影的一个重要优点就是可以进行图像后处理，通过合理地调整影像的响应曲线的斜率和形状，可以获得更好的图像质量。图像后处理对于诊断影像的强化使得后处理已经成为临床放射诊断必不可少的阶段，但后处理的过程毫无疑问使得影像中的像素值发生了变化，从而模糊了处理后图像上的像素值与入射剂量的相关性。因此，为了寻找影像部位像素值和入射剂量的真实关系，应当选取后处理前的图像，即预处理图像来评估影像探测器的探测单元和入射剂量的真实关系。

② 检测方法。

如果有可能，取出滤线栅。设置 SID 为 180 cm，如达不到则调节 SID 为最大值。

调整照射野完全覆盖影像接收器，用 1.0 mm 铜滤过板盖住限束器出束口，设置管电压为 70 kV，分别选取影像接收器入射空气比释动能约 1 μGy、5 μGy、10 μGy、20 μGy 和 30 μGy 进行曝光，获取每一幅预处理影像。

在每一幅预处理影像中央选取面积约 10 cm×10 cm ROI，获取每幅影像 ROI 的平均像素值。

以平均像素值为纵坐标，影像接收器入射表面空气比释动能值为横坐标进行拟合：对于线性响应的系统，拟合直线，计算相关参数 R^2；对于非线性响应的系统（比如对数相关或指数相关），拟合对数曲线或指数曲线，计算相关参数 R^2。

预处理图像获取方法如下所述。

自 WS 521—2017 开始要求对 DR 的影像接收器性能开展检测以来，预处理图像的获取即成为 DR 专项检测的难点，现特将部分 DR 机型的预处理图像获取方法做一简单介绍。

i. 西门子 YSIO、Multix Fusion、Multix Select DR 机型预处理图像获取方法。

第 1 步：曝光后，打开病人页面下已经拍摄的影像。点击"维修"，之后点击"IQ"（图 6.9）。

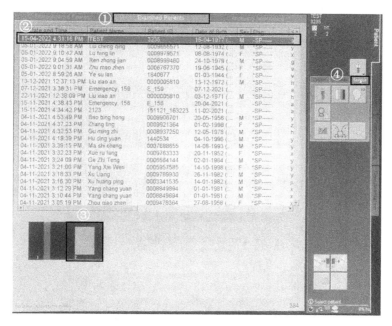

图 6.9 西门子预处理获取图像 1

第 2 步：出现如图 6.10 所示界面后，将鼠标图标放置到图中位置，先按下 F12，再按住鼠标左键，同时点击键盘"Enter"键（回车键），调出 WinNIE Viewer。

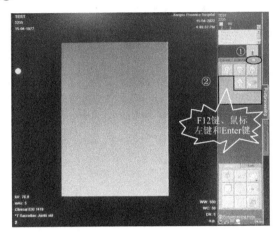

图 6.10　西门子预处理获取图像 2

第 3 步：在 WinNIE Viewer 菜单中依次点击 "Image" "Load File Nat…"（图 6.11a），在随后弹出的窗口中选择 FLC_IQF.img 文件（若没有此文件，可在硬盘中寻找 Export 文件夹中的相应文件）（图 6.11b）。

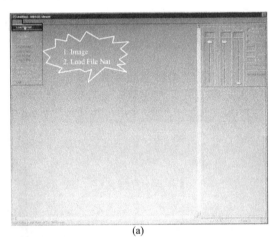

(a)

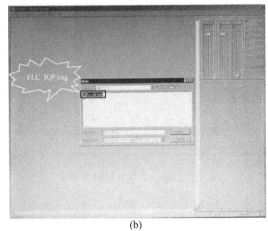

(b)

图 6.11　西门子预处理获取图像 3

至此，预处理图像即调取完毕，可使用 WinNIE Viewer "Evaluation"（图 6.12a）中的 "Basic Evaluation" 功能进行 ROI 的定位，并使用 "Calculate" 按钮计算 ROI 中的平均像素值（图 6.12b）。

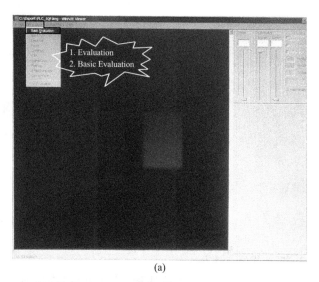

(a)

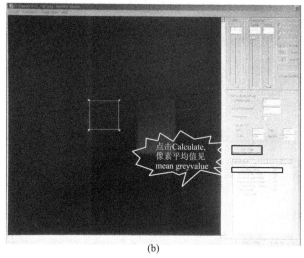

(b)

图 6.12　西门子预处理获取图像 4

注意：此方法只可获取上一次曝光影像的预处理图像，对于之前的曝光影像，无法获取。故使用此机型进行检测时，应按照曝光—获取图像并分析—曝光……获取图像并分析的步骤进行检测。

ii. 西门子 YSIOMAX、Multix Fusion MAX、Mobilett Mira MAX 机型预处理图像获取方法。

第 1 步：曝光后，打开病人页面下已经拍摄的影像（图 6.13）。

图 6.13　西门子预处理获取图像 5

第 2 步：在"Post-processing（图像后处理）"中使用快捷键"Ctrl＋Shift＋F9"打开 WinNIE Viewer。

参考前述第 3 步进行图像获取和处理。

注意：对于部分 VF 软件平台的西门子机型，无法调出 WinNIE Viewer，需要首先进入设置中打开 WinNIE Viewer 开关，方可调出 WinNIE Viewer。具体方法如下。

依次进入 Service—FLC Service—Configuration—USB＆WinNIE（图 6.14）。

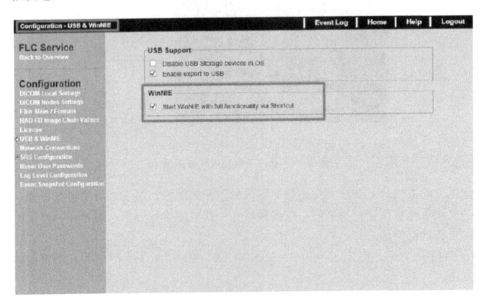

图 6.14　西门子预处理获取图像 6

勾选 WinNIE 选项中"Start WinNIE with full functionality via Shortcut",保存后重新启动 FLC,即可按照上述步骤启动 WinNIE Viewer 进行预处理图像处理和分析。

iii. 西门子 VX Plus 机型预处理图像获取方法。

第 1 步:曝光后,打开病人页面下已经拍摄的图像。

第 2 步:选择图像后,在"Option"下点击"Copy Image To Winnie"(图 6.15)。

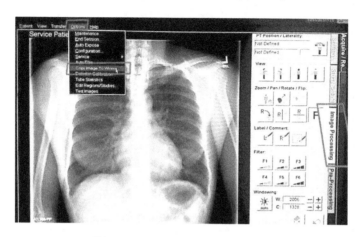

图 6.15 西门子预处理获取图像 7

第 3 步:选择 Service—Local Service—Service Key—Quality Assurance。此步骤需要输入密码,可通过拨打厂家客服电话来获取。

第 4 步:选择窗口 Winnie—Start interactive。

第 5 步:打开 WinNIE Viewer,参照前述步骤进行预处理图像的处理和分析。

iv. 飞利浦 DR Eleva 平台预处理图像获取方法。

第 1 步:在 Examination 界面下,选中已经完成的曝光图像(图 6.16)。

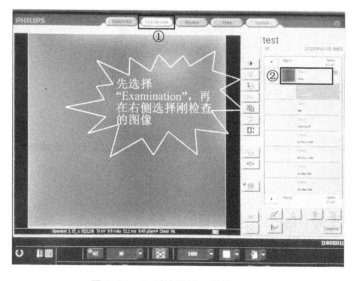

图 6.16 飞利浦预处理获取图像 1

第 2 步：点击图 6.17a 中所示的图标，在右侧框中将"UNIQUE"（图 6.17a）切换为"OTHER"（图 6.17b）。

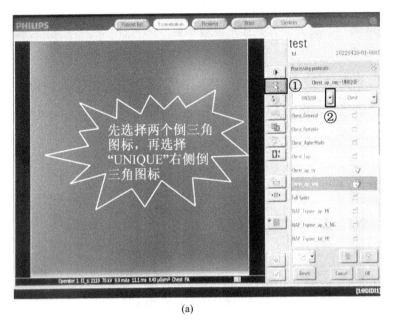

(a)

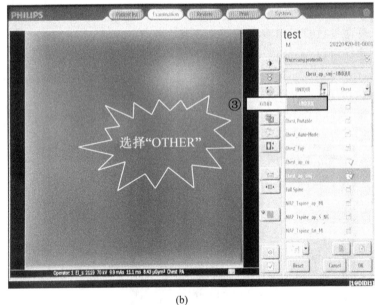

(b)

图 6.17　飞利浦预处理获取图像 2

第 3 步：在"OTHER"右侧的界面中点击右下侧三角图标（图 6.18a），然后选择"all-regions"（图 6.18b）。

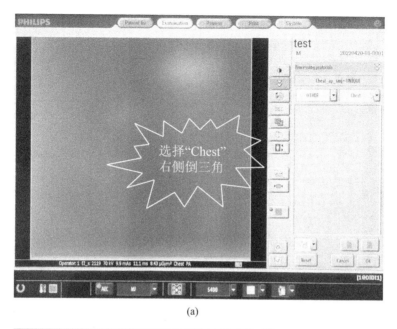

(a)

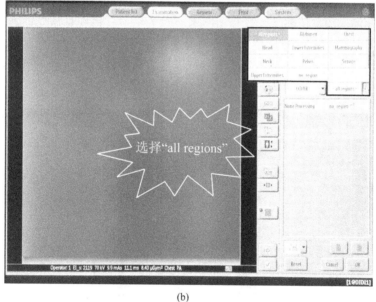

(b)

图 6.18 飞利浦预处理获取图像 3

第 4 步：选择 "None Processing" 后，图像区域呈现出来的就是未经任何后期算法处理的预处理图像（图 6.19）。

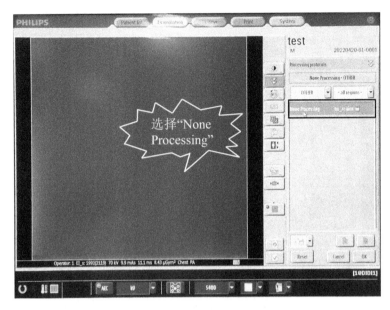

图 6.19　飞利浦预处理获取图像 4

第 5 步：选择测量按键——柱状图测量（图 6.20a），鼠标直接点击感兴趣区，出现红色方框（图 6.20b），显示图像的原始信息。

第 6 步：图 6.20b 中原始信息的第一行信息是预处理图像所要求的信息——raw 原始图像，md 中值，av 平均值，sd 方差。

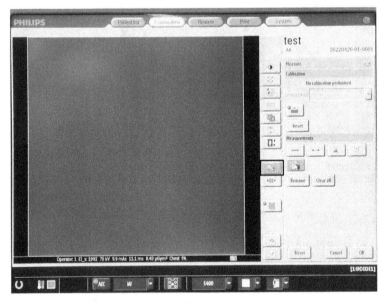

(a)

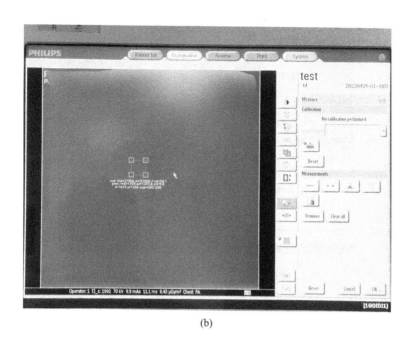

(b)

图 6.20　飞利浦预处理获取图像 5

v. GE Definium 机型预处理图像获取方法。

第 1 步：摄影拍摄完毕后，系统默认显示后处理影像"Images-Processed"（图 6.21）。

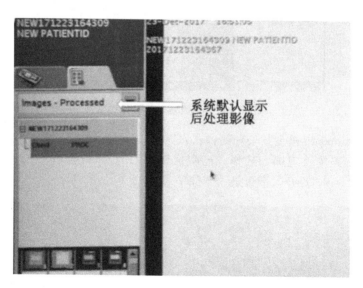

图 6.21　GE 预处理获取图像 1

第 2 步：点击下拉菜单，出现下拉选项，这时候选择"Images-Raw"（预处理影像）。大家可以选择其他选项看一看，熟悉一下操作（图 6.22）。

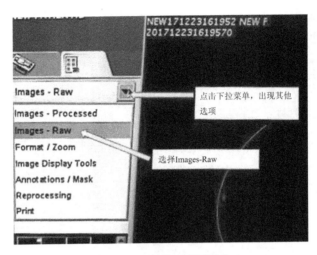

图 6.22 GE 预处理获取图像 2

第 3 步：这时在下面出现的就是预处理影像，即 RAW 图，再在下方的方框中单击选择具体的影像，可进行下一步分析（图 6.23）。

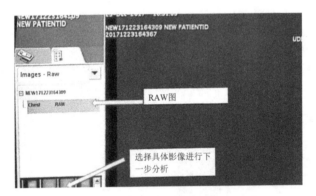

图 6.23 GE 预处理获取图像 3

vi. GE Optima646 机型预处理图像获取方法。

第 1 步：在图像管理屏上选择"已生成图像系列"，单击右下角的"打开"（图 6.24a 和图 6.24b）。"打开"旁边是"删除"，请慎重。

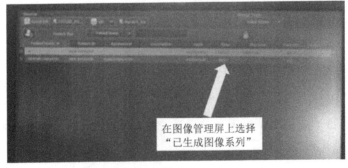

(a)

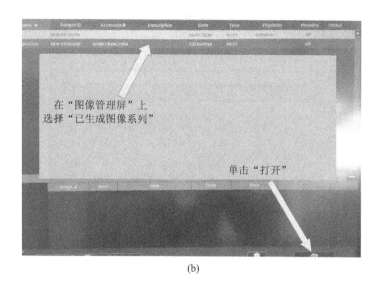

图 6.24　GE 预处理获取图像 4

第 2 步：同样，默认显示后处理图像，简称"PROC"（图 6.25）。

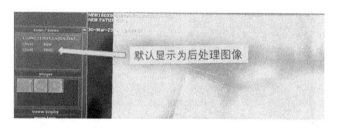

图 6.25　GE 预处理获取图像 5

第 3 步：点击选择 RAW 图，即预处理图像（也称"原始影像"），再在下方"Images"方框内单击选择感兴趣的图像进行进一步分析（图 6.26）。

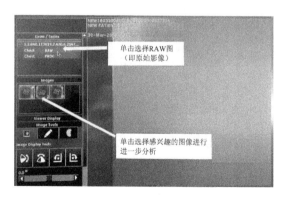

图 6.26　GE 预处理获取图像 6

vii. 锐珂医疗 DR 预处理图像获取方法。

第 1 步：在首页进入图像查看界面（图 6.27）。

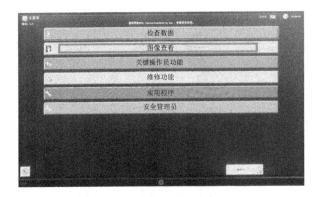

图 6.27　锐珂预处理获取图像 1

第 2 步：在图像浏览器界面找到要进行预处理的图像，点击进入相应界面（图 6.28）。

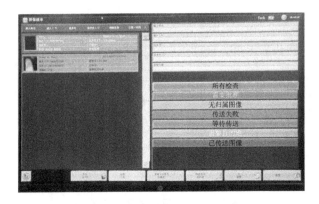

图 6.28　锐珂预处理获取图像 2

第 3 步：图 6.29 所示影像显示后，选择相应图像，底部的 EI 值即为 DDI 结果。

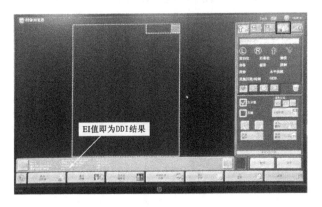

图 6.29　锐珂预处理获取图像 3

第 4 步：点击右侧工具栏中部的"重新处理图像"，得到图 6.30。再点击右上角 5 个选项卡中的倒数第 2 个按钮。

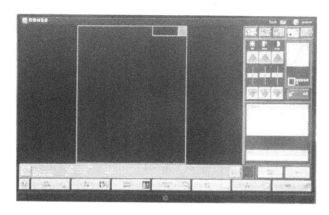

图 6.30　锐珂预处理获取图像 4

第 5 步：点击窗宽窗位模式，使得后处理曲线变成线性，此时的图像即为没有任何后处理的图像（图 6.31）。

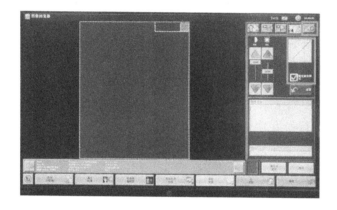

图 6.31　锐珂预处理获取图像 5

第 6 步：点击"显示感兴趣区域"，图像中间就有了测量感兴趣区的工具，图像右下角则是感兴趣区像素的测量值（图 6.32）。

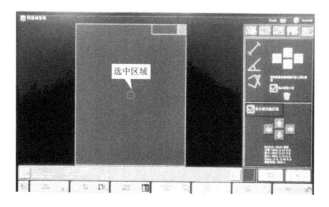

图 6.32　锐珂预处理获取图像 6

③ 限值和纠正措施。

验收检测时，相关参数满足 $R^2 \geqslant 0.98$；状态检测时，相关参数满足 $R^2 \geqslant 0.95$。若该指标不符合标准，应由维修人员检修影像接收器，以使相关参数值在标准要求范围内。

(3) 响应均匀性

① 目的和意义。

虽然在曝光剂量范围内影像接收器单元对 X 射线响应是线性或相关的，但不同探测器单元或区域的 X 射线响应系数却不一定完全一致，响应不一致的后果是相同的入射剂量对不同区域造成的响应信号不同，此指标用于评估影像接收器各区域之间对于入射 X 射线响应不同的程度。

② 检测方法。

选取"信号传递特性"中的预处理影像，使用分析软件在影像中选取五个面积约 4 cm×4 cm ROI，分别获取像素值，要求 ROI 分别从影像中央区和四个象限中央区各取一个，记录每个选点实测像素值。

根据该系统信号传递特性（STP）的关系，将像素值换算成剂量。

i. 对于线性响应的系统，其处理公式为 $K = (PV - b)/a$。

ii. 对于对数相关的系统，其处理公式为 $K = e^{[(PV-b)/a]}$。

iii. 对于幂相关的系统，其处理公式为 $K = [(PV - b)/a]^{(1/b)}$。

以上公式中，K 为入射空气比释动能，单位为微戈瑞（μGy）；PV 为像素值；a、b、c 为拟合公式进行变换后得到的常数。

按式（6.8）计算五个点剂量值的变异系数：

$$CV = \frac{1}{\overline{V}} \sqrt{\frac{1}{(5-1)} \sum_{i=1}^{5}(V_i - \overline{V})^2} \times 100\% \qquad (6.8)$$

式中：CV——变异系数，%；

$\overline{V}$——五个 ROI 的剂量值；

V_i——第 i 次测量 ROI 的剂量值。

③ 限值和纠正措施。

变异系数应满足≤5%，若检测结果无法达到要求，检查支撑台、滤线栅状态，排除异物或其他干扰因素后重新检测；若仍然无法符合要求，则应由维修工程师或技师对影像接收器进行增益校正或均匀野校正。上述校正过程可能依据各厂家不同名称有所不同。

(4) 测距误差

① 目的和意义。

大部分的 X 射线摄影设备在观察影像的相关窗口均有测量距离的工具以供测量影像中相应线段长度。测量工具的准确是临床诊断结论正确的基础。此指标用于评价影像系统内测量工具指示长度与实际长度之间的差异。部分未提供测量工具的系统可使用医院影像归档和通信系统（PACS）中的相应工具进行测量以完成检测。

② 检测方法。

设置 SID 为 180 cm，如达不到则调节 SID 为最大值。

选用两把带有毫米级刻度的铅尺，相互垂直放置在影像接收器表面中央，用适当条件进行曝光，获取一幅影像。

用测距软件将水平和垂直两个方向上的铅尺刻度不低于 100 mm 的影像测量距离（D_m），与真实长度（D_t）进行比较。如果铅尺不能放置在影像接收器表面，应把铅尺放置在患者床面中央，获得影像应做距离校正。

按式（6.9）计算测量距离与真实长度的相对偏差：

$$E = \frac{D_m - D_t}{D_t} \times 100\% \tag{6.9}$$

式中：E——相对偏差；

D_m——影像测量距离，单位为 mm；

D_t——真实长度，单位为 mm。

③ 限值和纠正措施。

测距误差范围应在 ±2.0% 内，如不能满足该要求，则应由维修工程师或技师对影像接收器系统进行检修。

需要注意的是，对于无法将铅尺放置在影像接收器表面的系统，需要将铅尺放置在床面进行检测，此种情况下应根据床面到影像接收器表面的距离进行校正。

校正方法为：

$$D_{adj} = D_m \times \frac{(SID - OID)}{SID} \tag{6.10}$$

式中：D_{adj}——校正后的距离；

D_m——系统中使用测距工具测得的读数；

SID——焦点到影像接收器的距离；

OID——床面到影像接收器的距离。

（5）残影

① 目的和意义。

部分高对比影像会在后一次影像中出现残留影像。本指标评价此种情况的发生，检测方法中第一次曝光用于产生一次空白影像，减少之前曝光的影响，第二次曝光用于产生一次高对比影像，第三次曝光产生一次空白影像，用以观察高对比影像（第二次曝光影像）对后续影像（第三次曝光）的影响。

② 检测方法。

如果有可能，取出滤线栅。设置 SID 为 180 cm，如达不到则调节 SID 为最大值。

关闭限束器，再用一块面积 15 cm×15 cm、厚 2 mm 的铅板完全挡住限束器出束口，设置最低管电压和最低管电流进行第一次曝光，获取一幅空白影像。

打开限束器取走铅板，在影像接收器表面中央部位放置一块面积 4 cm×4 cm、厚 4 mm 的铅块。在 70 kV、1 mm 铜滤过和影像接收器入射空气比释动能约 5 μGy 进行第二次曝光。

使用 70 kV、1 mm 铜滤过，影像接收器入射空气比释动能约 1 μGy 进行曝光，获得一幅影像，这次曝光应在第二次曝光后 1.5 分钟内完成。

调整窗宽和窗位，在工作站显示器上目视观察第三次曝光后的影像，其中不应存在第二次曝光影像中的残影。若发现残影，则利用分析软件在残影区和非残影区各取相同的 ROI 面积来获取平均像素值，残影区中平均像素值相对非残影区中平均像素值的误差应≤5.0%。

③ 限值和纠正措施。

仅验收检测开展此项，应满足不存在残影或有残影而像素值误差≤5.0%。如不能满足该要求，则应由维修工程师或技师对影像探测器系统进行检修。

(6) 伪影

① 目的和意义。

伪影是指影像中没有反映物体真正衰减的像素值的改变，它不体现物体的内部结构。

② 检测方法。

设置 SID 为 180 cm，如达不到则调节 SID 为最大值。

将屏片 X 射线摄影密着检测板放在影像接收器上面，在 60 kV 和约 10 mAs 进行曝光，获取一幅预处理影像。

在工作站显示器上观察影像，适当调整窗宽和窗位，通过目视检查影像接收器的影像，其中不应存在影响临床诊断的伪影。

如果发现伪影，检查伪影随影像移动或摆动情况，伪影随影像移动或摆动表示其来自影像接收器，不移动则表示来自显示器。应记录和描述所观察到的伪影情况。

③ 限值和纠正措施。

影像中应无影响临床的伪影出现。多种环节中存在的问题均可造成伪影的产生，如滤过片、滤线栅、AEC 探测器（电离室）以及影像接收器上的均匀性问题等。若发现临床可见伪影，应结合影像接收器均匀性指标的预处理图像推测判断伪影产生的环节，并由维修人员进行校准或调整。

(7) 高对比度分辨力

① 目的和意义。

高对比度分辨力是描述成像系统把两个邻近结构显示为互相分离结构的能力，其表现为特定条件下，特定线对组测试卡影像中用目力可分辨的最小空间频率线对组。

② 检测方法。

如果有可能，取出滤线栅。设置 SID 为 180 cm，如达不到则调节 SID 为最大值。

取一块高对比度分辨力测试卡，放置在影像接收器表面或最接近于影像接收器表面的位置，并与其面呈 45°放置。

按生产厂家给出条件进行曝光。如生产厂家未给出条件，选用适当曝光条件（如 60 kV 和约 3 mAs）进行曝光。

调整窗宽和窗位，使其分辨力最优化。从显示器上观察出最大线对组数目，或者打印出胶片并观察。

③ 限值和纠正措施。

验收检测时,≥90.0%厂家规定值,或≥80.0%($f_{\text{Nyquist}} \times 1.4$),建立基线值;状态检测时,应≥90.0%基线值。高对比度分辨力受多种因素影响,如 X 射线球管的焦点尺寸、形状、影像接收器的状态等。若高对比度分辨力检测结果与验收检测时检测结果相比出现较大偏离,应着重检查上述环节是否出现异常。f_{Nyquist}为尼奎斯特频率,是由采样间距 a 确定的空间频率,关系式为 $f_{\text{Nyquist}} = 1/(2a)$。其中,采样间距 a 的单位为 mm,分辨力的单位为 lp/mm。

(8) 低对比度分辨力

① 目的和意义。

低对比度分辨力是指可以从均一背景中分辨出来的特定形状和面积的低对比度微小目标的能力,该指标反映成像系统能够看到的图像的质量,是诊断肿瘤、结石等低对比度病灶的关键。

② 检测方法。

选择适当的低对比度分辨力检测模体,模体中同一直径的低对比度细节数不宜少于 10 个。将低对比度分辨力检测模体放置在影像接收器表面中间位置或最接近影像接收器的位置。

根据模体说明书要求,选择适当的管电压、滤过和 SID,并使照射野完全覆盖住影像接收器,进行曝光。

以入射空气比释动能约 5 μGy 对影像接收器进行曝光,获取影像。

在观片灯箱上或工作站显示器上观察影像细节,调节窗宽和窗位使影像细节显示成最清晰状态,按模体说明书要求,观察和记录模体影像中可探测到的最小细节。

③ 限值和纠正措施。

验收检测时,建立基线值;状态检测时,与基线值相比,不超过 2 个细节变化。

6.3.3 CR 专用检测项目与检测方法

(1) IP 暗噪声

① 目的和意义。

无入射 X 射线情况下对 IP 影像接收器进行采集,仍然能采集到一定的信号,此种信号称为暗噪声。暗噪声属于无法带来诊断信息的响应信号,过大的暗噪声无疑会对诊断信息带来影响。因此,应将暗噪声控制在一定范围内,使其对诊断信息的影响控制在可接受的范围内。各 CR 技术厂商对暗噪声有各自的技术要求。

② 检测方法。

检测前对选用的 IP 进行 1 次擦除处理。

随机选三块 IP 放入阅读器中,用生产厂家提供的 IP 处理条件(表 6.7)对每块 IP 进行读取,获得三幅影像。

读取每块 IP 的指示值,其值应在生产厂家的规定值范围内(表 6.7)。

在显示器上观察原始全野影像应清晰、均匀一致,无伪影。

表 6.7　不同厂家 IP 处理条件和暗噪声要求

项目	爱克发医疗 (Agfa)	富士胶片 (Fuji)	柯尼卡-美能达 (Konica-Minolta)	锐珂医疗 (Carestream Health)
IP处理条件	系统诊断 (system diagnosis) 平野 (flat field) 感度等级 (speed class)＝200	检验 (Test) 感度 (Sensitivity) ($L=1$) 半-EDR (Semi-EDR)	检验（Test） 1 G＝40	模式 (Pattern)
暗噪声	SAL≤134 (VIP、QS 和 NX2.0 版本) SAL-Log 或 PVL-Log≤3 064 (NX2008 及以后版本) PVI-Log 或 SAL-Log≤4 159 (CR30-X 版本) PVI-Log≤17 500 (CR10-X、DX-G、DX-M 等版本)	$S=200$	平均像素值 ($PV_{average}$)＜1.0 平均像素值标准偏差 (PV_{SD})＜1.0	柔性 IP： 平均像素值 (APV)＞3 994 最大像素值 (APV_{Max})＜4 094 标准偏差 (PV_{SD})＜2.5 刚性 IP： EI＜150

③ 限值和纠正措施。

符合表 6.7 的要求。

（2）探测器剂量指示（DDI）

① 目的和意义。

如前文所述，不同厂家用不同的显示参数反映影像采集过程中影像接收器上入射剂量。本指标检测用该参数估算的入射剂量是否准确。

② 检测方法。

设置 SID 为 180 cm，如达不到则调节 SID 为最大值。

任选三块不同尺寸（类型）的 IP，分别用 80 kV、0.5 mmCu 和 1 mmAl 滤过，选择入射空气比释动能约 10 μGy 的曝光条件对每一块 IP 曝光，每次曝光后保持相同的延迟时间读取。

用生产厂家提供的 IP 处理条件（表 6.7）对每块 IP 进行读取，获得三幅影像，获取 CR 设备的剂量指示所显示的读数值。

根据生产厂家提供的计算公式，计算 IP 曝光后的响应空气比释动能 $K_{响应}$。

计算每块 IP 测量空气比释动能（$K_{测量}$）与响应空气比释动能（$K_{响应}$）的相对偏差。

每块 IP 测量空气比释动能（$K_{测量}$）与响应空气比释动能（$K_{响应}$）的相对偏差应在 ±20.0% 内。每块 IP 响应值与三块 IP 的平均响应值之间的相对偏差应在 ±10.0% 内。

如果测量超过规定值，应采用生产厂家设定的 IP 探测器剂量指示曝光/读取条件重新进行检验，或请 IP 厂家进行调整。

③ 限值和纠正措施。

DDI 测量值与计算值在 ±20.0%（单板）内，或 ±10.0%（双板）内。

(3) IP 响应均匀性

① 目的和意义。

虽然在曝光剂量范围内影像接收器单元对 X 射线响应是线性或相关的，但不同探测器单元或区域的 X 射线响应系数却不一定完全一致，响应不一致的后果是相同的入射剂量对不同区域造成的响应信号不同。此指标用于评估 IP 板各区域之间对于入射 X 射线响应不同的程度。

② 检测方法。

设置 SID 为 180 cm，如达不到则调节 SID 为最大值。

任选一块常用的 IP，调整光野完全覆盖 IP 暗盒，采用 80 kV、0.5 mmCu 和 1 mmAl 滤过，选择入射空气比释动能约 100 μGy 的曝光条件分别对 IP 进行曝光，每次曝光后保持相同的延迟时间读取。

用生产厂家提供的 IP 处理条件（表 6.7）对每块 IP 进行读取并获得影像。

IP 应完全置于 X 射线束中均匀曝光，并保持重复放置和相同取向。如果出现明显足跟效应，应将 IP 旋转 180°各使用一半的入射空气比释动能进行两次曝光。

在工作站从每一幅影像中选取中央和四个象限的感兴趣区（ROI），获取五个平均像素值，选取的各感兴趣区面积应大致相同，或者用胶片光密度计分别测量每幅影像的中央区和四个象限区中心点光密度，获取并记录五个点光密度值。

③ 限值和纠正措施。

计算单幅影像五个点的平均光密度值或五个影像感兴趣区的平均像素值，所有单点测量值应在五点的平均值的 ±10.0% 内，则单一 IP 的响应均匀性良好。

(4) IP 响应一致性

① 目的和意义。

此指标用于评估不同 IP 板之间对于入射 X 射线响应不同的程度。

检测方法：

任选三块相同尺寸的 IP。

测量过程同本节"IP 响应均匀性"。

② 限值和纠正措施。

计算单块 IP 的五个感兴趣区平均像素值的平均值。该平均值应在三块 IP 总平均值的 ±10.0% 内，则三块 IP 的一致性良好。

(5) IP 响应线性

① 目的和意义。

此指标的检测方法类似"探测器剂量指示"。区别在于，探测器剂量指示用于检测不同的 IP 板对于某入射剂量的响应是否准确，而 IP 响应线性用于检测同一块 IP 板对于不同入射剂量的响应是否准确。

② 检测方法。

设置 SID 为 180 cm，如达不到则调节 SID 为最大值。

使用单独一块 IP，设置管电压为 80 kV、0.5 mmCu 和 1 mmAl 滤过，分别在入射空气比释动能约 1 μGy、10 μGy 和 100 μGy 的曝光条件下，对同一块 IP 按顺序完成 3 次曝光－读取周期，每次曝光后保持相同延迟时间读取。

用生产厂家提供的 IP 处理条件（表 6.7）对每块 IP 读取，获得三幅影像。

利用生产厂家提供的响应空气比释动能计算公式，计算 IP 曝光后的响应空气比释动能 K 响应。

③ 限值和纠正措施。

仅验收检测时开展此项，对单个 IP 在三个不同的曝光挡中，测量空气比释动能与响应空气比释动能的偏差在 ±20.0% 内。如果测量超过规定值，应采用生产厂家设定的 IP 探测器剂量指示曝光/读取条件（表 6.7）重新进行检验。

（6）测距误差

① 目的和意义。

测试影像显示器指示长度与实际长度之间的差别。

② 检测方法。

设置 SID 为 180 cm，如达不到则调节 SID 为最大值。

选用两把带有毫米级刻度的铅尺，相互垂直放置在一个 IP 暗盒表面中央，用适当条件对 IP 进行曝光及读取。

用测距软件对水平和垂直两个方向上的铅尺刻度不低于 100 mm 的影像测量距离（D_m）与真实长度（D_t）进行比较。

计算测量距离与真实长度的偏差。

③ 限值和纠正措施。

测距误差范围应在 ±2.0% 内，如不能满足该要求，则应由维修工程师或技师对影像接收系统进行检修。

（7）IP 擦除完全性

① 目的和意义。

检测是否有由于 IP 板的前次影像信号清除不彻底而在随后一次读出影像中出现前次影像的部分或全部的情况。

② 检测方法。

在 IP 表面中央部位放置一块面积 4 cm×4 cm、厚 4 mm 的铅块。设置管电压为 60 kV，无滤过，SID 为 180 cm，入射空气比释动能约 500 μGy 对 IP 进行曝光并读取；然后，再在上述条件和无铅板的情况下，以入射空气比释动能约 10 μGy 对 IP 进行第二次曝光，获取一幅影像。

在工作站显示器上观察第二次曝光的影像，不应存在第一次曝光留下的铅块的残影。否则，表明 IP 擦除不完全。

③ 限值和纠正措施。

仅验收检测开展此项，应满足不存在铅块残影，达到暗噪声规定值。如不能满足该要求，则应由维修工程师或技师对影像系统进行检修。

(8) 高对比度分辨力

参考 6.3.2 相应部分内容。

(9) 低对比度分辨力

参考 6.3.2 相应部分内容。

6.4 CT 质量控制检测方法

对于 CT 的质量控制检测，可依据 GB 17589—2011 或 WS 519—2019 开展检测。WS 519—2019 在 GB 17589—2011 基础上修订而成，两标准的区别主要包括：① 噪声的检测方法不同。WS 519—2019 在 GB 17589—2011 的基础上提出层厚的修正要求，并提供了修正方法。② 层厚偏差的判定标准不同。③ 低对比可探测能力的计算方法不同。WS 519—2019 去掉了噪声水平修正要求，简化了计算方法。④ CT 值线性检测方法要求，WS 519—2019 修改了 CT 值线性的检测方法，删除了状态检测的要求。相比 GB 17589—2011，WS 519—2020 其他的变化可参考该标准前言部分。本节依据 WS 519—2019 中的检测方法对 CT 的质控检测做简单介绍。

(1) 诊断床定位精度

① 目的和意义。

诊断床定位精度用于反映诊断床实际位移量和设置的位移量之间的误差。诊断床定位精度的准确性关系到实际扫描部位和设定扫描部位是否重合，在进行薄层扫描和 CT 定位、穿刺定位中尤为重要。

② 检测方法。

将最小精度为 1 mm，有效长度不小于 300 mm 的直尺紧贴诊断床的移动床面并固定，保证直尺与床面运动方向平行，然后在床面上做一个能够指示直尺刻度的标记指针。

检测时保证床面负重 70 kg 左右。

分别对诊断床给出"进 300 mm"和"退 300 mm"的指令。

记录进、退起始点和终止点在直尺上的示值，并记录机架上床位指示数值，计算定位误差和归位误差。

③ 限值和纠正措施。

验收检测和状态检测中定位误差和归位误差均应在 ±2 mm 内。如不满足条件，须由工程师或技师进行检修。

(2) 定位光精度

① 模体检测法。

i. 检测模体采用表面具有清晰明确的定位标记，内部嵌有特定形状的物体，该物体的形状、位置应与模体表面定位标记具有严格的空间几何关系。

ii. 将检测模体放置在扫描野中心线上固定，模体轴线垂直于扫描层面，微调模体使其所有表面标记与定位光重合。

iii. 采用临床常用头部曝光条件，适当的射线准直宽度，进行单次轴向扫描，获得内定位光标记层的图像，比较图像中特定物体的形状和位置关系与标准层面是否一致，如果一致，则说明内定位光准确。

iv. 如果 iii 中两者不一致，则在垂直于扫描层面的轴线上前后微调模体，按照 iii 中扫描条件，最终获得与标称层面一致的图像，根据模体沿轴线调整的距离，确定定位光偏离程度。

② 胶片检测法。

i. 将床升至头部扫描位置，把边长不短于 15 cm 的胶片平整放置于床面板上内定位灯的光束范围内，胶片中心轴线与 CT 线束旋转中心重合。

ii. 沿着光束的中线用针在胶片上扎若干小孔作为光束位置标记，小孔直径应尽可能的小，且直径最大值不应超过 1 mm。

iii. 选择适当的曝光条件，最小的标称层厚，采用单层轴向扫描方式进行扫描。

iv. 读取胶片影像，测量定位光对应的扫描线在胶片上的影像与标记孔连接直线间在旋转中心轴线上的间距，该间距即为内定位光的偏离程度。

③ 限值。

状态检测误差应在 ±3 mm 内，验收检测误差应在 ±2 mm 内。

(3) 扫描架倾角精度

① 检测方法。

i. 模体检测法。

i) 采用中心具有明确标记的长方体的模体，将模体中心点与扫描野中心点重合，并将其水平固定，调整模体位置，确定扫描层面，使得扫描层面经过模体中心位置。

ii) 采用临床常用头部扫描条件进行扫描。

iii) 模体固定不动，机架倾斜 15°～20°，按照上述步骤中的条件再次扫描。

iv) 使用工作站中的测距软件，测量垂直扫描和扫描架倾斜一定角度后模体横断面图像中上下边沿之间的距离，分别记为 L_1 和 L_2。两次测量时需要保证窗宽窗位一致。

v) 利用式 (6.11) 计算得到扫描架倾角的实际值，与设定值比较，确定扫描架倾角精度。

$$\alpha = \arccos \frac{L_1}{L_2} \tag{6.11}$$

式中：α——扫描架倾角大小；

L_1——垂直扫描时模体横断面图像中上下边沿之间的距离，单位为 mm；

L_2——扫描架倾斜一定角度后模体横断面图像中上下边沿之间的距离，单位为 mm。

ii. 斜率指示器法。

i) 首先将扫描架倾角调至 0°，将一斜率指示器固定到 CT 架的合适位置，记录斜率指示器读数。

ii) 将扫描架倾斜 15°～20°，读取斜率指示器读数。

iii) 计算扫描架倾角误差。

② 限值。

仅验收检测需要检测此指标，要求误差在±2°内。

（4）重建层厚偏差

① 目的和意义。

噪声的平方与层厚成反比，因此图像的噪声与层厚直接相关，层厚不稳定、偏差过大会影响图像质量。

② 检测原理。

用于测量扫描层厚的模体（或模块）多采用内嵌有与均质背景成高对比的标记物，标记物具有确定的几何位置，通过其几何位置能够反映成像重建层厚。

从图 6.33 可以看出，对于模块内的高对比标记物（图中黑色实线），其在层厚为 Z 的扫描图像上应获得长度为 X 的图像，即标记物在层厚为 Z 的扫描覆盖区域（图中波浪线部分）中的水平投影。若标记物的方向与水平方向夹角为 α，则 $\tan\alpha = Z/X$，扫描层厚 $Z = X \times \tan\alpha$。

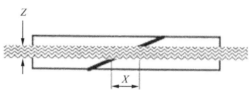

图 6.33　层厚检测原理

③ 检测方法。

用于扫描层厚偏差测量的模体（或模块）多采用内嵌有与均质背景成高对比的标记物，标记物具有确定的几何位置，其几何位置能够反映成像重建层厚。

将模体轴线与扫描层面垂直，并置于扫描野中心固定。

采用临床常用的头部曝光条件，以及临床常用的标称重建层厚，进行单次轴向扫描（图 6.34）。

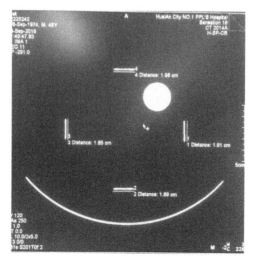

图 6.34　重建层厚偏差检测图

根据模体说明书中的观察条件调整影像窗宽和窗位，并记录，获得重建层厚的测量值。

在恰当的窗宽窗位条件下，测量标记物附近背景的 CT 值，即为 $CT_{background}$（背景位）；调整窗宽至最小，逐渐增加窗位，直到标记物影像恰好完全消失，记录此时的 CT 值，即为 CT_{max}（最高位）。则 CT 值的半高为上述两个 CT 值之和的一半，记为 CT_{hm}（半高位）。重新调整窗位至 CT_{hm}，测量此时标记物的长度，即半值全宽（full width at half maximum，FWHM），再利用标记物的固定几何关系，计算得到重建层厚的测量值。

④ 限值和纠正措施。

如前所述，层厚偏差限值是 WS 519—2019 与 GB 17589—2011 的区别之一。

WS 519—2019 中对层厚偏差的要求见表 6.8。

表 6.8　WS 519—2019 中对层厚偏差的要求

检测要求	验收	状态
$s > 2$ mm	±1 mm 内	1 mm 内
2 mm ≥ s ≥ 1 mm	±50% 内	—
$s < 1$ mm	±0.5 mm 内	—

注：s 为层厚，"—"表示不需要检测此项。

(5) $CTDI_w$

① 目的和意义。

$CTDI_w$ 用于反映 CT 系统来源于系统曝光设置参数等误差的累积剂量偏差情况，它表示受检者的受照剂量。

② 检测方法。

采用聚甲基丙烯酸甲酯（PMMA）的均质圆柱模体，头模直径为 160 mm，体模直径为 320 mm，模体长度约为 15 cm，分别在中心和距模体表面 10 mm 处有可放置剂量仪探测器的孔，剂量测量仪器已经过检定或校准。

将头模或体模置于扫描野中心，模体圆柱轴线与扫描层面垂直，探测器的有效探测中心位于扫描层面的中心位置，对未测量的探测器放置孔用与模体材料相同的填充棒填充。

分别按照厂家说明书中给定的典型成人头部条件和体部条件进行单次轴向扫描，或者采用临床常用头部和体部条件进行单次轴向扫描。

记录剂量仪读数，并根据式（6.12）和（6.13）计算得到 $CTDI_{100}$ 和 $CTDI_w$ 的测量值。

$$CTDI_{100} = \frac{1}{N \cdot T} \int_{-50\text{ mm}}^{+50\text{ mm}} D(z) \, dz \qquad (6.12)$$

式中：N——单次轴向扫描所产生的层面数；

T——标称层厚；

$D(z)$——沿着标准横断面中心轴线的剂量剖面分布曲线。

注：此公式适用于 $N \cdot T$ 不大于 40 mm 的情况。

$$\mathrm{CTDI}_w = \frac{1}{3}\mathrm{CTDI}_{100,c} + \frac{2}{3}\mathrm{CTDI}_{100,p} \tag{6.13}$$

式中：$\mathrm{CTDI}_{100,c}$——模体中心点测量的 CTDI_{100}；

$\mathrm{CTDI}_{100,p}$——模体外围各点测量的 CTDI_{100} 的平均值。

③ 限值和纠正措施。

验收检测时，CTDI_w 与厂家说明书指标相差应在 ±15% 内；状态检测时，CTDI_w 与厂家说明书指标相差应在 ±20% 内。若无说明书技术指标参考，该值应≤50 mGy。影响 CTDI_w 的因素主要有以下几点：i. CT 系统设置管电流（mA）误差；ii. CT 系统设置曝光时间误差；iii. CT 系统管电压（kV）准确性；iv. CT 系统滤过偏差。当检测结果偏差不达标时，着重关注以上几点。

(6) CT 值（水）、噪声和均匀性

① 目的和意义。

CT 值在组织密度的定性分析上有很大的价值，噪声反映均匀物质影像上每个像素点的 CT 值在其平均值上下的随机涨落，均匀性反映整个扫描野中均匀物质影像 CT 值的一致性。

② 检测方法。

采用内径为 18 cm～22 cm 圆柱形均质水模体。

使水模体圆柱轴线与扫描层面垂直并处于扫描野中心，对水模体中间层面进行扫描。

采用头部扫描条件进行扫描，且每次扫描的剂量 CTDI_w 应不大于 50 mGy。

在图像中心选取直径约为测试模体图像直径 10% 的 ROI，测量该 ROI 的平均 CT 值作为水 CT 值的测量值。

在图像中心选取直径约为测试模体图像直径 40% 的 ROI，测量该 ROI 内 CT 值的标准偏差，该标准偏差除以对比度标尺即为噪声的测量值 n，计算见式（6.14）。

$$n = \frac{\sigma_\text{水}}{\mathrm{CT}_\text{水} - \mathrm{CT}_\text{空气}} \times 100\% \tag{6.14}$$

式中：$\sigma_\text{水}$——水的 CT 值；

$\mathrm{CT}_\text{水}$——水模体 ROI 中测量的标准偏差；

$\mathrm{CT}_\text{空气}$——空气的 CT 值；

$\mathrm{CT}_\text{水} - \mathrm{CT}_\text{空气}$——对比度标尺，取 1 000 HU。

对于噪声的检测与评价应该在层厚为 10 mm 的情况下进行，对于层厚不能设置为 10 mm 的 CT，可按式（6.15）对噪声进行修正。

$$n_{10} = n_T \sqrt{\frac{T}{10}} \tag{6.15}$$

式中：n_{10}——层厚为 10 mm 时的噪声；

n_T——实际层厚为 T 时噪声的测量值；

T——预设层厚，单位 mm。

在图像圆周相当于钟表时针 3 点、6 点、9 点、12 点的方向，距模体影像边沿约 10 mm 处，选取直径约为测试模体图像直径 10%的 ROI，分别测量这四个 ROI 的平均 CT 值，其中与图像中心 ROI 平均 CT 值的最大差值即为均匀性的测量值（图 6.35）。

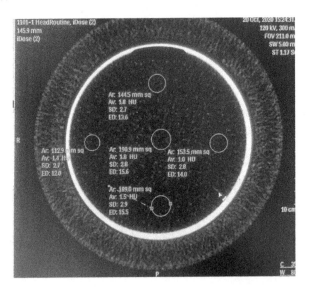

图 6.35　CT 值（水）、噪声和均匀性检测图像

③ 限值和纠正措施。

验收检测时，CT 值（水）应在 ±4 HU 内；状态检测时，其应在 ±6 HU 内。验收检测时，均匀性应在 ±5 HU 内；状态检测时，其应在 ±6 HU 内。验收检测时，噪声应满足 <0.35%；状态检测时，其应满足 <0.45%。CT 值（水）会因为 X 射线硬化、电源状况、扫描参数、温度及邻近组织等因素发生改变；均匀性与准直器、滤过和线束的硬度等有关；噪声的大小与像素大小、窗口设置、层厚和算法等有关。

（7）高对比分辨力

① 目的和意义。

高对比分辨力用于反映当物体与背景物对 X 射线的衰减之差（即 CT 值之差）比噪声大得多时，CT 图像上区分物体的能力。

② 检测方法。

将模体置于扫描野中心，并使圆柱轴线垂直于扫描层面。

按照临床常用头部条件，设置薄层层厚，采用标准重建模式，进行轴向扫描。每次扫描的剂量 $CTDI_w$ 应不大于 50 mGy。

根据模体说明书调整图像观察条件或使图像达到观察者所认为的细节最清晰状态，但窗位不得大于细节 CT 值和背景 CT 值之差。一般将窗宽设置为 1 或者最小，缓慢调节窗位使其上升，仔细观察图像，当各线组中线条逐渐分开时，确定可完整观察到（线对结构不粘连，不中断）的最大线对数（图 6.36）。

记录能分辨的最小周期性细节的尺寸作为高对比分辨力的测量值。

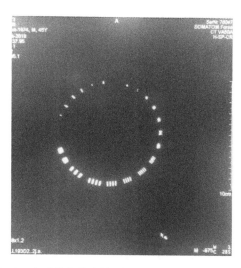

图 6.36 高对比分辨力检测图（使用 Catphan500 模体）

③ 限值和纠正措施。

验收检测时，高对比分辨力应满足线对数＞6.0 lp/cm；状态检测时，其应满足线对数＞5.0 lp/cm。影响高对比分辨力的因素主要有探测器单位孔径和 X 射线焦点尺寸，如不满足要求应重点检修该参数。

（8）低对比可探测能力

① 目的和意义。

低对比可探测能力反映当物体与均匀背景物对 X 射线的线性衰减之差小于 1% 时（即物体与周围介质的 CT 值在 10 以内），CT 图像上区分物体一定形状、大小的能力。它对 X 射线能量的依赖性不大，是衡量软组织对比度的重要指标。

② 检测方法。

将模体置于扫描野中心，并使其轴线垂直于扫描层面。

按照临床常用头部轴向扫描条件，采用标准重建模式，进行扫描。设置层厚为 10 mm，达不到10 mm时选择最接近 10 mm 的层厚，每次扫描的剂量 $CTDI_w$ 应不大于 50 mGy，但尽量接近 50 mGy。

根据模体说明书调整图像观察条件或使其达到观察者所认为的细节最清晰状态。

记录在每种标称对比度细节所能观察到的最小直径，然后与标称对比度相乘，不同标称对比度细节乘积的平均值为低对比可探测能力的检测值。

以图 6.37 为例，1% 对比度（右上）组可观察到九组孔径，根据说明书查阅可知其孔径

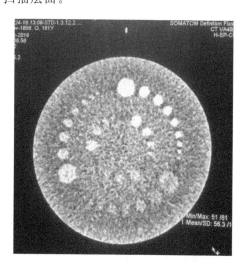

图 6.37 低对比可探测能力检测图

为 2 mm；0.5％对比度（左上）组可观察到八组孔径，根据说明书查阅可知其孔径为 3 mm；0.3％对比度（下方）组可观察到五组孔径，根据说明书查阅可知其孔径为 6 mm。因此，低对比可探测能力检测结果为（2 mm×1＋3 mm×0.5＋6 mm×0.3）/3＝1.77 mm。

③ 限值和纠正措施。

验收检测时，结果应满足低对比可探测能力＜2.5 mm；状态检测时，结果应满足低对比可探测能力＜3.0 mm。影响低对比可探测能力的因素主要有信噪比、探测器吸收的光子数、层厚、过滤等。

（9）CT 值线性

① 目的和意义。

物质的 CT 值与其 X 射线线性衰减系数具有线性关系是 CT 装置正确成像的物理基础。两者关系非线性会引起伪影，如射线硬化产生的典型的杯状伪影，康普顿散射引起的阴影或条纹伪影，从而影响图像质量和诊疗。所以确保 CT 值线性良好是 CT 设备影像质量控制重要的一环。

② 检测方法。

采用嵌有 3 种以上不同 CT 值模块的模体，且模块 CT 值之差均应大于 100 HU。采用模体说明书指定的扫描条件或分别使用临床常用头部和体部扫描条件进行扫描。

在不同模块中心选取直径约为模块直径 80％的 ROI，测量其平均 CT 值。

按照模体说明书中标注的各种衰减模块在相应射线线质条件下的衰减系数和各模块的标称 CT 值，计算各 CT 值模块中标称 CT 值与测量所得该模块的平均 CT 值之差，差值最大者记为 CT 值线性的评价参数。

③ 限值和纠正措施。

CT 值线性应满足标称 CT 值与测量所得该模块的平均 CT 值之差的最大者在 ±50 HU 内。

6.5 乳腺 X 射线摄影机质量控制检测方法

乳腺 X 射线摄影机的测量与普通 X 射线摄影设备的测量基本相同，但由于其 X 射线管的电压范围、靶材料与普通 X 射线摄影设备不同，因此其检测也有特殊性。

6.5.1 乳腺 X 射线摄影机的结构和特点

6.5.1.1 乳腺 X 射线摄影机的基本结构

乳腺 X 射线摄影机（简称乳腺机），由于早期一般靶物质为钼，故又多被称为钼靶机。乳腺机是临床常用专用摄影设备，是专为发现乳腺组织病灶，尤其是乳腺癌而设计的一种专用诊断设备。由于其设计目的，乳腺机需要具有高对比度、高分辨力、低剂量等特点。同时，由于乳腺机主要用于软组织摄影，故其靶物质多为钼。随着数字技术的发展，铑、钨等金属也逐渐成为靶物质的选择。

乳腺 X 射线摄影机由高压发生器、X 射线摄影机架、操作控制台等部分构成。其中主要部分为 X 射线摄影机架，它一般包括 X 射线管、准直器、加压板、滤线栅、影像接收器等。乳腺 X 射线摄影机的简单结构如图 6.38 所示。

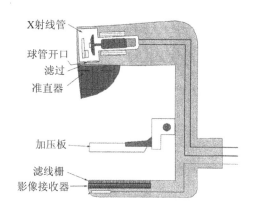

图 6.38　乳腺 X 射线摄影机的简单结构示意图

6.5.1.2　乳腺 X 射线摄影机的特点

(1) X 射线质

由于乳腺构成组织之间的 X 射线吸收差异小，一般 X 射线摄影设备对乳腺摄影往往对比度低，为获取更好的临床影像，增加图像对比度而又不增加腺体组织在摄影过程中接受的剂量，软射线是较好的选择，因此一般乳腺 X 射线摄影设备的管电压远比 X 射线摄影设备的管电压低，多数在 25 kV 到 35 kV 之间。因此，对于乳腺机的质控检测，应选择对应电压段的质控设备，或选择特定的专用探头，且需对特定的电压段进行专门的校准。

(2) 靶滤过

乳腺机要获得乳腺影像中较好的对比度，除合适的管电压之外，针对性的靶物质及其滤过组合也是重要基础之一。

常见的乳腺机靶滤过为钼靶/钼滤过（Mo/Mo），随着影像技术的进步，靶滤过的选择也逐渐增多，铑（Rh）、钨（W）等多种靶物质也被纳入选择之中。部分乳腺机还配备两种靶物质和多种滤过选择，用以适配不同类型的乳腺摄影。常见的靶/滤过选择包括钼靶/钼滤过（Mo/Mo）、钼靶/铑滤过（Mo/Rh）、铑靶/铑滤过（Rh/Rh）、钨靶/银滤过（W/Ag）等。

尽管选用了较低的管电压，但是韧致辐射输出的依然是连续能谱和特征能谱的混合射线。若无滤过措施，混合射线中的高能段往往全部穿过乳腺组织，造成对比度降低，低能段往往全部被乳腺组织吸收，造成吸收剂量升高。这两部分都不能造成图像上的差异从而带来诊断信息，因此需采用滤过措施将其滤去。只有适当能量的 X 射线，能在穿过乳腺组织的时候依据密度产生差异，这是影像产生的基础。韧致辐射特征能谱中的能峰部分能够落入这个范围，是选择乳腺机靶物质的原则。随着被摄乳腺密度和厚度的增加，上述范围也逐渐向高压段移动，钼靶/铑滤过（Mo/Rh）、铑靶/铑滤过（Rh/Rh）、钨靶/银滤过（W/Ag）等靶/滤过组合能峰依次升高，不同的组合可以用于不同厚度和密度的乳腺摄影。

（3）焦点

部分乳腺机型设计了两个焦点，大、小焦点的尺寸一般为 0.3 mm、0.1 mm。小焦点一般为乳腺放大摄影而设计，以便将高频信息放大为低频信息加以识别。X 射线焦点越小，分辨力越高。因此，对于部分分辨力指标的检测，应注意焦点状态的选择。

（4）足跟效应

对于从 X 射线管发出的 X 射线，在其通过 X 射线管长轴且垂直于有效焦点所在的平面时，阴极端的 X 射线强度大于阳极端，这种效应称为足跟效应（heel effect），也称为阳极效应。其原因是阳极靶面有倾角。

由于乳腺机的摄影距离较小，足跟效应更加显著。也正是由于这一特点，一般在乳腺摄影时，要将阴极设计于受检者的胸壁侧，以得到更好的摄影效果，更大效率地利用 X 射线能量。

由于足跟效应的存在，X 射线剂量率在乳房支撑台上并不是均匀的，因此在进行检测时应注意探头的摆放，以避免足跟效应对检测结果的影响。此外，部分影像接收器功能相关指标（如影像接收器均匀性、IP 板响应均匀性）也要考虑足跟效应的影响。

（5）自动曝光控制

现代乳腺 X 射线摄影系统均配备有自动曝光控制，其目的是获取稳定、适宜的影像密度。AEC 装置位于影像接收器（暗盒、IP、平板探测器等）的下方，其标准配置包括由 1~3 个探测器构成的传感器和放大器、电压比较器。有些设备的传感器在乳头方向能左右移动，摄影时能根据乳腺形态进行位置调整。AEC 装置预置了相关的技术参数，以便达到乳腺影像的适宜密度，无论是腺体致密、厚度较大的乳腺还是脂肪组织比例较大、厚度较小的乳腺，均可得到适宜的曝光参数。

AEC 的工作原理一般为：当曝光时，位于接收器下方的探测器可以探测到达接收器的剂量，当剂量达到合适水平时，AEC 系统即发出停止信号，控制系统即停止曝光。也有部分 AEC 系统通过一次预曝光来测量估算乳腺的厚度和密度，系统会自动选择靶/滤过、管电压、管电流、曝光时间等参数。

（6）压迫

适宜的压迫是乳腺 X 射线摄影中非常重要的部分，也是乳腺 X 射线摄影的特点之一。压迫的目的是规则地减小乳腺的厚度，以利于 X 射线束从皮下区域到胸壁侧更加容易和规则地穿透。

压迫可以减小乳腺到影像接收器的距离，提高分辨力；同时，压迫可以使得乳腺内组织结构分离，提高影像质量。减小乳腺的厚度，还可以降低适宜曝光的条件，减少曝光对乳腺的辐射剂量；压迫还可以减少散射线，提高对比度。

此外，适当的压迫可以固定乳腺，减少运动产生的模糊。

6.5.2 乳腺 X 射线摄影机的质控检测方法

6.5.2.1 通用检测项目检测方法

(1) 胸壁侧照射野与影像接收器一致性

① 目的和意义。

确保 X 射线照射野不会在胸壁侧影像接收器边缘外产生大量辐射剂量。

② 检测方法。

调整光野大小使其至少为 10 cm×15 cm,将光野/照射野一致性检测工具(如检测板、检测尺或胶片暗盒等)放置于乳房支撑台上,并超出胸壁侧支撑台边沿 5 cm,记录胸壁侧支撑台边沿对应在检测工具上的位置。

按照检测工具所要求的条件曝光,记录射线在检测工具上留下的照射野标记物位置。

测量胸壁侧照射野与胸壁侧支撑台边沿的距离。

③ 限值和纠正措施。

照射野边界应超出胸壁侧支撑台边,且超出距离应不大于 5 mm。

需要特别将此项指标与 X 射线摄影设备的光野一致性相区别,光野一致性是光野边界和照射野边界的距离,此指标是照射野边界和胸壁侧台边的距离。

X 射线照射野超出支撑台边,是为了保证 X 射线能够在胸壁侧覆盖影像接收器的全部范围,使诊断信息不会因为 X 射线无法覆盖影像接收器而有所缺漏;而胸壁侧照射野边界超出支撑台边沿的距离不大于 5 mm,是为了保证曝光时受检者的乳腺不会受到过多不必要的照射。若此项指标不正常,应由维修人员检查准直系统,调节照射野至相应范围。

(2) 光野与照射野一致性

① 目的和意义。

确保乳腺机的照射野不会小于光野边界过多而导致诊断信息缺失,或照射野不会大于光野过多从而导致受检者受到多余的照射。

② 检测方法。

调整光野大小使其至少为 10 cm×15 cm,将光野/照射野检测一致性工具(如检测板、检测尺或胶片暗盒等)放置于乳房支撑台上,分别记录除胸壁侧外光野其他三边在检测工具上的刻度位置。

按照检测工具所要求的条件曝光,记录 X 射线在检测工具上留下的照射野标记物位置。

分别计算除胸壁侧外的其他三边光野与照射野相应边沿的偏离。

③ 注意事项。

尽管此项指标和 X 射线摄影设备的光野与照射野一致性指标定义相同,均为光野与照射野的距离。但由于乳腺机的特殊性,不可使用检测 X 射线摄影设备的光野与照射野一致性检测板来检测此项指标。其原因为:一致性检测板应在影像接收器远大于检测板时才可以使用,使用时将光野对准检测板上的标记,影像中的边缘即为照射野边缘。但乳腺机的影像接收器往往较小，且其光野大小也不是线性可调的，照射野最大时照射野边界和影像接收器边界较为接近。此时，无法判断影像中的边界是照射野边界还是接收器边界，故不宜使用检测板检测此项指标。

④ 限值和纠正措施。

检测结果应在±5 mm 内。若此项指标不正常，应由维修人员检查准直系统，调节照射野至相应范围。

(3) 管电压指示的偏离

① 目的和意义。

管电压是加在 X 射线管阳极和阴极之间的电位差，是 X 射线诊断设备的一项非常重要的参数，它的微小变化可能会影响到影像的质量。

② 检测方法。

应采用非介入方法，如用乳腺摄影专用数字式高压测量仪进行检测。曝光选用的靶/滤过、有无压迫器及附加滤过应与检测仪器检定或校准时的配置相同；将专用数字式高压测量仪探测器置于支撑台胸壁侧向内 4 cm 处 X 射线束轴上，光野应大于测量探头面积；选用适当的管电流时间积（如 30 mAs～60 mAs）进行手动曝光，读取测量仪读数，计算每个管电压测量值和标称值的差值。

验收检测分别在大焦点和小焦点的状态下进行测量，应覆盖设备所有靶/滤过组合，每种靶/滤过组合至少覆盖 3 个管电压值（包括 28 kV）；状态检测应选用临床常用的焦点状态，应覆盖临床常用的靶/滤过组合（如 Mo/Mo），并检测 28 kV 的管电压指示的偏离。

③ 限值和纠正措施。

检测结果应在标称值±1 kV 内。

应该特别注意以下几点：测量管电压时应考虑靶材料和滤过材料对结果的影响，务必在检测设备中选择正确的射线质（靶/滤过），使其与曝光使用的射线质相一致，选择不正确的射线质会较大程度影响检测结果；测量时应特别注意检测设备的使用要点，如 Raysafe X2 在测量 Mo/Rh 靶/滤过组合的管电压时会要求在探头上覆盖一层 2 mm 厚的铝板；应将探测器探头有效探测点放置在胸壁侧向内 4 cm 处，以避免足跟效应（heel effect）的影响。

(4) 半值层

① 目的和意义。

合适的半值层可保证受检者乳腺接受的剂量在合适的范围内，同时影像又不失去对比度。

② 检测方法。

将剂量仪探测器放置于乳房支撑台胸壁侧向内 4 cm 处 X 射线束轴上，使探测器厚度有效点位于乳房支撑台上方 10 cm 处（无厚度有效点标记的，以探测器厚度中心为准）；对于底部有铅衬的半导体探测器，可以直接将其放置在设备支撑台上进行测量。

将压迫器调至焦点与探测器之间约二分之一处。

设置管电压为 28 kV，适当的管电流时间积（30 mAs～50 mAs），在没有铝片的情况下进行曝光,记录空气比释动能值。

将 0.1 mm 厚的铝片放置在压迫器上或半值层专用支架上,铝片应完全遮住光野,采用上一步中同样条件进行曝光,记录空气比释动能值。追加铝片,直到剂量仪的指示值降至没有铝片情况下数值的二分之一以下为止。

对于 X 射线衰减率在 50% 前后的剂量,根据与各自剂量相对应的铝片厚度的值,根据式(6.16)求出半值层(half value layer,HVL):

$$HVL = \frac{d_1 \cdot \ln(2 \cdot K_2/K_0) - d_2 \cdot \ln(2 \cdot K_1/K_0)}{\ln(K_2/K_1)} \quad (6.16)$$

式中:HVL——半值层,单位为 mmAl;

d_1——K_1 对应的铝片厚度,单位为 mm;

K_2——经过铝片衰减后,比 $K_0/2$ 稍大的剂量,单位为 mGy;

K_0——无铝片时的剂量,单位为 mGy;

d_2——K_2 对应的铝片厚度,单位为 mm;

K_1——经过铝片衰减后,比 $K_0/2$ 稍小的剂量,单位为 mGy。

注:d_1、d_2 的厚度与计算得到的半值层厚度之差,不应超过 0.2 mmAl。

也可选用半值层测量仪器直接对半值层进行测量。应在光野完全覆盖剂量仪探测器并在无附加铝片的情况下进行测量。

验收检测应覆盖设备所有的靶/滤过组合;状态检测应覆盖临床常用的靶/滤过组合(如 Mo/Mo)。

③ 限值和纠正措施。

半值层的限值如表 6.9 所示。

表 6.9 不同靶/滤过的半值层要求

管电压	靶/滤过	半值层(HVL)/mmAl
28 kV	Mo/Mo	0.30≤HVL≤0.40
	Mo/Rh	0.30≤HVL≤0.47
	Mo/Cu	HVL≥0.30
	Rh/Rh	0.30≤HVL≤0.50
	Rh/Al	HVL≥0.30
	Rh/Cu	HVL≥0.30
	Rh/Ag	HVL≥0.30
	W/Rh	0.30≤HVL≤0.58
	W/Al	0.30≤HVL≤0.53
	W/Ag	0.30≤HVL≤0.60

若半值层不符合限值要求,应由维修人员检查确定 X 射线管的铍窗是否合适,光栅与滤过板安装是否正确。

(5) 输出量重复性

① 目的和意义。

输出量重复性反映了 X 射线管持续精确输出的能力。

② 检测方法。

移除乳房压迫器,将剂量仪探测器放置于乳房支撑台胸壁侧向内 4 cm 处 X 射线束轴上,探测器厚度有效点位于乳房支撑台上方 10 cm 处(无厚度有效点标记的,以探测器厚度中心为准);对于底部有铅衬的半导体探测器,可以直接将其放置在设备支撑台上进行测量。

参照前述管电压指示偏离检测方法,重复曝光 5 次,记录每次曝光的空气比释动能值,计算辐射输出量的变异系数,以此表示输出量重复性。

③ 限值和纠正措施。

检测结果应≤5.0%。若输出量重复性不符合要求,应由维修人员检查 X 射线管状态。

(6) 特定辐射输出量

① 目的和意义。

特定辐射输出量是指在距焦点 1 m 处单位管电流时间积能够输出的剂量,它是乳腺机 X 射线管输出能力的体现。对这一指标的要求有几个原因:足够的输出量意味着较小的管电流时间积即可达到需要的剂量,这可以有效保证曝光时间足够短,不会引起运动对影像的影响;足够的输出量效率可以保证较大和较厚的乳腺也能够得到足够的剂量,从而保证影像的质量;输出量相对初始状态的较大变化往往与 X 射线管状态变化有关,需要引起足够的重视。

② 检测方法。

剂量仪探测器的摆放与"输出量重复性"中的设置相同,记录焦点至探测器的距离 d_1。

曝光条件与"输出量重复性"中的设置相同,重复曝光 3 次,记录每次曝光的空气比释动能值,并计算 3 次曝光的平均空气比释动能值。

利用距离平方反比定律,根据式(6.17),计算距焦点 1 m 位置处单位管电流时间积内的特定辐射输出量。

$$K_2 = K_1 \times \frac{d_1^2}{d_2^2} \quad (6.17)$$

式中:K_2——距离焦点 d_2 (cm) 处的输出量,单位为 $\mu Gy/mAs$;

K_1——距离焦点 d_1 (cm) 处的输出量,单位为 $\mu Gy/mAs$;

d_1——焦点至探测器的距离,单位为 cm;

d_2——焦点至感兴趣点的距离,单位为 cm,此处为 100 cm。

③ 限值。

对于 Mo/Mo 靶/滤过组合,1 m 处特定辐射输出量应大于 30 $\mu Gy/mAs$,验收检测结果应大于 35 $\mu Gy/mAs$。

对于其他靶/滤过组合,应建立基线值或与基线值比较。

(7) 自动曝光控制重复性

① 目的和意义。

此指标用于评估乳腺机 AEC 系统的工作能力，对于稳定的被摄物体，AEC 系统应该保持稳定的曝光参数，进而保持稳定的影像密度。

② 检测方法。

将 4 cm 厚的 PMMA 模体放置在乳房支撑台上，覆盖临床常用自动曝光控制区域，模体边沿与乳房支撑台胸壁侧对齐。

将压迫器压在模体上，设置临床常用电压（如 28 kV）和靶/滤过，选择自动曝光控制条件进行曝光。如果参数无法单独设置，则选择全自动曝光条件。

重复曝光 5 次，每次曝光后记录毫安秒值，并计算 5 次的平均毫安秒值。若曝光过程中发现靶/滤过、焦点状态等曝光条件变化，应重复或者选择其他 PMMA 厚度以保证 5 次曝光过程中除毫安秒外其他曝光参数的稳定。

按式（6.18）计算所记录的管电流时间积（mAs_R）与平均管电流时间积（mAs_m）值的偏差（E）。取其最大值作为该指标检测结果。

$$E = \frac{mAs_R - mAs_m}{mAs_m} \times 100\% \tag{6.18}$$

式中：E——记录的管电流时间积与平均管电流时间积值的偏差，%；

mAs_R——每次曝光后记录的管电流时间积，单位为 mAs；

mAs_m——5 次曝光的平均管电流时间积，单位为 mAs。

③ 限值和纠正措施。

检测结果应在±10.0%内，对于验收检测，检测结果应在±5.0%内。若其不符合要求，应由维修人员调整 AEC 系统的状态。

(8) 乳腺平均剂量

① 目的和意义。

乳腺平均剂量是指一次曝光造成的被摄乳房中腺体部分的吸收剂量。此处，乳腺平均剂量指设备按照自动曝光条件对一个平均大小的压缩乳房（压缩厚度 4.0 cm）一次曝光所造成的吸收剂量的大小。该指标的数值由平均大小的压缩乳房在自动曝光控制条件下曝光所致的入射体表空气比释动能乘以转换因子得到，这些因子是采用 Monte Carlo 方法计算得到的，与射线的半值层和靶/滤过相关，可通过查表得到。

② 检测方法。

i. 普通模式。

将 4 cm 厚的 PMMA 模体置于乳房支撑台上，模体边沿与乳房支撑台胸壁侧对齐。

将压迫器调至底部距 PMMA 模体顶部 0.5 cm 处。选用 AEC 模式进行曝光，记录管电压、管电流时间积、靶/滤过、焦点状态、滤线栅状态等曝光参数。

注：根据模体成分，4 cm 厚的 PMMA 模体对于 X 射线的吸收相当于 4.5 cm 厚的平均大小的人体乳房。为了获取临床对 4.5 cm 厚人体乳房的 AEC 曝光条件，可将压迫器调至距支撑台面 4.5 cm 处进行 AEC 曝光。此方法中压迫器和 PMMA 模体之间可能会产生空隙和零压迫力，如果系统要求应在有压迫力的情况下曝光，则可在 4 cm PMMA 模体上

垫 0.5 cm 厚泡沫塑料（或其他不显著影响 X 射线吸收的材料），并将压迫器压在泡沫塑料表面，使得压迫器高度保持在 4.5 cm 并且造成压迫力，使系统可以正常曝光。

移去 PMMA 模体，将剂量仪探测器放置于乳房支撑台胸壁侧向内 4 cm 处 X 射线束轴上，探测器厚度有效点与模体表面（乳房支撑台上方 4 cm）的位置相同（无厚度有效点标记的，以探测器厚度中心为准）。

选用上述步骤中的曝光参数进行手动曝光（如果手动曝光参数选择与 AEC 不能完全一致，则选用最接近的曝光参数），记录入射空气比释动能值（若无法直接测量模体表面处，则使用距离平方反比公式计算模体上表面位置空气比释动能）。

根据式（6.19）计算乳腺平均剂量。

ii. 乳腺数字体层合成摄影（DBT）。

将 4 cm 厚的 PMMA 模体放置于乳房支撑台上，模体边沿与乳房支撑台胸壁侧对齐。将压迫器调至底部距 PMMA 模体顶部 0.5 cm 处。

将乳腺摄影设备设置成体层合成摄影模式，获取并记录临床常用的 3D 模式时对 4.5 cm 厚人体乳房的 AEC 曝光条件（管电压、管电流时间积和靶/滤过等曝光参数）和曝光过程（每次单独曝光的角度、管电压、管电流时间积和靶/滤过等曝光参数）。

将剂量仪探头放置在乳房支撑台胸壁侧向内 4 cm 处 X 射线束轴上，探测器有效探测点与模体表面位置相同。

调节乳腺摄影设备至 0°位置，用上述步骤记录的各角度的曝光参数分别进行手动曝光，记录入射空气比释动能值 K。根据式（6.19）或（6.20）计算乳腺平均剂量。

③ 乳腺平均剂量计算公式和相关参数。

i. 根据下列 Dance 模型方法计算乳腺平均剂量。

$$AGD = K \times g \times c \times s \tag{6.19}$$

式中：AGD——乳腺平均剂量，单位为 mGy；

K——模体上表面位置（无反散射时）的入射空气比释动能，单位为 mGy；

g——转换因子，单位为 mGy/mGy，可查表 6.10；

c——乳房成分修正因子，可查表 6.11；

s——不同靶/滤过的修正因子，可查表 6.12。

表 6.10　40 mm 厚 PMMA 空气比释动能转换为乳腺平均剂量的转换因子 g

PMMA 厚度/mm	等效乳房 厚度/mm	HVL/mmAl								
		0.25	0.30	0.35	0.40	0.45	0.50	0.55	0.60	0.65
40	45	0.155	0.183	0.208	0.232	0.258	0.285	0.311	0.339	0.366

表 6.11　40 mm 厚 PMMA 乳房成分修正因子 c

PMMA 厚度/mm	等效乳房 厚度/mm	HVL/mmAl								
		0.30	0.35	0.40	0.45	0.50	0.55	0.60	0.65	0.70
40	45	1.043	1.041	1.040	1.039	1.037	1.035	1.034	1.032	1.026

表 6.12 不同靶/滤过的修正因子 s

靶材料	滤过材料	滤过厚度/μm	修正因子
Mo	Mo	30	1.000
Mo	Cu	250	1.000
Mo	Rh	25	1.017
Rh	Rh	25	1.061
Rh	Al	100	1.044
Rh	Cu	250	1.000
Rh	Ag	30	1.086
W	Rh	50~60	1.042
W	Ag	50~75	1.042
W	Al	500	1.134
W	Al	700	1.082

ii. 对于每个角度不同的 DBT 曝光过程，可在上述公式的基础上增加相应的角度修正因子。

对于每个角度曝光参数不同的 DBT 曝光过程，使用每个角度测量结果乘以角度修正因子 $t(\theta)$，得到整个过程的乳腺平均剂量。

$$\mathrm{AGD} = K \times g \times c \times s \times t(\theta) \quad (6.20)$$

式中：K——0°位置时模体上表面位置（无反散射时）的入射空气比释动能，其对应的管电流时间积为不同角度单次曝光的管电流时间积之和，单位为 mGy；

$t(\theta)$——角度为 θ 时的角度修正因子，可查表 6.13。

表 6.13 数字体层合成摄影 3D 模式时不同角度的修正因子 t

PMMA 厚度/mm	等效乳房 厚度/mm	不同投照角度的 t					
		5	10	15	20	25	30
40	45	0.996	0.984	0.963	0.934	0.900	0.857

对于每个角度曝光参数相同的 DBT 曝光过程，可采用简化方法直接计算整个过程的乳腺平均剂量。

$$\mathrm{AGD} = K \times g \times c \times s \times T \quad (6.21)$$

式中：K——0°位置时模体上表面位置（无反散射时）的入射空气比释动能，其对应的管电流时间积为不同角度单次曝光的管电流时间积之和，单位为 mGy；

T——3D 摄影时不同投照角度的修正因子 T，可查表 6.14。

表 6.14 数字体层合成摄影 3D 模式时不同角度的修正因子 T

PMMA 厚度/mm	等效乳房 厚度/mm	不同投照角度的 T				
		$-10°\sim+10°$	$-15°\sim+15°$	$-20°\sim+20°$	$-25°\sim+25°$	$-30°\sim+30°$
40	45	0.992	0.983	0.972	0.959	0.943

④ 限值和纠正措施。

对于普通模式或 DBT 模式，检测结果应<2.0 mGy；对于普通模式和 DBT 模式，检测结果应<3.5 mGy。

若该指标超过限值，应由维修人员检查 AEC 系统或影像系统，降低自动曝光控制条件下的曝光参数，以降低受检者受照剂量水平。

6.5.2.2 屏片专用乳腺 X 射线摄影机检测项目与检测方法

（1）标准照片密度

① 目的和意义。

此项指标是指设备按照自动曝光条件对一个平均大小的压缩乳房（压缩厚度 4.0 cm）进行一次曝光，使得感光胶片成像的光密度大小在一个合适的范围内，从而使影像处于适合观察的光密度。

② 检测方法。

将 4 cm 厚的专用检测模体置于乳房支撑台上，并将装有胶片的暗盒插入乳房支撑台的暗盒匣中。

在自动曝光控制条件下曝光，冲洗标准照射后的胶片，测量距胸壁侧 4 cm 处的照片长轴中心的光密度，并将其与基线值进行比较，光密度的基线值应该在 1.4～1.8 范围内。

③ 限值和纠正措施。

光密度应处于 1.4～1.8 范围内。若该指标不符合标准，应由维修人员调节 AEC 系统或更换合适的胶片，以使得曝光所致影像光密度在标准要求范围内。

（2）自动曝光控制响应

① 目的和意义。

此项指标用于评估乳腺摄影设备的 AEC 系统的工作能力。当被摄乳房厚度发生变化时，该系统能够通过调节曝光参数保持稳定一致的影像密度。

② 检测方法。

在乳房支撑台上分别放置 2 cm、4 cm 和 6 cm 厚的模体，将装有胶片的暗盒分别插入暗盒匣中，在自动曝光控制条件下分别进行曝光。

测量距离胸壁侧 4 cm 处的照片长轴中心的光密度，将 2 cm 和 6 cm 厚的模体的影像光密度分别与 4 cm 厚的模体的影像光密度进行比较。

③ 限值和纠正措施。

上述比较差值应在±0.2 内。若该指标不符合标准，应由维修人员调节 AEC 系统，以使得曝光所致影像光密度变化在标准要求范围内。

（3）高对比度分辨力

① 目的和意义。

此项指标用于评估乳腺 X 射线摄影系统对高对比度物体的分辨能力。

② 检测方法。

将两块高对比度分辨力卡（最大线对数不低于 10 lp/mm）分别呈水平和垂直方向放置在乳房支撑台上，高对比度分辨力卡尽可能紧贴影像接收器（或胶片盒）。

按照生产厂家提供的检测步骤和方法进行曝光。如生产厂家未给出条件，选取 AEC 模式进行曝光。若无 AEC 模式，则选用适当的手动曝光条件，如 26 kV、15 mAs。

对于乳腺屏片 X 射线摄影设备，冲洗曝光胶片后，在有遮幅的观片灯上读取分辨力值。记录分辨力读数，单位为线对每毫米（lp/mm）。

③ 限值。

检测结果应≥10.0 lp/mm。

6.5.2.3 乳腺 DR 设备专用检测项目与检测方法

（1）影像接收器响应

① 目的和意义。

此项指标的检测方法和目的类似于 DR 的信号传递特性，见 6.3.2 相应内容。

② 检测方法。

将剂量仪探测器紧贴影像接收器，置于乳房支撑台胸壁侧向内 4 cm 处 X 射线束轴上。将 4 cm 厚的 PMMA 模体放置在探测器的上方并完全覆盖探测器，模体边沿与乳房支撑台胸壁侧对齐。

在手动条件下，设置管电压为 28 kV，选择临床常用的靶/滤过组合、焦点状态和滤线栅状态，在 10 mAs～100 mAs 间选取 4～6 挡管电流时间积进行手动曝光。应保证每次曝光除管电流时间积变化外，其他曝光参数（靶/滤过组合、焦点状态和滤线栅状态）固定。

记录每一次曝光参数（管电流时间积、靶/滤过组合、焦点状态、有无滤线栅及压迫器）以及每次曝光后的影像接收器入射空气比释动能值。

移去剂量仪探测器，按照上一步骤每次记录的曝光参数手动曝光。

获取曝光后的预处理影像，在每一幅预处理影像的中心位置选取约 4 cm² 大小的兴趣区，测量其平均像素值。

以平均像素值为纵坐标，影像接收器入射空气比释动能值为横坐标进行拟合：

i. 对于线性响应的系统，拟合直线，计算相关参数 R^2。

ii. 对于非线性响应的系统（比如对数相关或指数相关），拟合对数曲线或指数曲线，计算相关参数 R^2。

③ 限值和纠正措施。

R^2≥0.95（状态检测）；R^2≥0.99（验收检测）。若该项指标不符合，应由维修人员检查影像接收器状态。

（2）影像接收器均匀性

① 目的和意义。

虽然在曝光剂量范围内影像接收器单元对 X 射线的响应是线性或相关的，但不同探测器单元或区域的 X 射线响应系数却不一定完全一致，响应不一致的后果是相同的入射剂量对不同区域造成的响应信号不同，此指标用于评估影像接收器各区域之间对入射 X 射线响应不同的程度。

② 检测方法。

将光野调至最大，将 4 cm 厚的 PMMA 模体放置在探测器的上方并完全遮挡光野，模体边沿与乳房支撑台胸壁侧对齐。

设置管电压为 28 kV，选取临床常用条件（管电流时间积、靶/滤过组合、有无滤线栅及压迫器）进行手动曝光，或者选用 AEC 进行自动曝光。

获取曝光后的预处理影像，依据图 6.39 在预处理影像中 PMMA 影像覆盖的范围内分别选取约 4 cm² 大小的兴趣区，测量其平均像素值。

参考前述方法，将测量到的平均像素值转换成剂量值。

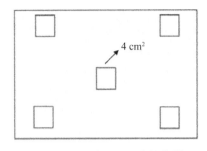

图 6.39 乳腺 DR 影像接收器均匀性检测位置示意图

依据式 (6.22) 分别计算图像中心兴趣区剂量值与四角兴趣区剂量值的偏差，取其最大值作为该指标检测结果。

$$D_e = \frac{m_{中心} - m_{角}}{m_{中心}} \tag{6.22}$$

式中：D_e——记录的剂量值与四角兴趣区剂量值的偏差，%；

$m_{中心}$——图像中心兴趣区剂量值；

$m_{角}$——图像四角兴趣区剂量值。

③ 限值和纠正措施。

检测结果应在 ±10% 内。若检测结果无法达到要求，应检查压迫器、支撑台、滤线栅状态、排除异物或其他干扰因素后重新检测，若仍然无法符合要求，则应由维修工程师或技师对影像接收器进行增益校正或均匀性校正。上述校正过程可能依据各厂家不同名称有所不同。

（3）伪影

① 目的和意义。

伪影是指影像中没有反映物体真正衰减的像素值的改变，它不体现物体的内部结构。

② 检测方法。

检测采用评估影像接收器均匀性时产生的曝光影像。

调节窗宽窗位使图像显示至观察者认为的最清晰的状态，观察图像上有无非均匀区、模糊区或者其他影响临床诊断的异常影像。

若存在上述影像，可旋转或者平移图像，若可疑伪影不随着移动，则其可能是显示器系统伪影而非影像接收器伪影。

③ 限值和纠正措施。

影像中应无影响临床的伪影。

多种环节中存在的问题均可导致伪影的产生，如滤过片、压迫板、乳腺支撑台、滤线栅及影像接收器上的均匀性问题。若发现临床可见伪影，应结合影像接收器均匀性指标的预处理图像推测判断伪影产生的环节，并由维修人员进行校准或调整。

(4) 高对比度分辨力

① 目的和意义。

一般高对比度分辨力又称为空间分辨力，是描述成像系统把两个邻近结构显示为互相分离结构影像的能力，其表现为特定条件下，特定线对组测试卡影像中用目力可分辨的最小空间频率线对组。

② 检测方法。

将两块高对比度分辨力卡分别呈水平和垂直方向放置在乳房支撑台上，高对比度分辨力卡尽可能紧贴影像接收器。

按照生产厂家提供的检测步骤和方法进行曝光。如生产厂家未给出条件，选取 AEC 模式进行曝光。若无 AEC 模式，则选用适当的手动曝光条件，如 26 kV、15 mAs。

对于乳腺 DR 设备，在高分辨显示器上读取该影像，调节窗宽和窗位使影像显示最优化，观察可分辨的线对组数；或在乳腺摄影图像上 1∶1 打印观看，记录分辨力读数，单位为线对每毫米（lp/mm）。

验收检测时将测试结果与厂家规定值进行比较。如果得不到厂家规定值，则分别与尼奎斯特频率（$f_{Nyquist}$）进行比较。同时，建立基线值，将状态检测和稳定性检测结果与基线值进行比较。

③ 限值和纠正措施。

验收检测时应建立空间分辨力的基线值；状态检测时将检测结果与基线值相比较，以确保受多种因素影响的空间分辨力状态偏离不会过大。

高对比度分辨力受多种因素影响，包括 X 射线管的焦点尺寸、形状及影像接收器的状态等。若空间分辨力检测结果与验收检测时检测结果相比出现较大偏离，应着重检查上述环节是否出现异常。

(5) 低对比度细节

① 目的和意义。

对于乳腺摄影机来说，低对比度细节分辨能力尤其重要，因为乳腺的正常组织与病变结构的软组织密度差异很小，即乳腺的固有物体对比度较低，因此对于乳腺摄影设备来说，低对比度细节探测能力尤为重要。

② 检测方法。

选用乳腺 X 射线摄影专用低对比度细节模体。将低对比度细节模体放置在乳房支撑台上，模体边沿与乳房支撑台胸壁侧对齐。

依据模体说明书给出的条件，或采用 28 kV、常用靶/滤过、自动曝光控制条件进行曝光。

在高分辨显示器上读取该影像，调节窗宽窗位使影像显示最优化，观察曝光图像，确定不同细节直径下可观察到的最小细节物，对照模体厂家说明书得出该直径的可分辨的最小对比度。

③ 限值和纠正措施。

低对比度细节限值见表 6.15。

表 6.15 低对比度细节限值

细节直径 D	对比度
$0.10 \leqslant D < 0.25$	$< 23.0\%$
$0.25 \leqslant D < 0.5$	$< 5.45\%$
$0.5 \leqslant D < 1.0$	$< 2.35\%$
$1.0 \leqslant D < 2.0$	$< 1.40\%$
$D \geqslant 2.0$	$< 1.05\%$

6.5.2.4 乳腺 CR 设备专用检测项目与检测方法

（1）IP 暗噪声

参考 6.3.3 中 CR 设备专用指标检测方法 "IP 暗噪声" 相应内容。

（2）IP 响应线性

参考 6.3.3 中 CR 设备专用指标检测方法 "IP 响应线性" 相应内容。

（3）IP 响应均匀性

① 目的和意义。

参考 6.3.3 中 CR 设备专用指标检测方法中 "IP 响应均匀性" 相应内容。

② 检测方法。

选择厂家建议的 IP 处理条件，参见表 6.7。

将光野调至最大，将 4 cm 厚的 PMMA 模体放置在探测器的上方并完全遮挡光野，模体边沿与乳房支撑台胸壁侧对齐。

设置管电压为 28 kV，选取临床常用条件（管电流时间积、靶/滤过组合、有无滤线栅及压迫器）对 IP 进行手动曝光，或者选用 AEC 对 IP 进行自动曝光。

获取曝光后的预处理影像，依据图 6.40 在预处理影像中 PMMA 影像覆盖的范围内分别选取约 4 cm² （2 cm×2 cm）大小的兴趣区，测量其平均像素值。参考 6.3.2（3）中的方法，将测量到的平均像素值转换成剂量值，其任意两处结果偏差应在±10%以内。

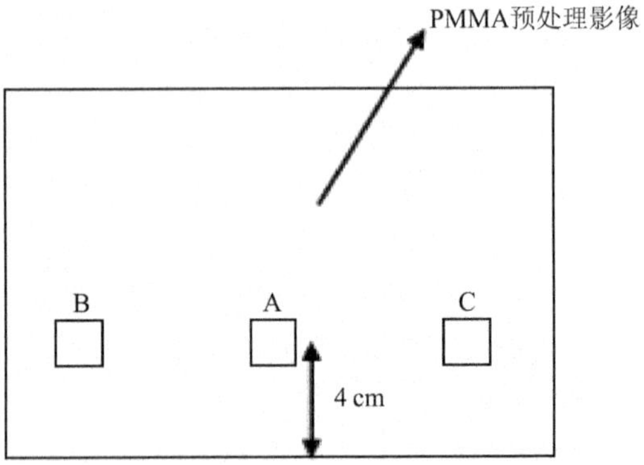

图 6.40 IP 响应均匀性检测点示意图

③ 限值和纠正措施。

任意两处偏差在 10.0% 以内。

尽管乳腺机 CR 在 IP 响应均匀性指标上的检测方法与一般 CR 的 IP 响应均匀性的检测方法类似，但其选取 ROI 的位置略有不同。

（4）IP 响应一致性

参考 6.3.3 中 CR 设备专用指标检测方法 "IP 响应一致性" 相应内容。

(5) IP 擦除完全性

① 目的和意义。

本指标的意义在于发现是否存在之前曝光影像不能完全擦除,从而残留在 IP 板影像中的现象。其类似于 DR 中的残影。

② 检测方法。

选择厂家建议的 IP 处理条件。

将 4 cm 厚的 PMMA 模体纵向置于乳房支撑台的一边,覆盖住 IP 的半边,如图 6.41 中的左边白色区域。

选择临床常用条件进行手动曝光(如 28 kV,30 mAs～50 mAs),并对 IP 进行读取。

将 4 cm 厚的 PMMA 模体横向置于乳房支撑台的中心,将 0.1 mm 厚的铝片置于 PMMA 模体上方中心处。使用同一块 IP,用和前述步骤中同样的曝光条件再次对 IP 进行曝光。两次曝光时间间隔应尽量短。

获取第二次曝光的影像,按照图 6.41 测量 1 区、2 区和 3 区的平均像素值。

利用 6.3.2(3)中描述的方法对平均像素值进行线性化处理。

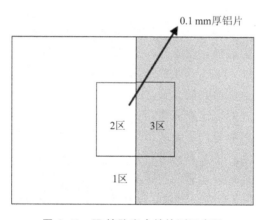

图 6.41 IP 擦除完全性检测示意图

将线性化处理后的结果代入式(6.23)计算影像残留因子。

$$F = \frac{MPV_3 - MPV_2}{MPV_1 - MPV_2} \tag{6.23}$$

式中:F——影像残留因子;

MPV_3——图 6.41 中 3 区的平均像素值经线性化处理后的结果;

MPV_2——图 6.41 中 2 区的平均像素值经线性化处理后的结果;

MPV_1——图 6.41 中 1 区的平均像素值经线性化处理后的结果。

③ 限值。

仅验收检测时需要对此指标进行检测,影像残留因子应≤0.3。

参考 CR 设备专用指标中 IP 擦除完全性相应内容。

(6) 伪影

参考 6.5.2.3 乳腺 DR 设备专用指标项目与检测方法中"伪影"相应内容。

(7) 高对比度分辨力

参考 6.5.2.3 乳腺 DR 设备专用指标项目与检测方法中"高对比度分辨力"相应内容。

(8) 低对比度细节

参考 6.5.2.3 乳腺 DR 设备专用指标项目与检测方法中"低对比度细节"相应内容。

6.6　X 射线透视设备和 DSA 设备质量控制检测方法

X 射线透视设备是指临床上进行透视的 X 射线诊断设备，一般包括数字胃肠机、各种类型的 C 型臂、碎石机、模拟定位机等。同时，用于介入手术的 DSA 装置也需按照 X 射线透视设备进行通用指标检测。

DSA 是数字 X 射线成像的一种技术，是常规血管造影术和计算机图像处理技术相结合的产物。DSA 利用计算机处理数字化的影像信息，消除数字图像中的骨骼和软组织，使得血管的影像更为清晰，便于介入手术开展。

DSA 的方法有几种，目前常用的是时间减影法。该方法是经导管快速注入有机碘水造影剂，在造影剂到达欲检查的血管之前，血管内造影剂浓度处于高峰和造影剂被廓清的这段时间内，使检查部位连续成像，比如每秒成像 1 帧，从而共得到图像数帧。在这一系列图像中，取一帧血管内不含造影剂的图像和造影剂浓度最高的图像，对这同一部位的两帧图像的数字矩阵用计算机进行数字减影处理，使两个数字矩阵中代表骨骼及软组织的数字被抵消，而代表血管的数字不被抵消。这样，该经计算机减影处理的数字矩阵经数字/模拟转换器转换成的图像，没有骨骼和软组织影像，只有血管影像，从而达到减影目的。这两帧图像称为减影对，因为两幅图像是在不同时间所得的，故此方法称为时间减影法。

6.6.1　X 射线透视设备通用指标

(1) 透视受检者入射体表空气比释动能率典型值

① 目的和意义。

该项指标为防护学指标，指示对于一个典型的受检者，进行检查时的体表剂量率大小。随着影像增强器技术和数字技术的进步，现有的胃肠机、模拟定位机等透视设备的体表空气比释动能率已经远小于限值。

② 检测方法。

按表 6.16 所列测量条件检测不同类型 X 射线设备的受检者入射体表空气比释动能率典型值。检测时，将尺寸为 30 cm×30 cm×20 cm 的水模放置在剂量仪探头和影像接收器之间。

应在影像接收器最大的视野（field of view，FOV）尺寸下，设定帧率为 15 fps，采用普通剂量模式进行透视，检测条件见表 6.16。

表 6.16　X 射线设备受检者入射体表空气比释动能率典型值检测条件

X 射线透视设备类型	剂量仪探头位置	影像接收器位置	有自动透视条件	无自动透视条件
直接荧光屏透视设备	床上		自动条件，水模	70 kV，3 mA，水模
X 射线球管在床上	床上 30 cm	SID 最小	自动条件，水模	70 kV，1 mA，水模
X 射线球管在床下	床上	SID 最小，距床面 30 cm	自动条件，水模	70 kV，1 mA，水模
C 型臂	影像接收器前 30 cm	SID 最小	自动条件，水模	70 kV，1 mA，水模

③ 限值和纠正措施。

对于非直接荧光屏透视设备，检测结果应≤25 mGy/min；对于直接荧光屏透视设备，检测结果应≤50 mGy/min。

④ 注意事项。

此项检测应尽量使用不带附加屏蔽材料的剂量仪探头，如果使用带屏蔽材料的剂量仪探头，应避开 AEC 的检测区域，并对测量结果进行反散射修正。这是为了避免探头覆盖 AEC 检测区域而致透视条件升高，进而导致检测结果升高。

（2）透视受检者入射体表空气比释动能率最大值

① 目的和意义。

参考前述指标"透视受检者入射体表空气比释动能率典型值"，该项指标为防护学指标，指示极端情况下透视检查时的入射体表空气比释动能率。

② 检测方法。

具备 AEC 系统应测量本参数。

检测条件同前述指标"透视受检者入射体表空气比释动能率典型值"，在水模体和剂量仪探头之间加一块至少 15 cm×15 cm×2 mm 大小的铅板，调节照射野使其小于铅板的尺寸，测量透视条件下受检者入射体表空气比释动能率最大值。如果设备有高剂量率模式，则还需测量高剂量率模式下受检者入射体表空气比释动能率最大值。

③ 限值和纠正措施。

仅验收检测需要检测此项指标。对于无高剂量模式的设备，检测结果应≤88 mGy/min；对于有高剂量模式的透视设备，检测结果应≤176 mGy/min。

（3）高对比度分辨力

① 目的和意义。

高对比度分辨力又称为空间分辨力，是表征透视设备对相邻高对比度物体的分辨能力，通常采用以每毫米线对数（lp/mm）表征的标准条形模块的可见截止频率来描述。影响高对比度分辨力的因素有很多，主要包括影响增强器（平板）的性能参数、系统几何放大倍数、X 射线管焦点尺寸和显示系统的性能等。

② 检测方法。

对于直接荧光屏透视设备，将测试卡紧贴在荧光屏后靠板的入射面上，以适当条件（如 70 kV、3 mA）进行透视，从荧光屏上观察并记录能分辨的最大线对数。

对于非直接荧光屏透视设备，检测条件同前述指标"透视受检者入射体表空气比释动能率典型值"，无须放置水模，检测时应将高对比度分辨力测试卡紧贴在影像接收器的入射屏或放在诊断床上，并使显示器中测试卡的线条影像与扫描线的方向成 45°夹角，以自动曝光控制条件或常用透视条件进行透视。

从显示器上观察并记录能分辨的最大线对数。

③ 限值和纠正措施。

对于直接荧光屏透视设备和影像增强器透视设备，状态检测结果应≥0.6 lp/mm；对于直接荧光屏透视设备，验收检测结果应≥0.8 lp/mm；对于其他设备和影像增强器透视设备的验收检测，应符合表 6.17 的要求。

表 6.17　非直接荧光屏透视设备高对比度分辨力要求

影像增强器入射屏直径/mm	350（15 in）	310（12 in）	230（9 in）	150（6 in）
影像增强器高对比度分辨力/（lp/mm）	≥0.8	≥1.0	≥1.2	≥1.4
平板探测器视野/mm	400×400	300×400	300×300	200×200
平板探测器高对比度分辨力/（lp/mm）	≥1.0	≥1.2	≥1.2	≥1.6

④ 注意事项。

如果出现影像饱和现象（影像全白），可以在限束器出口处放一块适当厚度的铝板或铜板以避免影像饱和。

（4）低对比度分辨力

① 目的和意义。

低对比度分辨力又称为密度分辨力，WS 76—2020 中对于低对比度分辨力的定义为：在规定的测量条件下，从均匀背景中能分辨出来的规定形状和面积的最低对比度分辨力。由于人体内不仅仅存在高对比度部位（如骨和组织），也存在低对比度的部位（如组织和肿瘤、结石等）。因此，具备一定的低对比度分辨力对于透视系统也具有很重要的意义。

② 检测方法。

可使用低对比度分辨力检测模体进行检测，要求模体有 7 mm～11 mm 直径中的一组细节，对比度至少包含 2%～4%。

将低对比度分辨力检测模体放在 X 射线管和影像接收器之间，尽量靠近影像接收器。设置照射野小于检测模体尺寸，并根据模体说明书要求选择适当的滤过。

检测条件同"透视受检者入射体表空气比释动能率典型值"，无须放置水模，使用自动条件进行透视；若无自动条件，则参考前述表格中的手动条件进行透视。

调整显示器的亮度、对比度（如无自动曝光控制时，可同时调整 X 射线管电压、管电流），使模体在显示器中的影像达到最佳状态，用目视法读出低对比度模体中直径为 7 mm～11 mm 的一组细节的低对比度细节阈值。

依据所使用的低对比度分辨力检测模体，验收检测时应看到对比度不低于 2% 的细节；状态检测时应看到对比度不低于 4% 的细节。

③ 限值和纠正措施。

由于影响低对比度物体分辨效果的因素至少具备两个维度，即物体的对比度和物体的大小，对低对比度分辨力的比较应固定其中一个维度，即相同对比度下分辨物体的尺寸或相同尺寸孔径的物体能观察到的最小对比度。为避免空间分辨力对检测结果的影响，应尽量使用固定孔径（使用较大孔径）的物体观察到的最小对比度评价低对比度分辨力。举例来说，比较 A 系统和 B 系统的低对比度分辨力，A 系统能够观察到孔径 1 mm 的小孔，B 系统能够观察到孔径 0.5 mm 的小孔，是否可以认为 B 系统的低对比度分辨力更好？答案是否定的，因为 A 系统看不到孔径 0.5 mm 的小孔可能是因为低对比度分辨力不够，也可能是因为高对比度分辨力较差。单纯以观察到的小孔尺寸大小来比较低对比度分辨能力，可能会带来一定的误差。WS 76—2020 中对低对比度分辨力的要求为观察 7 mm～11 mm 一组细节，状态检测应能观察到 4% 对比度，验收检测应能观察到 2% 对比度。

低对比度分辨力受较多因素影响，如噪声、散射线、管电压、空间分辨力、AEC 系统状态等。若低对比度分辨力与以往检测结果相比出现较大偏离，应仔细检查影像接收器系统状态，对于使用 AEC 系统的设备可以关闭 AEC 功能，改为手动调节曝光参数，并调节合适的管电压和管电流，仔细观察图像，寻找异常原因。

（5）入射屏前空气比释动能率

① 目的和意义。

一般意义上，入射屏前空气比释动能率被认为是一个防护学指标，它和受检者入射体表空气比释动能率典型值（以下简称"典型值"）的区别之一是没有散射模体。不像典型值把测量的关注点放在受检者，入射屏前空气比释动能率更关注到达影像接收器的剂量，所以它更类似于一个透视设备的影像接收器性能指标，但它却又和典型值息息相关。它在一定程度上反映了在自动曝光条件或常用条件下影像接收器对入射剂量率的某种要求，该指标值越大，意味着影像接收器为了获取满意的图像必须达到的剂量越大，也意味着受检者可能接受到更多剂量的照射。

② 检测方法。

检测条件同"透视受检者入射体表空气比释动能率典型值"，无须放置水模，在 X 射线管组件出束口放置一块厚 1.5 mm 的铜板，影像接收器应距焦点最近。

测量空气比释动能率。若剂量仪探头无法紧贴影像接收器入射面，则应根据距离平方反比定律对测量结果进行修正。

验收检测时需检测不同视野的入射屏前空气比释动能率，状态检测时需检测最大视野和常用视野的入射屏前空气比释动能率。

如果测量时设备有滤线栅，应对测量结果进行校正，一般可将检测结果除以 2。

③ 限值和纠正措施。

检测结果应符合表 6.18 和表 6.19 的要求。

表 6.18　影像增强器入射屏前空气比释动能率要求

影像增强器入射屏直径/mm	350	310	230	150
入射屏前空气比释动能率/（μGy/min）	≤30.0	≤48.0	≤60.0	≤134.0

表 6.19　平板探测器入射屏前空气比释动能率要求

影像增强器入射屏直径/mm	400	300	250	200
平板探测器入射屏前空气比释动能率/（μGy/min）	≤46.0	≤48.0	≤60.0	≤134.0
CCD 探测器入射屏前空气比释动能率/（μGy/min）	≤92.0	—	—	—

④ 注意事项。

将不带附加屏蔽材料的剂量仪探头紧贴在影像接收器入射面，如果使用带屏蔽材料的剂量仪探头，应避开自动亮度控制的检测区域。

(6) 自动亮度控制

① 目的和意义。

该指标用于考察透视设备自动亮度控制系统工作状态，即自动亮度控制系统是否具备调节透视参数使得显示屏上的亮度维持稳定的能力。

② 检测方法。

将一块 18 cm×18 cm×2 cm 大小的铝板放在诊断床上，调节照射野至略小于铝板。在自动亮度控制条件下进行透视，在透视过程中待亮度稳定后，用亮度计测量显示器屏幕中心位置的亮度，读取三个读数，计算平均值。

在铝板上增加一块尺寸为 18 cm×18 cm、厚 1.5 mm 的铜板，在不改变照射野尺寸、显示器亮度及对比度等控制旋钮状态的条件下，在自动亮度控制条件下进行透视，在透视过程中待亮度稳定后，用亮度计测量显示器屏幕中心位置的亮度，读取三个读数，计算平均值。

计算分别两次测量结果与平均值的相对偏差。

③ 限值和纠正措施。

状态检测结果要求在±15%以内；验收检测结果要求在±10%以内。

(7) 透视防护区检测平面上周围剂量当量率

大部分的 DSA 设备为供医疗机构开展介入手术使用，故属于近台同室操作 X 射线设备，应按照 WS 76—2020 中近台同室操作的 X 射线设备检测透视防护区检测平面上周围剂量当量率。

① 目的和意义。

该指标为防护学指标，指示介入放射学工作人员同室操作时各部位接受剂量的大小。

② 检测方法。

检测中采用尺寸为 30 cm×30 cm×20 cm 的标准水模。

检测设置：影像接收器最大视野尺寸下，设定帧率为 15 fps，采用普通剂量模式进行透视。

检测条件：按照 WS 76—2020 中 C 型臂的设置条件，即剂量仪探头位于影像接收器前 30 cm，SID 最小，自动条件，放置标准水模（若无自动条件，使用 70 kV、1 mA 条件）。

使 X 射线设备和设备配置的防护设施呈正常使用时的摆放状态，射束垂直从床下向床上照射（设备不具备此条件时选择射束垂直从床上向床下照射）。

对于双球管介入放射学设备，选择射束垂直从床下向床上的照射条件（设备不具备此条件时选择射束垂直从床上向床下照射）。

检测位点：检测平面如图 6.42 所示，X 射线防护巡测仪有效测量点位于检测平面（140 cm×120 cm）上。分别在床侧第一术者位和第二术者位平面上按头部、胸部、腹部、下肢和足部位置进行巡测，第一术者位检测点距离球管焦点轴线 30 cm，第二术者位检测点距离球管焦点轴线 90 cm，检测点距地面高度分别为 155 cm、125 cm、105 cm、80 cm 和 20 cm。如有第三术者位应在相应位置按上述检测平面和检测条件进行重复检测。

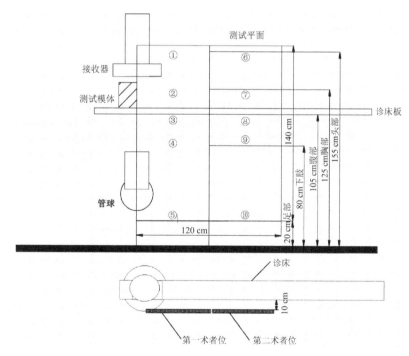

图 6.42　介入放射学设备近台同室操作透视防护区检测点示意图

注：①至⑤为第一术者位检测点，⑥至⑩为第二术者位检测点。

③ 限值和纠正措施。

检测结果≤400 μSv/h。若结果不符合标准，应考虑增加床侧防护帘和悬吊式铅屏风的铅当量,以使得检测结果符合标准要求。

6.6.2 DSA 专项指标

尽管具备透视功能的 DSA 需进行 X 透视设备通用检测项目的检测,但由于其还具备数字减影功能,WS 76—2020 中设置了三项 DSA 专项指标用于测试 DSA 减影功能。

由于专项指标的检测依赖 DSA 模体的使用,此处简单介绍 DSA 模体的使用方法。模体结构见 6.2.3。

当使用模体对 DSA 设备进行检测时,将模体放置在影像区域,使用透视功能调整模体的位置;调整好位置后,将照射模式调整为带减影功能的模式,踩下踏板,开始减影,开始几帧蒙片中应能看到 7 阶灰阶,对应不同厚度的铜阶;持续踩下减影踏板,随着减影功能的实现,灰阶消失,图像变为空白;此时开启遥控或者气动功能,推动血管模拟组件运动,此时减影图像上应在空白处出现 4 组模拟血管组件的图像,即 4 组不同粗细的长条形图像。此图像灰度应与血管模拟组件的厚度相关,血管模拟组件越厚,观察到的条状图形对比度越大,图形越容易被观察到。同时,铜阶的存在会对减影图像产生衰减,铜阶越厚的区域,衰减程度越强。

由上述步骤可知,使用检测模体,最终在减影图像中,会观察到如下图像:模体主体和铜阶产生的灰阶图像被减影功能减去,图像中产生 4 组由血管模拟组件运动产生的信号。这些信号受到铜阶的信号的衰减影响而显示出一定的变化,如图 6.43 所示。

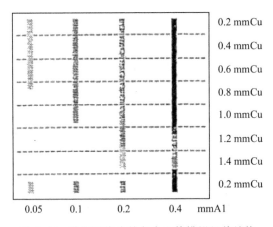

图 6.43 减影图像中的各个血管模拟组件结构

(1) DSA 动态范围

① 目的和意义。

动态范围指的是影像中剂量的最大差异,这个差异是在影像中能够观察到血管系统的基础。标准模体的动态范围由从 0.2 mm 铜阶到 1.4 mm 铜阶中的七个阶梯组成(即 0.2 mmCu、0.4 mmCu、0.6 mmCu、0.8 mmCu、1.0 mmCu、1.2 mmCu、1.4 mmCu)。简单来说,影像接收器应具备一定的分辨能力,使得七个铜阶造成的到达影像接收器的剂量差异在图像中得以体现出来。对于基础图像来说,图像应能够反映出铜阶灰度的不同；对于减影图像来说，最粗（0.40 mm）血管模拟组件上应能在各个铜阶部分显示出来。

② 检测方法。

i. 将性能模体水平放置在诊断床上，调整焦点-影像接收器距离（SID）为系统允许的最小值，设置影像视野（FOV）为系统允许的最大尺寸，调节球管角度使射线垂直入射模体表面。

ii. 在透视状态下进行定位观察，前后左右移动诊断床，使模体在视野的中心，调整限束器使得照射野与模体大小一致。

在此步骤完成后，基础图像可如图 6.44 中所示的铜阶图像，7 个铜阶在图像上产生从上至下共计 7 个灰阶。

iii. 采用自动控制模式，选择 DSA 程序进行减影，采集模体的影像作为蒙片。

iv. 当采集完蒙片影像 3 s～5 s 后，推动模体的血管插件模块，采集减影影像。通常蒙片与减影之间可选 3 s～5 s 延迟时间。

此步骤后，由于减影功能发挥作用，图像变为如图 6.45 中所示的减影图像。

v. 观察减影后的影像，调节窗宽和窗位使影像显示最佳，0.4 mm 血管模拟组件可见的灰阶数即为 DSA 动态范围。

此步骤完成后，减影图像可如图 6.45 中的影像，图像中上部一对深浅条状图形即为 0.4 mm 血管模拟组件产生的图像，其中浅色为移动起点，深色为移动终点。

为减少检测人员的辐射剂量，宜使用电动无线遥控推进器或气动推进器，使检测人员可以远程控制模体运动。

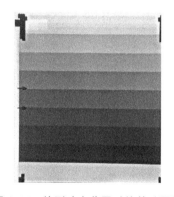

图 6.44　检测动态范围时的基础图像

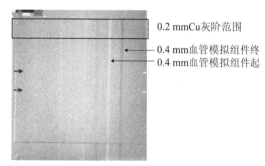

图 6.45　检测动态范围和对比灵敏度时的减影图像

③ 限值。

减影影像中，0.4 mm 的 DSA 血管模拟组件在所有的灰阶中均可见。

（2）DSA 对比灵敏度

① 目的和意义。

DSA 系统的对比灵敏度是指系统显示相对于背景低对比度血管的能力。

② 检测方法。

检测条件与方法同"DSA 动态范围"检测方法。

用同样的方法得到减影图像后，观察图像，得到灰阶上每一个血管模拟结构均可见的阶梯计数，即为 DSA 对比灵敏度。此步骤要求得到每个血管模拟组件均能看到的铜阶数，因此应观察第四根（0.05 mm）模拟血管组件，观察其图像在哪个铜阶上消失，即可确定得到每个血管模拟组件均能看到的铜阶数。

③ 限值。

在减影图像中，0.2 mm 灰阶上所有血管可见，即 0.05 mm 模拟血管组件应至少在 0.2 mm 铜阶上可见。

（3）伪影

① 目的和意义。

伪影是减影图像上出现的干扰结构，在理想的减影影像中，仅有被减影图像和蒙片之间的不同之处才被保留下来。

② 检测方法。

检测步骤与"DSA 动态范围"的检测基本一致。

为了检测伪影的时间依赖性，伪影检测时的持续时间应以每秒一帧图像的条件进行。

将性能模体放置在诊断床上，选择 DSA 程序进行减影，并持续 10 s～20 s。然后停止曝光，观察图像中是否有伪影并记录。

其间应使 DSA 模体中的模拟血管运动并产生位移，检查减影得到的图像上是否有伪影存在，并详细描述伪影的外观及可能产生的来源。

③ 限值。

减影中无各种明显伪影。

6.7 牙科 X 射线诊断设备相关检测方法

牙科 X 射线诊断设备包括口内机、口外机，其检测方法和指标略有不同。

（1）管电压指示的偏离

① 目的和意义。

参考 X 射线摄影机通用指标"管电压指示的偏离"。

② 检测方法。

i. 对于口内机，将管电压探头置于靠近限束筒出口位置，使其有效测量点位于主射束中心轴并使探头表面与主射束中心轴垂直，以确保 X 射线束完全覆盖探头。检测示意图如图 6.46 所示。

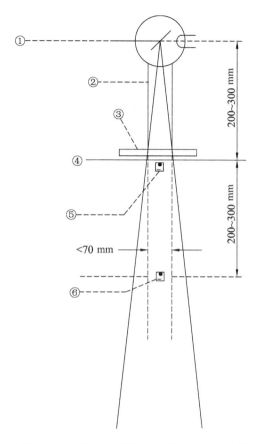

①—球管焦点；②—限束筒；③—半值层检测铝片；④—影像接收器平面；⑤—检测管电压及辐射输出量重复性时剂量仪探头的位置；⑥—检测半值层时剂量仪探头的位置。

图 6.46　牙片机检测示意图

ii. 对于口外机全景摄影功能，可先用免冲洗胶片在影像接收器上找到射野的位置，将管电压探头置于影像接收器外壳表面，使其有效测量点位于主射束中心轴并使探头表面与主射束中心轴垂直。检测示意图如图 6.47 所示。

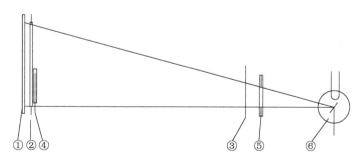

①—影像接收器平面；②—次级光阑；③—半值层检测铝片；④—剂量仪探头；⑤—初级光阑；⑥—X射线球管。

图 6.47　牙科全景摄影管电压、半值层检测示意图

iii. 对于口外机头颅摄影功能,可先用免冲洗胶片在次级光阑外侧找到射野的位置,将管电压探头置于次级光阑外侧,使其有效测量点位于主射束中心轴并使探头表面与主射束中心轴垂直。检测示意图如图 6.48 所示。

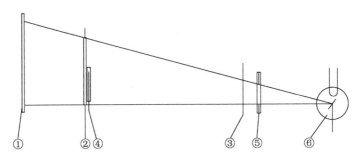

①—影像接收器平面;②—次级光阑;③—半值层检测铝片;④—剂量仪探头;⑤—初级光阑;⑥—X 射线球管。

图 6.48 牙科头颅摄影管电压、半值层检测示意图

iv. 验收检测时,设置可调管电压设备的最低、中间和最高三挡管电压;状态检测时,可用设备常用挡位进行检测。重复曝光至少 3 次,记录每一次的管电压测量值,并计算其平均值。

v. 参考式(6.3)计算管电压指示值的相对偏差。

③ 限值。

检测结果应在±10%以内。

(2) 辐射输出量重复性

① 目的和意义。

参考 X 射线摄影机通用指标"辐射输出量重复性"。

② 检测方法。

i. 对于口内机,将剂量仪探头置于靠近限束筒出口位置,使其有效测量点位于主射束中心轴并使剂量仪探头表面与主射束中心轴垂直,确保 X 射线束完全覆盖剂量仪探头。

ii. 在设备常用成人曝光条件下,连续曝光 5 次,记录每一次的剂量值,并参考式(6.4)计算辐射输出量的重复性。

③ 限值。

检测结果应≤5%。

(3) 曝光时间指示的偏离

① 目的和意义。

参考 X 射线摄影机通用指标"曝光时间指示的偏离"。

② 检测方法。

i. 检测几何条件同本节"管电压指示的偏离"。

ii. 以设备常用成人曝光条件,连续曝光 3 次,记录每次曝光后的测量时间,计算平均值。

iii. 将曝光时间测量平均值与设备显示值进行比较，计算曝光时间指示的偏离。

iv. 参考式（6.6）计算曝光时间指示的偏离。

③ 限值。

口内机限值为±5.0%或±20 ms，以较大者控制；口外机±（5%+50 ms）以内。

(4) 有用线束半值层

① 目的和意义。

参考 X 射线摄影机通用指标"有用线束半值层"。

② 检测方法。

i. 方法一：铝片法。

i) 检测几何条件同本节"管电压指示的偏离"。

ii) 设置 1～3 挡设备常用管电压并进行曝光，记录空气比释动能值。

iii) 将铝片放置在球管 X 射线出束口位置，保持曝光条件不变，测量不同厚度铝片后的空气比释动能。

iv) 逐步增加铝片厚度，直至测得的空气比释动能值小于未加铝片时空气比释动能值的一半，用作图法或计算法求出半值层。

ii. 方法二：多功能剂量仪直接测量法。

i) 有用线束半值层也可采用多功能数字剂量仪直接测量，检测几何条件同本节"管电压指示的偏离"。

ii) 设置 1～3 挡设备常用管电压并进行曝光，直接记录剂量仪显示的半值层读数。

iii) 当对结果有异议时应采用铝片法重新测量。

③ 限值。

牙科 X 射线设备半值层限值见表 6.20。

表 6.20 牙科 X 射线设备的半值层要求

应用类型	X 射线管电压/kV		最小半值层/mmAl
	正常使用范围	所选择值	
采用口内机的牙科应用	60～70	60	1.5
		70	1.5
	60～90	60	1.8
		70	2.1
		80	2.3
		90	2.5
其他牙科应用	60～70	60	1.3
		70	1.5

续表

应用类型	X射线管电压/kV		最小半值层/mmAl
	正常使用范围	所选择值	
其他牙科应用	60～125	60	1.8
		70	2.1
		80	2.3
		90	2.5
		100	2.7
		110	3.0
		120	3.2
		125	3.3

(5) 高对比度分辨力

① 目的和意义。

参考 DR 专项指标 "高对比度分辨力"。

② 检测方法。

i. 对于口内机，将高对比度分辨力测试卡或测试模体置于靠近限束筒出口位置，并使其平面与主射束中心轴垂直。检测示意图如图 6.49 所示。

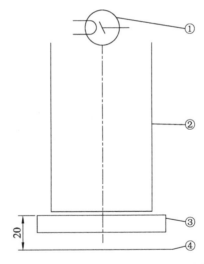

①—X射线球管；②—限束筒；③—附加衰减层（6 mmAl）和分辨力检测模体；④—影像接收器平面。

图 6.49　口内机分辨力检测示意图

ii. 对于口外机全景摄影功能，将高对比度分辨力测试卡或测试模体置于头托中心，使主射束中心轴与测试模体平面垂直。X射线球管出束口放置 0.8 mmCu 附加衰减层。检测示意图如图 6.50 所示。

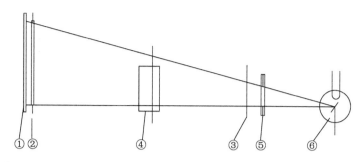

①—影像接收器平面;②—次级光阑;③—附加衰减层(0.8 mmCu);④—分辨力检测模体;⑤—初级光阑;⑥—X射线球管

图 6.50　牙科全景摄影分辨力检测示意图

iii. 对于口外机头颅摄影功能,将高对比度分辨力测试卡或测试模体置于临床受检者头颅所在位置,使主射束中心轴与测试模体平面垂直。X射线球管出束口放置0.8 mmCu附加衰减层。检测示意图如图6.51所示。

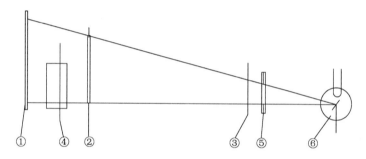

①—影像接收器平面;②—次级光阑;③—附加衰减层(0.8 mmCu);④—分辨力检测模体;⑤—初级光阑;⑥—X射线球管

图 6.51　牙科头颅摄影分辨力检测示意图

iv. 按照设备生产厂家推荐的测试步骤和方法进行曝光,或设置设备常用成人曝光条件。

v. 在显示器上读取影像,观察可分辨的线对组数。

③ 限值。

检测结果应≥2.0 lp/mm。

(6) 低对比度分辨力

① 目的和意义。

参考 DR 专项指标"低对比度分辨力"。

② 检测方法。

i. 检测几何条件同"高对比度分辨力"。

ii. 按照设备生产厂家推荐的检测步骤和方法进行曝光,或设置设备常用成人曝光条件。

iii. 在显示器上读取影像,观察可分辨的最小低对比度细节。

③ 注意事项。

对于口外机，检测高对比度分辨力和低对比度分辨力时的难点在于检测模体的固定位置。为取得较好的摄影效果，口外机拍摄物体的清晰范围较窄，若将其比为照相机，则可理解为口外机的"景深"很浅，正常工作时对焦距离恰好落在患者牙齿所在的位置。口外机操作技师工作时，往往使用受检者门牙作为确定检测位置的参考点，即让受检者的门牙咬合固定物来确保口外机的焦点正确落在牙齿上。因此，检测分辨力时，需准确认识模体中分辨力测试卡所在的位置，并使其与受检者门牙位置重合，即可得到分辨力检测图像。

④ 限值。

该指标限值为可分辨 0.5 mm 厚铝板上 1 mm 直径孔。

 主要参考文献

[1] 医用 X 射线诊断设备质量控制检测规范：WS 76—2020 [S]. 2020.

[2] 徐桓，孙钢. 医用诊断 X 射线机质量控制检测技术 [M]. 北京：中国质检出版社，2012.

[3] 燕树林，牛延涛. 乳腺 X 射线摄影与质量控制 [M]. 北京：人民军医出版社，2008.

（杜　翔　许　哲）

第 7 章 核医学设备性能检测

核医学是利用放射性核素或核射线对疾病进行诊断、治疗及医学研究的一门学科，它是核物理学、微电子学、计算机技术、放射性药物学、生物学和医学本身等多学科相融合的产物。核医学利用示踪原理将放射性药物注入受检者体内，根据核探测仪器所测得的该放射性药物在脏器组织中分布及随时间的变化情况，提示人体的生理、生化、病理生理等过程及脏器形态改变状况，以作为诊断疾病的功能影像学依据。核医学为人类探索生命显像的本质提供了有效的工具，成为近年来发展十分迅速的新兴学科，在基础医学研究与临床医学中发挥着重要作用。

对射线的准确探测与显示需要专业的核医学仪器，因而核医学探测与显像设备是核医学的重要支柱，核医学探测设备及显像仪器的发展，成为推动核医学向前发展的核心动力。核医学显像仪器类型众多，从最初的 γ 相机，到今天的 SPECT、PET，乃至 PET/CT、PET/MR 等，核医学仪器的每一步超越都有力地推动了核医学的发展。目前的核医学影像，已不仅限于显示脏器结构的病变，更重要的是发展了功能性成像，准确地显示疾病的病理生理变化。进入 21 世纪以来，核医学影像仪器发展又进入一个令人瞩目的腾飞期，核医学功能影像仪（PET、SPECT）与解剖影像仪（CT、MRI）相结合，发展为新型仪器（SPECT/CT、PET/CT），可同时获得 PET、SPECT 的功能影像与 CT 及 MRI 的解剖影像，并进行完美的图像融合，完成两种技术"一站式"检查，实现更精准的"定性、定量、定位、定期"的影像诊断，成为现代精准医学的重要工具，在肿瘤及心、脑血管疾病等危害人类的重大疾病的诊断治疗中发挥重要作用。

核医学仪器，经历了从二维平面向三维立体、从静态到动态、从单一功能显像到功能解剖图像融合的几次跨越式发展，每一次超越都体现出技术上的革新以及对疾病本质的深入揭示。核医学设备结构越来越复杂，设备的性能好坏影响着临床核医学疾病诊疗水平。核医学仪器的快速发展、普及与核医学人才的不匹配，尤其是核医学设备专业检测人员缺乏，成为制约核医学发展的重要因素。本章主要介绍核医学设备的分类、基本工作原理以及放射防护检测指标，旨在为从事核医学检测人员提供详尽的检测指导。

7.1 核医学设备的发展

核医学仪器设备是核医学的重要支柱，核医学仪器设备的发展代表了核医学的发展水平。本节介绍核医学仪器设备的分类及显像设备的发展。

核医学仪器设备中，发展最快、应用最多的是显像设备。核医学显像为核医学主要的工作内容，显像设备决定了核医学诊断的方式与水平。显像设备的发展经历了扫描仪、γ相机（gamma camera）、SPECT、PET、PET/CT、SPECT/CT、PET/MRI 等，代表了核医学发展的各个不同的时代。

7.1.1 核医学设备分类

7.1.1.1 扫描仪

扫描仪的发展经历了黑白图像及彩色图像阶段。黑白扫描仪的探头采用 NaI 晶体（sodium iodide crystal），晶体厚度 50 mm，直径为 75 mm～200 mm。其工作原理为：探头沿弓形路线逐点往复扫描人体被显像部位，探头在每个点处的输出信号经过电路放大、幅度分析等处理，转换成频率与计数率成正比的电脉冲，每个电脉冲驱动打印装置在纸上打出一个色点，色点越多，颜色越深，代表探头位置的放射性浓度越高。打印装置在纸上沿和探头相同的弓形路线逐点打印，将各个点的计数率打印到纸上，形成了放射性分布的黑白图像。

彩色扫描仪将计数率按其大小分成不同的区段，用不同的颜色打印，可形成放射性分布的彩色图像。

扫描仪图像为二维平面图像，是人体内不同深度的信息叠加在一起形成的。

7.1.1.2 γ相机

γ相机工作时，将需显像的人体部位置于探头下，体内的放射性核素发射出的一个γ光子首先经过准直器，投射到晶体上，晶体转换此γ光子成多个可见闪烁光子，闪烁光子的数量与γ光子能量成正比。光电倍增管将闪烁光变为电信号并放大，形成一个电脉冲，电脉冲的幅度与γ光子能量成正比，能量甄别电路首先判断该脉冲的幅度是否与被成像的γ光子能量相符，不相符者剔除不记录。通过能量甄别后，定位电路根据各相邻的光电倍增管输出脉冲强度的差异确定出闪烁光子产生的位置，即γ光子入射的位置，最后显示器的相应位置上增加一个亮点。这样该电脉冲信号经过特殊能量电路甄别和位置电路定位，最后被记录成为一个计数。记录大量的闪烁光点，形成一幅体内放射性浓度分布图像，即为一幅γ相机图像。

7.1.1.3 SPECT

SPECT 可用于获得体内放射性核素的三维立体分布图像，是目前核医学临床中使用最多、最普及的设备。SPECT 的核心部件为γ相机，γ相机探头可绕轴旋转即为SPECT，SPECT 包含γ相机的所有功能。在很多临床应用中，SPECT 可以不旋转，只使用γ相机的功能，即仅获得平面图像。因此在一些文献资料中也称 SPECT 为γ相机。SPECT 可以有 1 个、2 个或 3 个探头，目前 2 个探头的 SPECT 最多。

在 SPECT 断层成像采集时，探头围绕患者旋转。在旋转的过程中，探头表面总是与旋转轴平行，旋转轴与患者检查床平行。根据需要在预定时间内采集 360°范围内不同角度（方位）处的平面图像，任一方位的平面图像称为投影图像（projection image）。利用在各个方位获得的多幅投影图像，通过数据处理、校正、图像重建，最终获得体内断层图像，即 SPECT 断层图像。

SPECT 利用不同的放射性药物对人体各组织器官进行功能显像，其放射性药物主要为 $^{99}Tc^m$ 标记，目前 SPECT 已成为临床中必不可少的影像设备。

7.1.1.4 PET

PET 的全称为正电子发射计算机断层扫描（positron emission computer tomography）。PET 与 SPECT 的不同主要有两点：一是采用正电子核素标记的放射性药物，使用的正电子核素[例如，^{18}F（与 H 的化学性质很相似）、^{15}O、^{13}N、^{11}C]本身为人体组成的基本元素，可标记参与活体代谢的生物活性分子，可提供在分子水平上反映体内代谢的影像；二是不使用准直器，而采用符合探测，使空间分辨力及灵敏度同时得到大幅度提高。体内的正电子核素衰变时发射出正电子，正电子减速后，与体内的自由电子形成正负电子对，发生湮灭辐射，正负电子对消失，转换为两个能量均为 511 keV 且方向相反的 γ 光子，PET 通过探测这两个 γ 光子进行成像，当相对的两个探测器几乎同时（一个很短的时间内）探测到 511 keV 的 γ 光子时，就可确定这两个探测器间有一个湮灭事件，记录该事件，即为一个计数，为此 PET 探头一般设计为环形结构。对探头各方向探测到的所有数据进行处理及图像重建，可获得体内放射性浓度的三维分布图像，即 PET 断层图像。

进入 21 世纪，随着 PET/CT 的应用，单独的 PET 逐渐被 PET/CT 所取代。

7.1.1.5 PET/CT

PET/CT 将 PET 和 CT 在硬件、软件及图像上有机地融合在一起，是核医学和放射影像学飞速发展、紧密结合的产物，是不同于 PET 及 CT 的新型影像设备。PET/CT 给功能影像赋予了精细的解剖结构，在一幅 PET/CT 图像上，我们既可以获得丰富的分子代谢的功能信息，又能了解病灶与脏器及其他组织的解剖关系，对恶性肿瘤甚至还可以勾画出生物靶区以供放射治疗参考。此外，CT 还可以为 PET 图像重建提供衰减校正信息。

PET/CT 主要应用于肿瘤显像，其次用于心肌及脑显像，可用于疾病诊断、治疗及预后随访的全过程。PET/CT 的应用大大提高了肿瘤诊断的灵敏度、特异性和精确度。此外，PET/CT 在现代放疗确定生物靶区方面有不可替代的独特优势。

7.1.1.6 多功能 ECT

在 SPECT 系统上加上符合探测的软硬件，其既有普通 SPECT 的功能，又能对正电子进行符合成像，即具有 PET 的功能，因此也称为多功能 ECT 或带符合线路的 SPECT（coincidence circuit SPECT）、SPECT/PET、兼容型 PET，其价格低于专用型 PET。

7.1.1.7 SPECT/CT

CT 在 SPECT/CT 的作用与其 PET/CT 相同：为 SPECT 提供定位、衰减校正及诊断信息。在 PET/CT 中的 CT 均为高档诊断级 CT，而 SPECT/CT 中 CT 有三种规格：① 诊断 CT，其性能同诊断专用 CT，可提供上述三种功能；② 只提供衰减校正及大致定位信息，其管电流只有 2.5 mA；③ 可提供有限的诊断信息，提供定位及衰减校正功能，其管电流可达 30mA。但是，随 CT 功能增强，患者所受 X 射线辐射剂量也会增加。

SPECT/CT 与 PET/CT 类似，SPECT 探头与 CT 的探头分离，通过检查床的移动依次采集。

7.1.1.8 PET/MRI

PET/MRI 是将 PET 和 MRI（magnetic resonance imaging，磁共振成像）技术整合在一起的一种影像设备。

MR 成像技术能够提供很好的软组织对比度、较高的空间和时间分辨力、组织多参数和功能成像；而 PET 成像技术具有很多特异性的示踪剂和很高的灵敏度。所以这两种成像技术的整合具有重要的临床和科研意义。

PET 在 MRI 的磁场环境中不能正常运行，这是 PET/CT 所不曾遇到的挑战。即使通过磁屏蔽技术实现了 PET 和 MRI 的背靠背组合，但由于 MRI 的扫描时间远大于 CT，与 PET 相当，这样不同步扫描的时间要比 PET/CT 多一倍，这从经济和临床上都是较难接受的。

7.1.2 显像设备的发展史

7.1.2.1 扫描仪和 γ 相机发展史

1950 年闪烁探测器的问世，使核射线探测灵敏度大幅提高，在此基础上，功能测定仪器及扫描仪很快问世。1951 年美国加州大学卡森（Benedict Cassen）研制出第一台扫描仪，通过逐点打印获得器官的放射性核素分布图像。1958 年安格（Hale O. Anger）等研制出第一台 γ 相机。γ 相机探头由准直器（collimator）、NaI 晶体及光电倍增管阵列组成，晶体厚度 6 mm～12.5 mm，直径为 250 mm～500 mm。γ 相机图像与扫描仪图像一样，也为二维平面图像，是人体内不同深度的信息叠加在一起形成的。但是 γ 相机图像质量远高于扫描仪图像。

为了纪念安格的贡献，上述 γ 相机也称为安格相机。安格相机的设计理念一直沿用至今，目前使用的 SPECT 均为安格相机旋转模式。

7.1.2.2 SPECT 相关设备的发展史

SPECT 的研制工作早于 CT。1963 年库尔（David Kuhl）和爱德华（Roy Edwards）等研制出了一种横向断面扫描仪（transverse sectional scanner），为 SPECT 的前身，但受当时重建等技术的限制，图像质量差。1976 年凯斯（Keyes）研制出了第一台 γ 相机型 SPECT。此后 SPECT 发展迅速并不断地更新换代，使核医学显像技术从二维平面影像时代发展到三维断层影像时代。

7.1.2.3 PET 相关设备的发展史

PET 于 20 世纪 70 年代问世。20 世纪 90 年代前，PET 主要用于科研，安装在研究机构。进入 90 年代后，正电子类示踪剂的独特生物学优势逐渐显露，PET 开始进入临床。随着 PET 性能的不断提高，其装机量也逐年上升。到 90 年代末，美国及欧洲一些国家政府和保险公司已将多种 PET 检查列入医疗保险范围。

而世界上第一台 PET/CT 于 2001 年安装在瑞士苏黎世大学医学院。PET/CT 的应用为核医学带来了新的发展前景，它使核医学本身突破了自己的学科范畴进入其他领域，并使其他学科渗透到核医学的领域。PET/CT 不仅是设备的融合，还有知识的融合、人才及学科的融合。PET/CT 已成为最先进的医学影像技术的标志。随着 PET/CT 的应用，医学影像学进入分子影像学时代。

将 PET 和 MRI 相结合的研究起始于 20 世纪 90 年代早期，主要集中于小动物影像。2006 年美国田纳西州 Krroxvivle 医学中心在北美放射学会年会（RSNA）上介绍了首例用西门子公司头部 PET/MRI 一体机同步采集的人脑融合图像研究。此项研究取得了令人振奋的效果，揭开了一体式 PET/MRI 临床应用的新篇章。

2010 年的北美放射学会年会上，西门子公司推出了具有里程碑意义的临床用全身扫描型 PET/MRI 一体机（Biograph mMR）系统。该款 PET/MRI 一体机的孔径达到 60 cm，与临床常规 MRI 的标准孔径一致。遗憾的是由于雪崩光电二极管（APD）的时间分辨力较差，在 PET 中无法实现飞行时间（time of flight，TOF）技术。

2013 年 GE 公司推出了自己的 PET/MRI 一体机，其最大亮点是 PET 探测器中采用的是硅光电倍增管（SiPM，工作在盖革模式的 ADP 阵列），SiPM 的时间分辨力达到了传统光电倍增管的水平，因此这款机型中 PET 实现了 TOF 技术。

7.2 核医学设备的基本原理

核医学显像设备的发展经历了扫描仪、γ 相机、SPECT 和 PET 四个时代，成像方式由静态、平面进入到动态、断层。最初为逐点线性扫描成像的核素扫描机（分黑白、彩色两种）；20 世纪 50 年代后期安格发明 γ 相机，但仅能获得放射性示踪剂在体内分布的二维图像和二维图像动态，而使其发展受到限制；20 世纪 80 年代发展起来的发射型计算机断层仪能反映体内三维、四维图像信息，提高了病变位置的对比度。随着分子影像及图像融合技术的发展，将多种模式医学影像成像技术相结合的 SPECT/CT 和 PET/CT 在临床得到广泛应用。本节主要介绍各设备的原理和结构。

7.2.1 SPECT 相关设备的基本原理

7.2.1.1 γ 相机

（1）工作原理

将特定放射性药物注入患者体内，一定时间后放射性药物在体内达到显像的要求，开始进行 γ 相机成像。从人体中发射出的 γ 光子首先到达准直器，准直器限制入射 γ 光子的方向，只允许与准直器孔方向相同的 γ 光子穿过，以保证 γ 光子发射点与入射点一一对应。到达晶体的 γ 光子与晶体相互作用，被晶体吸收并产生多个闪烁光子。闪烁光经过光导被各个光电倍增管接收转变成电脉冲信号。该电脉冲信号经过位置电路定位、能量电路甄别，成为一个计数脉冲。成像装置记录探测器视野内各个位置的脉冲计数，经过处理、校正，通过色表，将计数量分布变为亮度或颜色的分布显示在计算机屏幕上，形成人体放射性浓度分布图像，即为一幅 γ 相机图像。

图 7.1 是 γ 相机的原理框图。准直器、晶体、光电倍增管、放大器及 X、Y 位置电路和总和电路组装在一个单元中，称为 γ 相机的探头。探头被安装在支架上，通过开关控制上下移动和转动，以便对准患者的检查部位。脉冲高度分析器（pulse height analyzer，PHA）和一些记录装置被安装在控制台中。通过一台与探头相连的计算机，操作

员可以输入不同指令行对γ相机进行控制，从而进行各种采集和处理，或选择不同参数改变探头高压、窗宽、能峰、时间、计数等采集和处理条件。固定式γ相机安装在固定房间内，而移动式γ相机可以在不同房间移动，为患者进行床边检查。

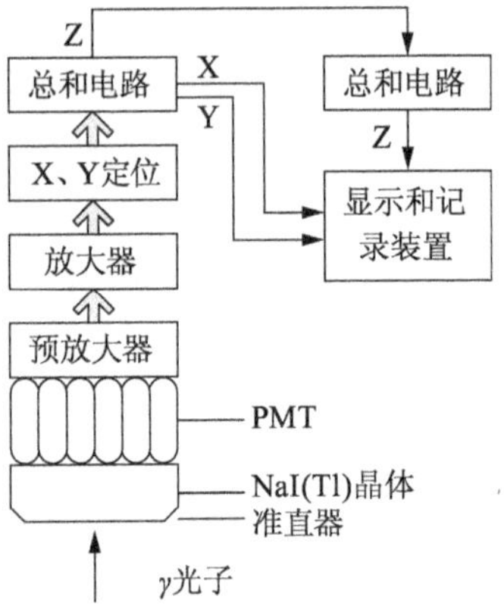

（2）γ相机结构

γ相机由硬件系统及软件系统组成。硬件系统由探头、电子线路部分、显示或记录器件、机架、扫描床及计算机组成；软件系统由采集软件、校正软件、图像处理软件及显示软件等组成。

① γ相机的探头。

探头是γ相机的核心部分，其功能为探测从人体发出的γ射线。探头性能决定了γ相机设备的性能及图像质量。探头由准直器、晶体、光电倍增管组成。临床使用的γ相机通常只有一个探头，尺寸通常较小，多为圆形（直径30 cm左右）。

图 7.1 γ相机原理框图

i. 准直器。

准直器置于晶体探测器的表面，可以从探头上卸下更换。从病人体内发射的γ射线首先通过准直器再进入探测晶体。准直器阻挡了来自病人体内的大多数γ光子，只允许一小部分γ光子通过，这是造成γ相机灵敏度低的主要原因。

准直器用高原子序数的金属制作，如钨、铅、铂，其中铅是最经济的选择，γ相机的准直器基本上都是采用铅制作的。根据需要，准直器被设计成不同的尺寸、形状和准直孔数目。单孔准直器称为针孔准直器，平行孔准直器则有4 000~46 000个孔。不同种类的准直器对γ光子的限制程度有一定差异，从而影响γ相机探头系统灵敏度及系统分辨力等性能指标。

ii. NaI（Tl）晶体探测器。

晶体是探头核心部件，其功能为能量转换，即把高能的γ光子转换成光电倍增管能接收的低能可见光，通常称之为闪烁晶体，产生的低能可见光称为闪烁光或荧光。目前临床γ相机所用晶体多为NaI（Tl）晶体。

理想的情况是射线进入晶体后经过一次相互作用就以闪烁光形式发射出来，这样产生的闪烁点定位准确、分辨力好。但实际情况是射线进入晶体后有可能经多次相互作用才被光电倍增管探测到，导致定位不准确，空间分辨力降低。对$^{99}Tc^m$（140 keV γ射线）等低能射线，大部分相互作用发生在晶体前端2 mm~5 mm内，对此能量范围的射线，应该使用薄晶体；若使用厚晶体，灵敏度没有明显改善，而空间分辨力却明显降低。如果将晶体厚度从12.5 mm降到6.5 mm，空间分辨力可提高70%，而相应的灵敏度仅损失15%。

在高能核素（如^{18}F）成像时，若晶体较薄，许多γ射线会穿透晶体，不能与晶体发生相互作用,从而降低了成像灵敏度。目前能够进行高能核素成像的γ相机多采用 $\frac{5}{8}$ in①晶体以获得较高的灵敏度,同时又保证低能核素成像的分辨力。

iii. 光电倍增管。

晶体发射的荧光进入光电倍增管后,为避免荧光从与光电倍增管接触的晶体表面反射回晶体,通常在晶体与光电倍增管之间增加光导和光耦合剂。

光电倍增管主要由光阴极、电子聚焦系统、多级倍增极和阳极组成。光阴极上喷涂有光敏材料,将入射的光子转换成光电子。光电子经电子聚焦系统聚焦和加速后,打到倍增极上二次发射,产生更多的电子。有多个倍增极时,各个倍增级上加有依次递增的电压。从阴极发射的电子逐级倍增,达到足够数量后,飞向阳极形成脉冲电流输出。此信号再由后续电子线路处理。

光电倍增管的作用是把晶体产生的微弱荧光信号转换成电信号并将之放大,放大倍数高达 $10^5 \sim 10^9$。

γ相机采用光电倍增管阵列,其数量依据探头尺寸大小不等,从十几个到几十个甚至上百个,一般在19~91个。光电倍增管排列成六边形,通过光导与晶体探测器连接。新型γ相机多采用矩形或六角形光电倍增管,以获得最高的效率。

光电倍增管的输出分为两路,分别输入位置电路进行定位和能量电路进行能量归一和能量甄别。于是,其输出脉冲便包括两个主要信息:γ光子与NaI(Tl)探测器相互作用的位置信息和γ光子的能量信息。这两个信息反映了γ光子发生的位置和能量大小。

② γ相机的电路。

γ相机的电子线路主要由放大电路、位置电路、能量电路、线性校正、能量校正及均匀性校正电路等组成。位置电路和能量电路是γ相机的核心电路,其功能为确定探测到的γ光子的位置,确保不同能量的核素对相同脏器成像的尺度一致、甄别γ光子的能量,使之形成图像。

i. 放大器。

光电倍增管的脉冲输出到放大器,进行信号放大和整形。每一只光电倍增管接有一个预放大器和线性放大器。相同能量的γ光子,经过探测器、光电倍增管、预放大器,在线性放大器输出时,应该具有相同的幅度。但由于光电倍增管参数的分散性,相同能量的γ光子进入不同光电倍增管得到的输出幅度往往不相同,这时可以通过调节线性放大器的放大倍数使来自不同光电倍增管的脉冲具有相同的幅度。在现代γ相机中,这种调节采用自动方式,只有当偏差超出自动调节范围时,才需要人工调节。

ii. 位置电路和能量电路。

γ射线与NaI(Tl)探测器相互作用产生的脉冲被投影在图像的 X、Y 位置上,这个位置应该对应于γ射线作用点的 X、Y 位置,这一转换由 X、Y 位置电路实现。X、Y 位置电路连接每只光电倍增管放大输出和总和电路。全部光电倍增管经过电容器连接

---

① in 为 inch(英寸)的简写,1 inch=2.54 cm。

到四个输出端，这四个输出端分别表示 X^+、X^-、Y^+、Y^- 四个方向的信号，电容器的电容值取决于光电倍增管所在位置相对于四个信号的方向比率。光电倍增管的输出信号按照适当的电容值加权，然后分别求和形成 X^+、X^-、Y^+、Y^- 信号。输出的 X、Y、Z 脉冲按式 (7.1) 计算：

$$Z = X^+ + X^- + Y^+ + Y^-$$
$$X = \frac{k(X^+ - X^-)}{Z} \quad (7.1)$$
$$Y = \frac{k(Y^+ + Y^-)}{Z}$$

式中 k 是常数，除以 Z 的作用是消除不同核素能量的影响，$\frac{k}{Z}$ 又称为放大系数。X、Y 脉冲被显示器接收，重现 γ 射线作用点的坐标。在成像过程中，进入探测视野的 γ 射线脉冲被依次显示，形成一幅图像。同样，这些脉冲可以存入计算机的存储矩阵中进行处理或重建，也可以投影在 X 光片上。Z 脉冲是所有光电倍增管输出脉冲的总和，其幅度与 γ 射线的能量成正比。

事实上，一个 γ 光子在晶体中产生多个闪烁光子，被多个光电倍增管接收，各个光电倍增管接收的闪烁光子数目随其离闪烁中心（γ 光子处）的距离增加而减少。位置电路和能量电路根据不同位置的光电倍增管接收到的闪烁光的强度来确定 γ 光子的位置。首先，位置电路按照每个光电倍增管的位置为其信号分配不同的权重，X 和 Y 方向的权重分别为空间坐标值 X_i 和 Y_i；然后，根据各个光电倍增管探测到闪烁光的强度 I_i，位置电路将它们加权求和，输出幅度分别为 $\sum X_i I_i$ 和 $\sum Y_i I_i$ 的脉冲信号；而能量电路将各个光电倍增管探测到闪烁光的强度直接求和，输出幅度为 $\sum I_i$ 的脉冲信号，将其进一步处理后形成能谱，由脉冲高度分析器（PHA）分析，使满足设定能窗的 γ 光子被记录，剔除低能 γ 光子（如散射光子）及高能 γ 光子。对 $^{99}Tc^m$ 发出的 140 keV 射线，能窗为 ±10%，只记录能量为 126 keV～154 keV 的光子。

位置电路的输出除以能量电路的输出，得到闪烁光在 X 方向和 Y 方向的位置坐标，即式 (7.2)。

$$X = \frac{\sum X_i I_i}{\sum I_i}$$
$$Y = \frac{\sum Y_i I_i}{I_i} \quad (7.2)$$

上述坐标经过计算机处理，最终形成放射性核素的分布图像。将计数分布变为亮度或颜色的分布显示在计算机屏幕上，便形成可视图像，即 γ 相机平面图像。

光电倍增管数目越多，图像上所有脉冲的 X、Y 位置精度越好，即图像空间分辨力越好。

ⅲ. 脉冲高度分析器（PHA）。

Z 脉冲在总和电路形成后进入 PHA，PHA 分析 Z 脉冲的幅度，选通具有所需要能量的脉冲。设置 PHA 中窗的位置和宽度，则落入该窗的脉冲（即所需能量的 γ 光子）可以通过 PHA。大部分的 γ 相机具有 2~3 个 PHA，可以同时设置 2~3 个窗选通不同能量的核素，以用于多核素成像或多能峰核素（如 ^{111}I、^{67}Ga）成像。γ 相机控制面板上有能量选择开关，供不同核素成像时使用。现代 γ 相机中，能峰的选择和窗宽的设定都在与 γ 相机相连接的计算机上用鼠标操作。对于大部分显像，PHA 采用 20% 对称窗宽。

对于 X、Y 脉冲，只有在其 Z 脉冲落入选定的 PHA 能窗范围内才能被显示和记录。如果 Z 脉冲不能通过 PHA，则 X、Y 脉冲无效。

在所有 Z 脉冲中，只有落入能窗内的 Z 脉冲才能通过 PHA。在设置能窗时，窗中心要对准感兴趣的能峰，窗的宽度基本包括整个光电峰。在临床中，窗宽一般设置为 20%。

③ 显示和记录装置。

一个 γ 光子的 Z 脉冲通过 PHA 后，与该光子的 X、Y 脉冲一起进入显示或记录装置。按照预置的采集时间或采集计数，在采集期间内进入 γ 相机并通过 PHA 的 γ 光子被显示或记录，形成一幅完整的放射性分布图像。这幅图像可以被显示在胶片上，也可以被存入磁带、磁盘或计算机内存中以用于进一步处理。

④ 机架和扫描床。

γ 相机机架的功能仅为固定和支撑探头，并使之能在一定范围内移动及旋转。具有全身扫描功能的 γ 相机必须配备专用的扫描床。

⑤ 计算机。

计算机为 γ 相机的工作站，其功能为控制 γ 相机采集、处理、存储及显示图像。在全数字化 γ 相机中，光电倍增管输出的脉冲经过适当放大后就进行模数转换，其后的处理都是在数字化的状态下由计算机进行。

全数字化 γ 相机采用软件处理取代模拟化 γ 相机的许多硬件工作，大大简化了 γ 相机的硬件结构，体积庞大的控制台已经由轻巧的键盘和鼠标代替。全数字化的处理有效提高了 γ 相机探头的分辨力、计数特性和稳定性能，从而获得高质量的核医学图像。

7.2.1.2　SPECT 和 SPECT/CT

（1）SPECT

① 概述。

γ 相机提供的是三维物体的二维图像，第三维的信息（深度信息）因沿着第三维方向的数据重叠而模糊。虽然物体不同方向的投影（前位、后位、侧位和斜位）可以提供一些深度方向的信息，但深度方向上物体结构的精确测量要靠断层扫描。断层扫描的主要目的是显示物体不同深度层面的放射性活度分布图像。

在一台高性能的 γ 相机上增加支架旋转的机械部分、断层床和图像重建（reconstruction）软件，使探头能围绕躯体旋转，从多角度、多方位采集一系列平面投影像，通过图像重建，最后可以获得横断面（transverse section）、冠状面（coronal section）、矢状面（sagittal section）的断层影像（tomogram），当探头不旋转时即可当作一般的 γ 相机使用，这种仪器称为发射型计算机断层仪（emission computerized tomography，

ECT)。从成像原理上来看,ECT 包括 SPECT 和 PET,由于 SPECT 设备数量多,应用临床早及范围广,通常就把 SPECT 叫作 ECT,久而久之,ECT 就成了 SPECT 的代名词。目前,临床使用的 SPECT 均为以 γ 相机为基础的旋转型设备,其核心部件为 γ 相机,具有 γ 相机的所有功能,且性能高于普通 γ 相机。

② SPECT 结构。

与 γ 相机一样,SPECT 亦由硬件系统及软件系统组成。硬件系统由探头、电子线路部分、机架、扫描床及计算机组成;软件系统由采集软件、校正软件、图像处理软件及显示软件等组成。

i. 探头。

SPECT 探头与 γ 相机的探头结构及原理基本相同。不同之处是 γ 相机的探头尺寸通常较小,多为圆形(直径 30 cm 左右);而 SPECT 探头尺寸通常较大,多为方形(边长 40 cm 左右)。临床使用的 γ 相机通常只有 1 个探头,而 SPECT 通常配有 2 个或 3 个探头。

SPECT 探头通常使用 9.525 mm ($\frac{3}{8}$ in)晶体。带符合探测的多功能 SPECT(SPECT/PET),为了兼顾高能射线(511 keV γ 射线)的探测,通常使用 15.875 mm ($\frac{5}{8}$ in)~25.4 mm (1 in)的厚晶体。

SPECT 的准直器、晶体探测器、光电倍增管、放大电路、位置电路、能量电路及线性校正、能量校正、均匀性校正电路等基本与 γ 相机相同。

ii. 机架。

SPECT 的机架与 γ 相机不同。γ 相机机架的功能仅为固定和支撑探头,并使之能在一定范围内移动及旋转。SPECT 机架除了此功能外,还具有使探头绕扫描床旋转的功能。

iii. 扫描床。

SPECT 通常配有专用的扫描床,该扫描床为断层扫描和全身扫描兼用。

iv. 计算机。

计算机为 SPECT 的工作站,其功能为控制 SPECT 采集、处理、存储及显示图像。SPECT 的断层图像信息量比 γ 相机大很多,图像处理软件也丰富得多,需要更大的存储空间和更高的运算速度,因此要求更高配置的计算机。

③ SPECT 工作原理。

探头围绕患者旋转进行 SPECT 断层成像采集,探头表面总是与旋转轴平行,旋转轴与患者检查床平行;根据需要在预定时间内采集 360°或 180°范围内不同角度处的平面图像,任一角度处的平面图像称为投影图像;利用在不同角度处获得的多幅投影图像,通过数据处理、校正、图像重建获得人体内放射性核素的三维立体分布图像,即 SPECT 断层图像。

7.2.1.3 兼容型 ECT

(1) 概述

为了普及 PET 技术,市场需要低端产品。在 PET 使用过程中,越来越多的证据表明,在评估多种恶性肿瘤时 FDG-PET 的准确率优于 CT 和其他影像技术,因此研究人员产生了利用 SPECT 进行 511 keV 正电子核素显像的想法。于是 1995 年制造出 SPECT/PET，1999 年出现了多功能 ECT-SPECT/PET/CT，2001 年又有了 1 in 晶体的多功能 ECT 问世。

兼容型 ECT 既有普通 SPECT 的功能，又能对正电子进行符合成像即具有 PET 的功能，因此也称为多功能 ECT、带符合线路的 SPECT、SPECT/PET，也有些学者称之为兼容型 PET。其价格远低于专用型 PET，性能与专用型 PET 有一定差距。

(2) 设计原理

兼容型 ECT 其实就是在普通的多探头（双探头、三探头）SPECT 或 SPECT/CT 系统上增加了符合探测的硬件及软件，采用符合探测成像技术，因此可进行部分正电子显像（positron imaging）。它具有单光子成像和部分正电子成像双重功能，而符合探测的基本原理和图像重建过程与专用型 PET 基本相同。但是由于多探头符合成像与单光子成像原理不同，因此在探头结构及采集方法上与普通 SPECT 不同；同时符合成像与专用型 PET 的探头结构也不同，成像过程及结果与 PET 成像也有一定的差异。

由于带准直器的 FDG-SPECT 的分辨力和灵敏度与 PET 比相去甚远，新型多功能 ECT 的设计思路需要彻底摆脱单光子显像的模式，而借鉴 PET 的符合探测原理，用电子符合时间窗采集湮灭辐射产生的两个方向相反的 511 keV 光子。

① 探测能量范围。

由于要兼顾单光子及正电子显像，探测能量范围应从几十千电子伏特到五百多千电子伏特，即扩大脉冲高度分析器的探测能量范围。再有，常规 SPECT 由于探测能量范围较低，探头使用的铅屏蔽较薄；当探测 511 keV 能量时探头需要更厚的铅屏蔽。

② 晶体厚度。

与普通的 SPECT 一样，兼容型 ECT 仍使用 NaI（Tl）晶体，但晶体的厚度不同。对低能 γ 射线（50 keV～300 keV），通常采用 $\frac{3}{8}$ in 厚的 NaI（Tl）晶体；对 511 keV 的高能 γ 射线，为保证一定的灵敏度，需增加晶体厚度，一般采用 $\frac{5}{8}$ in、$\frac{6}{8}$ in、1 in 厚的 NaI（Tl）晶体，以兼顾高、低两类核素的有效探测。过薄的晶体将明显降低高能核素的探测效率；晶体厚度太厚，单光子采集的图像分辨力就会大大降低，SPECT 的常规功能就会受到影响（表 7.1）。

表 7.1 晶体固有分辨力与光子阻截能力的关系

晶体厚度/in	$^{99}Tc^m$ 140 keV		^{18}F 511 keV	
	光子阻截能力/%	分辨力/mm	光子阻截能力/%	分辨力/mm
$\frac{3}{8}$	84	3.8	9	3.3
$\frac{5}{8}$	95	4.3	17	3.5
1	98	5.0	37	4.3

因为正电子湮没辐射放出的 γ 射线为 511 keV 的高能射线，如果使用 $\frac{3}{8}$ in 厚的晶体，那么一部分射线就会穿过晶体，灵敏度就会降低；即使采用 $\frac{5}{8}$ in 厚的晶体，实际上也不能充分地捕捉信号，所以灵敏度没有 PET 高。但是，如果晶体厚度太厚，单光子采集时的图像分辨力就会大大降低，SPECT 的常规功能就会受到影响。因此，符合线路 SPECT 探头晶体厚度采用 $\frac{5}{8}$ in 是较为合适的，这样既对单光子探测的图像质量影响不大，又能保证较好的双光子探测图像质量。

为了提高厚晶体的灵敏度，工程技术人员对 1 in 晶体加以改造。在晶体的光电倍增管一侧切割 1.25 cm 深的纵横沟槽，形成 90×66 个 7 mm×7 mm 的晶体阵列。对低能光子来说，这个切制区仅仅作为光导，可减少散射；对于 511 keV 的高能光子，晶体的全层都是转换能量的闪烁体。这种设计能够在不牺牲低能单光子显像分辨力的前提下，大大提高符合探测的效率，使其比 $\frac{5}{8}$ in 晶体高 2.7 倍。

③ 符合电路。

常规的 SPECT 只对单光子 γ 射线成像，是每个探头独立采集；而符合电路是对正电子成像，各探头探测的数据需要进行符合后才能进一步处理。因此，兼容型 ECT 在电路方面要增加符合电路。其符合原理与 PET 相同。

④ 隔栅（septa）。

符合探测无须准直器。但是兼容型 ECT 的晶体与专用型 PET 的 block 组构晶体不同，每个探头配置一整块大晶体。为了减少轴向散射，及远距离脏器对靶脏器图像的影响，符合成像采集时，每个探头晶体前方装有与探头视野相同尺寸的隔栅，隔栅由多个垂直于系统轴的重金属隔板组成。隔栅限制了符合探测时入射 γ 射线的角度，相当于专用型 PET 的二维采集。

由于散射效应或湮灭光子的吸收作用，符合显像中的衰减效应对图像质量影响较大，必须加以校正。可行的衰减校正方法有同位素源校正法及 X 射线衰减校正系统。使用放射源的衰减校正系统因信息量不足而噪声较高，采用 X 射线衰减校正是较好的方法，但需增加 CT 扫描系统，例如多功能 ECT-SPECT/PET/CT。

(3) 成像原理

湮灭辐射产生的 2 个 γ 光子具有直线性、同时性的特点，即 2 个 γ 光子互成 180°。只要有 2 个相对的探测器就能同时检测到湮灭的光子，双探头及多探头 SPECT 的探头结构完全满足这一要求。直线性的另一个优点是不需要机械准直器，而是对人体内发射的 γ 光子进行电子准直（electrical collimation）。这种电子准直的视野非常均匀，分辨力不受深度的影响，而且检测效率高。根据符合线路测定原理，正电子与周围介质作用后所产生的能量相等（511 keV）、方向相反的 2 个 γ 光子，通过对应方向放置的 2 个探头被同时探测，当 2 个探头的输出信号加入符合电路并被确认为输入时间差小于一段极短的特定时间后，可将其定义为有效的符合信号并记录成像。正电子核素图像采集正是通过探测 γ 光子对产生的符合计数及其分布而获得的，因此成对 γ 光子到达探测器的时间差定时是一个重要参数。通过有效的探测系统及合理的线路设计,能获得良好的定时与适当的死时间,以保证较高的时间分辨力,减少随机信号的影响。经计算机图像重建有效符合信号的三维分布,可清晰显示正电子核素显像图(图 7.2)。

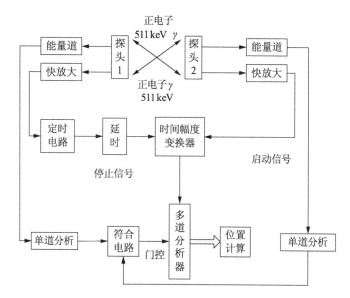

图 7.2 双探头符合线路断层显像工作原理示意图

兼容型 ECT 符合线路成像的设计思路是用造价相对低廉的多探头 γ 相机进行正电子核素显像,并实现 PET 的部分作用。首要条件必须是以数字式探头 SPECT 为基础,探头的每一个光电倍增管后面有一个数模转换器,并以软件来控制死时间。这样,计数率和灵敏度都得到了较大提高,分辨力也得到了改善。

(4) 兼容型 ECT 符合成像的采集

① 探头的方位。

使用双探头系统进行符合成像采集时,两个探头必须以 180°相对(H 型),以固定的半径旋转。

② 采集时能窗的选择。

511 keV 的 γ 射线与 NaI(Tl)晶体相互作用会发生康普顿散射,除了 511 keV 主光电峰外另产生 3 个康普顿散射峰,能峰的位置分别在 147 keV、186 keV、268 keV 处。可以选择多种能峰符合:

i. 光电峰和光电峰符合:指一个探头 511 keV 光电峰与另一个探头 511 keV 光电峰之间的符合。

只选择这种符合方式,图像分辨力最高,但是灵敏度最低。

ii. 光电峰和康普顿峰符合:指 511 keV 光电峰和 3 个康普顿峰之间的符合。

如果除上述的光电峰和光电峰符合外,再加上光电峰和 3 个康普顿峰的符合,共 4 个符合窗,此时灵敏度明显提高;但是散射光子偏离原光子的行进方向,会产生定位偏差,使分辨力降低。

iii. 康普顿峰和康普顿峰符合:指 3 个康普顿峰两两之间的符合,有 6 种符合。

如果除上述 4 种符合外,再加上这 6 种符合,共 10 种符合,灵敏度会大幅提高;但康普顿峰和康普顿峰符合,会产生严重的定位误差,导致更低的分辨力。

在临床中,如果只选择光电峰和光电峰符合窗,可得到高分辨力图像,但是灵敏度降低;为了保证符合成像所需的信息量,需相当长的采集时间。患者无法忍受如此长的时间,故其不适合于临床应用。如果选择所有的 10 种符合,灵敏度会大幅提高,但此时的分辨力很低,不能满足临床诊断需求。兼顾灵敏度和分辨力,临床采集通常选择光电峰和光电峰符合,及光电峰和 3 个康普顿峰符合,共 4 个能量符合窗。

(5) 兼容型 ECT 符合成像与专用型 PET 成像的差异

① 分辨力。

分辨力是决定图像质量最重要的因素。目前,专用型 PET 的分辨力在 4 mm～6 mm;而兼容型 ECT 符合成像的分辨力在 15 mm 左右,对小于 15 mm 的病灶难以检出。兼容型 ECT 符合图像由于分辨力较差,会产生较重的部分容积效应,使小病灶图像模糊,边界不清。

② 图像噪声。

图像噪声是影响图像质量的另一个重要因素。兼容型 ECT 符合图像的噪声特征与专用型 PET 图像有很大不同,兼容型 ECT 符合图像的白噪声(与信号强度无关的噪声)显著高于专用型 PET 图像。

③ 灵敏度。

灵敏度是描述设备性能的一个重要指标。在某一横断面内兼容型 ECT 符合成像只能接收到一小部分的符合信号,而采用环形探头的 PET 能接收到所有的符合信号。因此,兼容型 ECT 符合成像的灵敏度远低于专用型 PET。低灵敏度会导致采集时间延长及放射性药物剂量增加,兼容型 ECT 符合成像需要 20 min～30 min 的采集时间,而专用型 PET 成像只需 2 min～8 min 的采集时间。

④ 图像定量分析。

由于专用型 PET 在成像过程中对各种影响因素进行了校正,因此其可以对示踪剂在体内的代谢进行定量分析。例如,可以用放射性浓度或标准摄取值(standard uptake value,SUV)来描述图像像素值。而兼容型 ECT 在符合成像过程中,没有对死时间及散射效应进行校正,且存在较严重的部分容积效应,因此不适合用于定量分析。

⑤ 正电子核素。

由于上述低灵敏度的限制,兼容型 ECT 符合成像的采集时间通常需 20 min～30 min,因此,其不适宜对 ^{11}C、^{15}O、^{13}N 等超短半衰期核素成像,只能对半衰期较长的 ^{18}F 标记的放射性示踪剂成像。

目前,兼容型 ECT 符合成像在临床上的应用仅限于对 ^{18}F-FDG 成像。其应用领域与 PET 相同,但其分辨力较 PET 差,故在应用中受到一定的限制,主要用于肿瘤临床诊断。

7.2.2 PET/CT 基本原理

7.2.2.1 PET 显像原理

放射性核素显像的基本原理是放射性核素的示踪作用，不同的放射性药物在体内有其特殊的分布和代谢规律，能够选择性聚集在特定的脏器、组织或病变部位，使其聚集部位与周围组织之间形成一定的放射性浓度差。显像剂所发射的 γ 射线可以被体外测量仪器探测到，从而在体外显示脏器形态、大小、位置及脏器功能变化，通过计算机处理亦可得到放射性分布的定量数据。

显像的基本条件是：a. 具有能够选择性聚集在特定脏器或病变部位的放射性核素或放射性标记物，使该脏器或病变部位与邻近组织之间形成一定程度的放射性浓度差；b. 具有能探测到这种放射性浓度差的核医学显像装置，并根据需要以一定的方式将该脏器的放射性分布显示成像，即脏器或病变部位的影像。

用于脏器或病变部位显像的放射性核素和放射性标记物称为显像剂（imaging agent），它们能够在特定脏器或病变部位选择性聚集。PET 是将发射正电子的放射性核素及其标记物作为显像剂，对脏器或组织进行功能代谢成像的仪器。由于正电子放射性药物多是构成人体的基本元素或其类似物，如 ^{15}O、^{13}N、^{11}C、^{18}F（F 与 H 性质相似）等，其标记物多是人体生理物质，如葡萄糖、水、氨基酸、神经介质等，PET 显像结果实质上反映了某种生理物质在人体内的动态变化或代谢过程，在分子水平上反映人体的生理或病理变化，是一种功能显像，可以说是在活体上进行的分子水平的研究。^{18}F 标记的脱氧葡萄糖（^{18}F-FDG）是目前应用最广泛的正电子代谢显像剂，是分子核医学发展的重要一环。^{18}F-FDG 被美国瓦格纳（Wagner）教授命名为"世纪分子"（molecular of the century），作为一种葡萄糖类似物，它可以反映细胞内葡萄糖代谢过程。众所周知，疾病的发展过程往往先从功能代谢的改变开始，进一步发展至解剖结构的变化及各种症状的产生，大部分肿瘤细胞在异常增殖的过程中都伴随着葡萄糖代谢的异常改变，这些病变在不知不觉中发生，通常等到出现临床症状并被发现时已经到了中晚期。同样，在心肌细胞缺血、心肌梗死、脑神经细胞退变等疾病发生和发展过程中，早期均可出现葡萄糖功能代谢异常变化，^{18}F-FDG PET 显像在出现代谢异常时即可显示病灶。

进入体内的正电子放射性核素与物质相互作用，和物质中的负电子相结合，正负电子对的能量转换为一对能量相等（511 keV）、方向相反（180°）的 γ 光子，这个过程叫作湮没辐射。通过 PET 仪器中相对放置的两个探测器探测到这两个 γ 光子，这两个探测器之间的连线称为符合线（line of response 或 coincidence line，LOR），代表反方向飞行的光子对所在的直线，湮灭事件的位置必然在 LOR 上。用两个探测器间的连线来确定湮灭地点方位的方法称为电子准直，这种探测方法称为符合探测。

符合探测技术利用了光子对的两个特性：一是两个光子方向相反；二是都以光速飞行，几乎同时到达在这条直线上的两个探测器。此时，PET 系统就记录一个符合事件，符合事件分为真符合、散射符合和随机符合事件，后两种符合事件都会造成定位错误，都属于图像噪声，如果不予以剔除就会降低图像分辨力和对比度，影响图像质量。PET 采用专用技术校正散射符合和随机符合，记录的符合事件经过处理、校正、重建后可获得正电子核素标记的示踪剂在体内分布的 PET 断层图像（图 7.3、图 7.4）。

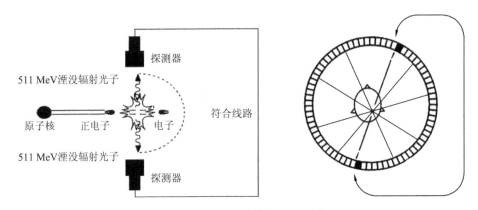

图 7.3　正电子湮灭辐射的原理示意图

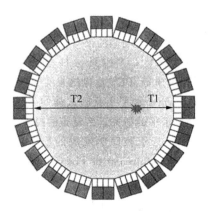

图 7.4　PET 的符合探测原理示意图

7.2.2.2　PET/CT 结构

PET/CT 结构是由独立的 PET 探头和 CT 探头构成的，PET/CT 中 CT 探头在前，PET 探头在后（图 7.5）。有的 PET/CT 设备中 PET 和 CT 探头在一个机架上，有的装在两个不同的机架上，两个探头能单独移动，目前前者是主流。

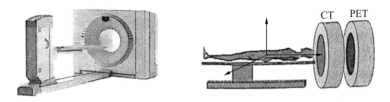

图 7.5　PET/CT 机架及内部结构示意图

（1）PET 设备组成

PET 系统的硬件主要包括机架、检查床及计算机工作站等。其中机架是最大的部分，内部装备有透射源、隔板、激光定位器、探头、探测器电子线路、符合线路、分拣器、移动控制系统等，机架的主要功能是采集数据。主机柜主要由输入输出系统、内外存储系统、电脑 CPU 等组成，主要功能是数据存储、处理和图像重建。计算机工作站控制所有的硬件设备、数据采集和预处理，执行各种误差校正、重建图像，对图像进行处理和分析，显示图像和有关信息。除数据采集和图像重建以外，PET 的核心软件还包括数据库管理及操作（查询、排序、添加、删除、编辑），图像后处理和分析（图像的平滑、滤波、边缘增强及算术和逻辑运算、曲线生成、功能图等），图像的拷贝及文件管理（打印、存储），以及文件格式的转换及网络传输等功能。其中，决定 PET 性能优劣的关键部件是探头。

① 探头。

PET 探测光子的过程与 SPECT 类似，是由闪烁晶体把 γ 光子转换为荧光，进而被光电倍增管转换为电信号。但与 SPECT 不同的是，PET 闪烁晶体不再是平板型大晶体，而是由许多小块晶体排列成环状，其中每一块小晶体和与之连接的光电倍增管和电子线路构成一个探测器。所以，PET 探测器是由许多个探测器排列而成的环状探头（图 7.6）。

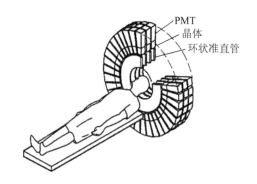

图 7.6　PET 探头结构示意图

探测器晶体的性能及尺寸是影响 PET 系统性能的关键因素，晶体的厚度影响 γ 光子探测效率和能量分辨力，晶体厚度增加可以使光子与晶体发生相互作用的概率增加，会提高探测效率；但同时也增加了产生的闪烁光在到达光电倍增管之前被晶体本身吸收的概率，从而导致光电倍增管产生的脉冲能谱增宽，能量分辨力下降。此外晶体块的表面积会影响探测灵敏度和空间分辨力，晶体面积大，接收入射光子的概率增加，灵敏度增高；但晶体块任意位置接收的入射光子均被定位于晶体中心，这会导致分辨力下降。

② 闪烁晶体。

闪烁晶体是组成探测器的关键部件，主要作用是将 1 个高能 γ 光子转换为多个低能可见光子，以利于光电倍增管接收。闪烁晶体能够吸收电离辐射，并把吸收的一部分能量转换为可见光。1 个 γ 光子进入晶体后会与晶体发生相互作用而损失一部分能量，该 γ 光子损失的能量传递给相互作用的晶体原子，使其从基态跃迁到激发态。处于激发态的原子存在时间非常短，在从激发态恢复到基态时就会发出可见光子，称之为闪烁光子，整个转换过程一般在纳秒至微秒内完成。光电倍增管接收这些可见光子后将其转换为电信号。

③ 光电倍增管。

光电倍增管是组成探测器的另一个关键部件，其作用是把晶体产生的闪烁光信号转换、放大成电信号，放大倍数高达 $10^6\sim10^9$。光电倍增管主要由光阴极、电子聚焦系统、多级倍增极和阳极组成。光阴极上涂抹有光敏材料，可以将入射光子转换为光电子，光电子经电子聚焦系统聚焦和加速后，发射到倍增极并二次发射产生更多电子。从光阴极发射的电子经过多个倍增极倍增后飞向阳极形成脉冲电流输出，输出电流信号将被后续电子线路处理。

（2）CT 扫描仪设备组成

X 射线 CT 的主要结构包括 X 射线断层扫描装置和计算机系统两大部分。前者主要由产生 X 射线束的球管以及接收和检测 X 射线的探测器组成；后者主要包括数据采集系统、中央处理系统、操作台等。此外，CT 扫描仪还应包括图像显示器、多幅照相机等辅助设备。

① 高压发生器。

高压发生器的作用是为 X 射线管提供高电压。目前 CT 扫描仪使用的高压发生器多为高频高压发生器，工作原理是把低压交流电转换为直流电，然后经过逆变器变为高频电流，再经过倍压器变为高压电流供给 X 射线管。供给 X 射线管的电流要求比较高，现代 CT 扫描仪中的高压发生器已经被数控高频变换电压发生器替代，其利用数字振荡电路将直流电压斩波为高频并输出到高压变压器，整流滤波后加至 X 射线球管。

② X 射线球管。

X 射线球管是 CT 扫描仪的关键部件，只有 X 射线球管提供稳定高质量的 X 射线，才能实现 CT 扫描仪的功能。X 射线球管主要由灯丝、靶、管套组成。球管工作时，电流通过灯丝，电子在高压驱动下高速溢出并轰击球管的阳极靶，进而产生 X 射线。

③ X 射线探测器。

X 射线探测器是一种将 X 射线能量转换为可供记录的电信号的装置。一个典型的探测器包括闪烁体、光电转换阵列和电子学部分，此外还有软件、电源等附件。CT 中常用的探测器类型有两种：一种是收集荧光的探测器，称为闪烁探测器，也叫固体探测器；一种是收集气体电离电荷的探测器，称为气体探测器，它收集电离作用产生的电子和离子，记录由它们的电荷产生的电压信号。探测器接收到射线，然后产生与辐射强度成正比的电信号。PET/CT 中的探测器均为新型固体探测器，构成材料为稀土陶瓷。新一代固体探测器具有透明度好、X 射线吸收能力强、光输出高、响应速度快、无放射性等优点。

探测器由多个探测单元排列成环形，CT 用探测单元的物理尺寸比 PET 小得多。探测单元数量越多，采集数据量越大，重建图像的质量就越好。CT 探测器工作原理与 PET 相似，晶体起到波长转换剂的作用。X 射线与晶体发生碰撞后产生光电效应，产生的光电子在晶体内部使原子达到激发态，原子由激发态回到基态时，会发射波长大于 X 射线光子的可见光或者紫外光。低能光子通过反射层和耦合，被收集到光电二极管上形成电脉冲，这就是 CT 采集的基本信号。

7.2.2.3 PET/CT 图像采集和重建

PET/CT 图像采集方法分为 PET 图像采集和 CT 图像采集，其采集处理过程分为六个步骤：CT 定位像、CT 扫描、CT 衰减校正、PET 图像采集、PET/CT 图像重建、PET 图像和 CT 图像融合。

(1) CT 定位像扫描

CT 定位像扫描是为 CT 扫描进行定位，通过快速采集 X 射线透射图，利用透射图精确选择 PET/CT 检查部位和扫描范围。

(2) CT 扫描

按照 CT 定位像选择确定扫描范围进行 CT 扫描，并重建 CT 断层图像。目前 PET/CT 配备的 CT 扫描仪可以在十几秒至几十秒内完成全身 CT 扫描，并在采集的同时进行图像重建。扫描时可以根据实际需要来选择 X 射线管电流。

(3) CT 衰减校正

CT 成像的 X 射线能量显著低于 PET 成像的 γ 射线能量，组织对 X 射线和 γ 射线的衰减系数也不同。同一种组织，射线能量越高，其吸收系数越小，不同类型组织的吸收系数随着射线能量变化而发生变化。用 CT 做 PET 衰减校正时，需要把各种组织对 X 射线的衰减系数转换为对 γ 射线的衰减系数，才能对 PET 进行衰减校正。

(4) PET 图像采集和重建

PET 图像采集有多种方式，采集过程包括空白扫描、投射扫描和发射扫描。对于 PET 扫描仪来说，需要进行空白扫描和投射扫描来计算衰减校正系数；而对于 PET/CT 而言，衰减校正由 CT 数据来完成，不需要 ^{68}Ge 射线源的投射扫描，即 PET/CT 图像采集不需要进行空白扫描和投射扫描。因而，PET/CT 数据采集主要是采用发射扫描的方式进行。发射扫描从空间上又可以分为二维 (2D) 和三维 (3D) 方式，从时间上可以分为静态、动态和门控采集，另外还有全身采集、局部采集等方式。

PET 扫描的目的是获得示踪剂在体内的空间分布。示踪剂通过发射湮灭光子来指示所在位置，发射扫描的目的就是通过探测体内的这些湮灭光子对来获得示踪剂的具体位置信息。

① 2D 和 3D 方式。

环形探测器能够以 2D 或 3D 的方式进行数据采集。PET/CT 中的 PET 扫描仪具有可以自动伸缩的隔板，在以 2D 方式采集时隔板伸出，以阻止来自其他环中的光子干扰，只允许同环内的探测器相互形成符合线。3D 采集是一种快速、立体采集，以 3D 方式采集时隔板撤出，以方便不同环间的探测器相互符合，探测空间扩大为整个轴向视野。3D 采集形成的符合线为 2D 方式的 8~12 倍，且其灵敏度远高于 2D 方式，但数据量过大会导致重建时间延长。

② 静态和动态方式。

静态采集是常用的采集方式，一般是在体内示踪剂分布稳定后开始采集，采集时间较长，一次数据采集所重建出的图像通常称为"一帧"。如果需要研究示踪剂在体内的动态分布过程，则需要在注射示踪剂的同时开始进行数据采集，每帧采集时间短并进行连续采集以形成图像序列。

③ 门控采集。

门控采集本质上是一种周期性重复的动态采集，利用脏器的周期性运动特点将采集与运动周期同步，是一种为消除器官运动伪影而采用的采集方式。例如，在进行心脏检查时，对应于心动周期各时相将采集分割为几个时间段，形成连续的几帧构成一个采集周期，当帧数达到所需时停止采集，由累加数据进行图像重建，进而产生一组可以分辨心脏运动的图像。此外，进行胸腹部检查时，可使用呼吸门控采集消除呼吸运动的影响。

④ 全身采集。

全身采集需要一次进行几个床位相邻的静态采集，现代 PET 扫描仪具有进行全身采集的功能，其数据采集软件能够对各个床位进行精确定位，并且图像重建软件能够将多个相邻的静态采集数据相互衔接组成任意长度的三维数据，进而重建出全身图像。

(5) PET/CT 图像重建

PET/CT 图像的重建包括 2D 图像重建和 3D 图像重建。常用的 PET/CT 2D 图像重建算法包括滤波反投影法、ML-EM 法、OSEM 法等。这些方法中滤波反投影法属于解析算法，其他两种则属于迭代算法。

3D 图像重建方法包括重组法、重投影法和迭代法。由于 3D 采集时更多的倾斜面交会于扫描器的中心，所以扫描器对轴向视野中心的活动比对扫描器扫描的活动更加灵敏，这会产生空间偏差，从而使 3D 解析重建更加复杂。同时，全 3D 数据包括多组切片，而用解析法重建图像仅需要其中的一组，因此 3D 数据包含了较多的冗余。

(6) PET 图像和 CT 图像融合

利用系统的图像融合软件将重建好的 PET 图像和 CT 图像进行融合，就得到了 PET/CT 图像。如果需要通过增强 CT 图像来进行诊断，则需要在 PET 图像重建后进行增强 CT 扫描，然后利用融合软件把 PET 图像和增强 CT 图像进行融合获得 PET/CT 图像。

7.2.3 PET/MR 基本原理

近年来，PET/MR 设备备受关注。与现在使用的 PET/CT 设备相比较，PET/MR 设备不仅能提供很好的软组织对比度、降低电离辐射，而且能提供大量的 MRI 技术，如功能、波谱和扩散张量成像。PET/MR 发展的近 10 年来，PET 和 MR 整合技术受到了挑战，随后不同的技术问题得到解决，特别是临床全身一体化设备的推出，使 PET/MR 日益完善。

7.2.3.1 PET/MR 显像原理

(1) PET 显像基础

医用正电子成像采用 511 keV 准直成像和正电子符合成像两种技术，后者是当今医用正电子成像的主流技术，由于探测中用电子准直技术取代了准直器，因此探测灵敏度和分辨力都取得了较大的提高。根据符合探测的原理，医用正电子成像设备主要有三类：PET（经典型 PET）、CPET（四弧状大晶体 PET）和 hPET（复合型或兼容型 PET）。这三类正电子成像设备的探测器构成不同，在性能上也有一定的差别，但它们的探测和成像原理没有任何本质区别。

注射进人体的正电子示踪剂发射的正电子穿过人体组织时，在很短的距离内（1 mm 左右）与电子发生湮灭作用，产生互成 180°的 511 keV 的 γ 光子对。据此，PET 采用符合探测技术进行数据采集。图 7.7 为符合探测原理图。

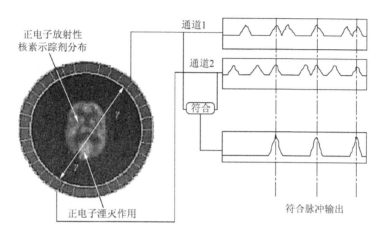

图 7.7 符合探测原理图

PET 总体结构包括探头（晶体、光电倍增管、高压电源）、电子线路、数据处理计算机、扫描机架、同步检查床等。其核心结构为前二者。

PET 的探头是由若干探测器环排列组成的，探测器环的多少决定了 PET 轴向视野的大小和断层面的多少。PET 的轴向视野是指与探测器环平面垂直的 PET 长轴范围内可探测真符合事件的最大长度。因此，探测器环越多，探头的轴向视野越大，一次扫描可获得的断层面也越多。探测器由晶体、光电倍增管、高压电源和相关电子线路组成，许多探测器按一定次序紧密排列在探测器环上。

电子线路的构成包括放大、甄别、采样保持、符合线路、模数变换、数据缓存、定位计算等。探测器选取光电倍增管中的信号，分别对选取的信号采用放大、采样保持、求和等甄别手段后，送入符合线路。符合线路输出符合脉冲以控制 ADC，并计算定位地址 X、Y，再将该地址送入数据缓存器，这些数据最终存入计算机，计算机以此为依据进行图像重建。如果要实现 2D 采集，还必须为 PET 扫描仪配置隔栅（septa），避免探头环与环之间有 γ 光子错环符合。计算机的配置是为了数据处理、图像重建、图像显示、临床分析和图像输出。

(2) MR 显像基础

磁共振成像是利用核磁共振（nuclear magnetic resonance，NMR）原理，绘制物体内部的结构图像。具体方法是把物体放置在磁场中，用适当的电磁波照射它，以改变氢原子的旋转排列方向，使之共振，然后分析它释放的电磁波。由于不同的组织会产生不同的电磁波讯号，经电脑处理，就可以得知构成这一物体的原子核的位置和种类，据此可以绘制物体内部的精确立体图像。

将这种技术用于人体内部结构的成像，就产生出一种革命性的医学诊断工具。快速变化的梯度磁场的应用，大大加快了核磁共振成像的速度，使该技术在临床诊断、科学研究的应用成为现实，极大地推动了医学、神经生理学和认知神经科学的迅速发展。

磁共振的主要组成部件有磁体、梯度系统、射频系统、计算机、检查床及水冷机等附件。

（3）PET/MR 设计原理

与现在使用的 PET/CT 设备相比较，PET/MR 设备不仅能提供很好的软组织对比度、降低电离辐射，而且能提供大量的 MRI 技术，如功能、波谱和扩散张量成像。然而，由于设备之间相互干扰，PET 和 MR 整合技术受到挑战。MRI 较强的静磁场、快速变化的梯度场和射频信号影响晶体光的产生，使得传统光电倍增管无法在磁场中正常工作，而且这些因素会干扰 PET 探测器的前端电子线路。此外，PET 探测器会导致磁场不均匀、降低线圈性能，干扰 MR 采集。不过，最近 PET/MR 技术取得长足进步，如发现了磁共振兼容晶体，开发了合适的 PET 探测器和使用光纤将晶体光引出而不受 MR 磁场影响，或采用固态探测器取代光电倍增管和对 PET 电子线路进行屏蔽以避免电磁干扰。

7.2.3.2　PET/MR 物理结构

PET/MR 物理结构主要包括探测器、射频屏蔽、数据传输、γ 射线屏蔽、冷却及硬件衰减部分。

（1）探测器

光电倍增管对外磁场极其灵敏。这是由于在劳伦兹力作用下，光电子、次级电子将偏离正常轨迹。作为参考，当光电倍增管相对于地球磁场位置不同时，临床设备的性能就会发生变化。为了防止这种效应，需要使用金属板或隔栅屏蔽光电倍增管使其不受磁场干扰。同时，常规的光电倍增管也不适合在机械振动和具有易于发生金属感应的磁场环境中工作。

与光电倍增管相比，对磁场不灵敏的固相光电探测器已经用于 PET/MR。目前正在使用的有两种光器件：雪崩光电二极管（APD）和硅光电倍增管（silicon photomultipliers，SiPM）

雪崩光电二极管是第一个被用于引导闪烁光子而不受磁场干扰的光器件。一方面，APD 结构紧凑，具有更高的量子效率，对电压要求低，最重要的是它能够在高磁场下工作；另一方面，APD 噪声比 PMT 高，这影响了其能量和时间分辨力，此外，增益差意味着必须使用大功率前置放大器并且随后需要控制温度。目前 PET/MR 系统中 APD 技术的主要缺点无疑是时间分辨力受到限制。

硅光电倍增管为时间分辨力的问题提供了一个可能的解决方法。它基本上是在一块常规硅基质上紧密排列的 APD 阵列（$>100/mm^2$）。每个单元以盖革模式（Geiger mode）工作，这意味着它们对激励的反应是二元的。SiPM 的输出是所有单元反应的组合，因而可以获得从单个光子到一定数目单元的动态检测范围。SiPM 结构紧凑，提供量子效率，并且其增益类似于传统的光电倍增管，时间分辨力小于 1 ns。最后的这个特性使基于 SiPM 的系统可以实现 TOF 技术。但是 SiPM 会产生极大的暗噪声，且对温度变化非常灵敏，这使 PET 的定量受到一定的考验。

(2) 射频屏蔽

电磁干扰屏蔽是指用一定结构材料来反射和/或吸收电磁辐射。对于 PET/MR 设备，可采用屏蔽防止强的 MR 时变场，例如梯度场切换和发射射频信号会干扰 PET 的探测器。前端电子线路和数据传输线都必须屏蔽。相应地，也需要对来自 PET 的高频信号如时钟信号进行屏蔽，防止其对 MR 接收信号的干扰。

(3) 数据传输

就 MR 而言，PET 前端电子和后处理系统的相对位置对一体化设备的性能和能力有很大的影响。可以想象获得的数据如何在两个设备之间传递的重要性。

随着固态探测器的使用，可以将闪烁晶体和光电探测器放在 MR 设备内，而将后处理单元放在 MR 设备外面。有几个建议，缩短光纤长度或将闪烁晶体与光电探测器直接耦合。这些系统的一个不足是从光电探测器到处理单元之间（前置放大器）模拟信号需要传输，然后进行放大、数字化和符合排序。用于以上目的的长电缆（通常是同轴）易于导致信号衰减。屏蔽是可以实现的，但是会产生涡流电流问题。一个变通的方法是选择低电容、高阻抗电缆，直接将电荷信号从 SiPM 探测器传输到设备外屏蔽的前置放大器。

(4) γ 射线屏蔽

PET 采集常见问题是有来自扫描视野外 γ 射线的影响。事实上，在对其他脏器扫描过程中，一些部位呈现高的代谢性，比如 ^{18}F-FDG 扫描时的脑和膀胱。由于不涉及任何直接的响应线，这些区域产生的 γ 射线不能被成对地探测到。然而，由于康普顿散射，有可能探测到一些成对的 γ 射线。此外，单个 γ 射线也能降低系统性能，增加探测器的死时间和部分随机符合（例如，其他湮灭事件的 γ 射线被成对探测到）。

独立的 PET 设备解决该问题的标准方案是增加端屏蔽（end shields）。端屏蔽呈环形结构，使用高衰减材料铅或钨制成。作为参考，1 cm 的铅能够衰减 83% 的入射辐射（假定 511 keV），1 cm 的钨能够衰减 93%。这些材料被放置在设备的一侧或两侧，用于阻止视野外的射线到达晶体环。

几种材料已被研究出来克服这个问题，但是从整体上考虑，需要在磁兼容性、电导性和成本之间进行权衡。碳化钨具有良好的磁特性，但是导电性太强。铅是一种选择，特别是在铅上面加上顺磁性材料使屏蔽材料总的磁灵敏性得以优化。此外，必须采取措施来对屏蔽传导路径进行限制。可以将屏蔽分割成小的部分，这类似于射频屏蔽。但是，在这种情况下，由于厚度增加，需要增大间隙以防止电容效应。反过来，这损害了屏蔽的同质性，除非使用多层结构。

(5) 冷却

有点令人惊讶的是，保证 PET 系统性能处于最佳状态的最重要的任务之一是确保温度恒定。这对于基于固相光电转化器技术的一体化设备尤为重要。

在这种情况下，主要的方法是风冷（例如，第一次用于人体成像的一体化设备——西门子嵌入式 BrainPET）和液体冷却（如前者的继承者 Biograph mMR）。其他复杂的系统也可见报道，如将水冷片和氮气结合的 ClearPEM 系统。

（6）硬件衰减

图像重建过程要考虑由患者组织引起的衰减，包括两个问题：固定硬件结构的衰减问题，如病人扫描床和一体化设备的射频线圈；可移动单元的衰减问题，如局部线圈、患者定位附件和医用探针。

7.2.3.3 PET/MR 发展趋势

尽管 PET/MR 组合技术面临的挑战是多方面的，但对 Ingenuity TF 和 mMR 性能的研究结果证实这些系统是可以用于临床的。

虽然串联设计的顺序式扫描与现在的 PET/CT 相似，但是它扫描时间很长，并且不能进行同时扫描。三个主要厂商都在参与开发一体化全身扫描系统，似乎这种结构将是未来几年研究的主要焦点。

事实上，一旦一体化设备被广泛使用，采用 MR 数据对 PET 进行运动校正和检测动态过程可能会产生有价值的、新的应用。双标记对比剂肿瘤研究和 PET 与 fMRI 同时扫描监测脑活动研究仅仅是即将可以实现的两个例子而已。

可以期待在不久的将来，PET 衰减校正和散射补偿，以及截断伪影校正技术的进步，将进一步推动 MR 匀场和涡电流补偿技术的发展。新的探测器技术将使得一体化系统具有 TOF 技术和作用深度（depth of interaction）能力。不需要复杂、灵敏电子元件的光传感器的出现，结合相匹配的晶体，可能提供新的研究机会。在临床方面，设计新的扫描方案、优化扫描流程可能需要做大量的工作。同时，对各部位（如肺和骨）提供诊断图像的需求将推动新的 MR 序列的开发。

最终，只有通过临床前和临床使用才能证实 PET/MR 的不同设计在各自应用中的优势。

7.3 SPECT 相关检测方法

7.3.1 SPECT 性能指标

SPECT 是通过 γ 相机探头旋转来工作的，因此 SPECT 系统的性能包含了 γ 相机的性能、断层显像的性能及全身扫描成像性能。

（1）γ 相机性能指标

γ 相机性能分为固有（intrinsic）性能和系统（system）性能。固有性能为卸下准直器时 γ 相机探头的性能；系统性能为安装准直器后 γ 相机探头的性能，系统性能与准直器性能有关。同一性能指标又有有效视野（useful field of view，UFOV）和中心视野（central field of view，CFOV）之分。UFOV 由厂家设定，通常为探头尺寸的 95%；CFOV 为 UFOV 的 75%。γ 相机的性能可反映平面图像的质量。

① 固有空间分辨力和系统空间分辨力。

空间分辨力（spatial resolution）是影响图像质量的一项重要指标，反映设备能分辨的两点间的最小距离，通常用线扩展函数（line spread function，LSP）的半高宽

(full width at half maximum，FWHM）及十分之一高宽（full width at tenth maximum，FWTM）来表示。FWHM 及 FWTM 越小，分辨力越高。

固有空间分辨力与晶体、光电倍增管的性能及能窗等采集条件有关，通常固有 FWHM 在 5 mm 左右；而系统空间分辨力由固有分辨力及准直器的分辨力决定，如式（7.3），分有散射和无散射两种情况。

$$系统空间分辨力=\sqrt{固有分辨力^2+准直器分辨力^2} \tag{7.3}$$

② 固有空间线性。

固有空间线性（spatial linearity）用于描述图像的位置畸变程度，分绝对线性（absolute linearity）和微分线性（differential linearity）。

绝对线性由 X 及 Y 方向的线扩展函数峰值偏离距离表示。

微分线性由 X 及 Y 方向的线扩展函数峰值偏离距离的标准差表示。

绝对线性和微分线性值越小，其线性程度越好。

③ 固有平面均匀性。

固有平面均匀性用于描述 γ 相机探头对一均匀泛源（flood source）的响应，分积分均匀性（integral uniformity，U_i）和微分均匀性（differential uniformity，U_d）。

积分均匀性（U_i）由均匀入射的 γ 射线在探头视野（UFOV 或 CFOV）中产生的最大像素计数（Max）与最小像素计数（Min）按式（7.4）确定。

$$U_i = \frac{\text{Max} - \text{Min}}{\text{Max} + \text{Min}} \times 100\% \tag{7.4}$$

微分均匀性（U_d）先以视野（UFOV 或 CFOV）中 X 方向及 Y 方向每相邻 5 个像素为一组，计算每组中任意两像素的计数差值，再由视野（UFOV 或 CFOV）内最大差值（D_{max}）和最小差值（D_{min}）按式（7.5）确定。

$$U_d = \frac{D_{max} - D_{min}}{D_{max} + D_{min}} \times 100\% \tag{7.5}$$

④ 固有最大计数率。

当视野中的活度较低时，γ 相机计数率随活度的增加而增加；当活度增加到一定值时，计数率开始随活度的增加而减少。计数率特征（count rate performance）用于描述计数率随活度的变化特征，由最大观察计数率、20%丢失时观察计数率及观察计数率随活度的变化曲线表示。计数率特征分固有（无准直器，源在空气中）计数率特征和有散射系统（有准直器，源在水中）计数率特征两种。

⑤ 系统平面灵敏度。

灵敏度（sensitivity）用于描述探头对源的响应能力。系统平面灵敏度指某一探头对平行于该探头放置的特定平面源的灵敏度，用单位活度在单位时间内的计数表示。系统平面灵敏度与准直器的类型、窗宽、源的种类及形状有关。

（2）SPECT 断层性能指标——断层空间分辨力

将点源分别置于 Z 轴中心横断面的中心、X 方向距中心 10 cm 和 Y 方向距中心 10 cm 处，分别计算这三个点源位置断层图像上点源的径向和切向分辨力。中心点的径向与切向分辨力大致相同，10 cm 处的径向分辨力优于切向分辨力（以 FWHM 表示）。

断层空间分辨力分有散射和无散射两种情况。

断层厚度也是 SPECT 的一个性能指标，其实质上为断层轴向分辨力。

SPECT 分辨力在 8 mm～15 mm 范围内。SPECT 的分辨力与多种因素有关，准直器的类型、衰减校正、散射、晶体厚度、重建算法等都会影响空间分辨力。

(3) SPECT 全身扫描性能指标——全身成像系统空间分辨力

全身扫描性能指标主要指全身成像系统空间分辨力。通过探头或检查床移动进行全身扫描，获得全身扫描图像。全身成像系统空间分辨力用于描述全身扫描图像的分辨力，分平行于运动方向及垂直于运动方向的分辨力，分别用垂直于及平行于探头或检查床运动方向的线扩展函数的半高宽（FWHM）及十分之一高宽（FWTM）表示。

全身成像系统空间分辨力不仅与 γ 相机探头性能有关，而且与系统的机械性能、精度及扫描速度等因素有关。

7.3.2 SPECT 检测方法

γ 相机可提供示踪剂在脏器组织中分布的静态、动态平面图像。SPECT 由 γ 相机发展而来，在 γ 相机的基础上增加探头旋转装置，实现断层显像以消除组织重叠的影响；增加机架或检查床移动装置，可做扫描成像，显示较大范围乃至全身的示踪剂分布。因此，SPECT 的性能涵盖了 γ 相机的性能、断层显像的性能及全身扫描成像性能，是当前核医学临床中使用最多、最普及的设备。

7.3.2.1 γ 相机性能指标及检测方法

(1) 固有空间分辨力

固有空间分辨力测试方法主要有狭缝铅栅法和四象限铅栅法。

① 狭缝铅栅法。

i. 准备材料。

i) $^{99}Tc^m$ 溶液，盛在试管或小安瓿中，活度为 200 MBq～400 MBq，使计数率不大于 $2.0×10^4$ cps。

ii) 狭缝铅栅模体（1 mm 宽铅缝，两铅缝间距 30 mm，铅厚度不小于 3 mm）（图 7.8）。

ii. 操作步骤。

i) 卸下准直器，置狭缝铅栅模体于探头表面，使铅栅模体的栅缝分别平行于探头的 X 轴和 Y 轴，以检测 Y 和 X 两个方向的空间分辨力。

ii) 置点源子距离探头表面中心 1.5 m 以上的位置。

iii) 设置采集能峰，20% 中心能量窗，矩阵 512×512（或能达到的最大矩阵）。

iv) 采集的总计数应保证后期数据处理时的线扩展函数的中心峰值不小于 $1.0×10^3$ 计数。

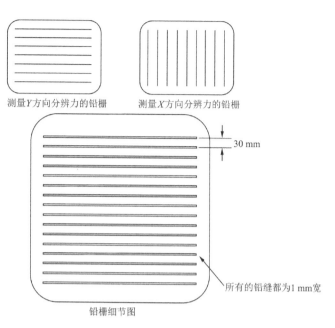

图 7.8 狭缝铅栅模体示意图

注：1. 铅栅的面积应大于探头的射野。
2. 缝宽 1 mm。
3. 缝之间的距离为 30 mm，铅厚度不小于 3 mm。

iii. 图像采集。

狭缝铅栅现场检测图如图 7.9 所示。

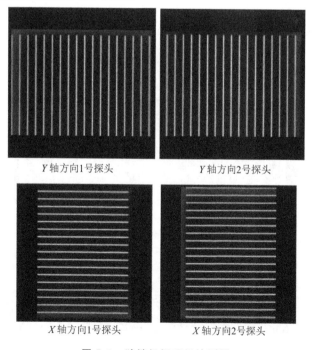

图 7.9 狭缝铅栅现场检测图

iv. 数据处理。

i) 为保证线扩展函数的精度,垂直每条狭缝方向的取样应等于或小于 0.2 FWHM,平行狭缝方向的取样等于或小于 30 mm。

ii) 计算线扩展函数时,如果获取的数据为二维矩阵,应将平行于狭缝方向不大于 30 mm 的数据叠加形成一维线扩展函数。对每个线扩展函数以像素为单位求出对应的峰位、峰值和半高宽(FWHM)。

iii) 将像素单位转换为距离单位 mm。利用视野内线扩展函数峰位差的平均值(像素单位)和模体狭缝间的已知距离(30 mm)即可求出像素距离的转换系数。

iv) 分别计算 UFOV 及 CFOV 在 X 和 Y 两个方向半高宽的平均值,报告为探头的空间分辨力,单位为 mm,数值精确到 0.1 mm。

② 四象限铅栅法。

i. 准备材料。

i) $^{99}Tc^m$ 溶液,盛在试管或小安瓿中,活度为 200 MBq~400 MBq,使计数率不大于 $2.0×10^4$ cps。

ii) 四象限铅栅模体(四象限铅栅线宽分别为 2 mm、3 mm、3.5 mm 和 4 mm)。

ii. 操作步骤。

i) 卸下准直器,置四象限铅栅模体于探头表面,使铅栅模体的栅缝分别平行于探头的 X 轴和 Y 轴,以检测 Y 和 X 两个方向的空间分辨力。

ii) 置点源于距离探头表面中心 1.5 m 以上的位置。

iii) 设置采集能峰,20% 中心能量窗,矩阵 512×512(或能达到的最大矩阵)。

iv) 采集的总计数为 $6.0×10^4$,旋转铅栅至 90°、180°、270°,再将铅栅翻转一次,重复采集不同角度的 4 幅图像,总共采集 8 幅图像。

iii. 图像采集。

四象限铅栅图像采集如图 7.10 所示。

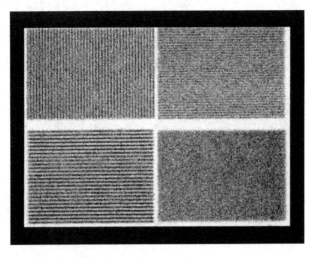

图 7.10 四象限铅栅现场检测图

ⅳ. 数据处理。

目视确定能分辨到的最小铅栅尺寸。分辨率半高宽为最小分辨尺寸乘以 1.75。计算 X 方向与 Y 方向的平均值。

（2）系统空间分辨力

① 准备材料。

平行双线源模体（有机玻璃板上刻两条平行的相距 10 cm 的沟槽，将直径<1 mm 的线源嵌入两个槽里，线源内灌注体积约 1 mL、活度约 74 MBq 的 $^{99}Tc^m$ 溶液，如图 7.11 所示），检测的计数率不大于 $2.0×10^4$ cps。

② 操作步骤。

ⅰ. 探头配低能通用或低能高分辨准直器，平行于 X 方向将模体置于视野中间，距探测器 10 cm。

ⅱ. 设置采集能峰，20% 中心能量窗，采集矩阵 512× 512，每个探头采集总计数不小于 $1×10^6$。

ⅲ. 平行 Y 方向放置模体，重复采集图像。

③ 图像采集。

系统空间分辨力图像采集如图 7.12 所示。

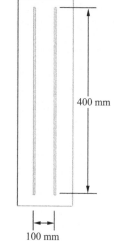

图 7.11　双线源模体示意图

注：有机玻璃板厚度为 10 mm。

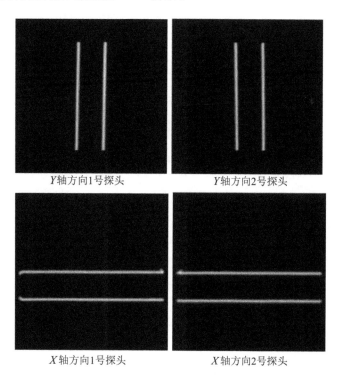

图 7.12　系统空间分辨力现场检测图

④ 数据处理。

如果线扩展函数采集的数据为二维矩阵，应将平行于狭缝方向不大于 30 mm 的数据叠加形成线扩展函数。对每个线扩展函数以像素为单位，找出峰值、峰位，并求出半高宽。像素到毫米的校准因子用于将半高宽转化为毫米。系统空间分辨力报告应取 X 和 Y 方向空间分辨力的平均值，至少精确到 0.1 mm。

(3) 固有空间线性

① 准备材料。

i. $^{99}Tc^m$ 溶液，盛在试管或小安瓿中，活度为 200 MBq～400 MBq，使计数率不大于 $2.0×10^4$ cps。

ii. 狭缝铅栅模体（1 mm 宽铅缝，两铅缝间距 30 mm，铅厚度不小于 3 mm）。

② 操作步骤。

i. 卸下准直器，置狭缝铅栅模体于探头表面，使铅栅模体的栅缝分别平行于探头的 X 轴和 Y 轴，以检测 Y 和 X 两个方向的空间分辨力。

ii. 置点源于距离探头表面中心 1.5 m 以上的位置。

iii. 设置采集能峰，20% 中心能量窗，矩阵 512×512（或能达到的最大矩阵）。

iv. 采集的总计数应保证后期数据处理时的线扩展函数的中心峰值不小于 $1.0×10^3$ 计数。

③ 图像采集。

同固有空间分辨力图像采集。

④ 数据处理。

数据处理应按下述方法：

i. 线扩展函数、线扩展函数峰位的获取以及像素与距离的转换均与狭缝铅栅法数据处理相同。

ii. 线源物理位置的确定。铅栅模体图像上狭缝的位置可用同一条狭缝上若干线扩展函数峰位的拟合曲线代替，拟合方法为最小二乘法。

iii. 拟合曲线要对所有狭缝进行拟合。

iv. 线扩展函数峰位与拟合曲线的最大偏差为绝对线性，线扩展函数的峰位差的标准差为相对线性。

v. 空间线性的报告值为 X 和 Y 两个方向的平均值，UFOV 和 CFOV 分别报告，单位为 mm，精确到 0.01 mm。

(4) 固有平面均匀性

① 准备材料。

$^{99}Tc^m$ 溶液，盛在试管或小安瓿中，源在各个方向的尺寸不大于 5 mm，活度约为 20 MBq，使计数率不大于 $2.0×10^4$ cps。

② 操作步骤。

i. 卸掉探头准直器。

ii. 按厂家要求给探头加铅框和有机玻璃罩。

iii. 将放射源置于 5 倍探头视野（圆探头为 5 倍视野直径；矩形探头为 5 倍视野对角线）的距离之外，对准视野中心。

iv. 设置采集能峰，20% 中心能量窗，采集矩阵 256×256，预置计数约为 16 M 以上，采集图像。

③ 图像采集。

固有平面均匀性图像采集如图 7.13 所示。

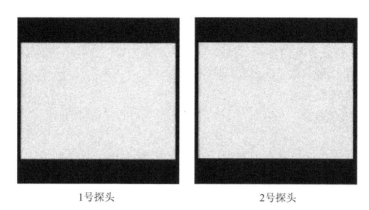

图 7.13　固有平面均匀性现场检测图

④ 数据处理。

在进行均匀性计算之前，包含的像素应按下述方法确定：

i. UFOV 边沿的像素，像素面积的 50% 不在 UFOV 内，应不包括在均匀性计算内。

ii. UFOV 周边的像素，如果像素计数小于 CFOV 内平均值的 75%，应将其值设置为 0。

iii. 视野中的像素，若其正四周方向相邻的像素有一个值为 0，则该像素值设置为 0。

iv. 经过以上 i~iii 处理过的剩余非 0 值像素将参与 UFOV 的分析，并进行 9 点平滑，9 点平滑滤波矩阵如下：

$$\begin{bmatrix} 1 & 2 & 1 \\ 2 & 4 & 2 \\ 1 & 2 & 1 \end{bmatrix}$$

v. 以上 i~iv 处理只操作一次，CFOV 的数据处理可参照 UFOV 进行。

固有积分均匀性：

在处理后的泛源图像内，分别在 UFOV 和 CFOV 内，找寻像素最大值和最小值，分别计算两者之间的差值及和值，按式（7.6）计算积分均匀性：

$$\text{IU} = \frac{C_{\max} - C_{\min}}{C_{\max} + C_{\min}} \times 100\% \tag{7.6}$$

式中：IU——固有积分均匀性；

$C_{\max}$——像素最大值；

$C_{\min}$——像素最小值。

固有微分均匀性：

在处理后的泛源图像内，分别在 UFOV 和 CFOV 内计算微分均匀性。分别从像素行和列的起始端开始，逐个像素向前推移，每 5 个相邻像素为一组，寻找像素最大值和最小值，分别计算二者之间的差值及和值，按式（7.7）计算百分值。在 X 方向和 Y 方向的最大百分值，为微分均匀性。

$$DU = \frac{C_{\max} - C_{\min}}{C_{\max} + C_{\min}} \times 100\% \tag{7.7}$$

式中：DU——固有微分均匀性；
$C_{\max}$——像素最大值；
$C_{\min}$——像素最小值。

（5）固有最大计数率

① 准备材料。

$^{99}Tc^m$ 溶液，盛在试管或小安瓿中，活度约为 37 MBq。

② 操作步骤。

i. 卸掉探头准直器。

ii. 将放射源置于距离探头表面中心 2 m 以上的位置，对准视野中心。

iii. 将设备设置为静态采集模式，采集矩阵大小不限。

iv. 开始采集后从显示器上观察放射源计数率，但放射源垂直于探头表面从距离远的位置逐渐向探头表面移动时计数率会发生变化，先变大再变小。

③ 数据处理。

放射源移动至某一位置时将达到最大计数率，该计数率即为最大计数率，单位为 s^{-1}。

（6）系统平面灵敏度

① 准备材料。

放射源模型为内径 150 mm，内高 10 mm 的平底塑料圆盘（图 7.14），灌注均匀的 $^{99}Tc^m$ 水溶液，活度约 40 MBq。精确测量并记录放射源与开始测量的时间。

② 操作步骤。

i. 在探头上安装低能通用或低能高分辨准直器，对平面灵敏度模体进行静态图像采集，关闭均匀性校准功能。

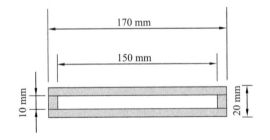

图 7.14 系统平面灵敏度模型

ii. 往模型中注入活度为 A 的 $^{99}Tc^m$ 水溶液，并记录时间 t 的活度。

iii. 将模型置于探头中心距准直器表面 10 cm 处，测量时保证源模型与探头间无任何吸收介质。

iv. 设置 20% 能量窗宽，采用 256×256 采集矩阵，采集时长 $T_{采集}$ 为 5 min，精确记录开始采集的时间 $t_{采集}$ 及图像总计数 $N_{样}$。

v. 移去模型，用同样的时间采集本底，图像总计数为 $N_{本}$。

③ 图像采集。

系统平面灵敏度图像采集如图 7.15 所示。

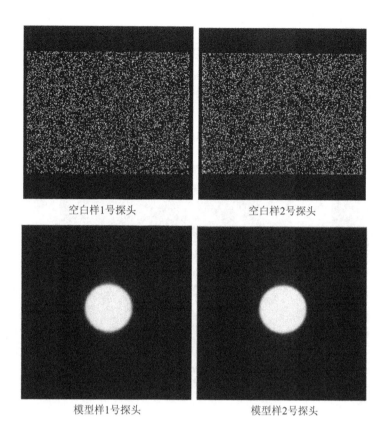

图 7.15　系统平面灵敏度现场检测图

④ 数据处理。

按式（7.8）计算系统平面灵敏度：

$$S=\frac{(N_{样}-N_{本})\times e^{\frac{(t_{采集}-t_{活度})\times \ln 2}{T_{1/2}}}\times \ln 2}{T_{1/2}\times(1-e^{\frac{-T_{采集}\times \ln 2}{T_{1/2}}})\times A} \tag{7.8}$$

式中：S——系统平面灵敏度，单位为 $s^{-1}\cdot MBq^{-1}$；

$N_{样}$——模型总计数；

$N_{本}$——本底总计数；

$t_{采集}$——图像采集时刻，单位为 s；

$t_{活度}$——测量活度 A 的时刻，单位为 s；

$T_{1/2}$——放射性核素的半衰期，单位为 s；

$T_{采集}$——图像采集持续时间，单位为 s；

A——注入模型中放射性核素的净活度，单位为 MBq。

7.3.2.2　断层性能指标（断层空间分辨力）及检测方法

(1) 准备材料

将高比活度的 $^{99}Tc^m$ 溶液装入试管中，再用毛细管（内直径不大于 1 mm）吸取一小滴 $^{99}Tc^m$ 溶液，长度不大于 1 mm，计数率不大于 2.0×10^4 cps。

(2) 操作步骤

① 探头配低能高分辨准直器，点源悬空置于 X 轴和 Y 轴视野中心（偏差小于 2 cm），旋转半径 15 cm。

② 采集矩阵不小于 128×128，120 帧（3°/帧），$3×10^3$ 计数/帧。

(3) 图像采集

断层空间分辨力图像采集结果如图 7.16 所示。

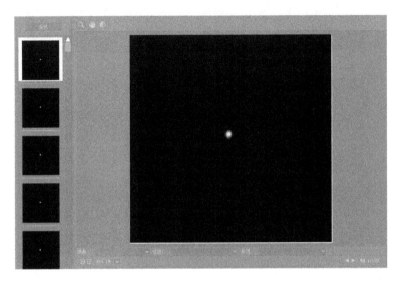

图 7.16　断层空间分辨力未重建检测图

利用滤波反投影方法（FBP），使用 RAMP 滤波函数对上面采集的 120 帧图进行重建，结果如图 7.17 所示。

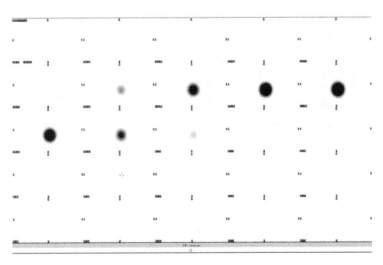

图 7.17　断层空间分辨力重建后图像

(4) 数据处理

图像重建方式为滤波反投影方法（FBP），滤波函数使用 RAMP，如果使用其他重建方式须在报告中注明。

计算重建后点源图像的半高宽（单位 mm，至少精确到 0.1 mm）。分别报告横断面空间分辨力（点源图像在 X 方向和 Y 方向的半高宽的平均值）和轴向空间分辨力。

7.3.2.3　全身成像指标（全身成像系统空间分辨力）及检测方法

(1) 准备材料

使用模体同系统空间分辨力检测用模体。

(2) 操作步骤

① 检测平行于运动方向的分辨力时，将相距 10 cm 的两根线源与运动方向垂直摆放在扫描床上；检测垂直于运动方向的分辨力时，将相距 10 cm 的两根线源与运动方向平行摆放在扫描床上，并保证其中一根线源的中心点与扫描床的中心点重合。

② 线源距探测器 10 cm，探头分别在扫描床上、下进行扫描。

③ 采集矩阵 256×1024，扫描长度 195 cm，采用连续走床采集模式，走床速度设定为 15 cm/min。

(3) 图像采集

全身成像系统空间分辨力图像采集结果如图 7.18 所示。

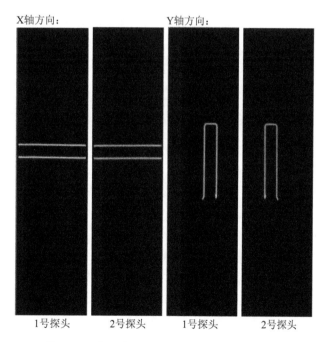

图 7.18　全身成像系统空间分辨力现场检测图

(4) 数据处理

如果获取的数据为二维矩阵，应将平行于线源方向不大于 30 mm 的数据叠加形成线扩展函数。对每个线扩展函数以像素为单位，最大值及相邻 2 点用抛物线拟合法确定峰值，峰值一半处相邻 2 点使用线性插值法确定半高位置并以此计算半高宽（以 mm 为单位，至少精确到 0.1 mm），报告计算得到的垂直于和平行于运动方向的空间分辨力的平均值。

7.3.2.4 检测过程注意事项

在 SPECT 检测过程中检测人员的操作不当，会影响图像采集和最终检测结果的准确性和精度，主要有下面几点：

① 在应用铅栅检测固有空间分辨力和固有空间线性时，铅栅模体设置应注意：

i. 模体摆放应尽量覆盖探头，不要偏在一边，使得采集图像一边出现明显的亮条，从而影响每条铅栅数据计数量，最终导致检测精度不够；

ii. 同时应保证铅栅边缘与探头边缘平行，这样采集的狭缝在图像中不会倾斜，在数据处理过程中不会因为图像纠正而引入不必要的误差。

② 在制作双线源和面源（泛源）时，由于放射性药物 $^{99}Tc^m$ 浓度较高，需要稀释以达到检测需要的活度。为了避免放射性药物在模体中分布不均匀而影响最终结果，应将放射性药物先在容器中混合均匀后再注入双线源或面源（泛源）模体中。

③ 固有最大计数率检测过程中，为了与标准限值，特别是验收检测中与出厂限值具有可比性，数据采集时应设置与标准或厂家说明一致的采集能窗。

7.3.3 SPECT/CT 的质量控制

做好设备的质量控制（quality control，QC），是保证 SPECT 正常工作的前提。根据实际需要，SPECT 的质量控制在检测性能指标、维护内容等方面有所偏重，前述的各种性能指标有不同的测试频度。SPECT 的质量控制可分为全面质量控制和常规质量控制。

7.3.3.1 SPECT 全面质量控制

顾名思义，全面质量控制是指对 SPECT 进行全面性能测试，了解设备的性能状态，包括验收质控和状态质控。

① 验收质控：设备安装完毕或重大维修后，为鉴定其性能指标是否符合约定值而进行的质量控制检测。验收检测应由有资质的检测机构进行，且需要厂家工程师在场。

② 状态质控：对运行中的设备，为评价其性能指标是否符合相关标准要求而定期进行的质量控制检测。

7.3.3.2 SPECT 常规质量控制

日常工作中，常规质量控制（routine tests，routine QC）针对一些重点性能指标，定期对设备进行性能测试和预防性维护，以确保设备工作在最佳状态，并能及时发现设备性能降低程度，为进一步校正、维护或维修提供依据。根据质控工作频度和 SPECT 性能指标所反映的设备性能特征与受影响因素及程度，SPECT 常规质量控制分为日质控（daily QC）、周质控（weekly QC）、月质控（monthly QC）、年度质控（yearly QC）。不同时段的质量控制工作重点、测试指标有所侧重，除前述性能指标测试外，还有下列几个方面在 SPECT 常规质控工作中应引起高度重视。

（1）能峰校正

能峰设置是针对所探测的放射性核素射线能量而言的。正确设置能峰，是准确探测特定放射性核素的前提，能峰设置不准确会导致整体成像性能下降。SPECT 可用于多种放射性核素成像，不同放射性核素的射线能量不同，各厂家都提供专门的能峰设置程序，设置结果可以储存以供显像时调用。但受很多因素影响，能峰常常会发生漂移，如环境温度变化、光电倍增管高压漂移、线路老化、设备整体性能下降等。因此，严格来讲每天都应在特定放射性核素显像前检查并重新设置（校正）能峰。

能峰设置操作简便，准备一个待显像放射性核素点源（或泛源），探头加准直器或不加准直器均可。以 $^{99}Tc^m$ 为例，使用能峰设置程序，系统会实时给出探测能谱曲线，将能峰设置标志调整至能谱曲线高峰位置，允许波动范围一般设为 $\pm 10\%$，注明放射性核素名称并保存结果，以供临床显像时调用。

（2）均匀性测试与校正

均匀性是影响 SPECT 整体成像性能的重要因素之一。能峰漂移（或设置不正确）、环境温度急剧变化、光电倍增管高压漂移、准直器损坏或污染、旋转中心漂移、探头轴向倾斜等因素均会严重影响均匀性，进而导致 SPECT 工作前设备的均匀性状态发生变化，必要时须进行均匀性校正。现代 SPECT 系统均设有专门程序，在检测均匀性状态时将其测定的数据用于仪器的均匀性校正，经均匀性校正后应再次测试均匀性状态，以保证设备在最佳均匀性状态下使用。若均匀性变化大于参考值的 10%，应寻找原因，并及时维护、维修。

对于均匀性测定方法，各厂家都有自己的专门程序，按其要求执行即可。其基本操作要求是探头去准直器，并加盖有机玻璃保护罩（非常重要），置放点源，矩阵 256×256，总计数为 $1 \times 10^6 \sim 5 \times 10^6$ 即可。

（3）旋转中心校正

SPECT 的旋转中心（COR）是指探头的机械旋转中心，它应该与图像重建矩阵中心相一致。如果两个中心不重合，称为旋转中心漂移。许多因素，诸如不同类型的准直器、旋转方式、旋转半径、机械磨损和电子线路等都可能导致旋转中心漂移。机械旋转系统故障或探头倾斜可造成旋转轴倾斜。旋转轴倾斜和旋转中心漂移都表现为上述中心不重合，都会在 SPECT 断层图像上产生伪影，常表现为点源图像模糊放大，或发散成环状伪影，严重影响 SPECT 断层成像质量。因此，日常工作中应密切观察重建图像质量及是否有伪影，注意机械旋转系统和探头状态是否有异常，定期对 SPECT 的旋转中心进行检测。一旦发现异常，要立即采取措施进行校正或维修。

7.4 PET 相关检测方法

7.4.1 PET 性能指标

（1）空间分辨率

系统的空间分辨率表示图像重建后能够区分两点的能力。其测量方法为对空气中的点源进行采集，不使用平滑或者变迹法对图像进行重建，然后进行测量分析。尽管这样不能代表对人体成像的真实情况，因为在真实成像情况下，组织散射以及有限的采集计数要求使用平滑重建滤波，但测量所得到的空间分辨率还是在不同扫描器之间提供了很好的对比性，指出设备能达到的最高性能。

（2）散射分数、计数损失和偶然符合

正电子的湮灭作用产生的γ射线的散射可以导致虚假的符合事件定位。不同的设计和制造也可以造成正电子发射断层成像装置对散射线有不同的灵敏度。

对计数损失与偶然符合率的测量可以用于衡量正电子发射断层成像装置测量高活度放射源的能力。通过延迟事件通道或单探头事件计数率的运算对偶然符合率进行测定，可以将散射分数估算为计数率的函数，所以优先采用这种方法。固有本底的偶然真实计数率比例无法达到1.0%以下的设备必须采用这种方法。

散射分数（SF）——扫描视野中规定的感兴趣区内散射符合事件与散射符合和真实符合事件之和的比值。

（3）灵敏度

正电子发射断层成像装置的灵敏度是在给定放射源强度的情况下，每秒能探测到的真符合事件的计数。因为发射出的正电子将通过湮灭辐射产生一对γ光子，所以围绕放射源必须设置大量的物质，以确保湮灭辐射的发生。放射源周围的物质也会对产生的γ光子产生衰减影响，这妨碍了没有衰减介入的测量。为了达到无衰减测量的目的，要对用已知吸收物质围绕的均匀线源进行连续测量。这样的测量可以外推得到没有吸收物质时的灵敏度。

7.4.2 PET检测流程

7.4.2.1 空间分辨率

（1）放射性核素

测量应使用放射性核素^{18}F，其活度应使死时间造成的计数损失小于5%，或偶然符合率小于总计数符合率的5%。

（2）放射源布置

点源应由少量的浓缩放射性液体组成，盛装液体的毛细玻璃管的内径为1 mm或者更小，外径不超过2 mm。放射性物质在毛细管中的轴向长度不应该超过1 mm。

点源应与断层装置的长轴平行放置并固定，应分别放置于如下6个位置。

① 轴向上，沿着平面：

i. 位于轴向视野中心。

ii. 离视野中心四分之一处的轴向视野处。

② 横向上，点源应放置在：

i. 垂直方向上离中心1 cm处（代表视野中心，放置位置应避免太靠近视野的中心而可能导致的不一致结果）。

ii. $x=0$ cm，$y=10$ cm处。

iii. $x=10$ cm，$y=0$ cm处。

上述是点源常规布点要求，实际检测过程中要根据不同厂家和不同型号的PET，并在厂家工程师的配合下进行点源的布置。

放射源的放置位置如图 7.19 所示。

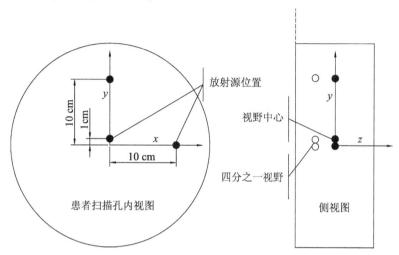

图 7.19　空间分辨率测量时放射源的放置位置

（3）数据采集

采集上述指定 6 个位置点源的测量数据。每一个响应函数至少采集 1.0×10^5 计数。可以用多源进行测量；可以选择比临床研究中使用的典型尺寸更小的采样尺寸。

（4）数据处理

对采集的空间分辨率数据应当进行没有平滑或变迹处理的滤波反投影重建。

（5）数据分析

可通过所构成的一维响应函数确定三个方向上点源响应函数的空间分辨率（FWHM 和 FWTM），该函数沿着通过三个正交方向上图像体积的剖面图，并通过分布的峰值点。与测量方向互成直角的两个方向上的响应函数的宽度应该接近 FWHM 的两倍。

应由响应函数的最大值的一半（或十分之一）处的相邻像素间的线性插值确定每个 FWHM（或 FWTM）。最大值用峰值点和其最近邻的两个点的拟合抛物线来确定，分辨率应乘以像素尺寸以转化为距离，单位为 mm。

设拟合的抛物线公式为式（7.9）：

$$y=ax^2+bx+c \tag{7.9}$$

则最高点一半处，x_1 和 x_2 之间的距离，即半高宽为

$$\mathrm{FWHM}=\frac{\sqrt{b^2-2ac}}{a} \tag{7.10}$$

应由包含最大计数值的像素位置确定在各个一维响应函数中所观测到的放射源的位置。

7.4.2.2　散射分数、噪声等效计数率

该测量过程一方面获得测量系统对散射线的相对灵敏度，对于整个断层设备，用散射分数 SF 表达；另一方面是测量在几个不同的放射源活度水平上系统死时间与偶然符

合事件造成的影响。真实事件率为总符合事件率减去散射事件率再减去偶然事件率。

(1) 放射性核素

测量使用放射性核素 ^{18}F。放射性活度应足够大,这样可以测量如下两个计数率:

① $R_{t,peak}$——真实计数率峰值。

② $R_{NEC,peak}$——噪声等效计数率峰值。

制造商应提供符合这些目标的初始活度的推荐值。

模体的初始活度由经过校准的活度计所测得的注入模体中的放射性物质的活度值来确定。

(2) 放射源布置

用于测量的模体为实心圆柱体,由密度为 0.96 g/mL 的聚乙烯组成,外径 203 mm±3 mm,全长 700 mm±5 mm。在径向距离 45 mm±1 mm 外钻一个与圆柱中心轴平行的孔,其直径为 6.4 mm±0.2 mm。为了便于制作与处理,圆柱体可以由几段组成,在测量期间可将其组装起来。

将插入模体中的 700 mm±5 mm 线源充满水,并充分混合测量后的一定量的放射性物质,再将其两端密封。线源插入模体的孔中,使得放射性活度的区域与模体的 700 mm 长度吻合。将装有线源的模体放置于制造商提供的标准检查床上,旋转模体使得线源最接近检查床。模体中心位于设备横向和轴向视野的中心,误差不超过 5 mm(图 7.20,图 7.21)。

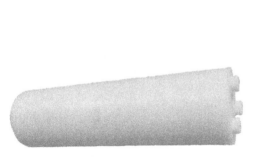

图 7.20 检测模体实物图

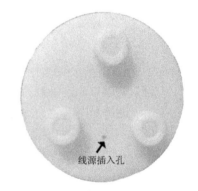

图 7.21 检测模体截面图

(3) 数据采集

数据采集的间隔应小于放射性核素半衰期的二分之一,直到真实计数损失小于 1.0%。如果数据需要用可代替的方法(没有偶然符合测量),数据采集应一直进行到偶然符合与真符合的比率小于 1.0%。单个采集时间 $T_{acq,j}$ 应小于 $T_{1/2}$ 的四分之一。

数据采集应在断层扫描时进行。因此,旋转式的扫描器在每一次采集数据时,必须旋转以获取完整的、角度均匀的采样。对于旋转式扫描器,采集时间 T_{acq} 应该包括旋转探头所需的时间。

如果可以估算偶然符合计数的量,应记录每个采集 j 和每一层面 i 的偶然符合计数值 $C_{r,i,j}$。偶然符合计数率由下面方法计数获得。

① 偶然符合估测的分析。

j 采集的每一个偶然符合正弦图 i 中的所有与模体中心的距离大于 12 cm 的像素的值都应设为 0。偶然符合计数值 $C_{r,i,j}$ 为 j 采集的正弦图 i 中剩余计数的总和。

i. 散射分数。

每层 i 和每次采集 j 的散射分数 $\mathrm{SF}_{i,j}$ 按式（7.11）计算：

$$\mathrm{SF}_{i,j} = \frac{\sum_{j'} C_{r+s,i,j} - \sum_{j'} C_{r,i,j}}{\sum_{j'} C_{\mathrm{TOT},i,j} - \sum_{j'} C_{r,i,j}} \tag{7.11}$$

系统散射分数 SF_j 按式（7.12）计算：

$$\mathrm{SF}_j = \frac{\sum_i \sum_{j'} C_{r+s,i,j} - \sum_i \sum_{j'} C_{r,i,j}}{\sum_i \sum_{j'} C_{\mathrm{TOT},i,j} - \sum_i \sum_{j'} C_{r,i,j}} \tag{7.12}$$

ii. 计数率和噪声等效计数率（NECR）。

对于每次采集 j，每层 i 的总计数率 $R_{\mathrm{TOT},i,j}$：

$$R_{\mathrm{TOT},i,j} = \frac{C_{\mathrm{TOT},i,j}}{T_{\mathrm{acq},j}} \tag{7.13}$$

每层 i 的真实计数率 $R_{t,i,j}$：

$$R_{t,i,j} = \frac{C_{\mathrm{TOT},i,j} - C_{r+s,i,j}}{T_{\mathrm{acq},j}} \tag{7.14}$$

每层 i 的偶然符合计数率 $R_{r,i,j}$：

$$R_{r,i,j} = \frac{C_{r,i,j}}{T_{\mathrm{acq},j}} \tag{7.15}$$

每层 i 的散射计数率 $R_{s,i,j}$：

$$R_{s,i,j} = \frac{C_{r+s,i,j} - C_{r,i,j}}{T_{\mathrm{acq},j}} \tag{7.16}$$

式中：$T_{\mathrm{acq},j}$——帧 j 的采集时间。

除了使用直接减去偶然符合计数方法的系统外，对于每层 i 每次采集 j，系统的噪声等效计数率 $R_{\mathrm{NEC},i,j}$ 按式（7.17）计算：

$$R_{\mathrm{NEC},i,j} = \frac{R_{t,i,j}^2}{R_{\mathrm{TOT},i,j}} \tag{7.17}$$

使用直接减去偶然符合计数方法的系统应按式（7.18）计算每层 i 的 $R_{\mathrm{NEC},i,j}$：

$$R_{\mathrm{NEC},i,j} = \frac{R_{t,i,j}^2}{R_{\mathrm{TOT},i,j} + R_{r,i,j}} \tag{7.18}$$

系统总计数率为所有层中 i 对应层计数率的总和：

$$R_{\mathrm{TOT},j} = \sum_i R_{\mathrm{TOT},i,j}$$

$$R_{t,j} = \sum_i R_{t,i,j}$$

$$R_{r,j} = \sum_i R_{r,i,j}$$

$$R_{s,j} = \sum_i R_{s,i,j}$$

$$R_{NEC,j} = \sum_i R_{NEC,i,j} \tag{7.19}$$

制造商应该指定所使用的方法。如果没采用偶然符合估计,应使用下面方法。

② 无偶然符合计数估测时的其他分析方法。

i. 散射分数。

应使用采集序列(其有损计数率与偶然符合计数率低于真实计数率的 1.0%)中最后的采集 j' 来确定散射分数。对于这些采集,假定 $C_{r+s,i,j'}$ 的偶然符合计数可以忽略不计,只包含散射计数。同样,$C_{TOT,i,j'}$ 只包含真实计数和散射计数。

每层的散射分数 SF_i 由低活度采集时的总和计算而得,如式(7.20):

$$SF_i = \frac{\sum_{j'} C_{r+s,i,j'}}{\sum_{j'} C_{TOT,i,j'}} \tag{7.20}$$

系统散射分数 SF 按式(7.21)计算,它是 SF_i 的加权平均:

$$SF = \frac{\sum_i \sum_{j'} C_{r+s,i,j'}}{\sum_i \sum_{j'} C_{TOT,i,j'}} \tag{7.21}$$

ii. 计数率和噪声等效计数率(NECR)。

对于每次采集 j,每层 i 的总计数率 $R_{TOT,i,j}$:

$$R_{TOT,i,j} = \frac{C_{TOT,i,j}}{T_{acq,j}} \tag{7.22}$$

每层 i 的真实计数率 $R_{t,i,j}$:

$$R_{t,i,j} = \frac{C_{TOT,i,j} - C_{r+s,i,j}}{T_{acq,j}} \tag{7.23}$$

每层 i 的偶然符合计数率 $R_{r,i,j}$:

$$R_{r,i,j} = R_{TOT,i,j} - \frac{R_{t,i,j}}{(1-SF_i)} \tag{7.24}$$

每层 i 的散射计数率 $R_{s,i,j}$:

$$R_{s,i,j} = \frac{SF_i}{(1-SF_i)} R_{t,i,j} \tag{7.25}$$

式中:$T_{acq,j}$——帧 j 的采集时间。

除了使用直接减去偶然符合计数方法的系统外,对于每层 i、每次采集 j,所有系统的噪声等效计数率计算与偶然符合估测的分析中的方法一样。

每个斜正弦图需要使用单层重建结合法重组到对应的单层正弦图中,从而保持正弦图的总计数值不变。

(4)数据分析

对采集 j 的即时正弦图 i 进行如下处理:

① 所有与模体中心的距离大于 12 cm 的像素都将设置为 0。

② 对于正弦图中的每个投影角，线源响应中心的定位应由最大值的像素来确定。这样，线源中心确定后，每个投影都要做相应的移动，以便包含最大值的像素与正弦图的中心像素能够对准。

③ 对准后，将产生一个总投影，使得总投影的一个像素等于每个角投影中具有相同径向偏移的像素的总和：

$$C(r)_{i,j} = \sum_\phi C[r - r_{max}(\phi), \phi]_{i,j} \tag{7.26}$$

式中：r——一个投影中的像素数；

ϕ——正弦图（如正弦图行）中的投影数；

$r_{max}(\phi)$——在第 ϕ 个投影中最大值的位置。

④ 应从总投影中获取正弦图中心 40 mm 宽带的左右边缘像素的计数值 $C_{L,i,j}$ 与 $C_{R,i,j}$（图 7.22）。应用线性插值确定离投影中心像素的计数值。

⑤ 像素 $C_{L,i,j}$ 与 $C_{R,i,j}$ 的计数平均值应该乘以 40 mm 宽带边缘之间像素的数量，包括分数值，乘积累加到 40 mm 宽带外面像素的计数，产生 j 次采集 i 层的偶然符合计数加散射计数的值 $C_{r+s,i,j}$。

⑥ 总计数 $C_{TOT,i,j}$ 为 j 次采集 i 层总投影中所有像素的和。

分析中应计算每 j 次采集的平均活度 A_{ave}：

$$A_{ave} = \frac{A_0 T_{1/2}}{\ln 2 \cdot T_{acq}} (1 - e^{\frac{-T_{acq} \cdot \ln 2}{T_{1/2}}}) \tag{7.27}$$

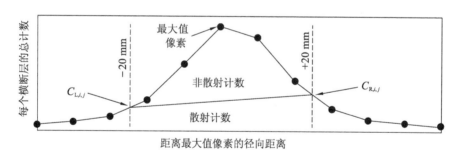

图 7.22　40 mm 宽带内部和外部本底计数的整合

7.4.2.3　灵敏度

（1）放射性核素

测量使用放射性核素 ^{18}F，使用的活度要足够低，使得计数损失低于 1%，偶然符合计数率低于真实计数率的 5%。

对于提供偶然符合计数率测量的系统，可以减去偶然符合计数率，仅报告真实计数灵敏度。对于具有固有偶然符合计数的系统，必须在报告中给出减去偶然符合计数值后的测量值。

测量时使用的模体如图 7.23 所示，模体中放射源的初始活度由活度计测量值确定。

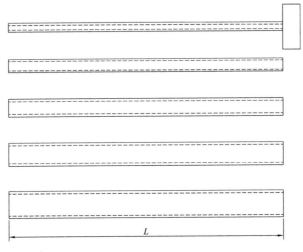

图 7.23 灵敏度测量模体

灵敏度测量模体外观尺寸见表 7.2。

表 7.2 灵敏度测量模体外观尺寸　　　　　　　　　单位：mm

管号	内径	外径	长度
1	3.9	6.4	700
2	7.0	9.5	700
3	10.2	12.7	700
4	13.4	15.9	700
5	16.6	19.1	700

(2) 放射源布置

塑料管中 700 mm±5 mm 部分应充满与测量的一定量的放射性物质充分混合的水，并将两端密封。应该记录以 MBq 为单位的活度 A_{cal} 以及测量时的时间 T_{cal}。测量用的模体应悬挂放置于横断视野的中心，并与断层成像装置的轴对齐，同时保证所有支撑装置都位于视野范围以外。

(3) 数据采集

采集一段时间的数据，确保每层至少采集到 $1.0×10^4$ 真实计数。当 LOR 与扫描轴交叉时，应该使用单层重组来处理与断层面有夹角的斜响应线（LOR），把斜响应线（LOR）计数分配给响应线与扫描仪轴线相交处的层面。测量的时间 T_j 与测量持续时间 T_{acq} 以及采集到的计数值一并记录。对于需要移动探测器才能采集完整的断层数据的扫描仪，采集时间 T_{acq} 应包括移动探头所需要的时间。每秒计数率 $R_{1,i}$ 由每层的总计数除以每层采集持续时间来确定。继而，向模体上逐个添加套筒，重复测量过程，直到 4 个套筒全部添加上，记录每次测量的 T_j 与 $R_{j,i}$ 的值。如果可以，应单独记录每次测量的偶然符合计数率。为估计不同径向位置的灵敏度，用前段中描述的处理方法在横断面视野中心径向偏离 10 cm 处重复测量一次。

(4) 数据处理与分析

对于五个套管中每一个套管的每一次测量以及每层，都应该用式（7.28）进行同位素衰变计数率校正：

$$R_{\text{corr},j,i} = R_{j,i} \times 2^{\frac{T_j - T_{\text{cal}}}{T_{1/2}}} \tag{7.28}$$

一旦进行了同位素衰变校正，通过计算每层的 $R_{\text{CORR},j,i}$ 的总和得到 $R_{\text{CORR},j}$。使用回归法对下列方程式进行拟合：

$$R_{\text{CORR},j} = R_{\text{CORR},0} \cdot e^{-\mu_M \cdot 2 \cdot X_j} \tag{7.29}$$

式中：$R_{\text{CORR},0}$ 与 μ_M 为未知数；

X_j——累积套管厚度；

$R_{\text{CORR},0}$——无衰减计数率。

金属衰减系数 μ_M 可以进行适当的改变以补偿少量的散射辐射。

对于偏离断层成像装置中心径向 10 cm 处灵敏度的测量使用同样的操作程序。通过式（7.30）计算系统灵敏度：

$$S_{\text{tot}} = \frac{R_{\text{CORR},0}}{A_{\text{cal}}} \tag{7.30}$$

7.5 粒籽源植入

从临床范畴上讲，粒籽源植入治疗类同组织间植入治疗（interstitial），属于近距离放射治疗（brachytherapy）。粒籽源植入治疗是指将一个或多个放射源或其微小结构体放入组织，利用其衰变发出的 β、γ 射线进行治疗。这些源通常都很小，故常被称作粒籽源（seed）。

用放射性粒籽源植入治疗肿瘤源于 100 多年前。1901 年居里（Pierre Curie）首先提出"近距离放射治疗"这一术语，其定义为将具有包壳的放射性核素埋入组织间进行放射治疗。1914 年法国报道了首个利用镭针治疗前列腺癌的病例，后直到 1970 年美国和日本等国家也有了陆续的报道。当时面临的挑战主要是 ^{226}Ra 及其替代品 ^{222}Rn 和 ^{192}Ir 的辐射防护和治疗后的高并发症问题。

20 世纪 60 年代，随着核反应堆生产人工低能核素以及计算机技术的发展，粒籽源治疗于核素选择、剂量确定和辐射防护等方面有了较大的提升，在颅内肿瘤、鼻咽癌放疗后残留和复发、早期前列腺癌的治疗上显示出明确的疗效，对其他系统癌症或肿瘤如头颈部癌、肺癌、乳腺癌、胰腺癌、复发直肠癌和妇科肿瘤等的治疗也有相当的进展。

7.5.1 粒籽源治疗原理

针对近距离植入治疗的特点，尤其是考虑到植入后剂量分布、边缘剂量下降梯度和辐射防护相关问题，目前国内外用得较多的核素种类为 ^{125}I 和 ^{103}Pd。之所以这样选择的一个主要原因就是这两种核素具有恰当的物理半衰期以及发出的光子能量较低。

常规的粒籽源临床植入一般涉及多个源，植入方式有永久植入和暂时植入。多个粒籽源植入人体肿瘤部位后，持续发出射线对肿瘤进行杀伤。虽然与远距离放射治疗相比其初始剂量率不高，但由于其照射的持续性，在植入后对应的一段时间内（如一个或几个半衰期）在肿瘤靶区形成的累积剂量仍然非常可观。根据这一特点，粒籽源治疗的适应证要求为：肿瘤处于局部进展期，无远处转移；肿瘤直径≤7 cm；卡氏（Kanofsky）功能状态评分（KPS）＞60，即生活能大部分自理，但偶尔需要别人帮助；肿瘤生长缓慢、分化好。

具体的适应证包括：
① 脑胶质瘤、脑转移瘤、脑膜瘤。
② 鼻咽癌、眼眶内肿瘤、口咽癌、舌癌、口底癌、颊黏膜癌、颈部转移癌。
③ 肺癌、胸膜间皮瘤、乳腺癌。
④ 胰腺癌、胆管癌、肝癌。
⑤ 前列腺癌、妇科肿瘤。
⑥ 软组织肿瘤。

对于术中粒籽源植入而言，粒籽源植入治疗病例选择标准包括：KPS＞80，估计生存期＞6个月；病灶仅限于局部；经皮穿刺达不到病灶部位；肿瘤最大径＜10 cm；没有广泛坏死和瘘。

7.5.2 粒籽源植入流程

从临床操作角度，粒籽源植入治疗的一般过程如下：通过影像学手段（如CT）获得肿瘤部位的三维图像后将其导入治疗计划系统，放疗医学物理师和外科医师依据处方剂量协同制定治疗计划，包括源的类型、活度、个数和源在组织中的分布形式。然后在超声（或其他影像技术，如CT、磁共振、DSA、腹腔镜、胸腔镜、自然管道内窥镜等）引导下利用模板和粒籽源专用植入工具将粒籽源按计划植入并进行实时确认。植入结束后进行源定位和剂量分布的验证。选择的依据是肿瘤的性质和对初始剂量率的要求。

7.5.3 粒籽源植入相关防护要求

（1）辐射源项

在当前的粒籽源植入治疗中，最为常用的核素^{125}I和^{103}Pd的平均光子能量均为几十千电子伏特。这些低能光子在组织中剂量下降的梯度很大，在人体组织内平均射程为1.0 cm～1.7 cm，这意味着在距离粒籽源很近的一个局部组织范围内辐射能量即被吸收，即对外界（人体外）的照射水平相当有限，而且一次治疗植入的核素活度不会超过740 MBq（20 mCi），这些特点使得粒籽源植入治疗所涉及的辐射风险与放射诊断、放射治疗甚至核医学相比都要小。但这绝不意味着可以忽视对粒籽源植入过程的管理和人员长期受照的辐射危害，其中尤其要注意的是对粒籽源本身的管理和控制。

（2）工作人员的放射防护要求

① 操作人员应在铅当量不低于0.5 mmPb的屏风后分装粒籽源，屏风上应有铅玻璃观察窗，铅玻璃的铅当量不低于0.5 mmPb。

② 工作人员防护用品配备见表7.3，操作前要穿戴好防护用品。防护衣的铅当量不

应小于 0.25 mmPb。对于性腺等灵敏器官，可考虑穿铅当量为 0.5 mmPb 的三角裤或三角巾。

表 7.3　个人防护用品

场所	工作人员		患者或受检者
	必备	选备	
粒籽源植入	铅橡胶衣、铅玻璃眼镜、铅橡胶围裙或三角裤	铅橡胶手套、铅橡胶围裙、铅当量为 0.25 mmPb 的三角裤或三角巾	在植入部位对应的体表进行适当的辐射屏蔽

③ 粒籽源分装操作室台面和地面应无渗漏且易于清洗，分装应采取防污染措施。分装过程中使用长柄镊子，轻拿轻放，避免损伤或刺破粒籽源，不应直接用手拿取粒籽源。

④ 在实施粒籽源手术治疗前，应制定详细可行的实施计划，并准备好所需治疗设备，如定位模板、植入枪等，并尽可能缩短操作时间。

⑤ 拿取掉落的粒籽源应使用长柄器具（如镊子），尽可能增加粒籽源与操作人员之间的距离。在整个工作期间，应快速完成必要的操作程序，所有无关人员尽可能远离放射源。

⑥ 如果粒籽源因破损发生泄漏而引起污染，应封闭工作场所，将源密封在屏蔽容器中，控制人员走动，以避免放射性污染扩散，并进行场所去污和人员应急处理。

（3）患者治疗过程的放射防护最优化要求

① 治疗医师应根据临床检查结果，分析及确定肿瘤体积。根据治疗计划报告，确定所需的粒籽源总活度及靶区所需粒籽源个数。

② 治疗医师应正确勾画实际肿瘤靶区。在影像引导下或术中，通过植入针准确无误地将粒籽源植入肿瘤靶区，保护靶区相邻的重要器官。

③ 粒籽源植入后应尽快使用合适的影像方法，确认植入粒籽源个数。

（4）住院患者管理要求

① 植入粒籽源的术后患者，当有人接近时应当对植入部位对应的体表进行适当的辐射屏蔽。

② 植入粒籽源患者宜使用临时专用病房并将其划为临时控制区。如无专用病房，病人床边 1.5 m 范围内应划为临时控制区。控制区入口处应有电离辐射警示标志，除医护人员外，其他无关人员不应入内，患者也不应随便离开。医护人员查房，家属成员如需长时间陪护，应与患者保持 1 m 以上的距离。

③ 接受植入粒籽源治疗的前列腺癌患者和胃肠道癌症患者应使用专用便器或专用浴室和厕所。肺部或气管植入粒籽源患者，在住院期间应戴口罩，以避免粒籽源咳出而丢失在周围环境中，如发现粒籽源咳出，应报告主管医生并采取相应的应急措施。前列腺植入粒籽源的患者为防止其随尿液排出，在植入后两周内，应使用容器接尿液；如果发现植入的粒籽源流失到膀胱或尿道，应使用膀胱内镜收回粒籽源并放入铅罐中贮存。

④ 当患者或家庭成员发现患者体外的粒籽源时，不应用手拿，应当用勺子或镊子

夹取粒籽源，放在预先准备好的铅容器内（主管医师事先给予指导），并将该容器返还给主管医师。

⑤ 临时控制区内，任何物品在搬离病房之前应进行监测，被污染物品按放射性废物处理。

⑥ 对植入粒籽源的出院患者应建立登记制度并给患者提供一张信息卡。信息卡内容应包括患者姓名、住址、电话、年龄、有效个人证件号码、植入部位、医院及电话、植入粒籽源个数、植入时间、出院时粒籽源数量、检查日期等。

1. 核医学使用的放射性核素的主要来源有哪些？
2. 比较 SPECT 和 PET 设备显像的异同点。
3. SPECT 工作原理是什么？
4. PET 工作原理是什么？
5. 粒籽源植入过程中辐射源项包括哪些？

主要参考文献

[1] 汪静，李立伟. 核医学显像设备质量控制检测技术 [M]. 北京：中国质检出版社，2017：1-101.

[2] 伽玛照相机、单光子发射断层成像设备（SPECT）质量控制检测规范：WS 523—2019 [S]. 2019.

[3] 放射性核素成像设备 性能和试验规则第1部分：正电子发射断层成像装置：GB/T 18988.1—2013 [S]. 2013.

（徐小三　杜　翔）

第 8 章　放射治疗设备质量控制检测

放射治疗是治疗恶性肿瘤的主要手段之一，是通过一系列精准的设计，给一定的肿瘤体积准确的、均匀的剂量，而周围正常组织剂量很小，在保证正常组织损伤很小的情况下，杀死恶性肿瘤细胞的方法。

1895 年，伦琴发现 X 射线后，其很快就被用于医学领域。法国内科医生德佩涅（Victor Despeignes）首次尝试将 X 射线治疗运用在胃癌患者身上。利奥波德·弗洛伊德在对从事 X 射线工作和科研的人员进行观察和研究后，利用 X 射线照射一颗痣，期望诱导其脱落，但是造成了深度溃疡。不久后第一个成功案例出现了，爱德华·席夫和利奥波德·弗洛伊德携手治疗了狼疮，并发表了这个成功案例的报告，这引发了对 X 射线治疗的进一步探索。

丹麦医师尼尔斯·芬森通过研究光对皮肤的影响，发现可以用从石英石晶体分离出来的紫外线来治疗红斑狼疮。1915 年 X 射线设备被用于治疗脸上的上皮癌，使用者将球管固定在屏蔽罩内，再将一个带孔的金属板贴合到皮肤表面并用橡皮膏固定后可实施治疗。从此，X 射线治疗诞生了，并被命名为伦琴治疗法。

1934 年，法国放射学专家亨利·库塔尔探索出一种延长治疗时间、分次治疗的方法，该方法奠定了放射治疗的基础。库塔尔设计的剂量和分次模式会造成严重但可恢复的急性黏膜反应。库塔尔报告，应用该方法治疗头颈部癌症，治愈率为 23％。随后，这种治疗方法被广泛采用。

1959 年，日本高桥教授首次提出并阐明了适形放射治疗的基本概念和实施方法。他设计了一套机械控制系统，使得照射野的形状和靶区投影形状保持一致，可围绕患者进行适形治疗。普洛伊茅斯博士提出了同步挡块旋转照射方法，就是将特殊设计的铅挡块安装在患者和机头准直器之间，并且挡块能够随机架或患者的旋转做同步运动，从而保证挡块的形状与照射靶区的投影形状一致。

20 世纪 70 年代，适形调强放射治疗（IMRT）应运而生，但是由于当时的计算机技术和剂量计算模型条件的限制，IMRT 还不能应用到临床上。随着多叶准直器及其计算机控制系统的发展，IMRT 得到了广泛应用，NOMOS 公司在加速器上利用 MIMiC 准直器实现了调强放射治疗，这是世界上第一台调强放射治疗设备。

20 世纪 90 年代，随着计算机技术的蓬勃发展，放射治疗技术也有了很大提高，调强放射治疗技术开始应用到临床。2003 年，世界首台一体化图像引导适形调强放疗（IGRT）加速器诞生，开启了放射治疗信息化的新征程，引入 IGRT 可以在治疗体位确定肿瘤位置，而计划靶区（PTV）的设计开始考虑摆位误差和运动误差，标志着进入精准放疗时代。

8.1 放射治疗分类

放射治疗按照射形式可分成体外照射和体内照射。体外照射又被称为远距离放射治疗，这种照射技术是在放射治疗时，用高能射线或粒子来瞄准癌肿进行照射。用于体外照射的放射治疗设备有 X 射线治疗机、^{60}Co 治疗机和医用加速器等，一般距人体 80 cm～100 cm 进行照射。单纯从身体外部进行放射治疗有一定的局限性，即使在足量照射的情况下，总有一部分肿瘤局部复发。体内照射又称近距离放射治疗，这种治疗技术通过把高强度的微型放射源送入人体腔内或配合手术插入肿瘤组织内，进行近距离照射，从而有效地杀伤肿瘤组织。治疗技术包括腔管、组织间和术中、敷贴等多种施治方式。这一技术发展很快，它可使大量无法手术治疗、体外照射又难以控制病情或复发的病人获得再次治疗的机会，并有肯定的疗效。而正常组织不受到过量照射，以避免严重并发症。体内放疗设备主要为后装近距离治疗设备，以往后装技术仅能用于妇科肿瘤治疗，最新一代后装治疗机已把这种技术扩大应用到鼻咽、食管、支气管、直肠、膀胱、乳腺、胰腺、脑等部位的肿瘤。体内、外放射治疗的区别有：体外放射治疗的强度较大，体内照射放射源强度较小而且有效治疗距离较小。体外照射的大部分能量都被准直器、限光筒灯屏蔽，只有小部分能量被组织吸收；体内照射则相反，大部分能量被组织吸收。体外照射方式中，放射线必须经过皮肤和正常组织才能到达肿瘤，极易照射到正常组织；而体内照射，射线直接到达肿瘤组织，相邻正常组织受照剂量很小。体内照射是将液态放射性核素经过口服或静脉注射引入患者体内，这些核素会被某些病变组织选择性吸收，临床应用最多的就是 ^{131}I 碘治疗甲状腺功能亢进症和甲状腺肿瘤的治疗。

放射治疗根据治疗目的的不同可分为根治性放射治疗和姑息性放射治疗。所谓姑息性放射治疗，一般是针对晚期的恶性肿瘤，起到的只是一个缓解症状、尽量延缓病情的作用，并没有起到根治的效果。而根治性放射治疗就可以达到根治的目的，一般是针对早中期的恶性肿瘤，比如鼻咽癌、宫颈癌、肺癌等等，在这些恶性肿瘤的早中期通过同步的放、化疗，可以达到根治的效果，一般治疗效果都比较好。

8.2 医用加速器质量控制检测

目前，临床上开展放射治疗运用最为广泛的就是医用电子直线加速器，简称医用加速器。医用电子直线加速器是指利用微波电磁场加速电子并且具有直线运动轨道的加速装置，是用于患者肿瘤或其他病灶放射治疗的一种装置。

质量保证（quality assurance，QA）与质量控制（quality control，QC）是常规放射治疗中剂量测算的一项重要内容。质量控制和质量保证的概念十分接近，后者偏重于质量保证系统的量化测量和评估,是指对质量保证的结果采取相关行动的措施。质量保证的内容可按照有关规定,并结合本单位的具体条件进行制订,并不断完善。本章节主要介绍放射治疗设备质量控制的相关内容。

8.2.1 医用加速器概述

医用加速器是放射肿瘤医学上的一种用来对肿瘤进行放射治疗的大型医用装置。医用加速器是借助不同形态的电场,将各种不同种类的带电粒子加速到更高能量状态的电磁装置,常称"粒子加速器",简称为"加速器"。要使带电粒子获得能量,就必须有加速电场。加速器可依据加速粒子的不同、加速电场形态的不同、粒子加速过程所遵循的轨道不同等进行分类。目前国际上在放射治疗中使用最多的是电子直线加速器。电子直线加速器是利用具有一定能量的高能电子(速度达到亚光速)与大功率微波的微波电场相互作用,从而获得更高的能量。这时电子的速度增加幅度不大,主要是质量不断变大,如果将电子直接引出,临床上可作电子线治疗;如果用电子去轰击重金属靶,就会产生韧致辐射,发射出 X 射线,临床上用作 X 射线治疗。

8.2.1.1 医用加速器分类

医用加速器按照能量区分可以分为低能机、中能机和高能机。不同能量的加速器 X 射线能量差别不大,一般为 4 Mev、6 Mev、8 MeV,有的可到 10 MeV;按照 X 射线能量的挡位加速器分为单光子、双光子和多光子。低、中、高能机的区分主要在于给出的电子线的能量。和高能物理用电子直线加速器相比,1 Mev~50 MeV 属于低能范围,但对于临床使用,能量为 50 MeV 的医用电子直线加速器属于高能范围。

(1) 低能医用电子直线加速器

低能医用电子直线加速器特点为只提供一挡 X 辐射能量,范围为 4 MeV~6 MeV,用于深部肿瘤的治疗,采用驻波方式时加速管总长只有 30 cm 左右,无须偏转系统,同时还可省去聚焦系统及束流导向系统,加速管可直立于辐射头上方,称为直束式。直束式的一个优点是靶点对称。加速管输出剂量率经过在大面积范围均整后一般为 2~3 Gy/min,设计良好时可达 4~5 Gy/min,一次治疗时间仅需约 1 min。由于只有一挡 X 辐射,整机结构简单,操作简便。低能医用电子直线加速器是一种经济实用的放射治疗装置,随着技术的不断进步,可以满足约 95% 需进行放射治疗的肿瘤患者的需要,而需要进行放射治疗的肿瘤患者又占全部肿瘤患者的 70% 左右。

(2) 中能医用电子直线加速器

中能医用电子直线加速器除提供 X 辐射 (6 MeV~8 MeV) 供治疗深部肿瘤外,还提供 4~5 挡不同能量的电子辐射 (5 MeV~15 MeV) 供治疗表浅肿瘤使用,扩大了应用范围。中能加速器的加速管较长,需要水平放置于机架的支臂上方,束流须经偏转系统后打靶产生 X 辐射或直接将电子束从引出窗引出使用。其大都采用消色差偏转系统,使偏转后的靶点保持对称,偏转系统比较复杂。中能加速器辐射头内除一挡用于均整 X 辐射的均整过滤器外,还采用多挡使电子辐射分布均匀的散射过滤器。为了调节电子辐射野,在电子辐射治疗时须附加不同尺寸和不同形状的限束器。中能医用电子直线加速器除能治疗深部肿瘤外,还可以治疗大部分表浅肿瘤,表浅治疗深度可在 2 cm~5 cm

范围内。

(3) 高能医用电子直线加速器

高能医用电子直线加速器能够提供两挡 X 辐射，商业上称为双光子方式，个别产品甚至可以提供三挡 X 辐射，称为三光子方式，多挡设置的目的是实现 X 辐射深度剂量特性的调节，因为采用高低两挡能量 X 辐射组合照射，相当于调节能量。高能医用加速器亦可提供更高能量的电子辐射，一般电子辐射分 5~9 挡，最高能量可达 20 MeV~25 MeV，扩大了对表浅肿瘤的治疗深度范围（2 cm~7 cm）。

8.2.1.2 医用加速器基本结构及工作原理

医用加速器是一种比较复杂的大型医用设备。不论是行波医用电子直线加速器，还是驻波医用电子直线加速器，不论是低能医用电子直线加速器，还是中、高能医用电子直线加速器，尽管在结构上各有千秋，但基本结构是一致的，主要包括加速系统、应用系统、剂量监测系统、控制系统、恒温水冷却和充气系统、治疗头等。医用加速器基本结构如图 8.1 所示。

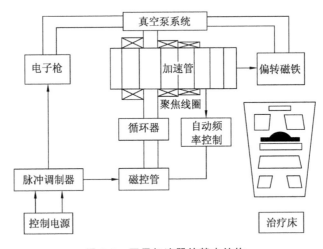

图 8.1 医用加速器的基本结构

(1) 加速系统

加速系统由加速管、微波传输系统、电子注入系统、高压脉冲调制系统和束流系统等组成。

加速管是加速器的关键部件，它把从电子枪注入的电子在电场作用下加速到高能，再打靶产生高能 X 射线。加速管由电子枪、加速结构、引出结构、引出系统、粒子泵组成。电子枪产生电子，在阴极和阳极间的高压电场作用下，以一定的初始动能从阴极中心空岛注入加速腔。微波功率经过耦合波导馈入后，在其中产生行波或驻波电磁场。引出系统的作用是将电子束引出。低能机的加速管较短，大多采用直射式；中、高能机的加速管较长，采用带偏转磁铁的偏转式引出系统。真空系统采用粒子泵吸收气体，以维持加速管的真空状态。

加速器使用磁控管或速调管作为微波功率源，其频率一般为 2 998 MHz 和 2 856 MHz。磁控管往往在低能加速器上使用，而速调管往往在高能加速器上使用，因为它能更直接、可靠地提供高能机所要求的高峰值脉冲功率。

微波传输系统主要由传输波导构成。在行波传输系统中,用隔离器吸收反向传输的微波以保护微波功率源。在驻波传输系统中,由于反射功率强,须采用环流器作为隔离器件。为提高波导系统的耐压能力,通常在其中充满氟利昂或六氟化硫气体。

电子注入系统包括电子枪、预聚焦线圈和导向线圈。电子枪用于发射电子,预聚焦线圈和导向线圈安装在电子枪和加速管之间,以确保从电子枪发射的电子以较小的散射角注入加速管。

高压脉冲调制系统的作用是向微波功率源提供具有一定波形和频率的脉冲高压,一般由高压直流电源、脉冲形成网络、自动电压控制电路、开关电路和脉冲变压器组成。

束流系统一般包括聚焦线圈、对中线圈、束流偏转磁铁或扫描磁铁,利用磁场对电子束进行限制、偏转、聚焦。为了克服由电子束同种电荷的排斥力所产生的散焦和径向电场对电子的散焦作用,加速管外设置有聚焦线圈,用以产生轴向磁场,使电子产生径向聚焦力。低能机的加速管较短,不用偏转系统即可在 X 射线靶处获得直径为 3 mm 以内的射束,而高能机的加速管长度在 1 m～2.5 m,必须用聚焦偏转系统来制约电子束的直径,并在出口处偏转 90°～270°轰击 X 射线靶或者穿过电子窗输出高能 X 射线或电子束。

（2）应用系统

医用加速器的应用系统主要包括治疗头、机架及治疗床两部分。

① 治疗头。

治疗头主要由电子引出窗、X 射线靶、初级准直器、均整器、散射箔、光栅、电离室、附件架、限光筒、光野灯和反射镜、光距灯和屏蔽块组成。其作用是使所投射的辐射符合放射治疗的特殊要求。

当加速器输出 X 射线时,治疗头内各部件的位置和工作状态如图 8.2 所示。

在选定 X 射线治疗模式时,加速器会自动将"靶窗转换装置"的"X 射线靶"对准电子束,电子打靶产生 X 射线。打靶前的电子能量越高,输出的 X 射线的能量就越高。在射野范围内,输出的 X 射线呈中间强、周边弱的峰形束流,为使射野内的束流强度均匀,加速器会自动将中间呈凸出状的圆锥形均整块移到靶下面。由于均整块中间厚周边薄,射线穿过后中央部分的射线强度被减弱而输出能量均匀平坦的 X 射线束。在均整块前方安装的是用来监测输出射线的电离室。电离室通常是多级透射型平板结构,包括 2 道剂量检测通道和 2 组 4 道或者 3 组 6 道剂量均整度检测通道,可以即时检测输出射线的剂量特性和均整

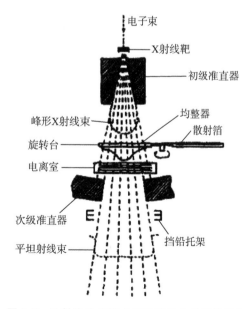

图 8.2 X 射线治疗模式下治疗头内各部件状态

程度。

治疗头内部设置的初级准直器的作用是将射线限定为一束圆锥形束流。次级准直器通常是由两对 4 个铅门对称设置，每个铅门可以独立运动，这样就可以根据病变的大小合理设置射野，此时只能设定方形射野。对不规则的射野，是将次级准直器改造为动态多叶准直器，也叫多叶光栅系统（multi-leave collimators），由数十个相对独立的叶片构成，每个叶片由一个步进电机控制，可以独立运动。各个叶片的运动由计算机控制完成，从而实现与肿瘤形状相似的不规则射野照射，以达到精确照射肿瘤保护正常组织的目的。叶片采用钨合金材料，中心区域叶片宽度最小可达 5 mm，照射野边缘塑形更精确，叶片的运动速度快、到位精度高，并配有叶片位置精度监测联锁装置，以确保治疗安全。

当医用加速器输出电子线时，治疗头内各部件的位置和工作状态如图 8.3 所示。

在选定电子线治疗模式时，加速器会自动将"X 射线靶"移开，把"窗"对准电子束，电子线直接从窗口引出。这时引出的电子束是窄束射线，束流直径只有 3 mm，不能满足临床治疗要求，必须展开成为散射状束流。因此，在选定电子线治疗模式时，加速器会自动将均整块移开，并将与电子束能量相适应的金属散射箔移至窗口下。经过散射箔的散射后电子束成为散射状束流，然后经电离室检测、次级准直器和电子束限光筒的准直限束，最后达到病变部位。由于最后输出的电子射线仍然容易发生散射，电子束限光筒做得比较长，让输出端口直接贴近患者皮肤，以减少周围组织的射线受照，最大限度地保护正常组织。

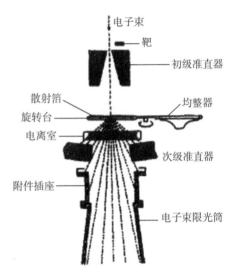

图 8.3　电子线治疗模式下治疗头内各部件状态

② 机架及治疗床。

治疗床可以前后、左右、上下移动，还可以旋转。医用加速器大多采用等中心的运动原则，即机架、辐射头及治疗床三者的旋转轴线交于一点，该点称为等中心，按标准要求等中心的误差在 ±2 mm 内。随着医疗技术的飞速发展，临床上出现了六维运动床，除了可以前后、左右、上下运动，能等中心旋转，还能前后、左右做一定角度的旋转。等中心是现实存在但又无法标记的一个点，在加速器的质控检测中非常重要。目前临床大部分放疗设备都是等中心治疗设备，也有一些其他放射治疗设备，比如螺旋断层放射治疗系统等先进的治疗设备，没有采用等中心的设计轨道。

（3）剂量监测系统

剂量监测系统由电离室、信号放大器及监测剂量仪组成。电离室位于辐射系统内，由若干片极所构成，其中有两对用于监测辐射野内相互垂直的两个方向的均整度，有一片用于监测辐射的能量变化，有两片用于监测辐射的吸收剂量，并配备有剂量联锁装置、均整联锁装置,以确保满足治疗要求。

8.2.2 检测依据标准

自医用加速器放射治疗开展以来,国内外相关组织和机构发布了一系列的标准和规范。

8.2.2.1 吸收剂量的测量与校准

(1)《光子与电子束的吸收剂量测量》(Absorbed dose determination in photon and electron beams) TRS 277

《光子与电子束的吸收剂量测量》(Absorbed dose determination in photon and electron beams) TRS 277 是国际原子能机构(IAEA)于 1987 年发布的第一个国际通用的规范文件。1988 年,该机构进一步完善了该规范,发布了第二版。该规范主要介绍了如何使用经空气比释动能(或照射量)校准的电离室获得水中吸收剂量的测量方法,以及如何使用 ^{60}Co 校准的电离室测量高能光子和高能电子束的水中吸收剂量。

TRS 277 规范了管电压低于 100 kV 的低能 X 射线、管电压高于 100 kV 的中能 X 射线、平均能量≥0.66 MeV 的高能光子束和能量范围从 5 MeV 至 50 MeV 的高能电子束的剂量测量方法,并给出了在相关测量过程中用到的一些参数。

该规范确定的吸收剂量测量和校准方法是目前放射治疗临床应用最为广泛的方法,原国家质量监督检验检疫总局[①](后简称国家质检总局)根据该技术规程,制定并发布了《医用电子加速器辐射源》(JJG 589—2008)计量检定规程。

(2)《外照射的吸收剂量测量》(Absorbed dose determination in external beam radiotherapy) TRS 398

《外照射的吸收剂量测量》(Absorbed dose determination in external beam radiotherapy) TRS 398 是国际原子能机构于 2000 年发布的。随着电离室检测技术的发展,国际原子能机构建立了在水中吸收剂量校准的程序。TRS 398 就是使用基于水中吸收剂量校准的电离室来完成水中吸收剂量的测量方法,这种测量方法建立在水中吸收剂量量值传递的基础上,与 TRS 277 不同的就是吸收剂量测量由使用空气中的校正因子改为使用水中的校正因子。目前,我国还未真正建立基于水中吸收剂量校准电离室的量传体系。

(3)《高能光子和电子束临床参考剂量议定书》(Protocol for clinical reference dosimetry of high energy photon and electron beams) TG-51

《高能光子和电子束临床参考剂量议定书》(Protocol for clinical reference dosimetry of high energy photon and electron beams) TG-51 是美国医学物理学家协会(AAPM)于 1999 年以 AAPM TG-51 工作组的名义发布的,这是 AAPM 发布的第三份议定书,前两份因为发布较早,当时技术不成熟,存在的问题较多。TG-51 的特点是以 ^{60}Co 的 γ 射线水中的吸收剂量直接校准治疗水平电离室剂量计,然后根据临床辐射束的辐射质计

---

① 2018 年,国家工商行政管理总局、国家质量监督检验检疫总局和国家食品药品监督管理总局合并为国家市场监督管理总局。

算出水中的吸收剂量,其适用的能量范围对于光子束从^{60}Co到50 MeV、电子束从4 MeV到50 MeV。

以上各种规范中,吸收剂量的测定,最终都是以水中的吸收剂量测定为准的。这样做的主要原因是:对放射性辐射产生的生物效应,水是最接近人体组织的等效物质。因此,准确测量射线束在水中的吸收剂量,能较合理地表示出辐射输出剂量。多年来,国际间的初级标准计量学实验室测量的水中剂量吸收的比对偏差小于0.7%,以方便各国建立满足要求的量传体系。

8.2.2.2 质量控制检测标准

(1)《医用电气设备 能量为1 MeV~50 MeV医用电子加速器安全专用要求》IEC 60601-2-1:1998

《医用电气设备 能量为1 MeV~50 MeV医用电子加速器安全专用要求》是国际电工委员会(IEC)于1998年发布的,在2002年发布了第1号修改单。后来被《医用电气设备 第2部分:能量为1 MeV至50 MeV电子加速器安全专用要求》GB 9706.5—2008等效采用。该规范明确了能量为1 MeV~50 MeV医用电子加速器的安全专用要求,是对医用加速器设计、制造和安全运行的最低要求,主要适用于型式试验和现场试验。2020年,IEC又发布了2020版新手册,主要增加了放射治疗领域新技术相关的要求。

(2)《医用电子加速器性能和试验方法》GB 15213—2016

《医用电子加速器性能和试验方法》GB 15213—2016非等效采用了《医用电气设备 医用电子加速器性能》IEC 60976:2007,由原国家质检总局于2016年批准,于2018年起正式实施,代替了《医用电子加速器性能和试验方法》GB 15213—1994。该标准规定了医用加速器的质量控制检测指标和试验方法,适用于医疗事业中以治疗为目的、能产生X辐射和电子辐射的医用电子加速器,其标称能量为1 MeV~50 MeV,在距辐射源1 m处的最大吸收剂量率为0.001 Gy/s~1 Gy/s,正常治疗距离在50 cm~200 cm之间的医用电子直线加速器,适用于配备有等中心机架的医用电子加速器,对非等中心设备的性能和试验方法可以做适当修正。与旧版本相比,该标准增加了动态射束传输技术、立体定向放射治疗/立体定向外科、电子成像装置、多元限束装置4种新技术的性能和试验方法。

(3)《医用电子加速器验收试验和周期检验规程》GB/T 19046—2013

《医用电子加速器验收试验和周期检验规程》GB/T 19046—2013由原国家质检总局和国家标准化管理委员会于2013年12月17日发布,2014年8月1日开始实施,替代了《医用电子加速器验收试验和周期检验规程》GB/T 19046—2003,非等效采用了《医用电气设备医用电子加速器性能导则》IEC/TR 60977:2008。该标准主要规定了医用电子加速器验收试验和周期检验的性能要求、试验方法、试验条件和检验周期。其适用于医用电子加速器初次安装后,制造方、使用方和第三方共同进行的验收试验,以及设备正常工作中使用方进行的周期检验;适用于医疗事业中以放射治疗为目的、能产生X辐射和电子辐射、标称能量为1 MeV~50 MeV的医用加速器;适用于配备有等中心机架的医用电子加速器,非等中心设备的性能和试验方法也可参考执行。

(4)《医用电子直线加速器质量控制检测规范》WS 674—2020

《医用电子直线加速器质量控制检测规范》WS 674—2020 是由国家卫生健康委员会于 2020 年 4 月 3 日发布、于 2020 年 10 月 1 日起实施的一个卫生行业标准。该标准替代了《电子加速器放射治疗放射防护要求》GBZ 126—2011 的设备防护性能及质量控制部分，适用于医用电子直线加速器的质量控制检测，规定了医用加速器验收检测、状态检测和稳定性检测的项目及检测周期。

8.2.3 医用加速器质控检测设备

医用加速器是高精尖的临床治疗设备。开展质量控制监测时，需要对医用加速器的机械性能、安全联锁、X 射线束剂量学性能、电子束剂量学性能等方面进行一系列的测量。其检测项目众多，而不同检测项目要求必须使用专业的测量设备，使用的检测设备正确与否及其精度直接关系到检测结果是否正确、可信。

在外出检测前及现场检测全过程中确保检测仪器的正常运行是非常重要的，需要通过一系列的质量控制程序来完成相关验证，这不仅仅包括经过计量院检定或校准过的仪器，也包括测量水箱、温度计、湿度计等设备。

（1）电离室和静电计

在医用加速器检测时，需要多种电离室来测量辐射束的剂量学特性，这主要是因为电离室具有测量准确、灵敏度高、性能稳定和操作简单等优点。电离室法作为一种间接的测量方法，被 IAEA 等权威机构推荐作为放疗吸收剂量的校准及日常监测的主要方法。电离室、连接线和静电计必须作为一个整体进行校准。

剂量仪的主机（静电计）用来测量电离室内产生的电离电流，并将测量的结果用数字的方式显示出来。由于电离室内所产生的电离电流很小，通常在 10^{-12} A 数量级，静电计必须有高输入阻抗。

电离室利用电离辐射的电离效应来测量电离辐射强度。它由处于不同电位的电极和其间的介质组成。电离辐射在介质中产生电离离子对，在电场的作用下，正负离子分别向正负极漂移，形成电流。电流的大小与辐射的强度成正比，由此测量该电流即可得到电离辐射的强度。按照介质的种类不同，电离室可分为空气电离室、固体电离室和液体电离室等。

医用加速器质控检测中通常使用体积为 $0.01\ cm^3 \sim 0.2\ cm^3$ 的空气电离室，通常有两种结构形式：平行板和圆柱形。其结构如图 8.4 所示。

图中 K 为高压电极，直接连接高压；A 为收集电极，通过负载电阻 R 接地。两个电极之间加有高压，并以绝缘体隔开。绝缘体的性能对弱电流测量的影响最大，因此必须选用绝缘性能良好的材料。为了减少从高压电极至收集电极的漏电流，常在它们中间加一个金属保护环，其电位与手机电极相同，使漏电流由高压电极经保护环接地，不经过收集电极，并且使收集电极边缘的电场保持均匀，以保证电离室有确定的灵敏体积。

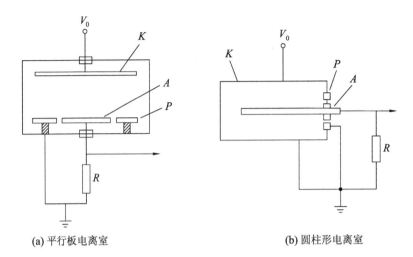

(a) 平行板电离室　　　　　　　　(b) 圆柱形电离室

图 8.4　电离室结构示意图

医用加速器质量控制检测用的电离室是电流电离室，是把一段时间内大量的本征电流信号累加起来得到一个慢变化的平均电流信号，再由静电计（图 8.5）进行处理，它所测量的是大量入射粒子的平均电离效应。电离室的电离电流的大小与外加电压有关，只有外加电压足够高，测得的电离电流才能趋于饱和值，在这种情况下，离子对的符合和扩散影响可被忽略。

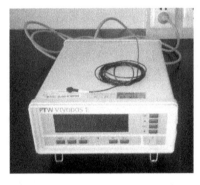

图 8.5　常用静电计

在实际应用中，我们通常按照测量的辐射剂量或剂量率大小区分电离室，可分为：

① 环境水平电离室：灵敏体积大约在 3 m³ 至 100 m³，为了减小灵敏体积，通常采取气体加压设计，测量的剂量率范围大约在 1 nSv/h 至 10 μSv/h。

② 防护水平电离室：灵敏体积大约在 30 cm³ 至 3 m³，测量的剂量率范围大约在 100 nSv/h 至 1 Sv/h。

③ 诊断水平电离室：灵敏体积大约在 5 cm³ 至 500 cm³，测量的剂量率范围大约在 0.1 mGy/min 到 10 Gy/min，剂量范围为 0.1 mGy 至 0.1 Gy。

④ 治疗水平电离室：灵敏体积大约在 0.01 cm³ 至 5.0 cm³，测量的剂量率范围大约在 0.1 mGy/min 到 10 Gy/min，光子能量范围为 30 keV 至 50 MeV，电子能量范围为 10 MeV 至 50 MeV。

目前放射治疗界使用最普遍的电离室，是由法默（Farmer）设计并由鲍尔温（Baldwin）最先制造出的灵敏体积为 0.6 cm³ 的电离室，又称为 Farmer 电离室或指型电离室。现在许多厂家都能生产这种电离室，用于放射治疗剂量的检测。标准 Farmer 电离室的室壁材料为石墨，有丙烯酸保护层，电极由铝制成。

除此之外，还有用于水和固体模体中高能电子辐射测量的平行板电离室，最为经典的是 Markus 电离室。Markus 具有平坦的能量响应，聚乙烯薄膜只有 0.03 mm，配有

0.87 mm 厚的丙烯酸保护层，可在固体模体或水中测量高能电子的辐射。另外，临床常用的还有灵敏体积为 0.015 cm^3、0.016 cm^3 和 0.03 cm^3 的针尖电离室等。

半导体探测器是以半导体材料为探测介质的辐射探测器，其工作原理与气体探测器类似，都是载流子在外电场作用下发生漂移运动而产生输出信号，气体探测器是利用离子对，而半导体探测器是利用电子-空穴对。与气体探测器相比，半导体探测器具有独特的优势：一是密度大，半导体是固体材料，密度比气体大得多，因此对射线的组织本领也比气体大得多，为探测器小型化提供了条件；二是平均电离能小，在半导体中产生一个电子-空穴对所需要的能量约为 3 eV，而在气体中产生一个离子对则需要 30 eV 左右的能量。这意味着入射粒子消耗同样多的能量，在半导体中可以产生更多的电子-空穴对，相应形成的脉冲幅度的涨落就小得多。这就是半导体探测器能量分辨率高的原因。

半导体探测器包括 PN 结型半导体探测器、锂漂移型半导体探测器、高纯锗半导体探测器等等。

临床应用中使用半导体探测器的电离室矩阵，被用于患者计划验证和放射治疗设备质控设备均整度、对称性等指标的检测。

临床上运用比较多的电离室二维矩阵使用的就是半导体探测器，它具有对点剂量和二维剂量分布实时在线测量的能力，能够快速测量加速器的照射野与光野的重合性、多叶光栅准直器（MLC）到位精度、照射野的均整度和对称性、楔形因子等。

（2）剂量扫描装置

剂量扫描装置是放射治疗设备质控检测和临床数据测量的重要工具，主要用于放射治疗计划系统（TPS）的临床数据采集和数据直接传输，放射治疗设备的均整度、对称性等指标的质量控制检测。剂量扫描装置一般由有机玻璃水箱、控制系统、移动定位装置、升降台、水车、笔记本电脑等组成。

在设备验收和临床数据测量中，使用电离室或者半导体扫描辐射野时需要用到水箱。水箱又分为二维水箱和三维水箱（图 8.6）两种，区别在于三维水箱可以扫描三个空间轴，输出的是三维模型；二维水箱只能扫描两个平面轴，输出的是二维图形。水箱的质量取决于探头的防水性和扫描运动精度，这可以从漏电流是否超限来判断。扫描装置运动精度，可以通过测量探头运动是否到位和限位是否准确来判断。

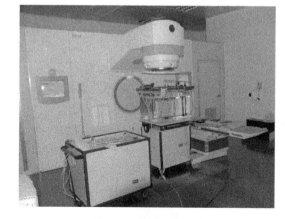

图 8.6　常用三维水箱

常用的水箱有 PTW 公司生产的 BEAMSCAN 系列全自动大三维扫描水箱、MP 系列小三维扫描水箱，IBA 公司生产的 Blue phantom 系列扫描水箱等，这些主流的水箱都有很高的精度和自适应扫描优化系统，能够快速实现水平调整和高分辨率扫描。

(3) 等中心射野测量仪

目前，临床上用来开展放射治疗的医用加速器绝大部分配有等中心旋转的医用加速器，确定等中心的位置是否存在偏差是关系到治疗计划实施效果的基本问题。等中心射野测量仪就是用来检测机械等中心的一款设备，它可以用于固体激光定位灯的校准、加速器机头和治疗床旋转角度的校准、光野和光栅读数的校准、机头和治疗床的机械等中心校准、不同距离测距的校准、不同大机架角度射野和光野的重合性校准。该设备配上慢感光胶片后，可以用于射野等中心的校准、光射野一致性的校准等。

(4) 光射野一致性检测板

光野是指 X 射线摄影机机头模拟灯光在入射面界定的区域。而射野是指 X 射线束在入射面的投影，准确地讲，是射束中心区域剂量最大强度 50% 所界定的区域。在放射治疗临床中，由于射野是无法通过目视确定的，通常都是通过可见光来模拟射野。近年来出现了由铅门和 MLC 组合形成射野而无光野指示的设备。无论什么类型的设备，都需要确定射野和光野的一致性，由此来保证放射治疗的质量。光射野一致性检测板主要是用于验证光野与照射野的重合程度，即光野相对于射野中心或边界的偏移程度，这对于临床有非常重要的意义。

(5) 一维剂量水箱

医用加速器在绝对计量校准测量时，需要用到水模体。目前国内各医院所使用的均为一维剂量水箱，早期基本都是使用英国 NE2545 型一维水箱。其几何尺寸为 30 cm（长）×30 cm（宽）×31 cm（高），水箱材质为有机玻璃板。在相对的两个侧面上各有两组显示水模测量深度的刻度线，以水箱中间指型电离室插孔的几何中心为 0 刻度线，线间隔 1 cm。后来出现了测量深度的定位精度为毫米级的一维水箱，还有根据射线性质不同，增加电离室有效测量点的刻度线标志。之后又出现一款换代产品，整个水箱壁上未标有任何刻度线，测量时将水箱、电离室探头与射束轴用治疗室激光定位后，通过电动马达使探头精准达到水中的测量位置，马达的最高精度可达 0.01 mm。

(6) 固体水模

建成区内的电离测量，使用固体水模会比较方便，一般将其做成规格为 30 cm×30 cm×5 mm 的片状方块，厚度有 1 cm、2 cm 等不同规格。使用固体水模进行吸收剂量校准或测量时，应有一个可以插入 Farmer 型电离室的测量小孔，孔中心距离表面 1 cm，还应有一个配有平行板电离室的插入槽，使平行板电离室的入射窗位于层板的表面位置，这样做是为了测量时平行板电离室与辐射束之间不存在其他材料。这些模体也常常被用于日常的质量控制检测。运用固体水模进行吸收剂量校准时，要注意使用不同的固体水模作为介质，它与水模体是有差别的，一定要进行修正，修正因子可以通过多次实地测量得出。

(7) 放射剂量胶片

放射剂量胶片在放射治疗质量控制检测中的使用已经有很长的历史了，并且被证实应用于质量控制和电子束测量中是非常合适的。然而，放射剂量胶片的组成与人体组织相差悬殊，这使得其难以用于光子束的剂量测定。临床上其与胶片扫描仪、放射治疗胶片分析软件配合使用，多用于放射治疗剂量分布的验证检测中。

当辐射作用使放射剂量胶片表层的溴化银颗粒发生电离时，胶片上会形成潜影，这直接改变了胶片颜色而产生光学密度以响应电离辐射，这种潜影只能向可见光方向转变，并对可见光不灵敏。通常用光学密度来表示剂量的大小，而光学密度是可以用光密度计测量的。临床常用的胶片品牌有柯达、富士等，胶片具有较好的二维空间分辨率和很好的高密度响应，可以提供一次照射中我们感兴趣的辐射空间分布信息或由于插入介质使辐射减弱的信息。但是胶片的有效剂量范围是有限的，对于低能光子线，胶片响应对能量的依赖明显，受其他情况的因素影响很大，所以很难做定性的剂量测量。理想情况下，剂量与光学密度的关系是线性的，但也有例外，一些感光剂的剂量和光学密度的关系是线性的，另外一些是非线性的。故每一张胶片在用于剂量测量之前，都必须先建立剂量-光学密度曲线，也称为灵敏度曲线。胶片剂量仪是由计算机、胶片扫描仪、胶片分析软件等组成的。

8.2.4 医用加速器检测指标及方法

医用加速器的质量控制主要是测量实际性能指标、比较测量结果与标准要求，并在发现测量结果与标准要求偏离时采取行动使之保持或恢复到与标准一致。

8.2.4.1 检测项目及技术要求

按照 WS 674—2020《医用电子直线加速器质量控制检测规范》的要求，在验收检测、状态检测和稳定性检测中，医用加速器需要开展的质量控制检测项目及技术要求见表 8.1。

表 8.1 医用加速器的质量控制检测项目与技术要求

序号	检测项目		技术要求	验收检测	状态检测	稳定性检测
1	剂量偏差		≤3%	应检	应检	应检
2	重复性		≤0.5%	应检	应检	应检
3	线性	剂量	≤2%	应检	应检	推荐
		剂量率	≤2%	应检	—	推荐
4	随设备角度位置的变化（剂量）		≤3%	—	—	推荐
5	随机架旋转的变化（剂量）	X射线	≤3%	—	—	推荐
		电子	≤2%	—	—	推荐
6	日稳定性（剂量）		≤2%	应检	—	应检
7	X射线深度吸收剂量特性		≤3%或≤3 mm	应检	—	应检
8	电子线深度吸收剂量特性		≤3%或≤3 mm	应检	—	应检

续表

序号	检测项目		技术要求	验收检测	状态检测	稳定性检测
9	X射线方形照射野的均整度	5 cm×5 cm～30 cm×30 cm	≤106%	应检	应检	应检
		大于 30 cm×30 cm	≤110%	应检	应检	应检
10	X射线方形照射野的对称性		≤103%	应检	—	应检
11	电子线照射野的均整度	沿两主轴方向上80%等剂量线	≤15 mm	应检	—	应检
		沿两主轴方向上90%等剂量线	≤10 mm	应检	—	应检
		两对角线上90%等剂量线	≤20 mm	应检	—	应检
12	电子线照射野的对称性		≤105%	应检	应检	应检
13	照射野的半影		应符合厂家给出值	推荐	—	推荐
14	照射野的数字指示（单元限束）	5 cm×5 cm～20 cm×20 cm	≤3 mm 或 ≤1.5%	应检	—	应检
		大于 20 cm×20 cm	≤5 mm 或 ≤1.5%	应检	—	应检
15	照射野的数字指示（多元限束）	10 cm×10 cm	≤3 mm	应检	—	应检
		最大照射野	≤5 mm 或 ≤1.5%	应检	—	应检
16	辐射束轴在患者入射表面上的位置指示		≤2 mm	应检	—	应检
17	辐射束轴相对于等中心点的偏移		≤2 mm	应检	—	应检
18	等中心的指示（激光灯）		≤2 mm	应检	—	应检
19	旋转运动标尺的零刻度位置	机架旋转轴	≤5°	应检	—	应检
		限束系统旋转轴	≤5°	应检	—	应检
		治疗床面纵向转动轴	≤5°	应检	—	应检
		治疗床面横向转动轴	≤5°	应检	—	应检
20	治疗床的运动精度	垂直	≤2 mm	应检	—	应检
		横向	≤2 mm	应检	—	应检
		前后	≤2 mm	应检	—	应检

续表

序号	检测项目		技术要求	验收检测	状态检测	稳定性检测
21	治疗床的刚度	纵向（高度的变化）	≤5 mm	应检	—	应检
		横向（侧向倾斜角度）	≤5°	应检		应检
		横向（高度的变化）	≤5 mm	应检		应检
22	治疗床的等中心旋转		≤2 mm	应检		应检

8.2.4.2 检测前的准备

根据现场检测的要求，应准备合适的检测仪器，检测仪器在离开实验室前必须进行检查，检查结果正常才能外出检测。运输途中采用坚固的仪器包装箱包装并避免剧烈震动。仪器在正式使用前、使用中和使用后均需要检查，以保证仪器始终处于正常的工作状态。

检测人员需经过培训，取得仪器的操作使用许可，要能熟练地使用仪器。检测人员须熟悉相关标准，能严格按照标准要求开展检测工作。

8.2.4.3 剂量偏差的检测方法

(1) 检测仪器

治疗水平剂量计、指型电离室、平行板电离室、三维剂量扫描水箱、一维剂量水箱（电离室水深不小于 20 cm）、TLD 剂量计。

(2) 检测步骤

将电离室通过电缆与治疗室外的剂量仪连接，加上高压，对电离室进行预热，稳定时间大约为 10 分钟，同时尽快向水箱中加入适量的水，水温与室温达到平衡后方可开始检测。本检测中不推荐使用固体水模，因为不同固体水模的材料密度有差异，厚度精度达不到要求，或相邻水模直接存在气泡或者凹陷等。

(3) 检测模体的准备

目前临床上使用的一维剂量水箱大多为英国 NE 2545/3A 或同类产品，它是以指型电离室的几何中心为 0 刻度线的，线间隔为 1 cm。在水模中的测量深度是通过目测水箱两侧的刻度线来确定的，目测时要求平视。由于水面和有机玻璃壁之间存在水的张力，水面的实际深度会有 1 mm～2 mm 的误差，即来自水的张力形成约 1.5 mm 高的一条亮线，而水面的实际高度应在这条亮线的下沿。正确的测量深度摆位方法应该是：调节水箱的水平，使之垂直于医用加速器机头。目测时，调整人眼的高度，使水箱一侧的刻度线与对侧相同高度的刻度线重合。此时人体的头部高度保持不变，眼睛平视，调整水面高度，使水面与有机玻璃壁产生的"亮线"的下沿和刻度线重合。

(4) 高能 X 射线吸收剂量测量的参考条件

高能 X 射线校准点吸收剂量测量的参考条件见表 8.2。

表 8.2　高能 X 射线水中吸收剂量测量参考条件

影响量	参考值或特性
模体物质	水
电离室类型	指型电离室
校准点深度 Z	对于 $\mathrm{TPR}_{10}^{20} \leqslant 0.7$，5 cm 对于 $\mathrm{TPR}_{10}^{20} > 0.7$，10 cm
电离室有效测量点	电离室中心轴上空腔体积中心向射线入射方向前移 $0.6R$，R 为指型电离室空腔内半径
电离室有效测量点在模体中的深度	$Z+0.6R$
源皮距（SSD）	常用治疗距离
辐射野大小	等中心处 10 cm×10 cm

(5) 高能 X 射线吸收剂量的计算

高能 X 射线在水模体中的吸收剂量计算与其射线质的大小密切相关。

① 在临床上，高能 X 射线射束质的确定有以下两种方法。

i. 剂量比（D_{20}/D_{10}）测量方法：源至水模体表面距离为 100 cm，模体表面的辐射野为 10 cm×10 cm，射线束轴与模体垂直。若用圆柱形电离室，电离室轴线与束轴垂直；若用平行板电离室，束轴垂直于平行板电离室的入射面。电离室的有效测量点沿束轴移动，分别测出水深为 10 cm 与 20 cm 处的吸收剂量 D_{10}、D_{20}，由此得出 D_{20}/D_{10} 的值。

ii. 组织模体比（TPR_{10}^{20}）测量方法：源至电离室有效测量点的距离（SCD）为 100 cm，过这点并与束轴垂直的平面上的射野为 10 cm×10 cm。在保持 SCD 不变的情况下，由电离室有效测量点上方的水深分别为 20 cm 和 10 cm，测量出相应的吸收剂量的比值，即 TPR_{10}^{20}。

D_{20}/D_{10} 与 TPR_{10}^{20} 之间的关系为：

$$\mathrm{TPR}_{10}^{20} = 2.189 - 1.308\,(D_{20}/D_{10}) + 0.249\,(D_{20}/D_{10})^2$$

在吸收剂量测量时，确定 X 射线辐射质必不可少，它的大小决定了水对空气的阻止本领比 $S_{w,air}$、扰动因子 P_u 以及测量的校准深度。

② 根据 TRS 277 报告，医用加速器产生的高能 X 射线在水中吸收剂量的计算分两步。

i. 电离室空气吸收剂量因子 N_D 的确定，其计算公式为：

$$N_D = N_k(1-g)k_{\mathrm{att}}k_{\mathrm{m}} \tag{8.1}$$

式中：N_k——电离室剂量仪空气比释动能校准因子；

g——$^{60}\mathrm{Co}$ 射线次级电子产生韧致辐射的能量份额；

k_{att}——仪器在 $^{60}\mathrm{Co}$ 射线束中校准时，电离室物质对光子减弱的校准因子；

k_{m}——仪器校准时，电离室物质的非空气等效性校正因子，通常在仪器出厂时，厂家会同时给出 k_{att}、k_{m} 的值，或者给出两者乘积，目前临床上广泛运用的

PTW 生产的 30013 型号电离室 $k_{\text{att}} \times k_{\text{m}}$ 为 0.975,NE 生产的 Farmer 型电离室 $k_{\text{att}} \times k_{\text{m}}$ 为 0.985。

ii. 在未受扰动的水模体中电离室测量有效点 P_{eff} 深度处吸收剂量 $D_{\text{w}}(P_{\text{eff}})$ 的确定,其公式为:

$$D_{\text{w}}(P_{\text{eff}}) = M N_{\text{D}} S_{\text{w,air}} P_{\text{u}} P_{\text{cel}} \tag{8.2}$$

式中:N_D——电离室空气吸收剂量因子;

M——经环境大气温度、气压等影响修正后的仪器读数;

$S_{\text{w,air}}$——水对空气阻止本领比,水模体中参考深度水对空气阻止本领比 $S_{\text{w,air}}$ 与光子束辐射质的关系见表 8.3;

P_{u}——扰动因子,校正电离室物质非水物质等效性,其结果如图 8.7 所示;

P_{cel}——电离室中心电极非空气等效性校正因子。

表 8.3 水模体中参考深度水对空气阻止本领比 $S_{\text{w,air}}$ 与光子束辐射质关系

辐射质		$S_{\text{w,air}}$	参考深度/cm
TPR_{10}^{20}	D_{20}/D_{10}		
0.50	0.44	1.135	5
0.53	0.47	1.134	5
0.56	0.49	1.132	5
0.59	0.52	1.130	5
0.62	0.54	1.127	5
0.65	0.56	1.123	5
0.68	0.58	1.119	5
0.70	0.60	1.116	5
0.72	0.61	1.111	10
0.74	0.63	1.105	10
0.76	0.65	1.099	10
0.78	0.66	1.090	10
0.80	0.68	1.080	10
0.82	0.69	1.069	10
0.84	0.71	1.059	10
^{137}Cs	—	1.136	5
^{60}Co	—	1.133	5

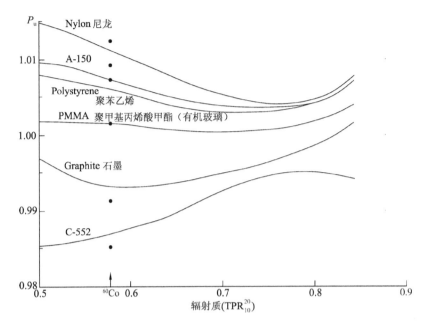

图 8.7 不同电离室壁材料，圆柱形电离室的扰动校正因子 P_u 与光子束辐射质的关系

剂量偏差按式（8.3）计算：

$$B = \frac{D_1 - D_0}{D_0} \times 100\% \tag{8.3}$$

式中：B——剂量偏差；

D_1——测量的吸收剂量值，单位为 Gy；

D_0——预置照射的吸收剂量，单位为 Gy。

（6）电子线参考点吸收剂量计算方法

电子线的吸收剂量计算方法与 X 射线大致相同，但其计算参数的确定与 X 射线有较大不同。

按照 TRS 277 报告建议，电子束在水模体表面的平均能力<5 MeV，用平行板电离室；5 MeV～10 MeV，用平行板电离室或圆柱形电离室；>10 MeV，用圆柱形电离室。

电子束校准点吸收剂量测量的参考条件见表 8.4。

表 8.4 高能电子束水中吸收剂量测量参考条件

影响量	参考值或特性
模体物质	对 $R_{50} \geq 4$ g/cm^2，水
	对 $R_{50} < 4$ g/cm^2，水或固体
电离室类型	对 $R_{50} \geq 4$ g/cm^2，圆柱形或平行板
	对 $R_{50} < 4$ g/cm^2，平行板
校准点深度 Z_{ref}	$0.6R_{50} - 0.1$ g/cm^2

续表

影响量	参考值或特性
电离室参考点	圆柱形电离室的几何中心
	平行板电离室入射窗的内表面中心
电离室参考点位置	对圆柱形电离室，$Z_{ref}+0.5r_{cyl}$
	对平行板电离室，Z_{ref}
SSD	100 cm
射野大小	10 cm×10 cm

电子束绝对剂量校准时，首先需要确定电子束辐射质（E_0、E_Z）。电子束在水模表面的平均能量 E_0 和在水模中校准点的平均能量 E_Z 与计算吸收剂量的参数 $S_{w,air}$、P_u 有关。

确定电子束在水模表面的平均能量首先要在源皮距为 100 cm 的宽束条件下由实测的吸收剂量或电离量的半值深度值（分别以 R_{50}^D 和 R_{50}^I 表示），与表 8.5 给出的相应值确定。

表 8.5　R_{50}^D、R_{50}^I 和 E_0 的关系（SSD=100 cm，宽束）

E_0/MeV	4	5	6	7	8	9	10	12	14	16	18	20	22	25
R_{50}^D/cm	1.6	2.1	2.5	3.0	3.4	3.8	4.3	5.1	6.0	6.8	7.8	8.6	9.4	10.7
R_{50}^I/cm	1.6	2.1	2.5	3.0	3.4	3.8	4.3	5.1	5.9	6.7	7.6	8.4	9.2	10.4

R_{50}^D、R_{50}^I 和 R_p（电子射程）的测量要求：辐射束轴与水模表面垂直，电离室有效测量点沿电子束轴移动，当 $E_0 \leqslant 15$ MeV 时，水模表面光野不小于 12 cm×12 cm；当 $E_0 > 15$ MeV 时，水模表面光野不小于 15 cm×15 cm。电子射程 R_p 即电子束水中深度剂量曲线剂量跌落最陡处的切线与韧致辐射外推直线交点的深度（cm）。首先确定校准深度 Z 与 R_p 的比值（Z/R_p），然后根据 E_0 和 Z/R_p，及在资料附录中高能电子束水中 Z 处平均能量 E_Z 与表面平均能量 E_0 的关系，使用内插法计算出 E_0 与 E_Z 的具体比例关系，进而再根据上表确定的 E_0，计算出 E_Z。

根据 E_0、校准深度 Z 及 R_p（详见表 8.6），使用内插法计算出 $S_{w,air}$ 的具体数值，而 P_u 值是通过计算出来的校准深度处的平均能量 E_Z 与所用的电离室的内径的大小，由表 8.7 计算得到的；P_{cel} 是根据使用的电离室的铝材料的中心收集电极半径（mm）的大小来决定的，详见表 8.8。

表 8.6　高能电子束水中 Z 处平均能量 E_Z 与表面平均能量 E_0 的关系

E	4	—	6	—	8	—	10	11	12	13	14	15	16	17	18
R	2.020	—	3.020	—	4.020	—	5.020	—	5.910	—	6.900	—	7.890	—	8.880
0.6	1.080	1.062	1.043	1.032	1.021	1.013	1.005	0.999	0.993	0.988	0.983	0.979	0.974	0.971	0.967
0.7	1.085	1.066	1.047	1.035	1.024	1.015	1.007	1.001	0.995	0.989	0.984	0.980	0.975	0.971	0.967

续表

E	4	—	6	—	8	9	10	11	12	13	14	15	16	17	18
0.8	1.090	1.070	1.050	1.038	1.026	1.018	1.009	1.003	0.996	0.991	0.985	0.981	0.976	0.972	0.967
0.9	1.095	1.074	1.054	1.041	1.029	1.020	1.011	1.004	0.998	0.992	0.987	0.982	0.978	1.972	0.969
1	1.099	1.079	1.058	1.045	1.031	1.022	1.013	1.006	0.999	0.994	0.988	0.984	0.979	0.975	0.971
1.1	1.104	1.083	1.062	1.048	1.034	1.025	1.015	1.008	1.001	0.995	0.990	0.985	0.980	0.976	0.972
1.2	1.108	1.087	1.066	1.052	1.037	1.027	1.017	1.010	1.002	0.997	0.991	0.986	0.981	0.977	0.973
1.3	1.113	1.092	1.071	1.056	1.041	1.030	1.020	1.012	1.004	0.998	0.993	0.988	0.983	0.979	0.976
1.4	1.117	1.096	1.075	1.060	1.044	1.033	1.022	1.014	1.006	1.000	0.994	0.989	0.984	0.981	0.978
1.5	1.121	1.100	1.080	1.063	1.047	1.036	1.025	1.016	1.008	1.002	0.996	0.991	0.986	0.983	0.980
1.6	1.124	1.104	1.084	1.067	1.050	1.039	1.027	1.019	1.010	1.004	0.997	0.992	0.987	0.984	0.981
1.7	1.127	1.108	1.089	1.071	1.054	1.042	1.030	1.021	1.012	1.006	0.999	0.994	0.989	0.988	0.987
1.8	1.130	1.112	1.093	1.075	1.057	1.045	1.032	1.023	1.014	1.008	1.001	0.996	0.990	0.992	0.993
1.9	1.132	1.114	1.097	1.079	1.061	1.048	1.034	1.025	1.016	1.009	1.003	0.997	0.992	0.992	0.992
2	1.133	1.117	1.101	1.083	1.065	1.051	1.036	1.027	1.018	1.011	1.004	0.999	0.993	0.992	0.990
2.1	—	—	1.105	1.087	1.069	1.054	1.039	1.030	1.020	1.013	1.006	1.000	0.994	0.993	0.991
2.2	—	—	1.109	1.090	1.072	1.058	1.043	1.033	1.023	1.015	1.008	1.002	0.996	0.994	0.993
2.3	—	—	1.112	1.094	1.076	1.061	1.046	1.036	1.025	1.017	1.009	1.003	0.997	0.996	0.994
2.4	—	—	1.116	1.098	1.079	1.065	1.050	1.039	1.028	1.019	1.011	1.005	0.999	0.997	0.996
2.5	—	—	1.120	1.102	1.083	1.068	1.053	1.042	1.030	1.022	1.013	1.007	1.000	0.999	0.997
2.6	—	—	1.122	1.104	1.087	1.072	1.056	1.044	1.032	1.024	1.015	1.008	1.002	1.000	0.998
2.7	—	—	1.124	1.107	1.091	1.075	1.059	1.047	1.035	1.026	1.017	1.010	1.003	1.002	1.000
2.8	—	—	1.125	1.110	1.094	1.079	1.063	1.050	1.037	1.028	1.019	1.012	1.005	1.003	1.001
2.9	—	—	1.127	1.113	1.098	1.082	1.066	1.053	1.040	1.030	1.021	1.014	1.006	1.005	1.003
3	—	—	1.129	1.116	1.102	1.086	1.069	1.056	1.042	1.033	1.023	1.016	1.008	1.006	1.004
3.1	—	—	—	—	1.105	1.099	1.092	1.069	1.045	1.035	1.025	1.018	1.010	1.008	1.006
3.2	—	—	—	—	1.108	1.112	1.115	1.082	1.048	1.038	1.027	1.020	1.012	1.009	1.007
3.3	—	—	—	—	1.112	1.125	1.139	1.095	1.050	1.040	1.030	1.022	1.013	1.011	1.009
3.4	—	—	—	—	1.115	1.138	1.162	1.108	1.053	1.043	1.032	1.024	1.015	1.013	1.010
3.5	—	—	—	—	1.118	1.152	1.185	1.121	1.056	1.045	1.034	1.026	1.017	1.015	1.012
3.6	—	—	—	—	1.120	1.144	1.168	1.114	1.059	1.048	1.036	1.028	1.019	1.016	1.014
3.7	—	—	—	—	1.121	1.136	1.151	1.107	1.062	1.050	1.039	1.030	1.021	1.018	1.016
3.8	—	—	—	—	1.123	1.129	1.135	1.100	1.065	1.053	1.041	1.032	1.023	1.020	1.017
3.9	—	—	—	—	1.124	1.121	1.118	1.093	1.068	1.056	1.044	1.034	1.025	1.022	1.019
4	—	—	—	—	1.126	1.114	1.101	1.086	1.071	1.059	1.046	1.037	1.027	1.024	1.021

表 8.7　电子束测量中圆柱形电离室的扰动修正因子 P_u

E_z/MeV	$r=1.5$ mm	$r=2.5$ mm	$r=3.15$ mm	$r=3.5$ mm
4	0.981	0.967	0.959	0.955
6	0.984	0.974	0.967	0.963
8	0.988	0.980	0.974	0.971

续表

E_Z/MeV	$r=1.5$ mm	$r=2.5$ mm	$r=3.15$ mm	$r=3.5$ mm
10	0.991	0.984	0.985	0.978
12	0.993	0.988	0.990	0.984
15	0.995	0.992	0.990	0.989
20	0.997	0.995	0.994	0.994

注：$r=3.15$ mm 值为 $r=2.5$ mm 与 $r=3.5$ mm 的内插值。

表 8.8 铝收集极电离室的 P_{cel}

收集极半径/mm	电子束	钴-60 γ 射线和 X 射线 $(h\nu)_{max} \leqslant 25$ MeV	X 射线 $(h\nu)_{max} > 25$ MeV
0.5	1.008	1.000	1.004
1.0	1.015	1.000	1.008
1.5	1.020	1.000	1.010
2.5	1.023	1.000	1.016

关于电子束在水模中的校准深度，根据其能量可分别选择在 1 cm、2 cm、3 cm（表 8.9），笔者认为选择电子束在水模中的最大剂量点来进行校准是最优选择。尤其对于较高能量，随着能量的增高，电子束百分深度剂量（PDD）曲线的坪区变宽，测量深度定位误差所带来的校准的影响就会变得很小。另外，在测量时要注意电离室的有效测量点问题，应该向射线的入射方向移动 $0.5r$。

表 8.9 电子束校准深度

电子束在模体表面平均能量 E_0/MeV	校准深度
$E_0 < 5$	最大剂量深度
$5 \leqslant E_0 < 10$	最大剂量深度或水下 1.0 cm
$10 \leqslant E_0 < 20$	最大剂量深度或水下 2.0 cm
$E_0 \geqslant 20$	最大剂量深度或水下 3.0 cm

注：取其中较大者。

通常加速器的刻度是在标准条件下进行的，即 SSD=100 cm，射野为 10 cm×10 cm 的水模内射束中心轴上最大剂量点的输出量被刻度成 1 MU=1 cGy，这时电离室的有效测量点应被置于水模内射束中心轴上的校准点，具体由物理师和设备维修人员负责调节加速器上剂量监测系统的有关阈值电位器，使加速器给出 1 MU 的输出量时，精确等于通过国家标准剂量实验室校准过的剂量计在上述标准条件下测算的结果 1 cGy。

(7) 治疗水平剂量仪和指型电离室的影响因素及其修正因子的确定方法

① 温度、气压修正。

用非密封电离室（电离室空腔内气体与外界空气连通）测量时，应对测量读数进行温度气压修正，其修正因子为：

$$k_{TP} = \frac{P_0 (273.2+T)}{P (273.2+T_0)} \tag{8.4}$$

式中：T 和 P——检测时的温度（以 ℃ 为单位）和气压（以 kPa 为单位）；

T_0 和 P_0——检测时的温度（以 ℃ 为单位）和气压（以 kPa 为单位）。

② 电离室的离子复合修正。

电离辐射在电离室空腔内气体中产生的电离，可能因复合效应而损失，因此要对这种效应进行修正。使用双压法测量修正因子 k_s，测量时电离室的极化电压分别取 V_1 和 V_2，V_1 是正常工作极化电压，V_2 是较低电压，V_1/V_2 值等于或大于 3。用相同辐射场照射电离室，测量的相应读数为 M_1 和 M_2。

i. 对于脉冲或脉冲扫描辐射。

$$k_s = a_0 + a_1 \left(\frac{M_1}{M_2}\right) + a_2 \left(\frac{M_1}{M_2}\right)^2 \tag{8.5}$$

式中：a_0、a_1、a_2 为常数，其数值见表 8.10，对脉冲辐射和脉冲扫描辐射，作为 V_1/V_2 函数关系的二次方程式拟合系数。

表 8.10 拟合系数表

V_1/V_2	脉冲辐射			脉冲扫描辐射		
	a_0	a_1	a_2	a_0	a_1	a_2
2.0	2.337	−3.636	2.299	4.711	−8.242	4.533
2.5	1.474	−1.587	1.114	2.719	−3.977	2.261
3.0	1.198	−0.875	0.677	2.001	−2.402	1.404
3.5	1.080	−0.542	0.463	1.665	−1.647	0.984
4.0	1.022	−0.363	0.341	1.468	−1.200	0.734
5.0	0.975	−0.188	0.214	1.279	−0.750	0.474

ii. 对于连续辐射（如 ^{60}Co）。

$$k_s = \frac{\left(\frac{V_1}{V_2}\right)^2 - 1}{\left(\frac{V_1}{V_2}\right)^2 - \left(\frac{M_1}{M_2}\right)} \tag{8.6}$$

式中：V_1——正常工作极化电压；

V_2——较低电压；

M_1 和 M_2——响应读数。

③ 极性效应修正。

对于高能光子辐射，圆柱形电离室的极性效应可以忽略，不必修正。但是对用于深部治疗 X 射线和电子束测量的平行板电离室，应该进行极性效应修正，修正因子 k_{pol} 用式（8.7）计算：

$$k_{\mathrm{pol}} = \frac{|M_+| + |M_-|}{2M} \tag{8.7}$$

式中：M_+ 和 M_-——电离室取正常工作正、负极性电压时的读数；

M——电离室在通常使用的极性电压时的读数。

④ 湿度修正。

如果剂量仪校准因子是指相对湿度 50%，而在相对湿度范围 20%～70% 内使用校准因子，则不必对湿度进行修正。如果剂量仪校准因子是指干燥空气，而在相对湿度范围 20%～70% 内使用校准因子，则应该对湿度进行修正，对于 ^{60}Co 射线校准，修正因子取 0.997。

(8) 医用加速器剂量偏差的质量保证

医用加速器剂量偏差的质量保证主要分为两部分：一是治疗水平电离室和静电计的质保措施，二是安装在加速器机头里的监督剂量仪和射野以及射束质与输出量的质保措施。

① 治疗水平电离室和静电计在标准计量实验室的校准。

用于吸收剂量测量的电离室剂量计等仪器本身的运行可靠性应列在辐射剂量学常规质量保证程序的首位，放射治疗剂量检测所使用的电离室和静电计必须每年送到标准计量实验室进行检定，即在 ^{60}Co 射线条件下获得照射量校准因子 N_x 或空气比释动能校准因子 N_k。近年来，随着研究的深入，中国计量科学院等少数单位已经可以给出水中吸收剂量的校准因子 N_d。

一个检测检验技术服务机构，应配备至少两台以上的电离室剂量计，一台作为参考剂量计，另一台作为现场剂量计。参考剂量计必须定期与国家标准实验室的进行比对。参考剂量计只用来校对其他现场使用的剂量计。如果检测检验机构不具备条件，也建议在购买剂量计时至少买两个电离室，其中一个作为参考电离室，另一个作为测量电离室。现场剂量计为日常使用的剂量计，作为校准加速器剂量仪，用于剂量测量。

电离室和静电计每年一次或者大修后的校准不仅仅是为得到量值传递的因子，也是一种对电离室和静电计的长期稳定性的检测，实验室检定的结果一旦超出上一年度检测结果的±1%，实验室应通知用户在 8 个月后进行复检。几年后，根据实验室对该剂量计与电离室的检定结果进行分析，理想的剂量计与电离室，其检定结果应在允许的变化范围内，在正负之间有微小的波动，如果检定结果是同向的逐年递减或者递增，那么该剂量计和电离室就要送到厂家去检修，检修后应重新进行检定。

使用放射性检验源对电离室和静电计进行稳定性检验是确定放射治疗装置给出的肿瘤吸收剂量的重要质量保证，其结果也是衡量剂量特性的重要指标。目前，现场使用的剂量计在电子学线路上大多采用电容反馈的方式，这样必须对其长期稳定性进行跟踪检验，以确定其是否超过规定的误差范围。现场使用的剂量计年稳定性根据国际电工委员会的有关标准要求，要在±2%以内。为此，在剂量计使用过程中，需要用放射性检验源对剂量计进行稳定性监测。

用作剂量计稳定性监测的放射源一般为长半衰期的放射源，这种源在出厂时会给出相应的照射量率，该照射量率在短时间内相对稳定，长期则随时间变化，可按照源的衰减规律推算,加上对电离室的空气密度的修正,其测量值应随时与源的照射量率相一致。剂量监测是一个系统,其稳定性是指包含静电计、电离室以及连接线的整个系统的稳定性。剂量计送检过程中,要将整套装置一起送检。

须根据国家计量检定规程《医用电子加速器辐射源》JJG 589—2008 测量电离室的有关数据,如杆效应、极化效应、离子复合效应及电离室连同剂量计一起的稳定性等。另外,对其他辅助的仪表,如校正电离室室腔的空气密度所使用的温度计、气压计,应制定和执行相应的 QA 措施。

② 医用加速器监督剂量仪的质量保证措施。

医用加速器上安装的剂量监测系统可代替现场剂量计直接用于患者处方剂量的监测,其准确性与稳定性至关重要,这不仅需要在一台新的设备安装验收时,对其性能进行充分的检查和验收,更是医院日常质量控制的必检内容。对它的验证包括剂量仪读数的重复性、剂量仪积分剂量的线性、剂量仪剂量率的线性、剂量仪读数随机架角度的变化、射野形状对加速器剂量仪读数的影响、加速器剂量仪的稳定性、端效应检测等内容。

8.2.4.4 剂量学性能检测

(1) 重复性

重复性是用变异系数表示,对 X 辐射和电子辐射的所有标称能量和吸收剂量率,在同一照射条件下,计算出剂量监测计数与吸收剂量测量值之比的变异系数,以百分数表示。

检测仪器:治疗水平剂量计、指型电离室或平行板电离室、一维剂量水箱(电离室水深不小于 20 cm)。

检测条件:设置机架角度为 0°,限束系统为 0°,在正常治疗距离条件照射野大小为 10 cm×10 cm,典型放射治疗条件的吸收剂量率,分别对 X 射线和电子线,在临床常用标称能量挡等条件下,预置大约 2 Gy 的吸收剂量,一般进行连续 5 次照射,根据每次测量的 R_i 计算平均值和变异系数。重复性 S 由式(8.8)所给出的变异系数表示:

$$S = \frac{1}{\overline{R}} \sqrt{\sum_{i=1}^{n} \frac{(\overline{R} - R_i)^2}{n-1}} \times 100\% \tag{8.8}$$

式中:S——重复性,即由式(8.8)确定的变异系数;

$\overline{R}$——由式(8.9)确定的比值 R_i 的平均值;

R_i——第 i 次测量所得的剂量检测计数与吸收剂量测量值的比值;

n——测量次数。

$$\overline{R} = \frac{1}{n} \sum_{i=1}^{n} R_i \tag{8.9}$$

式中:$\overline{R}$——n 次测量的 R_i 的算术平均值;

n——测量次数;

R_i——第 i 次测量所得的剂量检测计数与吸收剂量测量值的比值。

(2) 线性

对 X 辐射和电子辐射的每挡标称能量,在正常治疗距离处的吸收剂量和吸收剂量率范围内,对所有的治疗模式(包括吸收剂量的高值和低值),剂量监测计数和吸收剂量应为线性关系,通过拟合线性曲线,计算出吸收剂量的测量值和剂量监测计数与线性因子乘积之间的最大偏差,用百分数表示。

检测仪器:治疗水平剂量计、指型电离室、平行板电离室、一维剂量水箱(电离室水深不小于 20 cm)。

检测条件:设置机架角度为 0°,限束系统为 0°,在正常治疗距离条件照射野大小为 10 cm×10 cm,吸收剂量率为在最大吸收剂量率的 20% 至最大吸收剂量率间选择 4 挡,分别对 X 射线和电子线,在临床常用标称能量挡等条件下,在标称吸收剂量范围内,以近似相等的间隔选取 i 个不同吸收剂量预置值;在常用剂量率挡,如果吸收剂量率是连续可调的,则在从 20% 到最大吸收剂量率的范围内取 j 个不同的吸收剂量率值,在不同吸收剂量率下进行 5 次照射并测量,一般情况下,第 i 个吸收剂量预置值和第 j 个吸收剂量率条件下测量的吸收剂量平均值按式(8.10)计算:

$$\overline{D}_{ij} = \frac{1}{5}\sum_{i=1}^{5} D_{ijn} \tag{8.10}$$

式中:$\overline{D}_{ij}$——第 i 个吸收剂量预置值和第 j 个吸收剂量率条件下吸收剂量测量的平均值,单位为 Gy;

D_{ijn}——第 i 个吸收剂量预置值和第 j 个吸收剂量率条件下第 n 次吸收剂量测量的结果,单位为 Gy。

对第 i 个吸收剂量预置值,4 个吸收剂量率条件下的吸收剂量测量平均值按式(8.11)计算:

$$\overline{D}_i = \frac{1}{4}\sum_{j=1}^{4} D_{ij} \tag{8.11}$$

式中:$\overline{D}_i$——在第 i 个吸收剂量预置值下的吸收剂量测量平均值,单位为 Gy;

D_{ij}——第 i 个吸收剂量预置值和第 j 个吸收剂量率下吸收剂量测量结果,单位为 Gy。

基于 5 个 D_i 数据,用最小二乘拟合法求出如式(8.12)的线性关系式:

$$D_c = SU + b \tag{8.12}$$

式中:D_c——用最小二乘法求出的吸收剂量计算值,单位为 Gy;

S——线性因子;

U——剂量检测值,单位为 Gy;

b——直线与纵坐标轴的截距,单位为 Gy。

比较测量平均值 $\overline{D}_i$ 与用最小二乘拟合法计算值 D_c 的偏差,用百分数表示。其最大线性偏差用式(8.13)计算:

$$L = \frac{(\overline{D}_i - D_c)_{\max}}{U_i} \times 100\% \tag{8.13}$$

式中:L——线性,即由式(8.13)确定的最大线性偏差;

$\overline{D}_i$——在第 i 个吸收剂量预置值下的吸收剂量测量平均值,单位为 Gy;

D_c——用最小二乘法求出的吸收剂量计算值,单位为 Gy;

U_i——在第 i 个吸收剂量预置值下的吸收剂量检测值,单位为 Gy。

对于某一剂量率挡,设置机架角度为 0°,在正常治疗距离条件照射野大小为 10 cm×10 cm,分别对 X 射线和电子线,在临床常用标称能量挡等条件下,在标称吸收剂量范围内,以近似相等的间隔选取 i 个不同吸收剂量预置值,进行 5 次辐照并测量。一般情况下,第 i 个吸收剂量预置值测量的吸收剂量平均值按式(8.14)计算:

$$\overline{D_i} = \frac{1}{5}\sum_{n=1}^{5} D_{in} \tag{8.14}$$

式中:$\overline{D_i}$——在第 i 个吸收剂量预置值下的吸收剂量测量平均值,单位为 Gy;

D_{in}——第 i 个吸收剂量预置值下的第 n 个吸收剂量测量结果,单位为 Gy。

基于 5 个 D_i 数据,用最小二乘拟合法求出如式(8.15)的线性关系式:

$$D_c = SU + b \tag{8.15}$$

式中:D_c——用最小二乘法求出的吸收剂量计算值,单位为 Gy;

S——线性因子;

U——剂量检测值,单位为 Gy;

b——直线与纵坐标轴的截距,单位为 Gy。

比较测量平均值 $\overline{D_i}$ 与用最小二乘拟合法计算值 D_c 的偏差,用百分数表示。其最大线性偏差按式(8.16)计算:

$$L = \frac{(\overline{D_i} - D_c)_{\max}}{U_i} \times 100\% \tag{8.16}$$

式中:L——线性,即由式(8.16)确定的最大线性偏差;

$\overline{D_i}$——在第 i 个吸收剂量预置值下的吸收剂量测量平均值,单位为 Gy;

D_c——用最小二乘法求出的吸收剂量计算值,单位为 Gy;

U_i——在第 i 个吸收剂量预置值下的吸收剂量检测值,单位为 Gy。

对于某一(固定)剂量率挡,设置机架角度为 0°,限束系统为 0°,在正常治疗距离条件照射野大小为 10 cm×10 cm,分别对 X 射线和电子线,在临床常用标称能量挡等条件下,在常用剂量率挡,如果吸收剂量率是连续可调的,则在从 20% 到最大吸收剂量率的范围内取 j 个不同吸收剂量率值,在不同吸收剂量率下进行 5 次照射并测量,一般情况下,第 j 个吸收剂量率条件下测量的吸收剂量率平均值按式(8.17)计算:

$$\overline{\dot{D}_j} = \frac{1}{5}\sum_{n=1}^{5} \dot{D}_{jn} \tag{8.17}$$

式中:$\overline{\dot{D}_j}$——在第 j 个吸收剂量率预置值下的吸收剂量率测量平均值,单位为 Gy/min;

$\dot{D}_{jn}$——第 j 个吸收剂量率预置值下的第 n 个吸收剂量率测量结果,单位为 Gy/min。

基于 5 个数据,用最小二乘拟合法求出如式(8.18)的线性关系式:

$$\dot{D}_c = S\dot{U} + b \tag{8.18}$$

式中:$\dot{D}_c$——用最小二乘法求出的吸收剂量率计算值,单位为 Gy/min;

S——线性因子；

$\dot{U}$——剂量率监测值，单位为 Gy/min；

b——直线与纵坐标轴的截距，单位为 Gy/min。

比较测量平均值与用最小二乘拟合法计算值的偏差，用百分数表示。其最大线性偏差用式（8.19）表示：

$$L_{DR} = \frac{(\overline{\dot{D}_j} - \dot{D}_c)_{max}}{\dot{U}_j} \times 100\% \tag{8.19}$$

式中：L_{DR}——剂量线性，即由式（8.19）确定的最大线性偏差；

$\overline{\dot{D}_j}$——在第 j 个吸收剂量率预置值下的吸收剂量率测量平均值，单位为 Gy/min；

$\dot{D}_c$——用最小二乘法求出的吸收剂量率计算值，单位为 Gy/min；

$\dot{U}_j$——在第 j 个吸收剂量率预置值下的吸收剂量率监测值，单位为 Gy/min。

(3) 随设备角度位置的变化

设置机架角度分别为 0°、180° 和 270°，限束系统为 0°，在正常治疗距离条件照射野大小为 10 cm×10 cm，典型放射治疗条件的吸收剂量率，分别对 X 射线和电子线，在临床常用标称能量挡等条件下，以 2 Gy 的吸收剂量照射，进行 3 次测量，确定其中最大值 D_{max} 和最小值 D_{min}，并求其平均值 $\overline{D}$，按照式（8.20）计算变异系数：

$$D_A = \frac{D_{max} - D_{min}}{\overline{D}} \times 100\% \tag{8.20}$$

式中：D_A——随设备角度位置的变化，即由式（8.20）确定的变异系数；

D_{max}——吸收剂量测量最大值，单位为 Gy；

D_{min}——吸收剂量测量最小值，单位为 Gy；

$\overline{D}$——吸收剂量测量平均值，单位为 Gy。

(4) 随机架旋转的变化

检测仪器：治疗水平剂量计、指型电离室、平行板电离室、一维剂量水箱（电离室水深不小于 20 cm）。

检测条件：设置机架角度分别为 0°~90° 和 90°~180°，限束系统为 0°，在正常治疗距离条件照射野大小为 10 cm×10 cm，典型放射治疗条件的吸收剂量率，分别对 X 射线和电子线，在临床常用标称能量挡等条件下，在机架旋转的整个范围内，选择 4 个不同的 45° 扇区，对每个扇区进行 3 次测量，确定其中最大值 D_{max} 和最小值 D_{min}，并求其平均值 $\overline{D}$，按式（8.20）计算。

(5) 日稳定性

检测仪器：治疗水平剂量计、指型电离室、平行板电离室、一维剂量水箱（电离室水深不小于 20 cm）。

检测条件：设置机架角度为 0°，限束系统为 0°，在正常治疗距离条件照射野大小为

10 cm×10 cm，典型放射治疗条件的吸收剂量率，使用 X 射线，在临床常用标称能量挡等条件下，按以下检测程序进行检测。每次以不低于 2 Gy 的吸收剂量照射后，按常规间停时间进行间停后再进行下次照射，按此方法至少照射 10 次以上；当设备进入准备状态后，以大约 2 Gy 的吸收剂量辐照 3 次，测得 3 个 D 值，计算出平均值；在即将结束时再次以大约 2 Gy 的吸收剂量辐照 3 次，测量并计算得到其平均值。两次检测的时间间隔，应不小于 4 h。按照式（8.21）计算：

$$R = \frac{(\overline{D_1} - \overline{D_2})}{\overline{D_1}} \times 100\% \tag{8.21}$$

式中：R——日稳定性；

D_1——设备进入准备状态后吸收剂量测量平均值，单位为 Gy；

D_2——设备即将结束时吸收剂量测量平均值，单位为 Gy。

(6) 深度吸收剂量特性

① X 射线。

检测仪器：三维剂量扫描水箱。

检测条件：设置机架角度为 0°或 90°，限束系统为 0°，在正常治疗距离条件照射野大小为 10 cm×10 cm，典型放射治疗条件的吸收剂量率，在临床常用标称能量挡等条件下，对于等中心设备，等中心点位于标准检测深度处；对于非等中心设备，体模表面置于正常治疗距离处。用辐射探测器测量沿辐射束轴方向上的随深度变化的相对剂量值，并转换成吸收剂量对深度的函数。

X 辐射的深部剂量特性可以用最大剂量深度（以 cm 为单位）表示，也可以用穿透性（以 cm 为单位）来表示，还可以用品质指数来表示。

② 电子线。

检测仪器：三维剂量扫描水箱。

检测条件：设置机架角度为 0°或 90°，限束系统为 0°，在正常治疗距离条件照射野大小为 10 cm×10 cm，典型放射治疗条件的吸收剂量率，在临床常用标称能量挡等条件下，将体模表面置于正常治疗距离处，用辐射探测器沿辐射束轴方向逐点测量剂量值，并转换成吸收剂量对深度的函数。

电子辐射的深部剂量特性可以用最大剂量深度（以 cm 为单位，并应不小于 0.1 cm)表示，也可以用实际射程、穿透性（以 cm 为单位）来表示，还可以用实际射程和 80% 最大吸收剂量深度的比值来表示，对于标称能量大于 20 MeV 的医用电子加速器，该比值不应大于 1.6。

(7) 照射野的均整度和对称性

均整度是在标准试验条件下，在吸收剂量率的全部范围内，对应每一标称能量、辐射野内最大吸收剂量点与辐射均整区域（图 8.8）内最小吸收剂量点的吸收剂量的比值，它是量度某一规定照射距离处照射野内各点吸收剂量率是否均匀的性能指标。

对称性是在标准试验条件下，均整区域内对称于辐射束轴的任意两点的吸收剂量的比值。

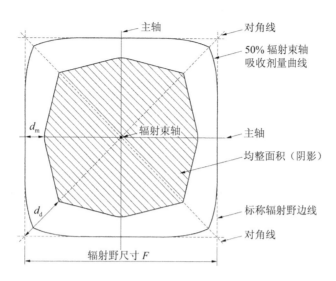

图 8.8 辐射野内的均整面积阴影区域

① X 射线。

检测仪器：三维剂量扫描水箱或三维射束剂量分布测量系统。

检测条件：设置机架角度为 0°，限束系统为 0°，在正常治疗距离条件照射野大小分别为 10 cm×10 cm 和临床常用照射野，典型放射治疗条件的吸收剂量率，分别在最大和最小标称能量挡等条件下，将辐射探测器置于体模内的标准检测深度 10 cm 上（能量小于 6 MeV 时可在 5 cm 上），并位于正常治疗距离处，沿照射野的两条主轴线方向连续或逐点测量（图 8.9）。

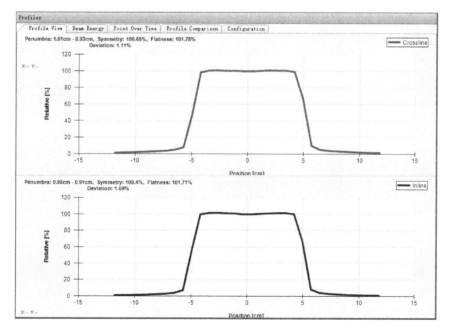

图 8.9 均整度和对称性等指标检测结果

根据相对剂量的分布曲线分别按照式（8.22）和式（8.23）计算出每组检测条件下的均整度和对称性：

$$均整度 = \frac{D_{\max}}{D_{\min}} \times 100\% \tag{8.22}$$

式中：$D_{\max}$——吸收剂量测量最大值，单位为 Gy；

$D_{\min}$——吸收剂量测量最小值，单位为 Gy。

$$对称性 = \left(\frac{D_{(x)}}{D_{(-x)}}\right)_{\max} \times 100\% \tag{8.23}$$

式中：$D_{(x)}$——距中心距离为 x mm 处的吸收剂量，单位为 Gy；

$D_{(-x)}$——距中心距离为 $-x$ mm 处的吸收剂量，单位为 Gy。

② 电子线。

检测仪器：三维剂量扫描水箱或三维射束剂量分布测量系统。

检测条件：设置机架角度为 0°或 90°，限束系统为 0°，在正常治疗距离条件照射野大小分别为 10 cm×10 cm 和临床常用照射野，典型放射治疗条件的吸收剂量率，分别在最大和最小标称能量挡等条件下，使用辐射探测器和体模，在标准检测深度为 10 cm×10 cm 照射野时所规定的穿透性值的一半处和基准检测深度处沿照射野的两条主轴和对角线方向连续或逐点检测。根据相对剂量的分布曲线，参照图 8.10 的方法计算给出的 A 或 B 或 C 的值（均整度），按照式（8.23）计算出每组检测条件下的对称性。

（8）照射野的半影

照射野的半影是指在标准测试深度处两主轴上 80%吸收剂量点与 20%吸收剂量点之间的距离，80%和 20%是相对于标准测试深度处辐射束轴上的吸收剂量而言的。

检测仪器：三维剂量扫描水箱或三维射束剂量分布测量系统。

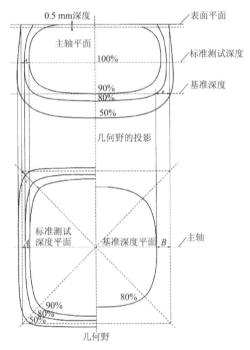

C 规定在对角线上。若辐射野不是方形的，则对角线不能被视为角平分线。

图 8.10 电子线照射野均整度的说明

检测条件：设置机架角度为 0°，限束系统为 0°，在正常治疗距离条件照射野大小分别为 10 cm×10 cm 和最大照射野，典型放射治疗条件的吸收剂量率，分别对 X 射线和电子线，分别在最大和最小标称能量挡等条件下，基于三维剂量扫描水箱测得的吸收剂量分布曲线，在标准检测深度上测出辐射束轴处吸收剂量 80%和 20%点之间的距离，该距离即为半影区的宽度。

8.2.4.5 机械性能指标检测方法

(1) 照射野的指示

所有使用静态限束系统的设备都应配有数字指示装置来指示正常治疗距离处的辐射野的尺寸。对于多元限束装置，应提供投影到正常治疗距离处的每一元件边缘位置坐标的数字指示，并指示由每对相对元件限定的辐射野的尺寸。

检测仪器：治疗水平剂量计、光射野一致性测试板、放射治疗胶片。

照射野的数字指示和光野指示有多种检测方法，按照标准规定介绍以下三种。

方法一：吸收剂量检测。设置机架角度为 0°，限束系统为 0°，使用 X 射线典型放射治疗条件的吸收剂量率条件下，对应于机架角位 0°，使用体模在正常治疗距离处进行吸收剂量检测。使用数字野指示确定 10 cm×10 cm 的 X 射线照射野，在正常治疗距离处，沿两个主轴对辐射束扫描吸收剂量进行测量。由此可测出吸收剂量等于辐射束轴上吸收剂量 50% 的点的位置。

方法二：胶片测量。设置机架角度为 0°，限束系统为 0°，使用 X 射线典型放射治疗条件的吸收剂量率条件下，对应于机架角位 0°，使用数字野指示确定 10 cm×10 cm 的 X 射线照射野，在正常治疗距离处，照射一张慢感光胶片，可测出 50% 光密度的吸收剂量点的位置。

方法三：X 射线照射野边长测量。使用数字指示装置确定 X 射线照射野；将慢感光胶片放在正常治疗距离处，标记处落在胶片上的光野边界位置，在胶片后放置至少相当于 5 cm 厚的体模的材料；慢感光胶片上覆盖相当于 10 cm 厚的体模的材料，以对应标准检测深度；照射后，根据吸收剂量或胶片测量得到的定标数据，由光密度计确定 50% 吸收剂量点的位置；将测出的 X 射线照射野边长与数字指示和光野指示的边长相比较。

(2) 辐射束轴在患者入射表面上的位置指示

在机架和限束系统的全部角度范围内，在正常治疗距离±25 cm 或设备工作范围内（取二者范围较小者），检测在患者入射面上的辐射束轴的实际位置与指示点的最大偏差。

检测方法：设置机架角度为 0°，限束系统为 0°，使用 X 射线典型放射治疗条件的吸收剂量率条件下，将照射野的指示值固定在 20 cm×20 cm，分别从大于和小于 20 cm×20 cm 的位置交替 6 次设置到 20 cm×20 cm，并按胶片法检测照射野尺寸之间的偏差以及照射野与光野之间的偏差。

(3) 等中心

放射学设备中，各种运动的基准轴线围绕一个公共中心点运动，辐射束从以此为中心的最小球体内通过，此点即为等中心点。测量等中心的最佳布局如图 8.11 所示。其检测包括以下几个方面。

① 辐射束轴相对于等中心点的偏移。

设置机架角度分别为 0°、45°、135°和 270°（状态检测只测 0°），限束系统分别为 0°、90°、180°和 270°（状态检测只测 0°），在正常治疗距离条件照射野大小为 10 cm×10 cm，使用常用标称能量挡 X 射线在典型放射治疗条件的吸收剂量率条件下，按以下方法进行检测：

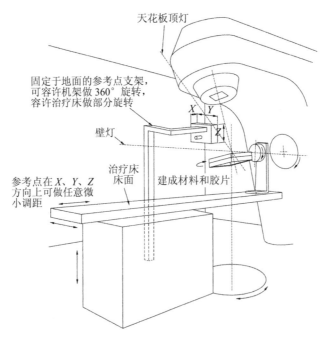

图 8.11　测量等中心的最佳布局图

等中心位置由一系列近似点决定；如果设备没有与限束系统一起旋转的前指针，则须在限束系统上固定一个适当的指针来完成这一检测；当机架角度为 0°，并且前指针尖端位于正常治疗距离时，水平地放置一张坐标纸使其与前指针尖端相接触；当限束系统全范围旋转时，调节前指针使其在限束系统的旋转中具有最小位移；检查机架位于 0°、90°、180°、270°时的情况，以保证前指针尖端在限束系统的旋转中保持较小位移；当机架角位为 0°、45°、135°、270°时，固定参考指针使其位于前指针尖端的平均位置处，移走前指针；将慢感光胶片，放在与辐射束轴相垂直的位置；在参考指针与胶片之间放置一定厚度的体模材料（不小于 5 cm 的固体水模）以便产生足够的建成，使参考指针投影在胶片上；以 10 cm×10 cm 的照射野，在机架位于 90°或者 270°时对一张胶片进行照射，机架位于 0°时对另一张胶片进行照射，顺时针或逆时针旋转到位。同样地，机架位于 180°时也照射一张胶片，顺时针或逆时针旋转到位（一共照射 3 张胶片）；用黑度计对胶片进行分析后，参考指针再调到确定辐射束轴的所有中心线交点的平均位置处，该点即为等中心点的近似位置；用参考指针的尖端确定进一步检测的参考点；分析胶片可得到辐射束轴与参考点间的最大偏移。

② 等中心的指示（激光灯）。

预置正常治疗条件，找出装配在墙壁上和屋顶上的光野指示器光束的交点，测量该点相对于等中心参考指针所确定的等中心的偏移。

对于安装在机架上的等中心指示器，在各组检测条件下，测量指示点相对于参考指示针所确定的等中心点的偏移。

(4) 旋转运动标尺的零刻度位置

旋转式机架示意图如图 8.12 所示。

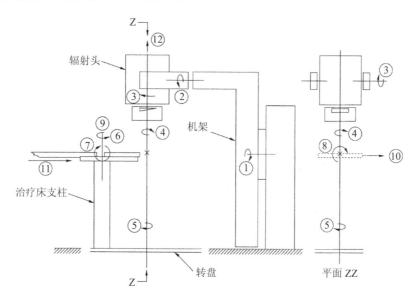

①—机架旋转，轴 1；②—辐射头横向转动，轴 2；③—辐射头纵向转动，轴 3；④—限束（光阑）系统旋转，轴 4；⑤—治疗床的等中心旋转，轴 5；⑥—治疗床床面的旋转，轴 6；⑦—治疗床纵向转动，轴 7；⑧—治疗床横向转动，轴 8；⑨—治疗床床面高度，方向 9；⑩—治疗床横向移动，方向 10；⑪—治疗床纵向移动，方向 11；⑫—轴 1 至辐射源距离，方向 12。

图 8.12　旋转式机架示意图

① 机架旋转（轴 1）。

预置正常治疗条件，将机架旋转，轴 1 刻度置于零位。从等中心处向地面悬挂一铅锤，并在地面上放置慢感光胶片。在胶片上标注出铅锤的中心，使用小 X 射线照射野对胶片进行照射。根据标注的铅锤中心和照射野中心之间的距离，计算机架角度的误差。

② 限束系统旋转（轴 4）。

预置正常治疗条件，将限束系统角度置零。将一张半透明的纸置于包含机架轴线的垂直平面内，比较机架位于 90°和 270°时照射野边缘的角度。

③ 治疗床纵向转动（轴 7）、横向转动（轴 8）。

预置正常治疗条件，用角度尺或水平尺测量治疗床左右方向和前后方向与水平面形成的角度。

(5) 治疗床的运动精度

① 治疗床的垂直运动。

将慢感光胶片置于治疗床面，将建成材料覆盖其上。将 70 kg 负载（成人）均匀分布在床面上，重心作用在等中心点上。照射野调至 10 cm×10 cm，治疗床面调至近似于等中心高度时，对慢感光胶片进行照射。然后将床面降低 20 cm 并再次照射，测出两个照射野中心的位移。

② 治疗床的横向运动。

将慢感光胶片置于治疗床面，将建成材料覆盖其上。将 70 kg 负载（成人）均匀分布在床面上，重心作用在等中心点上。照射野调至 10 cm×10 cm，治疗床面调至近似于等中心高度时，对慢感光胶片进行照射。然后将床面横向移动 20 cm 并再次照射，测出两个照射野中心的位移。

③ 治疗床的前后运动。

将慢感光胶片置于治疗床面，将建成材料覆盖其上。将 70 kg 负载（成人）均匀分布在床面上，重心作用在等中心点上。照射野调至 10 cm×10 cm，治疗床面调至近似于等中心高度时，对慢感光胶片进行照射。然后将床面前后移动 20 cm 并再次照射，测出两个照射野中心的位移。

(6) 治疗床的刚度

① 治疗床的纵向刚度。

将机架角度调至 0°，床面处于等中心高度，将床面的一端置于光野中心。治疗床在 70 kg 负载（成人）承载情况（负载重心均作用于等中心点），分别测出床面缩回和伸出情况下床面上光野中心处的高度。

② 治疗床的横向刚度。

当 70 kg 负载（成人）均匀分布在治疗床 2 m 长度范围内，并且重心作用在等中心点时，在治疗床垂直升降的全部高度范围内，测量治疗床床面相对于水平面的侧向倾斜角度，和治疗床床面做最大横向位移时，治疗床床面在等中心附近的高度的变化。

③ 治疗床的等中心旋转。

将 70 kg 负载（成人）置于治疗床面，在床面支撑起一个平面并使其处于等中心高度，同时使治疗床在其整个旋转范围内旋转并记录等中心点，在该平面的位置测出跟踪等中心点位置的曲线的最大偏差。

8.2.4.6 杂散辐射检测方法

杂散辐射是指除了有用辐射束外的其他所有辐射，主要包括电子线治疗时的杂散 X 射线、X 射线治疗时引起患者相对表面剂量升高的杂散辐射和杂散中子。

(1) 电子线杂散辐射的检测方法

在参考轴上，实际电子射程外 100 mm 深度处，由 X 射线引起的吸收剂量百分数值为电子线杂散辐射。检测应在体模中进行，入射表面垂直于参考轴，在正常治疗距离处，其各边比照射野至少长 5 cm，体模的深度至少比测量深度大 5 cm。

检测方法：将剂量扫描水箱正确摆放在加速器机头下方，体模各边比照射野至少长 5 cm；体模的深度至少比测量深度大 5 cm，入射表面垂直于参考轴，放置在正常治疗距离上。在最大照射野下，对各挡电子能量进行百分深度剂量曲线扫描，测量杂散 X 射线占总吸收剂量的剂量比。在参考轴上，实际电子射程外 100 mm 深度处，由 X 射线引起的吸收剂量百分数值不应超过标准的要求。

(2) X 射线照射时相对表面剂量检测方法

用 30 cm×30 cm 的照射野，或用可能得到的最大矩形照射野（最大照射野小于 30 cm×30 cm 时），表面剂量与最大深度剂量的比值为 X 射线的杂散辐射。测量应在体模中进行，入射表面垂直于参考轴，在正常治疗距离处，其各边比照射野至少长 5 cm，体模的深度至少比测量深度大 5 cm，所有不用工具就可取下的辐射束成形装置应从辐射束移开，所有均整过滤器应留在其规定位置上。

检测方法：将剂量扫描水箱正确摆放在加速器机头下方，体模各边比照射野至少长 5 cm；体模的深度至少比测量深度大 5 cm，入射表面垂直于参考轴，探测器放置在正常治疗距离上。用 30 cm×30 cm 的照射野，或用可能得到的最大矩形照射野（最大照射野小于 30 cm×30 cm 时），对各挡 X 射线进行百分深度剂量曲线扫描，测量 X 射线相对表面剂量。

（3）透过限束装置的泄漏辐射检测方法

X 射线穿过限束装置的泄漏辐射测量条件：用至少两个十分之一值层的 X 射线吸收材料将射线出线口完全屏蔽。对非重叠式限束装置，应在最小照射野尺寸下测量；最大泄漏辐射处用辐射探测器测量，辐射探测器的横截面应≤1 cm^2；应在体模中最大吸收剂量深度处测量。

X 射线穿过限束装置的泄漏辐射测量方法：如图 8.13 所示，将矩形照射野对称地设定成最大（X 方向）乘最小（Y 方向）；用辐射探测器测量 24 个点，确定其平均值，求出相对于最大吸收剂量的百分比值；再对称地设定最小（X 方向）乘最大（Y 方向）照射野，重复上述检测；对所有的 X 射线能量，重复上述测量。

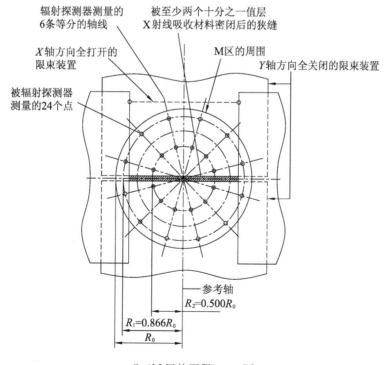

图 8.13 X 射线平均泄漏辐射的 24 个测量点分布示意图

如果有一个多元限束装置，则打开可调节或可互换的限束装置，以产生一个面积约为 300 cm² （约 18 cm×18 cm）的正方形照射野。把多元限束装置关闭到能产生该照射野的最小值，用辐射探测器测量多元限束装置屏蔽的区域。

（4）电子线穿过限束装置的泄漏辐射检测方法

电子线穿过限束装置的泄漏辐射测量条件：用 10 mm 与组织等效的材料作为建成模拟构成，对所有尺寸的电子束限束器/限束系统，在对应的最大和最小能量下，基于型式试验中规定的电子能量所测数据的最不利组合，在正常治疗距离处做射线摄影；在几何照射野周边外 2 cm 处的线和 M 区域边界之间的区域中定出最大吸收剂量点的位置；用一横截面不大于 1 cm² 的辐射探测器进行测量，探头对于从辐射探测器下面的物质散射的辐射要有足够的防护。

电子线穿过限束装置泄漏辐射的测量方法：在 M 中，沿 8 条分割线（图 8.14）以 2 cm 的间隔，在从几何照射野周边外 5 cm 的点到 M 边界区域间，用辐射探测器测量；对每个电子束限束器/限束系统，确定辐射探测器读数的平均值对应参考轴上正常治疗距离处最大吸收剂量的百分比值。

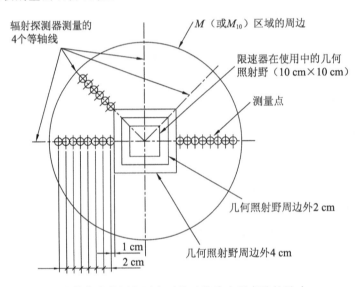

图中数值为使用电子束时的正常治疗距离处的尺寸。

图 8.14　电子线平均泄漏辐射测量点分布示意图

（5）M 区域外的 X 射线泄漏辐射

M 区域外的 X 射线泄漏辐射测量条件：基于型式实验结果，在给出最大泄漏辐射的组合条件下，在所有的 X 射线能量和最高的电子线能量下，确定最大泄漏辐射的点，在这些点上用辐射探测器测量。

M 区域外的 X 射线泄漏辐射测量方法：在图 8.15 中给出的 24 处位置上，用辐射探测器测量；用 24 个测量值的平均值确定泄漏辐射平均吸收剂量的百分比值。

加速器泄露辐射测量相关的测试区如图 8.16 所示。

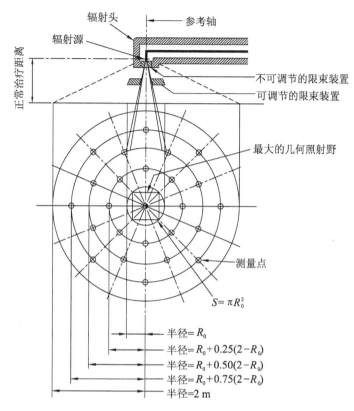

图 8.15 M 区域外平均泄漏辐射的 24 个测量点分布示意图

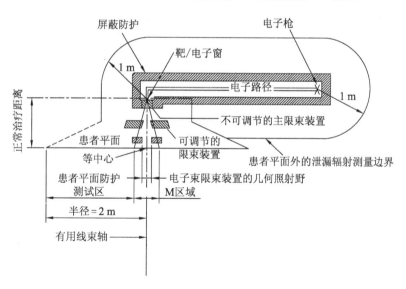

图 8.16 加速器泄漏辐射测量相关的测试区

8.3 后装近距离治疗机质量控制检测方法

8.3.1 后装近距离治疗机的概述

后装近距离治疗机（简称后装机）是近距离照射的主要设备。近距离治疗又称腔内组织间治疗，目前主要采用后装源法。后装技术系用手动或遥控的传动方式将一个或多个密封放射源从储源器传送到预先定好位置的施源器后进行腔内治疗的技术。后装技术的应用使医护人员摆脱了以往进行近距离治疗时手持放射源直接受照的危险。用于后装技术的治疗装置即后装治疗机。

8.3.1.1 后装机的组成及功能简介

后装机一般由机架、储源器、施源器、通道、控制台等部分组成。

（1）储源器

储源器是一个容器，位于后装机主体部分。储源器容纳一个或多个放射源。当这些放射源不进行治疗时，储源器可提供针对放射源的防护。储源器的防护效果决定了摆位人员摆位时和患者治疗时接受的泄漏辐射的大小。当储源器内装载最大容许活度时，离储源器表面5 cm处的任何位置，泄漏辐射的空气比释动能率不得大于100 μGy/h；距离储源器100 cm处的球面上，任何一点的泄漏辐射不得大于10 μGy/h。

（2）施源器

施源器是将一个或多个放射源送至放射治疗计划位置的部件，也可带有辐射屏蔽。它的形状、结构设计以及材料选择应适应靶区的解剖特点，保证放射源在其中正常驻留或运动，并按照剂量学原则，形成各种预定的剂量分布，最大限度地防护邻近正常组织和器官。

（3）通道

在遥控后装机中，专供密封放射源或其组件在其中运动的轨道称为通道。通道与施源器和储源器相连接，其接头衔接要严密牢固，以防止放射源冲出或脱落。通道应尽量平滑，具有可允许的最小曲率半径，以保证放射源传输畅通无阻。

（4）控制台

后装机的控制系统必须能准确地控制照射条件，应有放射源起动、传输、驻留及返回工作储源器的源位显示以及治疗日期通道、照射总时间及时间倒计数的显示。控制系统应有安全锁等多重保护和联锁装置。必须能防止计时器控制、放射源传输系统失效、源通道或控制程序错误以及放射源脱落等电气、机械故障或误操作等情况对患者造成的误照射。严禁在去掉保护与联锁装置的条件下运行。

实施治疗期间，当发生停电、卡源或照射意外中断时，放射源必须能自动返回工作储源器。必须同时显示和记录已照射的时间和剂量，直到下一次照射开始，同时应发出声光报警信号。

在控制台上，必须能通过γ射线监测显示放射源由工作储源器内输出和返回储存位置的状态。控制照射时间的计时误差必须小于1%。

(5) 对整机的要求

当自动回源装置功能失效时,必须用手动回源措施进行应急处置;必须在生产厂家给出的放射源最大安全传输次数内,不发生放射源脱落、卡源等故障;在后装机随机文件中必须给出放射源从储源器到施源器的最大传输时间。

8.3.1.2　后装机用放射源

目前常用的后装放射源主要包括:

(1) 微型 ^{137}Cs 放射源,主要用于腔内后装,其半衰期为 30 年,平均光子能量为 0.665 MeV,比释动能率常数为 0.077 μGy·m²/(MBq·h)。

(2) 高活度 ^{60}Co 源,主要用于高剂量率遥控后装,其半衰期为 5.27 年,平均光子能量为 1.25 MeV,比释动能率常数为 0.308 μGy·m²/(MBq·h)。

(3) 丝状、粒状 ^{192}Ir 源,用于组织间后装,其半衰期为 0.111 年,平均光子能量为 0.37 MeV,比释动能率常数为 0.111 μGy·m²/(MBq·h)。

8.3.2　后装机检测设备

8.3.2.1　井型电离室

井型电离室已被很多检测机构用作检测源活度的工具,具有结构简单、使用方便、长期稳定性好的优点。

被测源置于井型电离室的井内,借助于电离室电流的相对比较,可以确定被测源的活度。放射源放出的 γ 射线进入灵敏体积后,与物质相互作用,产生的次级电子使工作气体电离,气体所产生的电子、离子在外加电场的作用下做漂移运动,使电极上的感应电荷发生变化,从而在输出回路内产生信号电流。当外加电压足够大时,电离电流会达到饱和。其饱和电流与入射电离室的粒子数成正比,测量电流即可确定入射电离室的放射源活度。

井型电离室结构如图 8.17 所示。

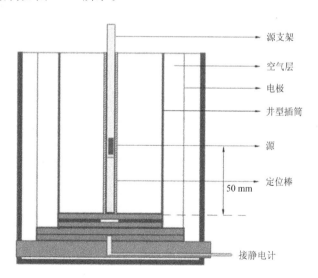

图 8.17　井型电离室结构示意图

一般井型电离室由一个插筒和同轴的井组成,在外壳和井之间有空气层,内有电极。源进入插筒中,电离辐射引起空气层中空气电离,产生的离子或电子在外加电场的作用下做漂移运动,使电极上的感应电荷发生变化。

8.3.2.2 质量保证尺

大部分后装机生产厂家均会提供检测到位精度的质量保证尺作为检测工具。该工具多为长条状空心结构,一端为封闭端,一端为开放端,开放端与施源器相匹配,可制订治疗计划将放射源伸入保证尺内部预定位置。尺身上有刻度,可用于观察放射源所在位置的坐标。

8.3.3 后装机的质控检测方法

8.3.3.1 源活度

测量源活度是为了掌握使用的放射源活度与治疗系统中的源活度的差异,进而对放射源进行校准。而放射源的校准,是近距离放射剂量学的基础,是临床物理师必备的技能,也是后装机检测最重要的指标。

(1) 基础知识

我国现行标准中使用空气比释动能强度 S_K 来估算放射源的活度。此方法来源于美国医学物理学家协会(AAPM)的定义,其将空气比释动能强度 S_K 定义为自由空间中源中垂轴上的距源距离 d 处的空气比释动能率 $K(d)$ 与距离 d 的平方的乘积:

$$S_K = K(d) \cdot d^2 \tag{8.24}$$

式中:$K(d)$ 为在距离 d 处空气中测量的比释动能率经空气衰减和空气源壁散射校正后的自由空间中的比释动能率,单位为 $\mu Gy/h$;

空气比释动能强度 S_K 的单位为 $\mu Gy \cdot m^2/h$ 或 $\mu Gy \cdot cm^2/h$。

用空气比释动能强度表示近距离照射中放射源强度,其优点在于:① 它和吸收剂量率的单位一致,临床计算吸收剂量时不需要单位的换算;② 便于各种核素间强度大小的比较,而不必考虑它们的几何和物理结构,如源的包壳、源壁的材料和厚度等,对吸收剂量计算的影响;③ 在近距离条件下,水中同一位置的比释动能和吸收剂量数值基本相等,差别小于1‰。空气比释动能强度 S_K 与显活度 A_{app} 的关系为:

$$S_K = A_{app} \cdot \tau_\sigma \cdot N \cdot (\omega/e) \tag{8.25}$$

式中:核素的空气比释动能强度 S_K 与它的显活度 A_{app} 的比值(S_K/A_{app})称为空气比释动能率常数,单位为 $\mu Gy \cdot m^2/(GBq \cdot h)$,在 WS 262—2017 中此常数被称为空气比释动能强度与源活度转换系数,写为 F。

对于源活度检测,根据具备的条件,可以在空气中进行校准检测,有条件的可以使用井型电离室接静电计进行检测。本书对空气中的校准方法进行简单介绍,重点介绍井型电离室法。

(2) 空气中使用电离室对放射源进行校准

在空气中对高剂量率放射源进行校准,往往需要考虑:① 确定现场用电离室及静电计对放射源的空气比释动能校准因子 N_k;② 选择较为适宜的测量距离;③ 所用电离室的能响及室壁厚度;④ 计算公式中相关校正因子的选择。

为保证空气中校准放射源的几何精度，测量时需使用特定的测量装置。如图 8.17 中所见的测量支架，其材料全部是低原子序数的有机玻璃，以避免散射线对测量精度的影响，同时也可用于固定测量电离室和输源导管。测量时电离室位于支架中心，放射源在各个方向通过输源导管与之平行。测量距离必须远大于被测源和电离室的直径，一般取在 5 cm～15 cm 范围内。

空气中用指型电离室校准放射源时，测量距离既不要过近，以免电离室灵敏体积内存在过大的剂量梯度变化，又不要过远，以致测量时间延长，使得仪表漏电增加。对高剂量率放射源，测量距离一般在 10 cm～20 cm，测量时间 3 min～5 min。

$$K_R = N_k \cdot M_u \cdot k_{air} \cdot k_{scatf} \cdot k_n \cdot (d/d_{ref})^2 \tag{8.26}$$

式中：M_u——在 t 时间内，电离室经温度、气压校准后的读数；

N_k——Ir 源空气比释动能刻度因子；

k_{air}——在空气中，源和电离室之间空气对初始光子的减弱校准因子；

k_{scatf}——在空气中测量时，对墙、地板、测量支架、空气等的散射校准因子；

k_n——电离室空腔中非均匀电子注量校准因子；

d——源中心到电离室中心距离（m）；

d_{ref}——参考距离（1 m）。

源参考空气比释动能单位为 Gy·m²/h。

下面介绍上述校准因子取值。

① 初始光子的减弱校准因子 k_{air}。

根据 IAEA 1079 号技术报告，给出上述因子部分取值供参考（表 8.11）。

表 8.11 近距离治疗源初始光子空气减弱校准因子（k_{air}）

距离/cm	^{192}Ir	^{60}Co
10	1.001	1.000
20	1.002	1.000
30	1.004	1.001
40	1.005	1.001
50	1.006	1.001
60	1.007	1.001
70	1.009	1.002
80	1.010	1.002
90	1.011	1.002
100	1.012	1.002

② 散射校准因子 k_{scatf}。

散射线的强度受多种因素影响，如房间大小、探头距墙面距离、墙面材料等。因此，最好针对校准环境计算散射校准因子以尽可能减小误差带来的影响。现对散射校准因子计算方法做简单介绍。散射校准因子可采用阴影屏蔽试验法进行计算，即在校准场所，电离室校准时所在位置，将铅块放置在源与电离室中间位置，测量有铅块与无铅块时读数之比。

计算方法为：

$$k_{\text{scatf}} = 1 - \frac{M_{\text{挡铅}}}{M_{\text{无挡铅}}} \quad (8.27)$$

式中：$M_{\text{挡铅}}$ 为有铅块时读数；

$M_{\text{无挡铅}}$ 为无铅块时读数。

特别提醒，进行测量时，铅块应足够大，以尽可能地提供足够的屏蔽效果；同时距离电离室不可太近，以免铅块本身的散射对结果产生影响。常用的 NE 2251 型电离室散射校准因子为 0.940，PTW LS-10 型电离室校准因子为 0.975。

③ 源和电离室之间空气对初始光子的减弱校准因子 k_{air}。

Farmer 型电离室非均匀校准因子见表 8.12。

表 8.12　Farmer 型电离室（内径 3.15 mm，长 2.41 mm）非均匀校准因子（k_n）

距离/mm	k_n
100	1.009
150	1.005
200	1.004
250	1.003
300	1.002
400	1.002
500	1.001

（3）水中使用电离室对放射源进行校准

水中使用电离室测量放射源活度可使用测量支架进行，测量支架结构如图 8.18 所示。

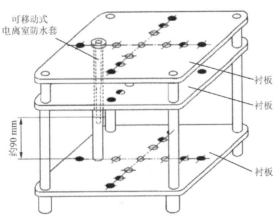

图 8.18　测量支架结构示意图

辐射源活度检测支架及其箱体的材料为有机玻璃，箱体长、高、宽均为 50 cm，有机玻璃支架长、高、宽约为 30 cm，支架中心处有个可插入电离室的空心柱（holder），以空心柱为中心，四个方向（0°、90°、180°、270°）上依次排列着距中心 2 cm、3 cm、4 cm、5 cm、10 cm、15 cm 的导源管孔。

① 计算水中吸收剂量。

将电离室分别放在模体中距施源器等距离的四个相互垂直的方位上，施源器与电离室平行放置，电离室几何中心和源的等效中心在同一平面上，该平面与电离室轴线垂直，施源器与电离室轴线间距不小于 5 cm。选定照射参数，将源传送到施源器中，分别对每一位置照射测量 5 次，对四个方位的全部读数求取算术平均值，然后按式（8.28）计算吸收剂量：

$$D_w = M_w \cdot N_x \cdot k_{TP} \cdot C_{\lambda k} \cdot C_g \tag{8.28}$$

式中：D_w——水中吸收剂量（cGy）；

M_w——剂量计读数均值；

N_x——电离室剂量计空气比释动能校准因子；

k_{TP}——温度、气压校正因子；

$C_{\lambda k}$——水中吸收剂量与空气比释动能转换因子（表 8.13）；

C_g——电离室线性修正因子（表 8.14）。

表 8.13　水中吸收剂量与照射量转换因子 $C_{\lambda x}$ 及与空气比释动能转换因子 $C_{\lambda k}$

核素	$C_{\lambda x}$/[cGy/(2.58×10^{-4}C/kg)]	$C_{\lambda k}$/无量纲
^{137}Cs	0.955	1.090
^{60}Co	0.951	1.082
^{192}Ir	0.966	1.103

表 8.14　电离室线性修正因子

源到电离室距离	5.0	10.0	15.0	20.1
C_g	1.019	1.006	1.003	1.001

注：数据来自 JJG 773—2013。

② 计算活度。

在计算得到水中吸收剂量后，根据式（8.29）计算活度：

$$A_{app} = D_w \cdot \frac{r^2}{\tau_k} \cdot C_{\lambda k} \cdot S(r) \tag{8.29}$$

式中：A_{app} 为源的等效活度，或显活度（MBq）；

D_w 为源传输到位后测得的水中吸收剂量率（cGy/min）；

r 为施源器与电离室轴线的间距；

τ_k 为空气比释动能率常数 [cGy·cm^2/(MBq·min)]；

$C_{\lambda k}$ 为水中吸收剂量与空气比释动能转换因子；

$S(r)$ 为水介质衰减和散射修正因子，取值见式（8.30）。

$$S(r) = A + B \cdot r + C \cdot r^2 + D \cdot r^3 \qquad (8.30)$$

式中：r——施源器与电离室轴线的间距（cm）。

计算 $S(r)$ 的系数，$r \leqslant 10$ cm 采用 0.6 mL 电离室时常用核素的系数取值见表 8.15。

表 8.15　近距离治疗常用核素 A、B、C、D 系数表

核素	符号	A	B	C	D
铱-192	^{192}Ir	1.0128	5.019×10^{-3}	-1.178×10^{-3}	2.008×10^{-5}

注：数据来源于 JJG 773—2013。

因此，$r \leqslant 10$ cm 采用 0.6 mL 电离室时有如下常用距离处常用核素的水介质衰减和散射修正因子 $S(r)$ 值（表 8.16）。

表 8.16　常用距离处的 $S(r)$ 值

核素	施源器与电离室轴线的间距 r/cm	
	5.0	10.0
^{137}Cs	0.904	0.575
^{60}Co	0.919	0.813
^{192}Ir	1.011	0.965

注：根据表 8.15 的数据计算得到。

对于电离室和静电计系统给出照射量修正系数 N_x 的，可使用相应照射量转换因子和照射量常数。

(4) 使用井型电离室对放射源进行校准

① 对步进多源系统后装治疗机。

i. 在自由空气中，测量支架插入井型电离室，经后装治疗机源驱动系统按预置程序，由定时控制装置自动地将源沿着测量支架方向传输到电离室底部。

ii. 按照后装治疗机驱动程序，步长 2.5 mm 或 5.0 mm 向上或向下移动，寻找源在井型电离室最大灵敏位置。井型电离室灵敏度响应曲线如图 8.19 所示。源活度测量仪预置时间 15 s。收集电离电荷积分，经若干点测量，直到测量仪读数显示最大值为止。

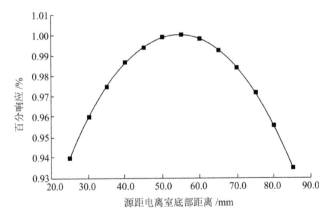

图 8.19　井型电离室灵敏度响应曲线

iii. 电离室的最大灵敏点，在源导管底部的 50 mm～55 mm 位置之间。当源在电离室最大灵敏位置上下移动 5 mm 时，在平坦峰值范围内灵敏度的变化为 0.1%。

iv. 将源传输到井型电离室最大灵敏度响应位置，测量该位置的电离电荷读数，设置时间 60 s，收集电离电荷积分。

② 对固定多源系统后装治疗机。

将一段 20 mm 长的塑料导管，放在井型电离室底部。在自由空气中，测量支架插入井型电离室，经后装治疗机源驱动系统预置程序，由定时控制装置将源沿着测量支架方向传输到井型电离室最大灵敏度响应位置，测量该位置的电离电荷读数（仅步进式后装治疗机除外），设置时间 60 s，收集电离电荷积分。

③ 将源传输到井型电离室最大灵敏度位置，测量仪预置时间 60 s，取 5 个电离电荷读数求算术平均值。

计算源空气比释动能强度 S_K：

$$S_K = M_u \cdot N_{S_K} \cdot N_E \cdot C_{TP} \cdot A_{ion} \tag{8.31}$$

式中：M_u——剂量仪测量电离电荷读数的平均值，单位为 nC/min；

N_{S_K}——^{192}Ir 或 ^{60}Co 源空气比释动能强度刻度因子，单位为 Gy·m²/(h·A)；

N_E——静电计刻度系数；

C_{TP}——环境温度、气压校正因子；

A_{ion}——电离电荷复合率校正因子。

④ 将源传输到井型电离室最大灵敏度位置，测量仪分别在高压（例如 300 V）、半压（例如 150 V）测量电离电荷积分，各取 5 个读数求算术平均值。

计算电离电荷复合率校正因子 A_{ion}：

$$A_{ion} = \frac{4}{3} - \left(\frac{1}{3} \times \frac{Q_1}{Q_2}\right) \tag{8.32}$$

式中：Q_1——测量仪在高压 300 V 电离电荷读数，单位为 nC/min；

Q_2——测量仪在半压 150 V 电离电荷读数，单位为 nC/min。

⑤ 计算源活度 A_{app}。

源活度 A_{app} 的计算见式（8.33）：

$$A_{app} = \frac{S_K}{F} \tag{8.33}$$

式中：S_K——源空气比释动能强度，单位为 Gy·m²/h；

F——源空气比释动能强度与活度转换系数，单位为 Gy·m²/(h·Ci)。

^{192}Ir 的系数数值为 4.034×10^{-3} Gy·m²/(h·Ci)；^{60}Co 的系数数值为 1.130×10^{-2} Gy·m²/(h·Ci)。

为方便使用可将转换因子累积计算，直接给出读数（单位：A）和活度的转换因子。检测时直接按照标准检测方法找到最大灵敏点读取读数（单位：A）并乘以相应转换系数即可直接计算出显活度。

计算示例：

使用本实验室配备 HDR1000 Plus 型井型电离室配合 Dose2 型静电计检测某后装机

源外观活度。经查阅该井型电离室说明书和校准相关文档，其^{192}Ir空气比释动能强度刻度因子 N_{S_K} 为 $4.684×10^5$ Gy·m²/(h·A)。

现使用前述方法将某后装机^{192}Ir源传输到该井型电离室最大灵敏度位置，测得该最大灵敏点60 s累积电荷为2 682 nC，求该源显活度。

由 60 s 读数 2 682 nC 可得到

$$M_u = 2\ 682\ \text{nC}/60\ \text{s} = 44.7\ \text{nA} = 44.7×10^{-9}\ \text{A}$$

N_E 静电计刻度系数可查阅静电计说明书或校准证书，此处为1。

C_{TP} 环境温度、气压校正因子，由于已在静电计自身的温度气压校正功能进行校准，无须另外校准，因此此处取1。

A_{ion} 查阅说明书文档为0.9996；若无相关说明，可按照公式使用半值法计算。

将上述参数代入前述公式，可得

$$S_K = 44.7×10^{-9}\ \text{A} × 468\ 400\ \text{Gy·m}^2/(\text{h·A}) × 0.999\ 6 × 1 × 1$$
$$= 2.09×10^{-2}\ \text{Gy·m}^2/\text{h}$$

则该源显活度

$$A_{app} = \frac{S_K}{F} = \frac{2.09×10^{-2}\ \text{Gy·m}^2/\text{h}}{4.034×10^{-3}\ \text{Gy·m}^2/(\text{h·Ci})} = 5.18\ \text{Ci}$$

为简化检测时计算步骤，可将上述公式中的 $N_{S_K} \cdot N_E \cdot C_{TP} \cdot A_{ion}/F$ 进行整合，直接得到读数到活度的转换因子。对于本例，该读数转换因子为 $468\ 400$ Gy·m²/(h·A)×$0.999\ 6×1×1/4.034×10^{-3}$ Gy·m²/(h·Ci) $=0.116$ Ci/nA。

若使用的静电计有电流测量模式，可在寻找最大灵敏点步骤时使用电流测量模式直接读取得到最大灵敏点电流读数 44.7 nA，则显活度计算结果 $A_{app} = 44.7$ nA $× 0.118$ Ci/nA $=5.18$ Ci。

此外，还可以使用该电离室参数中的电离活度转换因子进行简单计算，即使用最大灵敏点电流读数 44.7 nA 计算，$A_{app} = 44.7$ nA$/8.6$ (nA/Ci) $=5.20$ Ci。

值得一提的是，若使用的井型电离室未校准，也可以使用说明书中的电流空气比释动能强度转换因子进行简单计算。由 HDR Iridium 电流空气比释动能强度转换因子求得该井型电离室^{192}Ir 空气比释动能强度刻度因子 N_{S_K} 为 $1/2.1$ (pA/U) $=0.4762$ U/pA$=0.4762\ \mu$Gy·m²/(h·pA) $=4.762×10^5$ Gy·m²/(h·A)。该计算结果由于数值修约问题和前述校准因子略有差别，差距约在1.4%。

在计算得到相应活度 $A_{app,t}$ 后，与临床实际使用的源活度值 $A_{app,B}$ 进行比较，计算得到相对偏差 DeV：

$$DeV = \frac{A_{app,B} - A_{app,t}}{A_{app,t}} × 100\% \tag{8.34}$$

式中：$A_{app,B}$——临床实际使用的源活度值，单位为 Ci 或 Bq；

$A_{app,t}$——检测源的活度值，单位为 Ci 或 Bq，1 Ci$=3.7×10^{10}$ Bq。

另外，由于国内现阶段只有较少计量部门能够提供井型电离室的检定服务，在缺少刻度源进行校准的情况下，可用多中心检测结果比对的方法对井型电离室进行传导和刻度。

8.3.3.2 源传输到位精度

(1) 目的和意义

该指标是后装机驱动放射源到达位置与控制系统中的标称位置的差,指示后装机驱动放射源精确定位的能力。由于后装治疗是一种近距离高剂量率的放射治疗方式,放射源周围组织器官的剂量梯度变化很大,若治疗时放射源实际到达位置与计划位置稍有差距,就会影响剂量分布,造成较大的治疗剂量偏差,导致周围组织受到不必要的照射。

(2) 检测方法

检测源传输到位精度有两种方法。

① 质量保证尺法。

由于源到位精度对治疗剂量影响很大,大部分后装机生产厂家均会提供检测到位精度的质量保证尺作为检测工具。该工具多为长条状空心结构,一端为封闭端,一端为开放端,开放端与施源器相匹配,可制订治疗计划,将放射源伸入保证尺预定位置。尺身上有刻度,可用于观察放射源所在位置的坐标。

使用质量保证尺检测的方法为:通过放射计划系统制订放射治疗计划,按厂家规定或任意给出源长度,通过照相机(具有摄像功能)或机房监控装置,观察源出来后到达的位置,并与放射治疗计划预定值进行比较,其最大差值为到位误差。

计算源传输到位精度误差:

$$差值(mm)=预定值(mm)-测量值(mm) \tag{8.35}$$

② 胶片法。

取一张感光胶片,将施源器(最好是透明施源器)紧贴在胶片上,并在胶片上标记好相对起始位置 O 点,如在施源器轴线标记施源器顶端位置取驻留点,然后将放射源送到施源器中驻留点上,设置合适的照射时间照射,使胶片感光形成的影像(黑斑)尽可能小。

用胶片扫描仪扫描,用胶片软件测量并估算驻留点影像中心至相对起始位置标志的距离,计算出驻留点的间距,并与后装辐射源的设定值进行比较,其最大差值为到位偏差。

(3) 限值和纠正措施

到位偏差应在±1 mm;若不符合标准要求,应由维修人员调整至符合相应要求。

8.3.3.3 放射源累计定位误差

(1) 检测方法

通过放射治疗计划系统制订放射治疗计划,设定 10 个点,点与点之间距离 5 mm,真源设置时间 5 min,每点驻留 30 s,采用厂家提供的质量保证尺,通过照相机(具有摄像功能)或机房监控装置观测质量保证尺上每点的误差值并记录。

采用胶片测量法,如免冲洗胶片,通过放射治疗计划系统制订放射治疗计划,设定 10 个点,点与点之间距离 5 mm,真源设置时间 20 s,每点驻留 2 s,照射后的胶片经扫描仪扫描,用胶片软件测量并估算每点误差值,也可使用厂家提供的带刻度胶片进行测量,将通过上述方法测得的每点误差值代入公式计算放射源累计定位误差。

$$S = d_1(点差值) + d_2(点差值) + d_3(点差值) + \cdots + d_{10}(点差值) \tag{8.36}$$

式中：d_1——第1个驻留点的差值，单位为 mm；
d_2——第2个驻留点的差值，单位为 mm；
d_3——第3个驻留点的差值，单位为 mm；
d_{10}——第10个驻留点的差值，单位为 mm。

(2) 限值和纠正措施

累计定位偏差应在±2 mm；若不符合标准要求，应由维修人员调整至符合相应要求。

8.3.3.4 贮源器表面泄漏辐射所致周围剂量当量率

(1) 目的和意义

该指标为防护学指标，可以用于间接估算患者治疗时和摆位人员摆位时接受的泄漏辐射大小。

(2) 检测方法

用辐射防护仪器，测量距贮源器表面 5 cm 和 100 cm 泄漏辐射所致周围剂量当量率，取5个读数求算术平均值。

计算贮源器表面 5 cm 和 100 cm 泄漏辐射所致周围剂量当量率 $H^*(d)$：

$$H^*(d) = H^*(10) \cdot N_{H^*(10)} \tag{8.37}$$

式中：$H^*(10)$——周围剂量当量率读数平均值，单位为 μSv/h；
$N_{H^*(10)}$——γ源周围剂量当量率刻度因子。

(3) 限值和纠正措施

贮源器表面泄漏辐射值在周围剂量当量率 5 cm 处为 50 μSv/h，100 cm 处为 5 μSv/h。若不符合标准要求，应检查装源活度是否超过了最大额定活度，或者后装机贮源器的防护性能是否有变化。

8.3.3.5 源驻留时间误差

(1) 目的和意义

放射源在预定位点停留时间的准确程度是近距离治疗的基础。该指标表示后装机计时系统的准确性，若该指标误差较大，会较大地影响源驻留时间的准确性，进而影响患者接受的放疗剂量的准确性。

(2) 检测方法

通过放射治疗计划系统制订放射治疗计划，任意选择一个驻留位置，测量时间 60 s，出真源时，用秒表同时计时，并与放射治疗计划预定值进行比较，最大差值为驻留时间误差。

计算源驻留时间误差：

$$差值(s) = 预定值(s) - 测量值(s) \tag{8.38}$$

(3) 限值和纠正措施

源驻留时间误差的限值为±0.5 s。若不符合标准要求，应由维修人员检查后装机控制系统中的计时系统，并调节至符合标准要求。

8.3.3.6 多源系统重复性

（1）检测方法

源单独选择步进或固定多源系统，按照前述检测源活度方法，将源停留在最佳驻留位置，收集电离电荷 60 s，读取 10 个读数。

计算重复性 V：

$$V = \frac{1}{\overline{X}} \sqrt{\frac{1}{n-1} \sum_{i=1}^{n} (X_i - \overline{X})^2} \times 100\% \tag{8.39}$$

式中：X_i 为源在井型电离室最大灵敏度位置，第 i 个测量读数；

$\overline{X}$ 为源在井型电离室最大灵敏度位置连续 10 个读数的平均值。

（2）限值

对于源单独选择多源系统，重复性限值为 0.02%；对于源随机选择多源系统，限值为 0.03%。

8.4　γ射线立体定向放射治疗系统（伽玛刀）质量控制检测方法

8.4.1　伽玛刀机的概述

拉斯·雷克塞尔（Lars Leksell）教授（1907—1986）生于瑞典，一生从事立体定向功能神经外科工作，是放射神经外科的奠基人，被称为"立体定向放射外科之父"。他在斯德哥尔摩的卡罗林斯卡大学（Karolinska University）从事立体定向功能神经外科教学与临床工作。1948 年他到美国费城访问，从参观中获取了灵感。回到瑞典后，他在斯皮格德（Spiegd）教授的鼓励下，于 1949 年首先设计出采用直线与球极坐标结合形成的复合式坐标系统的脑立体定向仪。

研制成功后生产的第一台伽玛刀就安装在斯德哥尔摩的索菲亚汉姆顿（Sophiahammet）医院。它是把 Co 源列阵排布在 70°的一个半球体弧形面上，通过 160°角，用 179 个 ^{60}Co 源体发出 170 束经准直器校正的微细伽玛束，通过头皮单束交叉聚集照射到颅内预选的靶点上，产生出隙缝状射线，切割病变，这样就可单独把高剂量伽玛射线聚集于脑内一个有限范围，产生一个局限性盘形坏死灶，从而达到治疗脑功能性疾病的目的。

自 20 世纪 90 年代以来，我国在引进和使用伽玛刀的基础上制造出了动态聚焦的新型伽玛刀，发展至今已研制出头部伽玛刀、体部伽玛刀、全身伽玛刀等多种产品。

8.4.1.1　伽玛刀的基本原理

伽玛刀是利用 ^{60}Co 源发射的 γ 射线，运用几何聚焦的原理，使众多能量较低的射线通过引导、准直、限束、聚焦形成足够强（治疗剂量）的剂量场（焦点），通过立体定位系统将病变组织置于该焦点处，从而达到损毁病灶的目的，而焦点以外的正常组织则仅受到少量或瞬间照射，焦点处和周围正常组织的剂量梯度大，损毁病灶边缘锐利，类似外科手术的效果。伽玛刀治疗技术的特点是在给予病变组织大剂量照射的同时，周围组织的受照剂量很低，因为其剂量梯度较大，所以可以实现单次或多次大剂量照射。

8.4.1.2 伽玛刀的临床应用

伽玛刀主要分为头部伽玛刀、体部伽玛刀和头体一体伽玛刀。头部伽玛刀有静态式伽玛刀和旋转式伽玛刀：静态式伽玛刀是将多个钴源安装在一个球形头盔内，使之聚焦于颅内的某一点；旋转式伽玛刀是在静态式的基础上改进而来，具备许多优点，是中国的专利。

目前国际上普遍使用的是 Leksell 伽玛刀，这也是立体定向放射外科的标准设备。由于体部伽玛刀未被国家卫生健康部门认可，目前只在非国家卫生健康部门管理的医院系统内使用。体部伽玛刀主要用于治疗全身各种肿瘤。

头部伽玛刀临床适应证：

① 30 mm 以下的听神经瘤、垂体瘤、脑膜瘤、松果体区肿瘤、淋巴瘤等颅内肿瘤。

② 颅内动静脉畸形。

③ 海绵状血管瘤。

④ 一些手术不能切除干净的良性肿瘤。

⑤ 较小而边缘清楚的颅内转移癌。

⑥ 功能神经外科疾病，如原发性或药物治疗无效的三叉神经痛、顽固性疼痛、帕金森病引起的运动障碍、癫痫等。

⑦ 颈及以上节段脊髓肿瘤。

⑧ 头颈部部分颅外肿瘤。

体部伽玛刀临床适应证：肺癌、肺转移癌、肝癌、肝转移癌、胰腺癌肾上腺转移及腹膜后肿瘤。

8.4.1.3 伽玛刀的结构及功能简介

伽玛刀一般由主机、电气系统、立体定位系统和治疗计划系统等部分构成。主机一般由射线源装置、驱动装置、屏蔽门、定位支架、治疗床等部分构成。

（1）射线源装置

放射源装置由放射源、源体、准直体、准直系统和屏蔽体组成。放射源装置是源的载体，同时也是用来进行射线准直聚焦和旋转照射的系统。

（2）驱动装置

源体由电机经涡轮、涡轮杆减速传动进行驱动，准直体由准直体电机经涡轮、涡轮杆进行驱动，它们的转速根据需要可以在 1 rad/min 到 4 rad/min 范围内调整。

（3）屏蔽门

屏蔽门是机身上的屏蔽设施，可以减少机身周围的漏射线。

（4）定位支架

定位支架安装于固定床前端，其作用是固定患者的头部。

（5）治疗床

治疗床由固定床身和移动床面组成。固定床身前端用螺钉、销等结构与屏蔽门连接，固定于地面上。移动床面可在固定床身上进行进床、退床运动，由相应电机驱动。

8.4.2 伽玛刀检测设备

8.4.2.1 电离室

由于伽玛刀靶点辐射场较小,即使体刀最大的 50 mm 准直器的剂量场的全野半宽(FWHM)也仅有 57 mm 左右。因此,为了准确测量焦点剂量率,电离室的灵敏体积须设计得较小才能满足要求。

目前市场上检测模体的电离室插孔比一般的指型电离室体积小,与之匹配的电离室多为 0.015 cm^3 的电离室,即针尖(pin-point)电离室。

部分学者指出,由于 IAEA TRS 483 号技术报告中要求被测照射野边界与电离室有效收集体积边界的距离应满足侧向带电粒子平衡的距离要求。因此,对于部分较小准直器的剂量检测,若边界不符合上述要求,则须使用半导体探测器进行相对测量,即对测量读数与普通电离室读数进行转换而得到其剂量测量结果。半导体探测器是一种利用半导体和辐射之间作用原理制成的探测器,其主要优点是密度高、电离点位低、机械强度高、体积小、分辨率高,适用于剂量场空间分布测量和剂量梯度变化大的辐射场。

8.4.2.2 质量控制检测模体

伽玛刀检测模体一般分为头部伽玛刀专用的头模和体部伽玛刀专用的体模。模体材料一般由固体水、聚苯乙烯或有机玻璃制成。

(1) 头部伽玛刀专用球形模体

模体尺寸:头模为直径 160 mm 的球体(图 8.20),由两个半球及连接件组合而成。两个半球中间有插槽,用于插入胶片插板和探测器插板。探测器插板上带有中心探测器插孔和偏中心探测器插孔,用于插入探测器。适用于不同机型的模体在外围尺寸上可能有所不同。

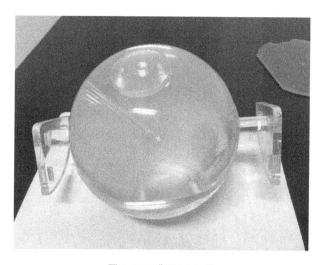

图 8.20 伽玛刀头模

头模尺寸及探测器插孔位置示意图如图 8.21 所示。

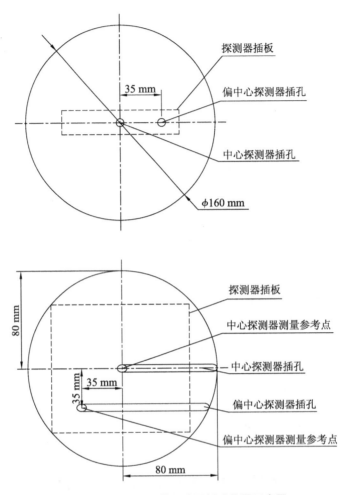

图 8.21　伽玛刀头模尺寸及插孔位置示意图

(2) 体部伽玛刀专用模体

模体尺寸：体模为椭圆柱体。椭圆柱体横断面的长轴长度为 280 mm，短轴长度为 240 mm。椭圆柱体高度为 200 mm。椭圆柱体上带有插槽，用于插入胶片插板和探测器插板。探测器插板上带有中心探测器插孔和偏中心探测器插孔，用于插入探测器。体模尺寸及探测器插孔位置示意图如图 8.22 所示。

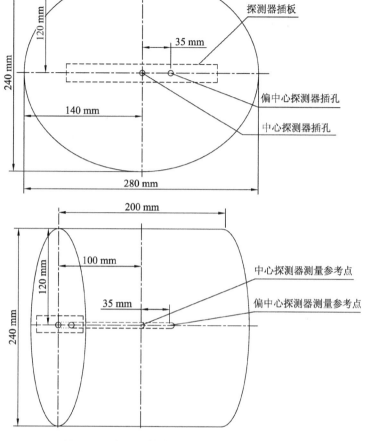

图 8.22 伽玛刀模体尺寸及探测器位置示意图

8.4.2.3 定位参考点测量工具

定位参考点专用测量工具由铝合金或其他轻质材料构成,测量工具为伽玛刀配件,通常由伽玛刀使用主体提供。

测量支架剖面图如图 8.23 所示。

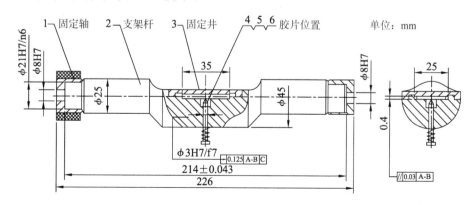

图 8.23 测量支架剖面图

检测摆位示意图如图 8.24 所示。

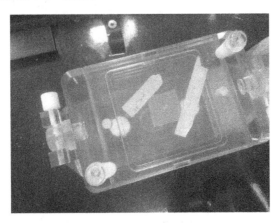

图 8.24　检测摆位示意图

专用测量工具一般可通过定位支架固定于移动床上,固定时其中心与伽玛刀的焦点(定位参考点)重合。专用工具的胶片夹可以旋转,其旋转轴与 Z 轴平行,上有针孔或压针用于对中心位置的胶片进行扎孔标记。

8.4.3　伽玛刀的质控检测方法

8.4.3.1　定位参考点与照射野中心的距离

(1) 检测方法

把专用测量工具放在定位支架的定位销上,按生产厂商说明调定位置,使其中心处位于定位参考点处。

将胶片装入专用测量工具内,使胶片处于水平位置,按压专用工具上的压针,在胶片上扎一个孔,随治疗床把专用工具送入预定照射位置,选用最小准直器进行照射。

更换专用测量工具内的胶片,使胶片处于垂直位置,重复上一步的扎孔和照射操作。

扫描胶片后,使用胶片分析软件给出 X 轴、Y 轴、Z 轴三个方向的剂量分布,分别计算出三个方向上定位参考点与照射野中心的距离,按照式(8.40)计算定位参考点与照射野中心的距离:

$$d_{vl}=\sqrt{(d_X)^2+(d_Y)^2+(d_Z)^2} \qquad (8.40)$$

式中:d_{vl}——定位参考点与照射野中心的距离,单位为 mm;

d_X——照射野中心在 X 轴上与定位参考点的距离,单位为 mm;

d_Y——照射野中心在 Y 轴上与定位参考点的距离,单位为 mm;

d_Z——照射野中心在 Z 轴上与定位参考点的距离,单位为 mm。

(2) 限值

定位参考点与照射野中心的距离限值为 0.5 mm。若偏差较大,应仔细检查是否存在机械磨损、变形、零件松动等情况。

8.4.3.2 焦点剂量率

(1) 目的和意义

伽玛刀在焦点处形成一个高剂量区，焦点剂量率即治疗时此处的吸收剂量率。

(2) 检测方法

将电离室探测器插板插入模体，按临床方法对模体固定后，使用 CT 定位。

将定位图像导入 TPS，配准，建立坐标系。在模体中心断层上，将电离室测量参考点所在的位置作为治疗计划的靶区中心（即焦点位置），制订最大准直器的单靶点放射治疗计划。按照约为 300 s 的照射时间预置照射剂量。

将模体转移至治疗床上，执行放射治疗计划。

照射开始后，使用剂量仪测量 60 s 照射时间的水吸收剂量。在照射结束前，完成 3 次相同的测量并取平均值作为测量结果。

当模体为固体水材料时，测量结果即为焦点剂量率。当模体为非固体水材料时，应对测量结果进行修正，以水介质中相同深度处的水吸收剂量作为焦点剂量率。

现阶段 JJG 1013—2006 中仅介绍了伽玛刀焦点处水的吸收剂量计算方法，而常用伽玛刀球形模体多为有机玻璃材质，需对结果进行修正，在此简单介绍伽玛刀焦点处剂量计算方法。

(3) 焦点剂量计算方法

测量焦点剂量率，首先需根据测量读数计算焦点处吸收剂量，在此对焦点处吸收剂量测量和计算方法做简单介绍。

① 固体水模体中吸收剂量计算方法。

依据国际原子能机构（IAEA）的 277 号报告（1997 年第二版），在直径 160 mm 固体水模体中，测量伽玛刀焦点处的吸收剂量，可以用如下公式进行计算：

$$D_{水} = M \cdot N_x \cdot (w/e) \cdot K_{att} \cdot K_m \cdot K_{TP} \cdot K_h \cdot K_s \cdot S_{w,air} \cdot P_u \cdot P_{cel} \quad (8.41)$$

$$D_{水} = M \cdot N_k \cdot (1-g) \cdot K_{att} \cdot K_m \cdot K_{TP} \cdot K_h \cdot K_s \cdot S_{w,air} \cdot P_u \cdot P_{cel} \quad (8.42)$$

$$D_{水} = M \cdot N_D \cdot K_{TP} \cdot K_h \cdot K_s \cdot S_{w,air} \cdot P_u \cdot P_{cel} \quad (8.43)$$

式中：$D_{水}$——吸收剂量；

M——探测器放置于水模体中，剂量仪的读数；

N_x——测量系统的照射量校正因子；

N_k——测量系统的空气比释动能校正因子；

N_D——测量系统的吸收剂量校正因子；

g——次级电子消耗于韧致辐射的能量占其初始能量总和的份额；

w/e——在干燥空气中产生一个离子对所消耗的平均能量，为 33.97 J/C；

K_{att}——光子在电离室材料（包括平衡帽）中的吸收与散射的修正因子；

K_m——电离室材料非空气等效的修正因子；

K_{TP}——温度、气压的修正因子；

K_h——空气湿度修正因子，相对湿度在 20%～70% 时，温度在 15 ℃～25 ℃ 时其值为 0.997；

K_s——离子收集非饱和修正因子；

$S_{w,air}$——水对空气的组织本领比，对 ^{60}Co γ 射线其值为 1.136；

P_u——电离室材料非水特性引起的扰动修正因子，可查阅电离室参考文档，PTW31006 约为 0.996；

P_{cel}——电离室中心电极的非空气等效修正因子，通常取值为 1.000。

（注：$N_k = N_x \cdot (w/e) \cdot (1-g)^{-1}$，$N_D = N_x \cdot (w/e) \cdot K_{att} \cdot K_m$）

可根据检定或校准证书中的相应修正因子选择合适的公式，若有 N_x 则使用式（8.41），若有 N_k 则使用式（8.42）。

需要注意的是，TRS 277 号报告未针对内径小于 2 mm 的小电离室给出 K_{att} 和 K_m 值。对于 0.015 cc 的电离室，可通过与 0.6 cc 在相同辐射场下比对的方法，间接计算出其 K_{att} 和 K_m 值，或者间接计算出 N_D。具体方法见相应参考文献。

② 有机玻璃模体中吸收剂量计算方法。

若使用的是固体水球形模体，上述计算结果即为焦点处水吸收剂量，但绝大多数球形模体为有机玻璃。有机玻璃模体中吸收剂量计算可以用式（8.44）和式（8.45）计算：

$$D_{PMMA} = M \cdot N_x \cdot (w/e) \cdot K_{att} \cdot K_m \cdot K_{TP} \cdot K_h \cdot K_s \cdot S_{PMMA,air} \cdot P_u \cdot P_{cel} \quad (8.44)$$

$$D_{PMMA} = M \cdot N_k \cdot (1-g) \cdot K_{att} \cdot K_m \cdot K_{TP} \cdot K_h \cdot K_s \cdot S_{PMMA,air} \cdot P_u \cdot P_{cel} \quad (8.45)$$

式中：D_{PMMA}——探测器放置于有机玻璃模体中，剂量仪的读数；

$S_{PMMA,air}$——有机玻璃对空气组织本领比，对 ^{60}Co γ 射线其值为 1.102；

P_u——电离室材料非有机玻璃特性引起的扰动修正因子，PTW31006 约为 1.000；

其余参数意义与前述公式基本相同。

求得有机玻璃中吸收剂量后，使用下列公式计算水中吸收剂量：

$$D_水 = D_{PMMA} \cdot (S_{w,air}/S_{PMMA,air}) \cdot (P_{u,PMMA}/P_u) \quad (8.46)$$

对于 ^{60}Co γ 射线 $S_{w,air}$ 值为 1.136，$S_{PMMA,air}$ 值为 1.102，则 $S_{w,air}/S_{PMMA,air}$ 为 1.028；$P_u/P_{u,PMMA}$ 约为 0.996；$(S_{w,air}/S_{PMMA,air}) \cdot (P_u/P_{u,PMMA})$ 约为 1.024。

$$D_w = M \cdot N_w \cdot (\mu_m/\rho)_{水,有} \quad (8.47)$$

式中：$M \cdot N_w$ 为之前计算的水中吸收剂量；

$(\mu_m/\rho)_{水,有}$ 为水对有机玻璃质能吸收系数，对于 ^{60}Co 的 γ 线取 1.030。

计算示例：

使用本实验室配备 PTW 0.015 cc 针尖电离室配合有机玻璃圆球形模体测量某医院头部伽玛刀，经测量其 120 s 读数为 3.626。查阅校准证书知其 N_k 为 1.008 Gy/div，相对湿度 50%。按上述间接计算法在某钴机下间接计算 $K_{att} \cdot K_m$ 为 0.979，求其 60 s 焦点处吸收剂量和剂量率。

将结果代入前述公式（8.45）。

此处，g 取 0.003，则（1-g）为 0.997；C_{TP} 环境温度、气压校正因子，由于已在静电计自身的温度气压校正功能进行校准，无须另外校准，因此此处取 1，K_s 取 1，

$S_{w,air}$ 值为 1.136。

则 $D_{PMMA} = M \cdot N_k \cdot (1-g) \cdot K_{att} \cdot K_m \cdot K_{TP} \cdot K_h \cdot K_s \cdot S_{w,PMMA} \cdot P_u \cdot P_{cel} =$
$3.626 \times 1.008 \times 0.997 \times 0.979 \times 1.000 \times 1.000 \times 1.000 \times 1.102 \times 0.996 \times 1.000 =$
3.916 Gy。

由于在球形模体中而不是在固体水中，还需要乘以水对有机玻璃质能吸收系数比，对于 ^{60}Co，取值 1.030，按下式计算：

$$\text{焦点剂量 } D_w = 3.916 \times 1.030 = 4.033 \text{ Gy}$$

焦点剂量率为 4.033 Gy/2 min＝2.02 Gy/min。

此外，需要注意以下两点：第一，相对于 0.6 cc 的电离室，0.015 cc 的针尖电离室灵敏体积小，这就决定了其腔室灵敏度低，漏电流对检测结果可能存在较大影响。因此，在使用针尖电离室开展检测前，应检测系统漏电流，确保系统漏电流不会对检测结果造成影响再开始检测。第二，测量较小的准直器时，由于其剂量分布较为集中，应先检测定位参考点与射野中心的距离，确定射野中心位置，确保电离室有效测量点位于射野中心位置再开始检测。

（4）限值

头部治疗最大准直器：1.5 Gy/min（状态）；2.5 Gy/min（验收）。

体部治疗最大准直器：1.0 Gy/min（状态）；2.0 Gy/min（验收）。

8.4.3.3　焦点计划剂量与实测剂量的相对偏差

（1）目的和意义

无论是头部伽玛刀还是体部伽玛刀，焦点剂量精度都是靶区剂量分布准确度的基础，关系到患者实际接受的剂量准确程度。因此，伽玛刀作为精确放射治疗的代表，既要位置准确，也要剂量准确。

（2）检测方法

将定位图像导入 TPS，配准，建立坐标系。在电离室测量参考点断层上，将电离室测量参考点所在的位置作为治疗计划的靶区中心，制订某一准直器的单靶点放射治疗计划。50％剂量曲线预置 5 Gy 后，使用 TPS 中的体积元剂量工具读出测量参考点位置处的计划剂量。

将模体转移至治疗床上，执行放射治疗计划。使用剂量仪测量实际输出剂量。

按照下列公式计算焦点计划剂量与实测剂量的相对偏差。

$$D_v = \frac{(D_a - D_p)}{D_p} \times 100\% \tag{8.48}$$

式中：D_v——计划剂量与实测剂量的相对偏差；

D_a——吸收剂量实际测量值，单位为 Gy；

D_p——放射治疗计划剂量值，单位为 Gy。

对于不适合电离室探测器测量的准直器照射野，该准直器的焦点计划剂量与实测剂量的相对偏差可使用半导体探测器测量出准直器照射野输出因子后间接得出。

（3）限值

焦点计划剂量与实测剂量偏差限值为±5％。

8.4.3.4 照射野尺寸偏差

(1) 检测方法

将一张胶片装入胶片插板,沿水平方向或垂直方向将胶片插板插入模体,按临床方法对模体固定后,使用CT扫描定位。

将定位图像导入TPS,配准,建立坐标系。在胶片插板的中心定位孔断层上,将中心定位孔处的胶片位置作为治疗计划的靶区中心,制订某一准直器的单靶点放射治疗计划。50%剂量曲线的预置剂量能够使胶片受照剂量保持在剂量-灰度曲线的最佳线性区域内。

将模体转移至治疗床上,胶片插板内更换新胶片,执行放射治疗计划。照射完成后,从模体内取出胶片插板,在四周定位孔处扎孔定位。

取出胶片,标记照射野方向。使用胶片扫描仪扫描胶片,保存图像。

使用胶片分析软件导入图像,根据四周定位孔与中心定位孔的几何位置关系确定治疗计划靶区中心在胶片上的位置。根据胶片上靶区中心位置的剂量值及TPS中对应该点的剂量曲线值对胶片剂量进行归一。

在胶片分析软件上,找出通过治疗计划靶区中心的3条轴线(X轴、Y轴、Z轴)与50%等剂量曲线的交点。测量同一轴线上两交点间的距离,将其与TPS中给出的相应距离进行比较,按照式(8.49)计算该轴线上的照射野尺寸偏差:

$$S_v = S_a - S_p \tag{8.49}$$

式中:S_v——某轴线上的照射野尺寸偏差,单位为mm;

S_a——胶片分析软件上测量出的,某轴线与50%等剂量曲线两交点间的距离,单位为mm;

S_p——TPS中给出的,某轴线与50%等剂量曲线两交点间的距离,单位为mm。

(2) 限值

对于头部治疗,各准直器限值为±1.0 mm;对于体部治疗,各准直器限值为±2.0 mm。

8.4.3.5 照射野的半影宽度

(1) 检测方法

按照"照射野尺寸偏差"指标的测量步骤完成胶片照射,在胶片分析软件上找出通过治疗计划靶区中心的3条轴线(X轴、Y轴、Z轴)与80%等剂量曲线、20%等剂量曲线的交点。分别测量同一轴线上位于靶区中心同侧的两交点间的距离,取最大者作为该轴线上的照射野半影宽度。

(2) 限值

照射野半影宽度的限值见表8.17。

表8.17 照射野半影宽度限值　　　　　　　　　　　　　单位：mm

照射野尺寸	头部伽玛刀	体部伽玛刀
≤10	≤6	≤标称值
10~20	≤8	
20~30	≤10	
>30	≤标称值	

思考题

1. 什么是放射治疗？放射治疗有哪些种类？
2. 影响医用加速器剂量偏差的因素有哪些？电子线与X射线计算过程有什么区别？
3. 简述医用加速器辐射束轴相对于等中心的偏移指标检测过程。
4. 伽玛刀照射野半影宽度检测需要注意什么？
5. 后装机源活度偏差检测的方法有几种？分别要用到哪些检测设备？

主要参考文献

[1] IAEA. Absorbed dose determination in photon and electron beams：TRS 277 [S]. Vienna：International Atomic Energy Agency，1998.

[2] 范耀东，罗琛，金孙均，等. 基于IAEA TRS 398报告的加速器水吸收剂量测量方法 [J]. 计量技术，2019 (10)：7-10.

[3] 朴俊杰，李毅. 医用直线加速器质量控制检测技术 [M]. 北京：中国质检出版社，2018.

[4] 医用电子直线加速器质量控制指南：NCC/T-RT001-2019 [S]. 2019.

[5] 顾本广. 医用加速器 [M]. 北京：科学出版社，2003.

[6] 胡逸民. 肿瘤放射物理学 [M]. 北京：中国原子能出版社，1999.

[7] 杨绍洲，张锦. 医用直线加速器原理与质量控制 [M]. 北京：人民军医出版社，2016.

[8] 石继飞，何乐民. 放射治疗设备学 [M]. 北京：人民卫生出版社，2019.

[9] 金献测，谢聪颖. 肿瘤放射治疗物理质控手册 [M]. 北京：科学出版社，2018.

[10] 王军良，石梅. 伽玛刀质量控制检测技术 [M]. 北京：中国质检出版社，2017.

[11] DEMPSEY C. Lessons learned from a HDR brachytherapy well ionisation chamber calibration error [J]. Australas Phys Eng Sci Med，2011，34 (4)：529-533.

（杨春勇　李圣日　杜　翔）

第 9 章　非医用放射设备及工作场所的放射防护检测

工业核技术应用相关场所及设备复杂、种类繁多，主要包括核电厂、γ 辐照装置、非医用加速器、工业探伤（含工业 X 射线探伤、工业 γ 射线探伤）、核仪表应用（含射线装置核仪表、放射源核仪表）、货物/车辆辐射检查系统、行包检测仪、放射源测井（密封源、非密封源）以及非密封放射性物质工作场所等。2020 年江苏省上报国家放射卫生信息管理平台非医疗机构放射工作单位 2 800 余家，含核电厂 1 家，γ 辐照装置单位 23 家，非医用加速器单位 77 家、设备 201 台，工业探伤单位 1 289 家（含工业 X 射线探伤设备 5 387 台、工业 γ 射线探伤设备 296 台），核仪表应用单位 920 家（含射线装置核仪表 11 590 台、放射源核仪表 4 520 台），宠物医院等其他放射单位 570 余家、设备约 30 000 台。非医疗机构放射工作人员总计约 21 000 人，放射设备约 50 000 台。

9.1　γ 辐照装置

工业辐照，又称辐照加工，是指利用电离辐射与物质相互作用产生的物理、化学和生物效应，对物质和材料进行加工处理的一种核技术。根据辐射源项的不同，辐照装置通常可分为 γ 辐照装置和加速器辐照装置。γ 辐照装置利用放射性同位素所释放出的高能 γ 射线进行辐照加工，按放射源的贮源和照射方式可分为自屏蔽（整装）式干法贮源辐照装置（Ⅰ类）、固定源室（宽视野）干法贮源辐照装置（Ⅱ类）、整装式湿法贮源辐照装置（Ⅲ类）和固定源室（宽视野）湿法贮源辐照装置（Ⅳ类）。γ 辐照装置的放射防护检测内容主要包括外照射泄漏辐射水平检测、表面放射性污染检测、贮源井水放射污染检测、放射源泄漏检测、辐射安全设施检验。

9.1.1　外照射泄漏辐射水平检测

9.1.1.1　一般原则

① 距 γ 辐照装置表面 5 cm 处的空气比释动能率测定，应将检测仪表在整个待测对象的表面上扫描巡测，记录剂量较高位置的测量值。而后测定相应此位置距表面 1 m 处的空气比释动能率。

② 在实际装源活度下的检测结果，只用于该装源条件下的评价。对于验收检测，应将检测结果乘以设计的额定源活度与检测时的实际源活度之比。

③ 距表面 5 cm 处的空气比释动能率检测，必须在长轴线度≤4 cm 的 10 cm² 面积上取平均值；距表面 100 cm 处的检测，必须在长轴线度≤20 cm 的 100 cm² 面积上取平均值。

9.1.1.2 放射源运输容器

在托运和接收放射源容器时，应对包装好的运输容器（货包）外的辐射水平进行检测，巡测货包外表面 5 cm 处的空气吸收剂量率；测量货包外表面 5 cm 处空气吸收剂量率较高水平相对应的 1 m 处空气吸收剂量率，以 1 m 处空气吸收剂量率与 10 μGy/h 的比值来表征运输指数（TI）。通常运输条件下，货包的运输指数应不超过 10，否则应按独家使用方式进行运输。

在通常运输条件下，运输工具外表面上任一点的辐射水平应不超过 2 mSv/h，在距运输工具外表面 2 m 处的辐射水平应不超过 0.1 mSv/h，在车辆外表面（包括上、下表面）上任一点的辐射水平，或者就敞式车辆而言，在那些由车辆外缘延伸的铅直平面上、货包上表面以及车辆下部外表面上任一点的辐射水平，均应不超过 2 mSv/h；在距由车辆外侧面延伸的铅直平面 2 m 处的任一点的辐射水平，或者就敞式车辆而言，在距由车辆外缘延伸的铅直平面 2 m 处的任一点的辐射水平，均不得超过 0.1 mSv/h。运输放射源货包的具体剂量控制值见表 9.1。

表 9.1 运输放射源货包的剂量控制值

运输安排	位置	辐射水平控制值/（mSv/h）
通常	货包表面	2
	距货包表面 1 m	0.1
特殊	货包表面	10
	运输工具表面	2
	距运输工具表面 2 m	0.1
公路运输	人员座位处	0.02

对独家使用方式运输的货包，应满足货包外表面上任一点的辐射水平不超过 2 mSv/h，在满足下述条件下可超过 2 mSv/h，但不可超过 10 mSv/h：

① 车辆应采取实体防护措施防止未经批准的人员在常规运输条件下接近托运货物。

② 对货包或集合包装采取了固定措施，在常规运输条件下它们在车辆内的位置保持不变。

③ 运输期间，无任何装载或卸载作业。

9.1.1.3 放射源安装、转移、退役

（1）检测

γ 射线辐照装置的放射源安装、转移、退役过程中，应对操作与工作场所进行外照射泄漏辐射水平检测，检测情况或位置应包括：

① 源容器运输货包及源容器外层拆卸。

② 源运输容器与工作容器连接和放射源在容器间转移时。

③ 从移入贮源井底的源运输容器中取出铅塞、移出放射源时，在水井表面检测。

④ 从贮源井移出源运输容器及倒装源的工具时，在水井表面检测。

⑤ 辐照装置换源或加源时，至少应检测装源容器表面剂量率和操作人员的个人剂量。

⑥ 辐照装置装源后的检测应至少包括：源在工作位置时，对工作场所及周围环境的剂量检测；源在贮存位置时，对贮源井上方和辐照室的剂量检测。

(2) 评价

① 按可能的涉源操作时间和操作位置的剂量率，估计人员在整个涉源操作中受照射的剂量当量，其值应不大于 5 mSv。

② 对于已经移出放射源的空容器和放射源倒装工具，在移出贮源水井时，水井表面处应保持于原有的辐射水平。

9.1.1.4　Ⅰ、Ⅲ类γ辐照装置

Ⅰ、Ⅲ类γ辐照装置示意图分别如图 9.1、图 9.2 所示，其外部的辐射水平检测方法为：在辐照装置升源状态下，沿整个辐照装置表面测量距表面 5 cm 处的空气比释动能率，特别注意装源口、样品入口等可能的薄弱部位的测量。测量结果一般应不大于 2.5 μGy/h。

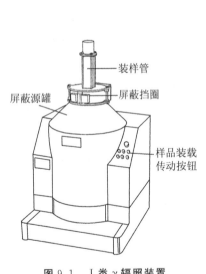

图 9.1　Ⅰ类γ辐照装置

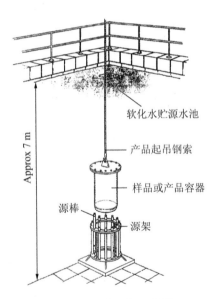

图 9.2　Ⅲ类γ辐照装置

9.1.1.5　Ⅱ、Ⅳ类γ辐照装置

(1) 检测

Ⅱ、Ⅳ类γ辐照装置示意图如图 9.3、图 9.4 所示，其外照射泄漏辐射水平定期测量应选取固定的检测点，须包括下列位置：贮源水井表面，辐照室各入口、出口，穿过辐照室的通风、管线外口，各面屏蔽墙和屏蔽顶外，操作室及与辐照室直接相邻的各房间等。具体包括：

① γ 辐照装置贮源状态下的贮源水井表面。

② γ 辐照装置升源状态下，距辐照室各屏蔽墙和出入口外 30 cm 处。

③ γ 辐照装置升源状态下，对于单层建筑的辐照装置，过辐射源中心垂直于辐照室屏蔽墙的任一垂线上，自屏蔽墙外表面至距其 20 m 范围内人员可以到达的区域。

④ γ 辐照装置升源状态下，对于单层建筑的辐照装置，当距其 50 m 内建有高层楼房且高层位于辐射源照射位置至辐照装置室顶所张的立体角区域内时，在辐照装置室顶和/或相应的建筑物高层测量。

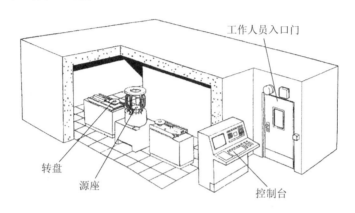

图 9.3　Ⅱ 类 γ 辐照装置

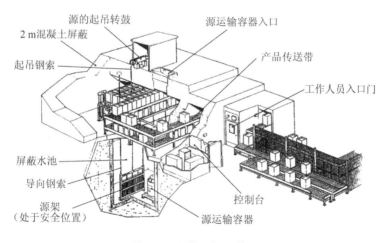

图 9.4　Ⅳ 类 γ 辐照装置

(2) 评价

对监督区，在距屏蔽体的可达界面 30 cm，由穿透辐射所产生的平均剂量率应不大于 2.5 μSv/h；在屏蔽体的任何 100 cm² 表面积上的平均剂量率允许达到 20 μSv/h，但在距屏蔽体的可达界面 1 m 处且与该界面平行的 1 m² 面积上的平均剂量率不得超过 2.5 μSv/h。

对非限制区，外照射泄漏辐射水平应保证该区内和附近公众个人受照年剂量不超过 1 mSv。

辐射源项变化因素除外，定期定点测量结果明显高于前一次测量结果时，应进行更全面的测量，查明原因。

9.1.2 表面放射性污染检测

9.1.2.1 放射源运输、倒装容器

① 在容器外层表面画出 15 cm×20 cm 的区域，以酒精微微浸湿的纱布在该区域内擦拭。容器外层可卸下时，在卸下容器外层后，对容器的顶盖和侧表面用同样方法以另外的纱布分别擦拭。

② 铺放纱布拭样，使其面积小于表面污染测量仪的探测面积，在其上铺放无色的塑料薄膜，以表面污染测量仪直接测量。或者使用实验室的低本底 β 射线测量仪测量。

③ 按式（9.1）和式（9.2）估算拭子的放射性活度和容器的表面污染比活度。

$$A = \frac{N - N_0}{30\eta} \tag{9.1}$$

$$Q = 1.1 \times 10^{-4} (N - N_0) / \eta \tag{9.2}$$

式中：A——拭样的放射性活度，单位为 Bq；

Q——容器的表面污染比活度，单位为 Bq/cm²；

N——拭样的计数率，单位为计数/min；

N_0——在同一测量位置的仪器本底计数率，单位为计数/min；

η——仪器的探测器对 2π 方向入射的钴-60 β 粒子的探测效率，单位为计数/2π 粒子。

对于计数测量的仪表，计数率为累积计数除以计数测量时间所得的商。

④ 评价：容器的表面污染比活度应小于 4 Bq/cm²。

⑤ 对于非贫化铀材料的运输容器，卸下放射源后的空容器的表面污染检测，可使用表面污染仪在容器表面直接测量。表面污染比活度 Q 按式（9.3）计算。

$$Q = \frac{N - N_0}{R_i} \tag{9.3}$$

式中：R_i——表面活度响应，单位为 Bq^{-1}·s^{-1}·cm²。

9.1.2.2 工作场所和工作人员

对工作场所的设备、工具、地面和工作人员的衣服、体表开展表面放射性污染检测，可使用表面污染仪在设备、工具、地面或工作人员的衣服、身体表面直接测量。

9.1.2.3 其他的表面污染检测

① 在辐照装置放射源安装、退役时，应对装源容器及涉源的倒装工具进行表面污染检测。当检测发现明显的放射污染时，应对工作场所的设备、工具、地面和工作人员的衣服、体表进行表面放射性污染检测。

② 当贮源井水比放射性活度大于 10 Bq/L 时，应进行工作场所的设备、工具、地面和工作人员的衣服、体表的表面放射性污染检测。

9.1.2.4 检测仪器

直接测量放射性物质表面污染的仪器应满足下列要求：

① 仪器的探测器对 2π 方向入射的钴-60 β 放射性粒子的探测效率≥10%。

② 仪器的表面污染最小可探测限（仪表本底标准偏差的三倍）≤0.4 Bq/cm²。

③ 当仪器用于表面污染擦拭样品（简称拭样）测量时，其最小可探测限≤40 Bq/cm²。

④ 仪表的测量误差≤30%。

9.1.2.5 评价

按照 GB 18871—2002 表 B.11，工作场所的设备、工具、地面和工作人员的衣服、体表等表面 β 放射性物质污染控制水平见表 9.2。

表 9.2 表面 β 放射性物质污染控制水平　　　　　　　　单位：Bq/cm²

表面类型		β 放射性活度控制水平
工作台、设备、墙壁、地面	控制区	40
	监督区	4
工作服、手套、工作鞋	控制区	4
	监督区	
手、皮肤、内衣、工作袜		0.4

工作场所内的设备与用品，经去污后，其污染水平低于 0.8 Bq/cm² 时，经有资质的机构测量并经监管部门许可后，可作普通物件使用，但不应用于炊具。

9.1.3 贮源井水放射污染检测（钴-60 γ 射线辐照装置）

在下列情况下应进行贮源井水放射污染检测：

① 贮源井水排放前。

② 辐照装置安装（增装、退役）放射源前、后，及贮源井清洗前后。当该操作后的第一次水样的钴-60 放射性活度浓度明显高于操作前贮源井水对照样品并大于 1 Bq/L 时，每 1~2 周测试一次，直至井水放射性活度浓度不再增加时停止。

③ 正常运行时，贮源井水检测不少于每半年一次。当发现水样的钴-60 放射性活度浓度明显高于前一次检测结果并大于 1 Bq/L 时，每 1~2 周测试一次，直到水中放射性活度浓度不再增加时停止。

④ 装源 24 h 后井水的放射性水平。

9.1.3.1 取样

① 在贮源水井底部采取水样。当井水的放射性活度浓度大于 10 Bq/L 时，应在水井的上、中、下三个部位分别采取水样。

② 水样体积为 1 L~5 L。

③ 检测仪器如下。

i. 用于贮源井水放射污染检测的实验室仪器一般有低本底 β 射线测量仪器、钴-60 成分化学分析设备、γ 能谱和液体闪烁测量仪器。

ii. 低本底β射线测量仪应满足：对 2π 方向入射的钴-60 β粒子的探测效率 $\geq 10\%$；对水样中总β放射性活度浓度的最小可探测限（以 KCl 粉末源标定）≤ 0.1 Bq/L。

iii. 用γ谱仪或液体闪烁测量仪测定时，其对水样中钴-60 放射性活度浓度的最小可探测限应 ≤ 1 Bq/L。

9.1.3.2 测量

（1）总β测量法

取适量水样分次加入 2 000 mL 烧杯中，缓慢加热至沸，蒸发浓缩。控制每次加入水样后体积不超过烧杯容积的 1/2，直至全部水样浓缩至大约 100 mL；将烧杯中浓缩液转移至 250 mL 烧杯中，用少量硝酸溶液分次洗涤 2 000 mL 烧杯，合并洗涤液于 250 mL 烧杯中，继续在电热板上于微沸条件下蒸发浓缩，直至约 50 mL，冷却。浓缩液转移到已预先在 350 ℃ 下恒重的蒸发皿中，用少量水分次仔细洗涤烧杯，洗涤液并入瓷蒸发皿；将 1 mL 浓硫酸沿器壁缓慢加入瓷蒸发皿，与浓缩液充分混合后置于红外灯下小心加热蒸干（电热板温度应控制在不高于 350 ℃），直至将烟雾赶尽；将蒸发皿置于马弗炉中，在 350 ℃ 下灼烧 1 小时，放入干燥器中冷却至室温。记录从马弗炉中取出样品的日期和时间；准确称量蒸发皿连同固体残渣质量，用差减法计算灼烧后固体残渣的质量。研细残渣，混匀。准确称取适量残渣，铺在测过β放射性本底值的不锈钢测量盘内，借助压样器和丙酮将固体粉末铺设均匀、平整，烘干后供测量。

水样中总β放射性活度浓度计算公式如式（9.4）：

$$C_\beta = \frac{1.47 \times 10^{-2} W_K W_t (n_X - n_0)}{YVW_X (n_K - n_0)} \tag{9.4}$$

式中：C_β——水样中总β放射性活度浓度，单位为 Bq/L；

W_K——制备标准源的氯化钾重量，单位为 mg；

W_t——浓缩水样后制得的固体物质总重量，单位为 mg；

W_X——制备样品源的固体粉末重量，单位为 mg；

Y——化学回收率，可取作 100%；

V——待测水样体积，单位为 L；

n_K——氯化钾标准源β计数率，单位为 计数/min；

n_X——样品源β计数率，单位为 计数/min；

n_0——测量装置本底计数率，单位为 计数/min。

当测出的总β放射性活度浓度大于 0.5 Bq/L 时，以 $CaSO_4$ 粉末加入适量的钴-60 标准溶液，制取比活度为 F（接近 1.47×10^{-2} Bq/mg）的钴-60 粉末标准源，并用其代替 KCl 源测量，测量结果按式（9.5）计算：

$$C_C = \frac{FW_C W_t (n_X - n_0)}{YVW_X (n_C - n_0)} \tag{9.5}$$

式中：C_C——水样的钴-60 β放射性活度浓度，单位为 Bq/L；

W_C——制备的钴-60 粉末标准源的重量，单位为 mg；

n_C——钴-60 粉末标准源的β计数率，单位为 计数/min。

其他符号同式（9.4）。

(2) γ能谱法

当水样中的放射性核素活度浓度大于 1 Bq/L 时，可以直接量取体积大于 400 mL 的样品于测量容器内，密封待测，否则应进行必要的预处理。水样品预处理可使用蒸发浓缩、离子交换和沉淀分离等方法。

样品测量前应先测量模拟基质本底谱和空样品盒本底谱，测量（本底测量和样品测量）时相对探测器的几何条件和谱仪状态应与刻度保持一致，测量时间按要求的计数误差控制。

在获取了效率刻度源和样品的 γ 能谱并求解出其中各特征光峰的全能峰面积之后，按式（9.6）计算各个刻度源的刻度系数 K_{ji}：

$$K_{ji} = \frac{S_j}{A_{jis}} \tag{9.6}$$

式中：K_{ji}——各个刻度源的刻度系数；

S_j——第 j 种核素效率刻度源的活度，单位为 Bq；

A_{jis}——第 j 种核素效率刻度源的第 i 个特征峰的计数率，单位为计数/s。

被测样品中第 j 种核素的活度浓度 AC_j 可用式（9.7）计算：

$$AC_j = \frac{K_{ji}(A_{ji} - A_{jib})}{V \cdot DF_j} \tag{9.7}$$

式中：A_{ji}——样品谱中第 j 种核素的第 i 个特征峰的计数率，单位为计数/s；

A_{jib}——本底谱中第 j 种核素的第 i 个特征峰的计数率，单位为计数/s；

V——被测样品的体积，单位为 L；

DF_j——放射性核素 j 的衰变校正因子。

9.1.4　放射源泄漏检验（钴-60 γ 射线辐照装置）

9.1.4.1　干法贮源（Ⅰ、Ⅱ类）钴-60 γ 射线辐照装置

对于干法贮源（Ⅰ、Ⅱ类）钴-60 γ 射线辐照装置，放射源安装后或退役时，对人员可触及的且可能受到污染的区域，以擦拭法间接检验放射源的泄漏，具体操作方法同 9.1.2.1。在正常运行期间，此项检验至少每半年一次。

仪器的探测器对 2π 方向入射的钴-60 β 粒子的探测效率应≥10%，仪器对拭样的最小可探测限应≤2 Bq；当按式（9.1）计算的拭样的放射性活度大于 20 Bq 时，辐照装置中的放射源疑有泄漏，应报告放射源的供货厂家和有关的审管部门，并密切跟踪检测或由辐照装置中卸下放射源，将其送往源的供货厂家进一步检验与处理。

9.1.4.2　湿法贮源（Ⅲ、Ⅳ类）钴-60 γ 射线辐照装置

对于湿法贮源（Ⅲ、Ⅳ类）钴-60 γ 射线辐照装置，在下列情况下应进行放射源泄漏检测：

① 放射源退役前。

② 贮源井水的钴-60 比放射性活度大于 10 Bq/L。

③ 放射源超过保质期后，每次辐照装置全面维修或增装放射源时。

(1) 检测

① 将放射源泄漏检验容器（图9.5）连接导管，放入贮源水井底部，按顺序装入待检源，盖上顶端塞。

② 置连于上注水咀的上导管口于空气中，用真空泵自连于下注水咀的下导管口将检验装置内的井水抽出。

③ 置下导管口于待注入的检验液（如蒸馏水）中，用真空泵自上导管口将检验液抽入检验装置中，待系统内无空气泡时静置浸泡1~2小时。

④ 置上导管口于空气中，用真空泵自下导管口将检验装置内的检验液抽入取样瓶中。

⑤ 按9.1.3条测量浸源的液体样品（检验样）和未浸源的对照样品的比放射性活度，并按检验系统中的检验样的总量估算检出的放射性活度。

⑥ 当检验样总放射性活度大于20 Bq时，可每次取出检验装置内待检源的三分之一，重复进行上述检验。经数次检验，即可找出有问题的放射源。

⑦ 若由于检验装置内存在负压难以打开顶端塞，可将真空泵出气口接上导管口，打开真空泵，见顶塞口有气泡排出时停泵，开塞，夹出放射源。

(2) 评价

① 对初步检验认为可能已有泄漏的放射源，送往放射源的生产厂家或具有"热室"操作和放射源泄漏检验条件的单位，进行密封源泄漏检验。

② 当检验样的总放射性活度大于20 Bq时，认定该放射源为可疑密封不合格源，应单独跟踪检测或送往源的生产厂家检验。

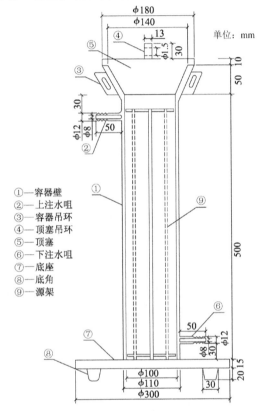

图9.5 放射源泄漏检验容器

③ 当检验样的总放射性活度大于185 Bq时，判明放射源泄漏，必须立即停止辐照业务，通报源的供应方和主管部门，并将泄漏源送往源的生产厂家检验与处理。

9.1.5 辐射安全设施检验

9.1.5.1 检验内容

辐照装置的辐射安全检验包括按照GB 10252、GB 17279、GB 17568等标准的要求设置的全部辐射安全与联锁系统。

① 工作状态指示灯。

② 辐照室安全联锁控制显示状况。

③ 升降源和输送系统状况。
④ 个人报警剂量仪和便携式剂量检测仪。
⑤ 贮源井水位。
⑥ 通风系统。
⑦ 辐照室内固定式辐射监测仪。
⑧ 紧急降源系统。
⑨ 升降源和导向钢丝绳、输送系统。
⑩ 补水时应检查补水量是否正常。
⑪ 配合年检修的检测。
⑫ 水质及污染检测。
⑬ 环境辐射水平。
⑭ 全部设备和自控系统。
⑮ 放射源的数量。
⑯ 装卸源工具及吊装设备状况。

9.1.5.2　检验频率

按照 GB 10252 第 9 条要求，对辐照装置进行辐射安全与联锁系统的日、月、年定期常规检查。

（1）常规日检查应至少包括的内容
① 工作状态指示灯。
② 辐照室安全联锁控制显示状况。
③ 升降源和输送系统状况。
④ 个人报警剂量仪和便携式剂量检测仪。
⑤ 贮源井水位。
⑥ 通风系统。

（2）常规月检查应至少包括的内容
① 辐照室内固定式辐射监测仪。
② 紧急降源系统。
③ 升降源和导向钢丝绳、输送系统。
④ 补水时应检查补水量是否正常。

（3）常规半年检查应至少包括的内容
① 配合年检修的检测。
② 水质及污染检测。
③ 环境辐射水平。
④ 全部设备和自控系统。

（4）辐照装置换源或加源时的检查应至少包括的内容
① 放射源的数量。
② 装卸源工具及吊装设备状况。

9.1.5.3 检验的一般原则

（1）规范检验

检验必须由有资格的人员来完成，检验时必须有辐射防护员参加。必须按辐射安全与联锁设备制造厂或设计单位的说明书建立规范的检验方法，检验结果要有规范的记录。

（2）全面检验

必须按定期检验时间，对所有应检项目进行检查。

（3）独立检验

辐射安全与联锁系统是按照"冗余"原则设置的。在安全检查时，必须按照"独立"原则，对每一项功能进行独立的检查，使得其他项安全设备不影响其工作。

9.1.5.4 检验方法

（1）直接观察

对于辐照室外的工作状态指示灯、警告灯、警告铃等，可以在运行辐照装置时直观检查。

（2）模拟检验

对于辐照室外的安全设备，辐照室内与放射源位置无关的安全设备（如水位控制），可手动控制器件进行模拟检验。

（3）微升源条件下的检验

将辐照源微微提升，使之刚刚离开贮源水井底部贮源位置，在不少于两名人员持辐射剂量仪监视下进入辐照室内，手动控制辐射安全控制器件，模拟检验降源控制。这种检验必须保证控制台仅将放射源置于刚刚离开贮源的位置，并始终与进入辐照室的检验人员保持联系。

这种检验仅在其他方法不能检验时使用，且检验时必须有放射防护专家现场指导。

（4）预置"紧急"状态

事先置安全设备于"紧急"状态（即进入安全保护工作状态），提升源检查其功能。如：悬挂重物下拉紧急降源绳；将光电、红外联锁的探测器贴以不透光的纸片；在联锁的踏板上放置重物；以凸状物紧压紧急按键等，此后进行提升源实验。

（5）辐射剂量仪检查

用有防护容器的微量放射源置于固定式、巡测式剂量（报警）仪的探测器附近，使仪表超过其联锁控制或报警的阈值，检查仪表的联锁或报警功能。

9.1.5.5 评价

所有辐射安全设施的功能均应检验有效。通风系统应保证辐照分解产生的臭氧等有害气体浓度在放射源降至井水下贮存位 5 min 后：辐照室内臭氧浓度不超过 0.30 mg/m³，NO_2 浓度（包括 NO、N_2O、NO_x 等各种氮氧化物换算出的 NO_2 浓度）不超过 5 mg/m³；辐照室外臭氧小时平均浓度不超过 0.20 mg/m³，NO_2 小时平均浓度不超过 0.24 mg/m³。

9.2 工业加速器

加速器全名为带电粒子加速器,它是利用电磁场使带电粒子(如电子、质子、α粒子、氘核、氦核和其他重离子等)获得高能量的装置。加速器种类繁多,可以按不同的原则进行分类:按加速粒子的种类,可分为电子类加速器和离子类加速器;按被加速粒子的能量高低,可分为低能、中能和高能加速器;按应用范围,可分为医用加速器和非医用加速器。

9.2.1 工业辐照加速器

工业辐照加速器是利用其产生的电子束进行辐照加工的一种非医用加速器,按人员可接近辐照装置的情况分为配有联锁装置的整体屏蔽装置(称为Ⅰ类电子束辐照装置,运行期间人员实际上不可能接近这种装置的辐射源部件)和装在屏蔽室(辐照室)内的辐照装置(称为Ⅱ类电子束辐照装置,运行期间借助于入口控制系统防止人员进入辐照室)。工业辐照加速器的放射防护检测内容主要包括外照射泄漏辐射水平检测和辐射安全设施的检查。

9.2.1.1 外照射泄漏辐射水平检测一般原则

① 距表面 5 cm 处的空气比释动能率测定,应将检测仪表在整个待测对象的表面上扫描巡测,记录剂量较高位置的测量值。而后测定相应此位置距表面 1 m 处的空气比释动能率。

② 应在额定的工作条件下测量。

③ 距表面 5 cm 处的空气比释动能率检测,必须在长轴线度≤4 cm 的 10 cm² 面积上取平均值;距表面 100 cm 处的检测,必须在长轴线度≤20 cm 的 100 cm² 面积上取平均值。

9.2.1.2 外照射泄漏辐射水平检测

(1) Ⅰ类电子束辐照装置

辐照装置外部辐射水平检测,应沿整个辐照装置表面测量距表面 5 cm 处的空气比释动能率,特别注意装源口、样品入口等可能的薄弱部位的测量。测量结果一般应不大于 2.5 μGy/h。

(2) Ⅱ类电子束辐照装置

① 辐照室外的辐射水平检测点:距辐照室各屏蔽墙和出入口外 30 cm 处;对于单层建筑的辐照装置,过辐射源中心垂直于辐照室屏蔽墙的任一垂线上,自屏蔽墙外表面至距其 20 m 范围内人员可以到达的区域;对于单层建筑的辐照装置,当距其 50 m 内建有高层楼房且高层位于辐射源照射位置至辐照装置室顶所张的立体角区域内时,在辐照装置室顶和/或相应的建筑物高层测量。

② 运行中的定期测量应选定固定的检测点,必须包括辐照室各入口、出口,穿过辐照室的通风、管线外口,各面屏蔽墙和屏蔽顶外,操作室及与辐照室直接相邻的各房间等。

③ 评价：对监督区，在距屏蔽体的可达界面 30 cm 处，由穿透辐射所产生的平均剂量率应不大于 2.5 μSv/h；在屏蔽体的任何 100 cm² 表面积上的平均剂量率允许达到 20 μSv/h，但在距屏蔽体的可达界面 1 m 处且与该界面平行的 1 m² 面积上的平均剂量率不得超过 2.5 μSv/h。对非限制区，屏蔽设计要保证该区内和附近公众个人受照年剂量不超过 0.1 mSv，屏蔽设计采用的剂量率控制值应在满足上述规定的基础上做进一步的优化分析。

除辐射源项变化因素外，在定期定点测量结果明显高于前一次测量的结果时，应进行更全面的测量，查明原因。

9.2.1.3 辐射安全设施检验

（1）联锁要求

① 设计中必须设置功能齐全、性能可靠的安全联锁保护装置，对控制区的出入口门、加速器的开停机和束下装置等进行有效联锁和监控。

② 安全联锁引发加速器停机时，必须自动切断高压。

③ 安全联锁装置发生故障时，加速器不能运行。

④ 安全联锁装置不得旁路，维护与维修后必须恢复原状。

（2）安全设施

① 钥匙控制。

加速器的主控钥匙开关必须和主机室门和辐照室门联锁。如从控制台上取出该钥匙，加速器应自动停机。该钥匙必须与一台有效的便携式辐射检测报警仪相连。在运行中该钥匙是唯一的，且只能由运行值班长使用。

② 门机联锁。

辐照室和主机室的门必须与束流控制和加速器高压联锁。辐照室门或主机室门打开时，加速器不能开机。若加速器运行中门被打开时，则加速器应自动停机。

③ 束下装置联锁。

电子加速器辐照装置的控制与束下装置的控制必须建立可靠的接口和协议文件。束下装置因故障偏离正常运行状态或停止运行时，加速器应自动停机。

④ 信号警示装置。

在控制区出入口处及内部应设置灯光和音响警示信号，用于开机前对主机室和辐照室内人员的警示。主机室和辐照室出入口应设置工作状态指示装置，并与电子加速器辐照装置联锁。

⑤ 巡检按钮。

主机室和辐照室内应设置巡检按钮，并与控制台联锁。加速器开机前，操作人员进入主机室和辐照室按序按动巡检按钮，巡查有无人员误留。

⑥ 防人误入装置。

在主机室和辐照室的人员出入口通道内设置三道防人误入的安全联锁装置（一般可采用光电装置），并与加速器的开、停机联锁。

⑦ 急停装置。

在控制台上和主机室、辐照室内设置紧急停机装置（一般为拉线开关或按钮），使之能在紧急状态下终止加速器的运行。辐照室及其迷道内的急停装置应采用拉线开关并覆盖全部区域。主机室和辐照室内还应设置开门机构，以便人员离开控制区。

⑧ 剂量联锁。

在辐照室和主机室的迷道内设置固定式辐射监测仪，与辐照室和主机室的出入口门等联锁。当主机室和辐照室内的辐射水平高于仪器设定的阈值时，主机室和辐照室门无法打开。

⑨ 通风联锁。

主机室、辐照室通风系统与控制系统联锁，加速器停机后，只有达到预先设定的时间后才能开门，以保证室内臭氧等有害气体浓度低于允许值。

⑩ 烟雾报警。

辐照室应设置烟雾报警装置，遇有火险时，加速器应立即停机并停止通风。

9.2.2 电子直线加速器工业 CT

电子直线加速器工业 CT 是一种用电子直线加速器作为射线源的工业 CT 装置，简称加速器工业 CT，加速器工业 CT 的放射防护检测内容主要包括工作场所、周边环境辐射水平检测和辐射安全设施（包括装置和工作场所）的检验。

9.2.2.1 工作场所、周边环境辐射水平

(1) 检测仪器

① X、γ 环境辐射剂量仪。

X、γ 环境辐射剂量仪的剂量当量率有效量程范围为 10 nSv/h～250 μSv/h；剂量当量有效量程范围为 10 nSv～10 mSv；能量响应范围为 50 keV～3 MeV，在此能量范围内的响应与对铯-137 γ 参考辐射源响应相比不得超过±30%。

② 中子周围剂量当量（率）仪（当加速器能量大于 10 MeV 时使用）。

中子周围剂量当量率有效量程范围应覆盖至少 4 个量级，典型的有效量程范围应为 1 μSv/h～10 mSv/h；相对固有误差不应超过参考辐射周围剂量当量率约定真值的±20%；能量响应随中子能量的变化不超过 50%；当辐射相对于校准方向从 0°～90°的任何角度入射时，仪器指示值的变化不应超过±25%。

(2) 检测条件

加速器处于额定工作条件，并在正常 CT 扫描位置放置一个常规检测的典型工件。

(3) 检测点

工作场所检测点包括检测室防护门及门缝四周、控制室内人员操作位、电缆线管道孔及通风口等位置，以及过道走廊等预计剂量率较高的位置或人员停留时间长的位置等。

周边环境检测点包括检测室屏蔽墙体外、检测室人员可达的屋顶、工房周围人员活动较频繁的区域，如道路、办公室，以及周围的居民点等。

(4) 检测方法

对工作场所、周边环境预计剂量率较高的检测点位，在距离屏蔽体（墙、防护门）表面 30 cm 处进行巡测。一般情况下，每个测点每次读 3 个数，每个读数时间间隔为 5

秒。数据记录在相关原始记录中。

加速器产生的辐射源通过屋顶泄漏,再经大气的反散射返回至加速器机房周围附近的地面,有时将会形成较强的辐射场,这种现象称为天空反散射。在紧挨加速器屏蔽墙外,由于阴影屏蔽,剂量水平可能较低,至一定距离后慢慢增加到峰值;之后,随距离的增加按一定指数规律减弱。天空反散射的测量一般在距离屏蔽体外 15 m~30 m 的位置。

9.2.2.2 辐射安全设施检验

（1）加速器工业 CT 的辐射安全与防护性能要求

① 加速器机头的辐射屏蔽材料和厚度应考虑射线的能量、束流强度和靶材料等因素,应按加速器最大空气比释动能率进行设计,加速器泄漏剂量比率应小于 0.1%。能量高于 10 MeV 时,应考虑中子防护措施,如采用高低密度组合材料,增加含硼、石蜡等中子防护材料。

② 加速器机头应有射线限束装置,如准直器、光阑等。射线限束装置把射线束准直成一定厚度扇形射线束或锥形束,其射线束的扇角或锥角在满足工业 CT 成像要求的情况下,应尽可能小。

③ 加速器系统应提供与工业 CT 连接的硬件接口及相应的控制程序,允许工业 CT 控制系统对加速器进行射线开关、脉冲重复频率设置等操作控制以及工作状态监测。

④ 除调试或维修等特殊情况外,仅在接收到工业 CT 控制系统发出的出束允许信号后,加速器系统方可加高压出束,并在与工业 CT 的通信因故中断时,加速器应能自动停机。

⑤ 工业 CT 控制系统应具备如下功能,以实现对加速器系统安全、可靠的控制：

　ⅰ. 与加速器之间可靠的通信接口；

　ⅱ. 能对加速器的射线开关、脉冲重复频率、出束时间等进行控制；

　ⅲ. 加速器工业 CT 操作台应显示加速器工作状态、出束剂量率、出束时间、触发频率、触发方式等参数。

⑥ 加速器系统应与检测室防护门、紧急停机按钮、射线源开关钥匙等实现安全联锁。只有满足检测室防护门关闭、紧急停机按钮复位、射线源开关钥匙合上等联锁条件,且加速器系统、工业 CT 设备均准备就绪,工业 CT 控制系统向加速器系统发出出束允许信号后,方可启动加速器出束进行 CT 扫描检测。

⑦ 在加速器系统出束前,应有不少于 10 秒的声、光预警信号,声、光预警信号结束后加速器系统方可加高压出束；出束后应持续发出声、光信号,直至停束为止。在出束过程中,门机、急停、钥匙开关等安全联锁的联锁条件一旦不满足,系统应立刻自动切断高压停止出束,并发出警示信号。

⑧ 加速器系统和工业 CT 控制系统的操作控制程序应设置密码,未经单位辐射安全管理人员允许不得修改。

（2）加速器工业 CT 工作场所的辐射安全与防护要求

① 加速器工业 CT 工作场所的选址、布局和建筑设计应当符合相关辐射安全防护法规和标准要求,保证建、构筑物施工质量,保障工作场所和周围环境安全。

② 加速器工业 CT 工作场所应合理布置，检测室与控制室及其他辅助用房应分开，控制室等人员活动频繁的区域，应避开有用线束的照射方向。

③ 初级辐射（有用射线束）直接投照的防护墙（包括天棚）按主射线辐射屏蔽要求设计，其余墙体按次级辐射屏蔽要求设计。天棚辐射屏蔽厚度设计，还应考虑天空散射对周边环境的影响。在计算屏蔽厚度时，需考虑 2 倍安全系数。通向检测室的导线、导管设计宜采用"U"或"Z"等方式，确需穿越防护墙的，应不得影响其辐射屏蔽防护效果。

④ 检测室的工件和人员入口处应设置防护门。防护门与墙体之间的搭接合理，间隙与搭接比值应小于 1/10。加速器能量大于 10 MeV 以上时，迷道以及防护门应考虑中子及中子俘获产生的 γ 射线的防护。屏蔽材料应包括含硼聚乙烯或含硼石蜡等中子防护材料。

⑤ 检测室应按设计图纸文件和国家有关标准规范进行土建工程和附属工程的施工及安装，确保施工质量和辐射屏蔽防护效能。在施工中涉及辐射防护和安全设施的修改，应征得设计单位同意并应报审管部门批准，并做好记录，以备检查和验收。

⑥ 检测室所有入口处的防护门应与加速器工业 CT 联锁。在防护门开启时，加速器不能加高压出束。加速器出束状态下防护门被开启，加速器应自动切断高压停止出束，通过控制台的复位操作后，方可再一次加高压出束；检测室人员入口应设置迷道，有用线束朝向应尽量避开工件出入口、控制室和迷道。检测室迷道防护门内侧应安设标识明显的紧急开门开关，确保异常情况时人员能从检测室内迅速开门离开。

⑦ 检测室、迷道、加速器机头及工业 CT 操作台上应安装紧急停机按钮，检测室墙面、迷道内等处应安装检查复位按钮。紧急停机按钮、复位按钮及紧急开门开关处应设置有明显标识。在紧急停机后，只有通过再次复位才能重新启动加速器。

⑧ 检测室应设置通风装置。

⑨ 检测室应设置固定式剂量监测装置，对加速器的出束状态进行监测。

⑩ 检测室内应有监视装置，其摄像头的安装应保证检测室内，特别是加速器有用线束区域内可视，并在控制室内设置专用监视器。必要时在检测室与控制室之间安设通信设备。

9.2.2.3 评价

工作场所以及周边环境的屏蔽体（墙）表面大于或等于 30 cm² 处任何检测点的周围剂量当量率应不大于 2.5 μSv/h。所有检查的安全联锁应符合要求。

9.2.2.4 辐射防护监测和检查的类别、内容和周期

加速器工业 CT 辐射防护监测和检查的类别、内容和周期见表 9.3。

表 9.3　加速器工业 CT 辐射防护监测和检查的类别、内容和周期

序号	监测和检查类别	监测和检查内容	监测周期
1	出厂监测和检查	加速器工业 CT 的辐射安全与防护性能要求	设备出厂前
2	验收监测和检查	总体要求	设备投入使用前的监测和检查
		辐射安全与防护性能要求	
		工作场所辐射安全与防护要求	
3	常规监测和检查	警示标志	每天
		安全联锁	每天
		紧急停机按钮	每周
		射线源开关钥匙	每周
		声光报警装置	每天
		通风装置	每天
		固定式剂量监测装置	每天
		监视及通信装置	每天
		个人剂量监测	3 个月
		工作场所环境监测	每年至少一次

9.2.3　加速器货物/车辆辐射检查系统

货物/车辆辐射检查系统是一种带有光子或中子辐射源、辐射探测器等装置及设施，利用辐射成像原理获得货物及车辆等被检物透视图像的检查系统。加速器货物/车辆辐射检查系统利用产生 X 射线的加速器作为辐射源，相关检测信息见"9.3 货物/车辆辐射检查系统"。

9.3　货物/车辆辐射检查系统

货物/车辆辐射检查系统根据辐射源项的不同，可分为 X 射线检查系统、γ 射线检查系统和中子检查系统。X 射线检查系统是用产生 X 射线的加速器作为辐射源的检查系统；γ 射线检查系统是用释放 γ 射线的密封放射源作为辐射源的检查系统；中子检查系统是用产生快中子的装置反应的中子发生器作为辐射源的检查系统。货物/车辆辐射检查系统的放射防护检测内容主要包括辐射源箱的泄漏辐射水平、场所辐射水平的检测和辐射安全设施及措施的检查。

9.3.1 辐射源箱的泄漏辐射水平

9.3.1.1 加速器辐射源箱

无建筑物屏蔽的移动式检查系统中的加速器辐射源箱加速器泄漏率应不大于 2×10^{-5}，其他情况下应不大于 1×10^{-3}。

加速器辐射源箱泄漏辐射水平测量方法：

① 测量并记录加速器未开机时机头周围的天然本底。

② 将辐射源的输出参数调至最大工作状态。

③ 测量并记录有用线束中心轴上距靶 1 m 处的输出剂量率（空气比释动能率）。

④ 采用至少 5 个十分之一值层厚度的铅块挡住加速器前端出束缝。

⑤ 选取测量点，在以加速器靶点为球心、半径 1 m 的球面上，B、C、D 每面至少包含 8 个点，如图 9.6 所示。

⑥ 在选取的测量点上放置合适的检测仪器[例如热释光剂量计、X/γ 剂量（率）仪或胶片]测量该位置的空气比释动能（率），应在不超过 100 cm² 的范围内取平均值。

⑦ 计算各测量点的空气比释动能（率）相对于加速器输出剂量率的比值。

加速器辐射源箱泄漏辐射水平测量布点如图 9.6 所示。

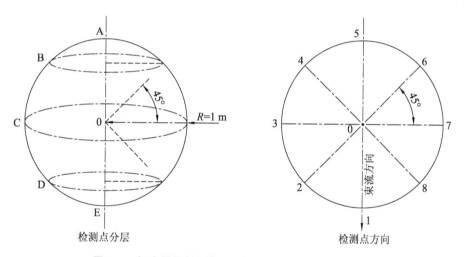

图 9.6　加速器辐射源箱泄漏辐射水平测量布点示意图

9.3.1.2 γ 辐射源箱

γ 辐射源箱的泄漏辐射水平应不超过表 9.4 规定的值。

表 9.4　γ 辐射源箱外的泄漏射线周围剂量当量率控制值　　单位：mSv/h

检查系统类型	距箱体外表面 5 cm 处	距箱体外表面 1 m 处
固定式	1	0.1
移动式	0.5	0.02

γ 辐射源箱的泄漏辐射水平测试方法：

① 将 γ 辐射源箱置于锁定状态且关闭快门等保护装置。

② 选取测量点，距辐射源箱表面 5 cm 处和 1 m 处的 6 个面上，每个面至少包含 6 个点，如图 9.7 所示。

③ 在选取的测量点上放置合适的检测仪器［例如热释光剂量计、剂量（率）仪或胶片］测量该位置的周围剂量当量（率），应在不超过 100 cm² 的范围内取平均值。

④ 将检测结果乘以放射性核素额定活度与检测时活度的比值，换算为放射性核素额定活度下的结果。

γ 辐射源箱泄漏辐射水平测量布点如图 9.7 所示。

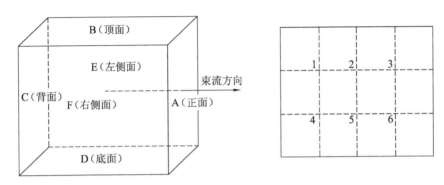

图 9.7　γ 辐射源箱泄漏辐射水平测量布点示意图

9.3.1.3　中子辐射源箱

中子辐射源箱外泄漏辐射水平应满足下列要求：

① 场所辐射水平符合 9.3.2 中相关要求。

② 维修中子检查系统时，操作位置的周围剂量当量率应小于 40 μSv/h。

9.3.2　场所辐射水平

9.3.2.1　边界周围剂量当量率

（1）检测

① 测试测量监督区外边界处的天然本底。

② 将辐射源的输出参数调至最大工作状态。

③ 测量或记录有用线束中心轴上距辐射源 1 m 处的输出剂量率。

④ 辐射源静止，将空集装箱或车辆的中部置于有用线束区。

⑤ 测量并记录监督区外边界的周围剂量当量率。

⑥ 测得的周围剂量当量率扣除天然本底后即为测量点的周围剂量当量率。

（2）评价

① 检查系统监督区边界处的周围剂量当量率应不大于 2.5 μSv/h。

② 对于中子检查系统，应同时测量中子及光子的周围剂量当量率，中子与光子周围剂量当量率之和应不大于 2.5 μSv/h。

9.3.2.2 驾驶员位置一次通过周围剂量当量

(1) 检测

① 将辐射源的输出参数调至最大工作状态。

② 测量或记录有用线束中心轴上距辐射源 1 m 处的输出剂量率。

③ 将合适的检测仪器置于驾驶员位置。

④ 在标准扫描速度下扫描至少 20 次，测量并记录累积周围剂量当量，累积周围剂量当量扣除测量时间内的天然本底后除以扫描次数即为驾驶员位置一次通过的周围剂量当量。

(2) 评价

对于有司机驾驶的货运车辆或列车的检查系统，驾驶员位置一次通过的周围剂量当量应不大于 0.1 μSv。

9.3.2.3 控制室周围剂量当量率

(1) 检测

① 测量控制室内、操作人员操作位置的天然本底。

② 将辐射源的输出参数调至最大工作状态。

③ 测量或记录有用线束中心轴上距辐射源 1 m 处的输出剂量率。

④ 辐射源静止，将空集装箱或车辆的中部置于有用线束区。

⑤ 测量并记录控制室内、操作人员操作位置的周围剂量当量率。

⑥ 测得的周围剂量当量率扣除天然本底后即为测量点的周围剂量当量率。

(2) 评价

① 检查系统控制室内的周围剂量当量率应不大于 2.5 μSv/h，操作人员操作位置的周围剂量当量率应不大于 1.0 μSv/h。

② 对于中子检查系统应同时测量中子及 γ 的周围剂量当量率，中子与 γ 周围剂量当量率之和应符合检查系统控制室内的周围剂量当量率不大于 2.5 μSv/h，操作人员操作位置的周围剂量当量率不大于 1.0 μSv/h 的要求。

9.3.3 辐射安全设施及措施

9.3.3.1 安全联锁装置

(1) 出束控制开关

在检查系统操作台上应装有出束控制开关，只有当出束控制开关处于工作位置时，射线才能产生或出束。

(2) 门联锁

所有辐射源室门、进入控制区的门及辐射源箱体外防护盖板等应设置联锁装置，与辐射源安装在同一辆车上的系统控制室的门也应设置联锁装置，上述任一门或盖板打开时，射线不能产生或出束。

(3) 紧急停束装置

在检查系统操作台、辐射源箱体等处应设置标识清晰的紧急停束装置，例如急停按钮、急停拉线开关等，可在紧急情况下立即中断辐射源的工作。当任一紧急停束装置被触发时，检查系统应立即停止出束，并只有通过就地复位才可重新启动辐射源。

(4) 加速器输出剂量联锁

X 射线检查系统的加速器输出剂量超出预定值时，加速器应能自动停止出束。

9.3.3.2 其他安全装置

(1) 声光报警安全装置

检查系统工作场所应设有声光报警安全装置以指示检查系统所处的状态，至少应包括出束及待机状态。当检查系统出束时红色警灯闪烁，警铃示警。

(2) 监视装置

检查系统辐射工作场所应设置监视用摄像装置，以观察辐射工作场所内人员驻留情况和设备运行状态。

(3) 语音广播设备

在检查系统操作台上应设置语音广播设备，在辐射工作场所内设置扬声器，用于提醒现场人员注意和撤离辐射工作场所。

(4) 辐射检测仪表

根据检查系统特点，配备合适的个人剂量报警仪和剂量率巡检仪；在 X 射线检查系统的加速器出束口处配置辐射剂量检测仪表实时检测输出剂量，并在检查系统操作台上显示输出剂量率；在 γ 射线检查系统的辐射源箱配备剂量报警装置，当放射源泄漏导致剂量超出报警阈值时能实时报警。

9.3.3.3 有司机驾驶的货运车辆的检查系统的附加要求

(1) 司机自动避让及保护措施

检查系统应设置避让及保护措施，避免司机受到有用线束照射。这些措施至少应包括以下内容。

① 判断进入检查通道的物体是否为车辆：只有当允许类型的被检车辆驶入检查通道时，检查系统才能出束，行人通过检查通道时检查系统不能出束。

② 车辆位置自动探测：控制检查流程并确保司机驾驶位置已经驶离控制区后系统才能出束。

③ 车速自动探测、停车、倒车保护：在车速低于允许的最低速度，以及停车、倒车情况下，检查系统均不能出束或立即停止出束。

④ 出束时间保护：检查系统连续出束时间达到预定值时，应自动停止出束。

(2) 警示标识

辐射工作场所应醒目设置以下警示标识。

① 可检车型或禁检车型的警示：提醒和正确引导司机，可检车辆正常通行，其他车辆禁止通行。

② 限速标识：明确车辆通行速度的上限和下限。

③ 保持车距警示：提醒待检车辆司机与前车保持一定距离，避免意外情况发生。

④ "禁止停车、禁止倒车""禁止箱内有人"等警示：警示司机，防止货厢内人员被误照射。

⑤ 禁止穿行警示：禁止无关人员穿行或随车进入检查通道。

9.3.3.4 有司机驾驶的货运列车的检查系统的附加要求

(1) 司机自动避让及保护措施

检查系统应设置避让及保护措施,避免司机受到有用线束照射。这些措施至少包括以下几项。

① 货运列车自动识别:只有当允许类型的货运列车通过检查通道时,检查系统才能出束;检查客运列车或行人通过检查通道时,检查系统不能出束。

② 列车位置自动探测:控制检查流程并确保司机驾驶位置已经驶离控制区后检查系统才能出束。

③ 车速自动探测及停车保护:当车速低于允许的最低速度或停车情况下检查系统不能出束或立即停止出束。

④ 出束时间保护:检查系统连续出束时间超出预定值时,应自动停止出束。

(2) 警示标识

辐射工作场所应醒目设置以下警示标识:

① 限速标识:明确车辆通行速度的上限和下限。

② 禁止穿行警示:禁止无关人员穿行或随车进入检查通道。

9.3.3.5 γ射线检查系统的附加要求

① 密封放射源的级别,按密封放射源活度应达到 GB 7465 的要求,密封放射源的安全性能应符合 GB 4075 的规定。

② 只有在通电条件下,检查系统快门才能开启;断电时,快门自动关闭。

③ 只有在快门关闭状态下,才能打开辐射源室(箱)门。

④ 放射源工作及储存场所应装备防火、防盗或防破坏等安全保卫设施。

⑤ 现场应配备适当的应急设备,例如当快门控制出现故障时能手动关闭装置的专用工具等。

9.3.3.6 通风要求

辐射源室内应有良好的通风,以保证臭氧的浓度低于 0.3 mg/m^3。根据可能产生的臭氧浓度和工作需要确定通风系统的排风速率。

9.3.3.7 辐射安全措施

(1) 一般要求

① 除非工作需要,工作人员应停留在监督区之外。

② 每天检查系统运行前,操作人员应对安全联锁、辐射检测仪表等进行检查,确认其处于正常状态。

③ 每次检查系统出束前,操作人员确认控制区内无人后,方可开启辐射源出束。

④ 进入辐射工作场所时,操作人员应确认辐射源处于未出束状态,并携带个人剂量报警仪。

⑤ 检查系统运行过程中,操作人员应通过监视器观察辐射工作场所内的情况,发现异常情况立即停止出束,防止事故发生。

⑥ 检查系统发生故障或使用紧急停束装置紧急停机后,在未查明原因和维修结束前,禁止重新启动辐射源。

⑦ 检查系统结束一天工作后,操作人员应取下出束控制开关钥匙交安全管理人员妥善保管,并做好安全记录。

(2) 安装调试和维修时的要求

① 检查系统的安装调试和维修人员,除应接受放射防护培训且考核合格外,还应经过设备厂家的专业技术培训合格后,方可进行相关的安装、调试和维修工作。

② 在设备调试和维修过程中,如果需要解除安全联锁,应先获得安全管理人员批准,并设置醒目的警示牌。工作结束后,操作人员应先恢复安全联锁并确认检查系统正常后才能使用。

(3) γ射线检查系统的附加要求

① 检查系统工作结束后,应用辐射剂量仪检查放射源位置和快门状态。

② 检查系统不工作时,非工作人员可以到达区域的周围剂量当量率应小于 $2.5~\mu Sv/h$。

③ 放射源从运输容器中转装入源容器或从源容器转装入运输容器应采用便于转移操作的辅助设备和有一定屏蔽效果的装置。操作人员在一次换源过程中所接受的剂量应不超过 $500~\mu Sv$。

④ 被更换的退役放射源应由放射源供应单位回收或按国家有关规定处理或处置。

⑤ 密封放射源运输应符合放射物品安全运输规范有关要求。

(4) 中子检查系统的附加要求

① 维修中子检查系统前应进行操作位置的剂量检测,周围剂量当量率小于 $40~\mu Sv/h$ 时方可操作。

② 被更换的靶及含感生放射性的部件应按国家有关规定处理或处置。

9.3.3.8　辐射防护监测与检查的内容和周期

检查系统辐射防护监测与检查的内容和周期见表9.5。

表9.5　检查系统辐射防护监测与检查的内容和周期

序号	类别	监测和检查内容	监测周期
1	出厂验收监测和检查	辐射源箱的泄漏辐射水平	设备出厂前
2	验收监测和检查	场所辐射水平	设备运营前的监测和检查
		辐射安全设施	
		换源监测	适时
3	常规监测和检查	出束控制开关	每天
		门联锁	每天
		紧急停束装置	每天
		监视、声光报警安全装置	每天
		辐射监测仪表	每天
		其他安全设施	适时
		边界周围剂量当量率	每年至少一次
		控制室周围剂量当量率	每年至少一次

9.4　工业探伤装置

射线探伤是射线检测应用技术之一，它是利用电离辐射在穿透被检物各部分强度衰减的不同，进行摄片或成像，以检测被检物内部宏观几何缺陷的一种无损检测手段和方法，射线探伤使用的设备一般分为 X 射线机、γ 射线机（密封放射源）和电子直线加速器。电子直线加速器探伤的放射防护检测参照 9.2.2，本节重点介绍工业 X 射线探伤和工业 γ 射线探伤的放射防护检测。

9.4.1　工业 X 射线探伤

工业 X 射线探伤是指用 X 射线探测物体内部缺陷的方法，分为固定探伤和现场探伤。固定探伤的放射防护检测内容主要包括探伤室周围辐射水平的检测与辐射安全设施和措施的检查，现场探伤的放射防护检测内容主要包括现场探伤的分区、检测与辐射安全设施和措施的检查。

9.4.1.1　放射防护检测要求

（1）检测计划

运营单位应制订放射防护检测计划。在检测计划中应对检测位置、检测频率以及检测结果的保存等做出规定，并给出每一个测量位置的参考控制水平和超过该参考控制水平时应采取的行动措施。

（2）检测仪器

用于射线探伤装置放射防护检测的仪器，应按规定进行定期检定，取得相应证书。使用前应对辐射检测仪器进行检查，包括是否有物理损坏、调零及电池仪器对射线的响应等。

（3）检测条件

检测应在射线探伤装置的限束装置开至最大，额定管电压、管电流照射的条件下进行。

9.4.1.2　探伤室周围辐射水平的检测

（1）周围辐射水平巡测

探伤室的放射防护检测，特别是验收检测时应首先进行周围辐射水平的巡测，以发现可能出现的高辐射水平区。

巡测时应注意：

① 巡测范围应根据探伤室设计特点，照射方向及建造中可能出现的问题决定并关注天空反散射对周围的辐射影响。

② 无固定照射方向的探伤室在有用线束照射四面屏蔽墙时，应巡测墙上不同位置及门上、门四周的辐射水平。

③ 设有窗户的探伤室，应特别注意巡测窗外不同距离处的辐射水平。

④ 测试时，探伤机应工作在额定工作条件下，没有探伤工件、探伤装置置于与测试点可能的最近位置，如使用周向式探伤装置应使装置处于周向照射状态。

(2)定点检测

一般应检测以下各点：

① 通过巡测发现的辐射水平异常高的位置。

② 探伤室门外 30 cm 离地面高度为 1 m 处门的左、中、右侧 3 个点和门缝四周。

③ 探伤室墙外或邻室墙外 30 cm 离地面高度为 1 m 处每个墙面至少测 3 个点。

④ 人员可能到达的探伤室屋顶或探伤室上层外 30 cm 处，至少包括主射束到达范围的 5 个检测点。

⑤ 人员经常活动的位置。

⑥ 每次探伤结束后探伤室的入口，以确保射线探伤机已经停止工作。

(3)检测周期

探伤室建成后应由有资质的技术服务机构进行验收检测，投入使用后每年至少进行 1 次常规检测。

(4)结果评价

射线探伤装置在额定工作条件下，探伤室周围辐射水平应符合下列要求：

① 射线探伤室墙和入口门的辐射屏蔽应同时满足：人员在关注点的周剂量参考控制水平，对职业工作人员不大于 100 μSv/周，对公众不大于 5 μSv/周；关注点最高周围剂量当量率参考控制水平不大于 2.5 μSv/h。

② 探伤室顶的辐射屏蔽应满足：探伤室上方已建、拟建建筑物或探伤室旁邻近建筑物在自辐射源点到探伤室顶内表面边缘所张立体角区域内时，探伤室顶的辐射屏蔽要求同①；对不需要人员到达的探伤室顶，其外表面 30 cm 处的剂量率参考控制水平通常可取为 100 μSv/h。

9.4.1.3 现场探伤的分区和检测

① 使用移动式射线探伤装置进行现场探伤时，应对工作场所实行分区管理，通过巡测确定控制区和监督区，一般应将作业场所中周围剂量当量率大于 15 μSv/h 的范围划为控制区，如果每周实际开机时间明显不同于控制区边界周围剂量当量率应按式(9.8)计算：

$$K = 100/t \tag{9.8}$$

式中：K——控制区边界周围剂量当量率，单位为 μSv/h；

t——每周实际开机时间，单位为 h；

100——5 mSv 平均分配到每年 50 个工作周的数值，即 100 μSv/周。

② 控制区边界应悬挂清晰可见的"禁止进入 X 射线区"警告牌，探伤作业人员在控制区边界外操作，否则应采取专门的防护措施。控制区的边界尽可能设定实体屏障，包括利用现有结构（如墙体）设置临时屏障或临时拉起警戒线（绳）等。

③ 现场探伤作业工作过程中，控制区内不应同时进行其他工作。为了使控制区的范围尽量小，X 射线探伤机应用准直器，视情况采用局部屏蔽措施（如铅板）。

④ 应将控制区边界外，作业时周围剂量当量率大于 2.5 μSv/h 的范围划为监督区，并在其边界上悬挂清晰可见的"无关人员禁止入内"警告牌，必要时设专人警戒。

⑤ 现场探伤工作在多楼层的工厂或工地实施时，应防止现场探伤工作区上层或下

层的人员通过楼梯进入控制区。

⑥ 探伤机控制台应设置在合适位置或设有延时开机装置，以便尽可能降低操作人员的受照剂量。

⑦ 当射线探伤装置、场所被检物体（材料、规格、形状）照射方向、屏蔽等条件发生变化时，均应重新进行巡测，确定新的划区界线。

⑧ 在工作状态下应检测操作位置，以确保操作位置的辐射水平是可接受的；探伤机停止工作时，还应检测操作者所在位置的辐射水平，确认探伤机已停止工作。

⑨ 在工作状态下应检测控制区和监督区边界周围剂量当量率，以确保其低于国家规定和运营单位制定的指导水平。

9.4.1.4 辐射安全设施和措施

（1）固定探伤室

① 探伤室应设置门-机联锁装置，并保证在门（包括人员门和货物门）关闭后 X 射线装置才能进行探伤作业，门打开时应立即停止 X 射线照射，门关上时不能自动开始射线照射。门机联锁装置的设置应方便探伤室内部的人员在紧急情况下离开探伤室。同时使用多台探伤装置时，每台装置均应与防护门联锁。

② 探伤室门口和内部应同时设有显示"预备"和"照射"状态的指示灯和声音提示装置。"预备"信号应持续足够长的时间，以确保探伤室内人员安全离开。"预备"信号和"照射"信号应有明显的区别，并且应与该工作场所内使用的其他报警信号有明显区别。

③ 照射状态指示装置应与 X 射线探伤装置联锁。

④ 探伤室内外醒目位置处应有清晰的对预备和照射信号意义的说明。

⑤ 探伤室防护门上应有电离辐射警告标识和中文警示说明。

⑥ 探伤室内应安装紧急停机按钮或拉绳，以确保出现紧急事故时，能立即停止照射。按钮或拉绳的安装，应使人员处在探伤室内任何位置时都不需要穿过主射束就能够使用。按钮或拉绳应当带有标签，标明使用方法。

⑦ 探伤室应设置机械通风装置，排风管道外口避免朝向人员活动密集区。每小时有效通风换气次数应不小于 3 次。

⑧ 在每一次照射前，操作人员都应该确认探伤室内部没有人员驻留并关闭防护门，只有在防护门关闭、所有防护与安全装置系统都启动并正常运行的情况下，才能开始探伤工作。

⑨ 开展探伤室设计时未预计到的工作，如工件过大必须开门探伤，应遵循现场探伤作业的相关要求。

（2）X 射线现场探伤作业

① 应有提示"预备"和"照射"状态的指示灯和声音提示装置。"预备"信号和"照射"信号应有明显的区别，并且应与该工作场所内使用的其他报警信号有明显区别；在控制区的所有边界都应能清楚地听见或看见"预备"信号和"照射"信号。

② 警示信号指示装置应与探伤机联锁。

③ 应在监督区边界和建筑物的进出口的醒目位置张贴电离辐射警示标识和警告标

语等提示信息。

④ 周向式探伤机用于现场探伤时,应将 X 射线管头组装体置于被探伤物件内部进行透照检查。做定向照射时应使用准直器（仅开定向照射口）。

⑤ 应考虑控制器与 X 射线管和被检物体的距离、照射方向、时间和屏蔽条件等因素,选择最佳的设备布置,并采取适当的防护措施。

⑥ 开始现场探伤之前,探伤工作人员应确保在控制区内没有任何其他人员,并防止有人进入控制区。

⑦ 控制区的范围应清晰可见,工作期间要有良好的照明,确保没有人员进入控制区。如果控制区太大或某些地方不能看到,应安排足够的人员进行巡查。

⑧ 在试运行或第一次曝光期间,应测量控制区边界的剂量率,以证实边界设置正确。必要时应调整控制区的范围和边界。

⑨ 现场探伤的每台探伤机应配备至少一台便携式剂量仪。开始探伤工作之前,应对剂量仪进行检查,确认剂量仪能正常工作。在现场探伤工作期间,便携式测量仪应一直处于开机状态,防止 X 射线曝光异常或不能正常终止。

⑩ 现场探伤期间,工作人员应佩戴个人剂量计、直读剂量计和个人剂量报警仪,个人剂量报警仪不能替代便携巡测仪,两者均应使用。

9.4.2 工业 γ 射线探伤

工业 γ 射线探伤是指用 γ 射线探测物体内部缺陷的方法,分为固定探伤和现场探伤。工业 γ 射线探伤的放射防护检测内容包括探伤室周围辐射水平、密封放射源的泄漏检验、照射容器周围空气比释动能率的检测以及辐射安全设施和措施的检查,现场探伤还应开展现场的分区和控制区、监督区边界剂量率监测。

9.4.2.1 γ 探伤室周围辐射水平的检测

(1) 周围辐射水平巡测

用便携式辐射测量仪巡测探伤室墙壁外 30 cm 处的剂量率水平。巡测范围应根据探伤室设计特点、照射方向及建造中可能出现的问题决定,探伤室四面屏蔽墙外及楼上如有人员活动的可能,应巡测墙上不同位置及门外 30 cm 处门四周的辐射水平。

(2) 定点检测

① 探伤室门外 30 cm 离地面高度为 1 m 处,测门的左、中、右侧 3 个点和门缝四周。

② 探伤室墙外或邻室墙外 30 cm 离地面高度为 1 m 处,每个墙面至少测 3 个点。

③ 人员可能到达的探伤室屋顶上方 1 m 处,至少包括主射束到达范围的 5 个检测点。

④ 人员经常活动的位置。

(3) 结果评定

上述测量位置空气比释动能率不大于 2.5 μGy/h。

9.4.2.2 移动探伤控制区、监督区边界剂量率的检测

在探伤机处于照射状态时,用便携式辐射测量仪从探伤位置四周由远及近测量空气

辐射剂量率，直到 15 μGy/h 处为控制区边界，到 2.5 μGy/h 处为监督区边界。收回放射源至屏蔽位置后，在探伤位置四周以该剂量的等剂量线为基础，确定控制区边界和监督区边界。

9.4.2.3　密封放射源的泄漏检验

用滤纸或软质材料蘸取 5% $EDTA-Na_2$ 溶液或其他去污剂擦拭密封导向管内壁，测量擦拭物有无放射性，如有明显增高（例如 20 Bq），将放射源送回生产厂家进一步检验。

9.4.2.4　照射容器周围空气比释动能率控制值

探伤机按源容器的可移动性分为手提式（P）、移动式（M）和固定式（F），源容器周围空气比释动能率控制值见表 9.6。

表 9.6　照射容器周围空气比释动能率控制值　　　　　　　　单位：mGy/h

探伤机类别	探伤机代号	距容器外表面不同距离处空气比释动能率控制值		
		0 cm	5 cm	100 cm
手提式	P	2	0.5	0.02
移动式	M	2	1	0.05
固定式	F	2	1	0.1

9.4.2.5　监测周期

探伤机监测周期见表 9.7。

表 9.7　探伤机监测周期

序号	类别	监测原因/内容	监测周期
1	验收监测	新开展	适时
		大修	
		换源	
2	常规监测	固定探伤	每年至少一次
		移动探伤	
3	其他	密封放射源的泄漏检验	每年至少一次
		在居民区进行的现场探伤	每次
		个人季度剂量可能超过 5 mSv	适时

9.4.2.6　辐射安全设施和措施

① 探伤室应安装门-机联锁装置和工作指示灯；探伤室门入口处必须有固定的电离辐射警告标志；探伤室入口处及被探物件出入口处必须设置声光报警装置，该装置在 γ 射线探伤机工作时应自动接通并给出声光警示信号。

② 应在屏蔽墙内外合适位置上设置紧急停止按钮，并给出清晰的标记和说明。

③ 应配备固定式辐射检测系统，并与门-机联锁装置相连，同时配备便携式辐射测

量仪和个人剂量报警仪。

④ 移动探伤时，在控制区边界上用现存的结构如墙、暂时的屏障或绳索、带子制作的警戒线等围住控制区，并设置电离辐射警告标志和悬挂清晰可见的"禁止进入放射工作场所"标牌；探伤作业期间应安排人员对控制区边界进行巡逻，未经许可人员不得进入边界内，并对控制区边界上代表点的剂量率进行检测，尤其是探伤的位置在此方向或者辐射束的方向发生改变时，如有必要可调整控制区的边界。

⑤ 监督区位于控制区外，允许与探伤相关的人员在此区活动，培训人员或探访者也可进入该区域。边界处应有电离辐射警告标志标牌，公众不得进入该区域。

⑥ 控制放射源传输的地点应尽可能设置于控制区外，同时应保证操作人员之间有效的交流。

⑦ 管线爬行探伤的特殊要求。

ⅰ. 管线爬行器工作期间给出的警告信号在嘈杂环境中应能被听到和看到。

ⅱ. 爬行器在管线内照射时，应围绕管道设置控制区和监督区。

ⅲ. 应对控制源进行严格定位，防止其启动无计划的照射。

ⅳ. 在管线爬行器不能自动来回，需要人工找回之前，应确保爬行器不发射射线，必要时还应配备呼吸防护设备。

ⅴ. 爬行器的放射源处在关闭状态时，在能接近的管道周围产生的空气比释动能率不应超过 100 μSv/h。

⑧ 对水下 γ 探伤的特殊要求。

ⅰ. 应对潜水员进行适当的专业培训。

ⅱ. 探伤机入水之前，应确保控制机构、导向管和照射容器紧密连接，检查连接点以确认连接牢固、放射源组装体处于安全位置。

ⅲ. 在照射容器上设置浮漂和应急定位装置（如闪光灯）。

ⅳ. 所有设备，包括测量仪器应设计为能在水下应用。

⑨ 放射源的安全。

ⅰ. 探伤使用单位应设立专用的放射源（或带源的探伤装置）的储存库。储存库应为单独的建筑，因放射源不能和易爆炸物品、腐蚀性物品一起存放。储存库的相应位置应设置电离辐射警告标志。源容器出入源库时应进行监测并有详细记录。

ⅱ. 工作间歇临时储存含源源容器或放射源、控制源，应贮存在专用的储存设施内。放射源储存设施应能做到：

ⅰ）严格限制对周围人员的照射，防止放射源被盗或损坏，并能防止非授权人员采取任何损伤自己或公众的行为，储存设施外应有警告提示。

ⅱ）能在常规环境条件下使用，结构上防火，远离腐蚀性和爆炸性等危险因素。

ⅲ）如其外表面能接近公众，其屏蔽应能使设施外表面的空气比释动能率小于 2.5 μSv/h 或者审管部门批准的水平。

ⅳ）门应保持在锁紧状态，钥匙仅由授权人员掌管。

ⅴ）定期检查物品清单，确认探伤源、源容器和控制源的存放地点。

ⅲ. 领用含放射源的源容器（照射容器）或连同源与容器的探伤装置时，应进行放射性水平测量，确认放射源在源容器或照射容器内。工作完毕交还时，应再进行放射性水平测量，确认放射源在其中，并将放射源及其容器放回原储存坑存放。装置的领用和交还都应有详细的登记。

iv. 放射源的货运运输要求按 GB 11806 有关规定执行，具体可参见 9.1.1.2 章节。

v. 照射装置应置于储存设施内运输，只有将其放在合适的容器内正确锁紧并取出钥匙后方能移动。

vi. 在工作地点移动时应使用小型车辆或手推车，使照射装置处于人员监视之下。

9.5 核仪表

核仪表广泛应用于工业生产中，主要用于过程控制和产品质量控制，一般是由放射源或射线管和探测器组成，射线束穿过物质或者与需要分析的物质相互作用，为连续分析或过程控制提供实时数据。核仪表种类繁多，根据不同的分类方式（原则）可以分为不同的类型：按辐射源项，可分为射线装置核仪表与放射源核仪表；按与物质发生相互作用的类型，可分为透射式核仪表与散射式核仪表；按基本原理和作用方式，可分为强度型、能谱型、数字图像处理型；等等。

9.5.1 X射线行李包检查系统

X 射线行李包检查系统是利用 X 射线对进入检查通道的物品进行安全检查的装置，大量应用在地铁站、机场、车站、海关等地。其放射防护检测主要包括检查系统外表面空气比释动能率检测与辐射安全设施和措施的检查。

9.5.1.1 检查系统外表面空气比释动能率检测

检查系统外表面空气比释动能率检测，应在门及盖板全封闭并固定到位，X 射线管的电压、电流、射线束方向及散射状况的组合保证处于操作状态的系统外表面 X 射线辐射达到最大时，在直线距离不超过 5 cm、横截面不小于 10 cm^2 的接收面积上进行平均测量。系统外表面辐射测量点平面示意图如图 9.8 所示，各点测量结果应不得超过 5 μGy/h。

辐射检测可使用经过已知能量响应校正的电离室或累积剂量计方法进行。

系统辐射安全的常规检测为每年一次。

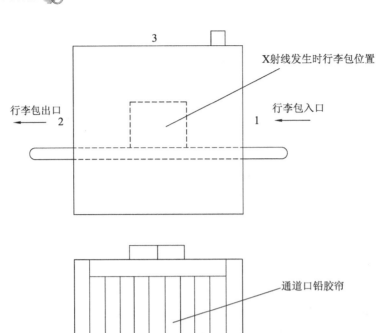

图 9.8　X 射线行李包检查系统外表面辐射测量布点

9.5.1.2　检查系统安全设施和措施

（1）系统通道口处铅胶帘的单片防护的铅当量不得小于 0.35 mmPb。

（2）系统的安全联锁

① 系统的每个门最少需两道安全联锁。当门开启时，其中任意一个联锁就可导致高压发生器供电线路自动断开。除门以外，其他部分移动都不会使电流切断。

② 每个盖板至少有一道安全联锁。盖板移开，安全联锁开关启动，系统将无法产生 X 射线。

③ 任一安全联锁引起 X 射线中断后，必须重新开启控制器才能产生 X 射线。

④ 系统任一独立部件的失灵不应引起多于一道的安全联锁失灵。

⑤ 切断供电开关、发生接地故障以及按下紧急停止按钮时，系统均将无法产生 X 射线。

⑥ 系统顶板上应永久安装通电指示灯和 X 射线发射指示灯。

⑦ 取下后控制器钥匙后，系统不能再产生 X 射线。

⑧ 系统工作时，不允许身体的任何部位通过通道口和窗口进入射线束内。

⑨ 系统通道口处铅胶帘应保持完整，对破损铅帘应及时更换。

⑩ 系统维修时，应首先切断电源。在恢复安全联锁后，通过强制按钮进行调试。

9.5.2 便携式 X 射线检查系统

便携式 X 射线检查系统是一种利用 X 射线对物品进行安全检查和人员救护的现场使用检查装置，一般可由操作人员直接携带，并在现场操作。其放射防护检测主要包括检查系统泄漏辐射水平、操作位置散射辐射水平和安全检查场所外辐射水平的检测以及辐射安全设施和措施的检查。

9.5.2.1 便携式 X 射线检查系统（以下简称检查系统）检测原则和结果评价

① 放射防护检测应在检查系统正常工作状态下进行。

② 使用经过已知能量响应校正的电离室或累积剂量计。

③ 应在规定测量点上，横截面不小于 100 cm² 的面积上进行测量。

④ 模拟被检测物体对 X 射线的散射作用的标准散射体要求如下。

i. 材料：质地均匀的白松木板，含水率≤12%。

ii. 加工：表面光洁，无毛茬或木疖子，木材拼接时不得用金属材料。

iii. 外形尺寸：厚度 75 mm，长宽尺寸应与被测试设备的影像接收平面长宽尺寸相当（误差小于 20%）。

⑤ 距检查系统 X 射线管组装体表面 5 cm 和 1 m 处，其泄漏辐射的空气比释动能率应分别不超过 200 μGy/h 和 20 μGy/h。

⑥ 检查系统操作位置的散射辐射水平。

i. 无附加屏蔽时，X 射线主线束所造成的操作位置的散射辐射的空气比释动能率不应超过 600 μGy/h。

ii. 操作人员如必须在距 X 射线源 1 m 或 1 m 以内操作时，在采取有效的防护屏蔽措施后，操作人员可能处的各个位置的杂散辐射应不超过 200 μGy/h。

⑦ 安全检查场所外辐射水平。

i. 安装检查系统的房间墙外侧表面 30 cm 处的空气比释动能率应不大于 2.5 μGy/h。

ii. 移动检查现场外假定的护栏边界外任何位置的空气比释动能率不大于 2.5 μGy/h。检查系统产品应给出辐射源与护栏边界四个周边的最小距离要求。

9.5.2.2 安全检查系统泄漏辐射水平检测

(1) 检测条件

用不小于 4 mm 厚度的铅板屏蔽 X 射线束出射窗口，将 X 射线源设置在最高工作管电压和在该电压对应的最大束流下。

(2) 检测仪器

X、γ 剂量仪，X、γ 巡测仪或热释光剂量计。

(3) 检测位置

在以 X 射线管组装体的焦点为圆心、距焦点 1 m 处球面上的三条圆周线上，每隔 45°取一测试点，进行 24 点测量（图 9.9）。

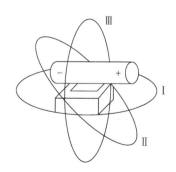

图 9.9 X 射线管组装体泄漏辐射三圆周检测位置

(4) 数据处理

对于脉冲式 X 射线源，则应把脉冲对应的参数和重复频率折算成 1 h 的空气比释动能。

9.5.2.3 操作位置的散射辐射水平检测

(1) 检测条件

X 射线源放置在空旷的试验场地，距离最近的墙体应在 2 m 以上，设备按工作状态放置就位；在 X 射线影像接收平面前贴近放置一块标准散射体（具体要求见 9.5.3.1），模拟被检测物体对 X 射线的散射作用；将 X 射线源设置在最高工作管电压和在该电压对应的最大束流下。

(2) 检测仪器

X、γ 剂量仪，X、γ 巡测仪或热释光剂量计。

(3) 检测位置

操作人员正常工作时可能处的位置或距射线源 1 m 处的可能工作位置任选 5 点，并按产品标准提供的散射辐射分布图或各个参考点的散射辐射数值任选 5 点进行复测。

(4) 数据处理

对于脉冲式 X 射线源，则应把脉冲对应的参数和重复频率，折算成 1 h 的空气比释动能。

9.5.2.4 安全检查场所外辐射水平检测

(1) 检测条件

检查系统正常工作时。

(2) 检测仪器

X、γ 巡测仪。

(3) 检测位置

在距 X 射线源工作房间墙体外表面 30 cm 处进行巡测，选点不得少于 10 个，并注意均匀选点。

9.5.2.5 移动检查现场外的辐射水平检测

(1) 检测条件

检查系统正常工作或每次移动检查场所时。

(2) 检测仪器

X、γ 巡测仪和 X、γ 环境辐射剂量仪。

(3) 检测位置

由于检查场所更换频繁，可以根据检查系统出厂说明书给出的现场剂量分布情况，结合现场状况大致确定边界护栏位置，同时使用检测仪器进行核查。

9.5.2.6 检查系统的辐射安全设施和措施

① 检查系统的 X 射线管组装体窗口应安装限束装置。

② 当检查系统使用交流电时，必须有良好的"保护接地"设计。接地故障不应导致系统产生 X 射线。当"保护接地"不良时，应有防电击装置。

③ 使用直流电的检查系统，需用钥匙开启控制器，并确保在钥匙取下后系统不能

产生 X 射线。

④ 所有型号的检查系统均应该给出 X 射线管组装体周围的辐射场分布图和主要位置的空气比释动能率典型值，以便于使用者选择防护方案。

⑤ 检查系统上应设置明显的电离辐射警示标志，安装检查系统的房间外应悬挂电离辐射警示标志和警示灯。

⑥ 检查系统的开关、按钮和控制装置应操作灵活，便于使用；如果配有无线遥控器，则控制距离至少应达到 10 m。

⑦ 需要操作的检查系统控制装置必须置于 X 射线辐射野之外。

⑧ 在临时的室外操作场所周围应该设置护栏或警示标志，防止无关人员进入。

⑨ 需近距离操作检查系统的人员应该穿戴铅当量不小于 0.35 mmPb 的铅胶帽和高领铅围裙或在铅屏风后进行操作。

⑩ 现场操作检查系统人员应尽可能背向主射线投照方向工作。

⑪ 检查系统停止后，操作人员应取走主控钥匙并妥善保管。

9.5.2.7 检查系统放射防护检测项目和周期

检查系统放射防护检测项目和周期见表 9.8。

表 9.8 检查系统放射防护检测项目和周期

检测类别	项目	检测周期
验收检测	X 射线管组装体泄漏辐射水平	—
	操作位置的散射辐射水平	—
	固定检查场所外部辐射水平	—
	安全和警示标志	—
常规检测	操作位置的散射辐射水平	一年
	固定检查场所外部辐射水平	一年
	安全和警示标志	一年
	移动检查现场外的辐射水平	每次
变更检测	X 射线管组装体泄漏辐射水平	适时
	操作位置的散射辐射水平	适时
	固定检查场所外部辐射水平	适时
异常检测	X 射线管组装体泄漏辐射水平	适时
	操作位置的散射辐射水平	适时
	移动检查现场外的辐射水平	适时

9.5.3 其他低能射线装置

除 9.4.1、9.5.1、9.5.2 已经介绍的 X 射线装置外，其他能量从豁免值至 1 MeV 的 X 射线衍射仪、X 射线荧光分析仪、离子注入装置、电子束焊机、静电消除器、电子显微镜和测厚、称重、测孔径、测密度用的射线装置，统称为低能射线装置，以下简称射线装置。射线装置在接通电源后能够产生能量从豁免值至 1 MeV 的 X 射线、电子流。不接通电源时，装置不包含任何放射源。

9.5.3.1 放射防护检测

（1）检测计划

使用单位应制订射线装置的防护性能检测计划，委托具有资质的单位定期对射线装置的防护性能进行检测，定期检测的周期为一年。

凡下列情况之一，应进行安全装置检查和放射防护性能检测：

① 变更射线装置原配套的受照射部件或变更其装配结构、装配位置。

② 校准、调整射线装置的有用线束。

③ 射线装置的屏蔽防护设备变更或损坏。

（2）检测方法

① 检测应在常用最大照射范围、常用最大管电压和管电流组合的条件下进行。

② 应选择符合射线装置辐射场特性的防护性能检测仪器。仪器应具有法定计量检定或校准证书，并在证书有效期内使用。仪器还应满足工作场所的其他特殊需要，如防爆要求或射频屏蔽要求。

③ 开展射线装置周围辐射水平巡测，以发现可能出现的高辐射水平区。巡测时应注意：

i. 巡测范围应根据射线装置及其屏蔽设计特点、照射方向以及可能出现的问题决定。

ii. 无固定照射方向的射线装置应巡测有用线束照射不同方向时的不同位置的辐射水平。

iii. 屏蔽罩设有屏蔽窗的，应特别注意巡测窗外不同距离处的辐射水平。

④ 在巡测结果的基础上，应至少对以下各点进行定点检测：

i. 发现的辐射水平异常高的位置。

ii. 有防护窗的窗边缝。

iii. 闭束型射线装置正常使用时机壳外表面任何可到达处。

iv. 敞束型射线装置防护罩外表面 5 cm 处与控制区边界处。

v. 设置有屏蔽室的射线装置，其屏蔽室外。

vi. 操作位置和人员经常活动的位置。

vii. 手持型射线装置操作人员手部操作位。

（3）射线装置辐射屏蔽要求

① 具有 X 射线管和遮光器的低能射线装置，X 射线管套构造应确保在所有遮光器关闭时，在任意额定工作状态，距离 X 射线管套外表面 5 cm 处射线的周围剂量当量率不大于 25 μSv/h。

② 射线发生装置或者高压电源的保护柜外表面 5 cm 处射线的周围剂量当量率应不大于 2.5 μSv/h。

③ 闭束型射线装置正常使用时，任意可到达的机壳外表面 5 cm 处射线的周围剂量

当量率应不大于 2.5 μSv/h。

（4）工作场所辐射水平

① 敞束型射线装置只能在特定的放射工作场所使用，并分区管理，控制区边界周围剂量当量率应不大于 2.5 μSv/h。

② 手持式敞束型射线装置正常工作时，除有用线束范围外任意位置的周围剂量当量率应不大于 25 μSv/h。

③ 设置有屏蔽室的射线装置，屏蔽室外的 30 cm 处周围剂量当量率应不大于 2.5 μSv/h。

9.5.3.2 辐射安全检查

（1）一般要求

使用单位应制定检查计划，自主定期对安全装置进行检查，定期检查的周期不超过 6 个月。

（2）安全装置检查内容

① 检查内容应包括所有安全装置，如联锁、遮光器、警示灯、急停开关等。

② 检查发现故障时应停用射线装置，直到安全装置完全修复，并经由书面批准后方可使用。

③ 使用单位应保存每次检查记录。记录内容至少包括检查日期、检查安全装置列表、检查用仪器信息及校准日期、检查结果、执行检查人员姓名。

（3）控制面板

① 射线装置的开启应通过控制面板操作。

② 控制出束的指示器、控制装置应用易于识别和辨认的标签、符号、软件等方式表示。

③ 敞束型射线装置的控制面板还应包括：

i. 高压电源开关、指示灯、高压调节器及读出器。

ii. 电流调节器和读出器。

iii. 遮光器的控制开关和指示灯。

（4）工作状态指示灯

下列位置应安装工作状态指示灯，并与相应开关联动：

① 射线装置应设有电源状态指示灯并与总电源开关联动。

② 射线装置应设有出束指示灯并与高压电源或遮光器联动。

（5）急停开关

若射线装置可以连续曝光时间大于 1.5 秒，应在以下位置设置急停开关：

① 射线装置外壳。

② 控制面板。

③ 设有屏蔽室的敞束型射线装置屏蔽室内。

（6）联锁装置

① 除非测试联锁装置，否则不应使用联锁装置关停射线装置。

② 触发任何联锁后，应通过控制面板将射线装置复位，才能重新出束。

③ 所有联锁都应采用故障安全设计。

④ 闭束型射线装置的外壳等闭合应与高压或遮光器联锁，确保使用时射线装置闭合。

⑤ 敞束型射线装置还应设置以下联锁：

i. 专用锁与总电源开关联锁，只有使用专用钥匙开锁后才能接通电源。

ii. 设有防护罩的，防护罩应与高压或遮光器联锁。

iii. 设置有屏蔽室的，出束应与屏蔽室防护门联锁。

(7) 警示和标志

① 射线装置外壳应设有牢固的电离辐射标志，电离辐射标志应符合 GB 18871 的要求。

② 分区管理的射线装置，在控制区入口和监督区内醒目位置应设置牢固的电离辐射警告标志，电离辐射警告标志应符合 GB 18871 的要求。

③ 设置有屏蔽室的敞束型射线装置，屏蔽室防护门上方应设置警告灯并与射线出束开关联动。

④ 敞束型射线装置被检查物体入口，除设置电离辐射警告标志外，应设有"注意！通电时设备产生电离辐射！只准授权人员操作！"或类似的警示说明。

(8) 其他防护设施

① 闭束型射线装置 X 射线管套和受照射部件应安装在射线装置封闭的机壳内。正常操作时，人体的任何部位都不能进入机壳内部。

② 敞束型射线装置出现下列过载情况之一时，应能自动切断高压：

i. 高压超过额定值。

ii. 电流超过额定值。

iii. 超过设定功率。

9.5.4　γ 射线工业 CT 设备

γ 射线工业 CT 设备是用 γ 射线对工件进行断层扫描成像的设备，包括 CT 扫描装置、数据采集与处理系统、操作台等，简称工业 CT 设备。其放射防护检测主要包括源塔的泄漏辐射、检测室以外周围场所辐射水平、源塔的外表面 α 和 β 污染的检测与辐射安全设施和措施的检查。

9.5.4.1　源塔的泄漏辐射剂量检测

(1) 检测条件

放射源处于关闭状态。

(2) 检测仪器

X、γ 巡测仪。

(3) 源塔外表面 5 cm 处的空气比释动能率的测量要求

① 在距源塔外表面 5 cm 处进行巡测。

② 在不超过 10 cm^2 的范围内取空气比释动能率平均值。

(4) 源塔外表面 100 cm 处的空气比释动能率的测量要求

① 在距源塔外表面 100 cm 处进行巡测。

② 在不超过 100 cm² 的范围内取空气比释动能率平均值。

9.5.4.2 检测室以外周围场所辐射水平检测

(1) 检测条件

放射源处于开启状态，工业 CT 设备正常工作时。

(2) 检测地点

控制室内的操作台、电缆线管道口等位置，以及检测室防护门、墙体外等处。

9.5.4.3 源塔的外表面 α、β 污染检测

(1) 检测条件

放射源处于关闭状态。

(2) 检测仪器

α、β 表面污染测量仪。

(3) 检测方法

① 在源塔外表面直接测量，将探测器在表面上方慢慢地移动，并监听声频的变化。音响指示是瞬间的并与所采用的响应时间无关。对于数字显示或表头显示的仪表，应密切观察其数字及表头指针的变化。一旦探测到污染区，应把探测器放在这个区域上方，在足够长的时间内保持位置不变，以便进一步确认。测量表面污染时，测量仪器的探头表面与被测体表面的距离直接影响测量结果的准确性，要求距离尽可能近而又使探头不会受到污染；同时要求污染检测时探头表面与被测体表面的距离应与仪器检定时的条件一致。典型的测量条件为：测量 α 污染时，探测器与被测体表面的距离为 5 mm；测量 β 污染时，探测器与被测体表面的距离为 10 mm。可采用定位架。

② 当源塔外表面有非放射性液体或固态的沉淀物或有干扰辐射场存在，直接测量可能特别困难或不可能时，或者由于场所或相对位置的局限，直接测量不容易接近污染表面时，间接方法一般更为合适。在容器外层表面画出 15 cm×20 cm 的区域，以酒精微微浸湿的纱布在该区域内擦拭，铺放纱布拭样，使其面积小于表面污染测量仪的探测面积，在其上铺放无色的塑料薄膜，以表面污染测量仪直接测量，或者使用实验室的低本底 α、β 测量仪测量。

9.5.4.4 评价

① 源塔中的射线束处于关闭状态时，距源塔外表面 5 cm 处任何位置的空气比释动能率小于 0.2 mGy/h，距源塔外表面 100 cm 处任何位置的空气比释动能率小于 0.02 mGy/h。

② 源塔外表面的放射性污染，β 污染不应超过 4 Bq/cm²，α 污染不应超过 0.4 Bq/cm²。

③ 射线束处于打开状态时，所有防护墙、防护门外 30 cm 处以及电缆出入口与进排风通道口的空气比释动能率应不大于 2.5 μGy/h。

9.5.4.5 工业 CT 设备的辐射安全设施和措施

① 退役的放射源应按放射性危险物品严格管理，退回生产厂家或转送退役源保管

部门，并有永久的档案。

② 源塔的结构应确保能经受正常工作、贮存和运输时可能的事故（如撞击、火灾和爆炸等）条件，其整体结构及其防护性能不会因剧烈震动和温度变化而发生改变。

③ 源塔应确保射线束开闭灵活、操作方便直观、长期运行安全可靠，并有直观醒目的指示放射源开、闭的机械指示装置。

④ 源塔应有应急手动关源装置，在关源的控制系统出现故障时能用人工方法安全地关闭放射源。

⑤ 以检测室入口为界，包括迷路和整个检测室内的区域为控制区，射线束处于打开状态时，任何人不得进入控制区；控制室及与检测室入口相连的过道、走廊等区域为监督区，无关人员不得擅入监督区。

⑥ 检测室所有通道入口处均应设置专用防护门，防护门应与同侧墙具有相同的防护性能。防护门后应设置醒目并易触及紧急开门装置。

⑦ 在检测室的所有入口处、源塔及其他必要的地方设置电离辐射警示标志及警告牌。检测室内和检测室入口处，应有声光警示装置。

⑧ 工业 CT 设备检测室内应有监视装置，在控制室的操作台应有专用的监视器，监视检测室内人员的活动和工业 CT 设备的运行情况。

⑨ 根据工业 CT 设备所用放射源活度大小及辐射剂量水平，必要时检测室可设置迷路式通道与强制进风和排风通道。

⑩ 每天工业 CT 设备工作结束之后，使用单位辐射安全管理人员应取下开源钥匙并妥善保管。未经许可不得使用。

⑪ 一旦发现设备异常情况，应立刻停机并关闭射线束，在未查明原因时和维修结束前，不得开启放射源。

⑫ 对源塔进行调试和维修时，工作人员除佩戴个人剂量计外，还必须携带剂量报警仪。

⑬ 在设备的调试和维修过程中，如果必须解除安全联锁，须经负责人同意并有专人监护；并应在源塔、检测室的入口等关键处设置醒目的警示牌。工作结束后，须先恢复安全联锁并确认系统正常后才能使用设备。

9.5.5 含密封源仪表

本节所指含密封源仪表主要是核子密度计、核子测厚仪、核子料位计、核子水分计、核子秤等含密封源的强度型测量仪表。其放射防护检测主要包括含密封源仪表外围辐射水平（包含密封源在贮存位置和工作位置两种情形）的检测以及辐射安全设施和措施的检查。

9.5.5.1 含密封源仪表外围辐射剂量的测量方法

（1）密封源在贮存位置（源闸关闭）时

① 用测量仪器在源容器表面巡测，找到最高辐射剂量位置。

② 以密封源为坐标原点，有用线束中心轴方向为 Z 轴，垂直于 Z 轴平面内任选相互垂直的 X、Y 轴（①项探测出的最高剂量点处于其中一轴）。在 X、Y、Z 轴线的正负

方向上，距源容器表面 5 cm 和 100 cm 的位置上进行测量。

③ 源容器和探测器位于待测物两侧的透射式仪表，在有用线束轴上，源容器和探头的相邻表面之间的距离小于或等于 10 cm 时，不必在二者之间的区域内测量；当该距离大于 10 cm 时，应进行测量。

（2）密封源在工作位置（源闸开启）时

① 对透射式仪表（被检测体处于密封源和探测器之间的仪表），在无待测物的条件下测量。

② 对反散射式仪表（密封源和探测器处于被检测体同侧的仪表），在有待测物的条件下测量。

测量点应包括预计剂量较高的位置、人员可近距离接触辐射源的位置、人员停留时间长的位置等。

③ 确定相应于 $\dot{H}^*(10)$ 为 2.5 μSv/h 的等剂量边界位置。

各种含密封源仪表外围的剂量当量率测量区示意图分别如图 9.10 至图 9.14 所示。

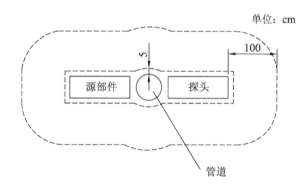

图 9.10 密度计源容器外围的剂量当量率测量区示意图

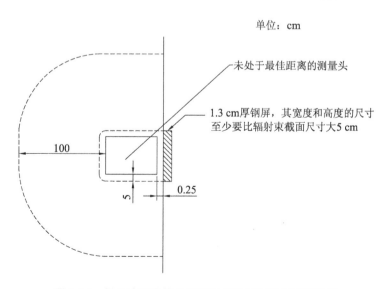

图 9.11 料位计源容器外围的剂量当量率测量区示意图

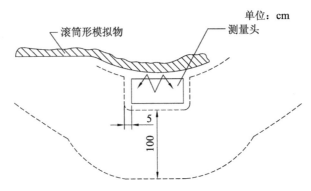

图 9.12　β、γ 反散射式测量仪表外围的剂量当量率测量区示意图

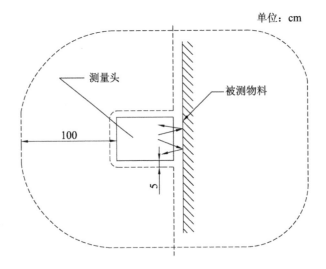

图 9.13　表面反散射式测量仪表外围的剂量当量率测量区示意图

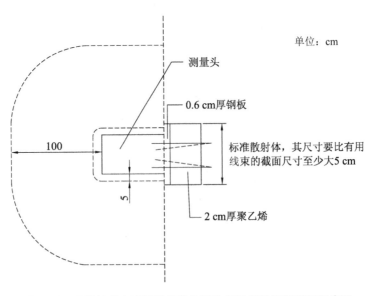

图 9.14　反散射式中子测量仪表外围的剂量当量率测量区示意图

9.5.5.2　测量的一般原则及结果评价

① 测量仪器应适合待测射线的辐射类型、能量和辐射水平；具有计量检定证书，并在检定证书有效期内使用。

② 参照国家相关标准的规定对每个需要关注的区域进行测量，一般情况下，在含密封源仪表正常工作时，沿源容器表面测量距表面 5 cm 和 100 cm 处的周围剂量当量率。

③ 测量点与边界的距离应以防护剂量测量仪器探测器的中心位置计量。当测量仪器的探测器头的体积较大时，5 cm 处的测量可以将防护剂量测量仪器的探头贴近仪表相应表面位置进行近似测量。

④ 对于含中子源的仪表，应使用中子和 γ 辐射测量仪分别进行测量，其周围剂量当量率应是中子和伴随 γ 辐射两者的周围剂量当量率之和。

⑤ 前述边界外 5 cm 处的测量，所记录的周围剂量当量率应是 10 cm² 面积上的读数平均值，并相应于 $\dot{H}^*(0.07)$；所述边界外 100 cm 和 2.5 μSv/h 等剂量边界处的测量，所记录的周围剂量当量率均应是 100 cm² 面积上的读数平均值，并相应于 $\dot{H}^*(10)$。

⑥ 透射式检测仪表探头与源容器相邻表面之间的距离小于、等于或大于 10 cm 时，源闸"开"或"关"状态下，源容器外围的剂量当量率测量区等距离轮廓线示意图如图 9.15 所示。

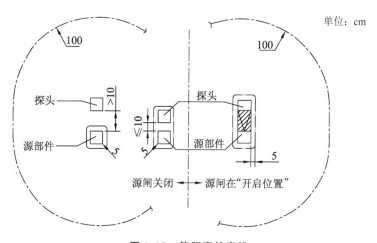

图 9.15　等距离轮廓线

⑦ 结果评价

检测仪表在不同场所使用时，不同距离的周围剂量当量率控制值见表 9.9。

表 9.9　不同使用场所对检测仪表外围辐射的剂量控制要求　　　单位：μSv/h

检测仪表的使用场所	距边界外下列距离处的剂量当量率 H 控制值	
	5 cm	100 cm
对人员的活动范围不限制	$H<2.5$	$H<0.25$
在距源容器的 1 m 区域内很少有人停留	$2.5 \leqslant H<25$	$0.25 \leqslant H<2.5$
在距源容器外表面 3 m 的区域内不可能有人进入或放射工作场所设置了监督区	$25 \leqslant H<250$	$2.5 \leqslant H<25$
只能在特定的放射工作场所使用，并按控制区、监督区分区管理	$250 \leqslant H<1\,000$	$25 \leqslant H<100$

注：监督区边界剂量率为 2.5 μSv/h。

9.5.5.3　含密封源仪表的辐射安全设施和措施

① 当源容器设有限束器、源闸时，应符合下列要求。

ⅰ. 当透射式检测仪表的探测器处于距密封源最远的使用位置时，以密封源为中心的有用线束的立体角不应超出无屏蔽体探测器或探测器的屏蔽体。

ⅱ. 源闸在"开""关"状态的相应位置应可分别锁定，并有明显的"开""关"状态指示。

ⅲ. 如果源闸为遥控或伺服控制的，则遥控电路或伺服控制电路发生故障时，源闸应自动关闭。

ⅳ. 安装在物料传送带旁侧的源容器的源闸，在传送带运行时，应自动开启；在传送带停止运行时，应自动关闭。

ⅴ. 上述ⅲ、ⅳ两项，当源闸自动关闭发生意外故障时，应有手动关闭源闸的设施。

② 邻近密封源的部件应选用散射线、韧致辐射少且耐辐照的材料。

③ 源容器的生产厂家应给出容器中密封源可装载的核素和最大活度。

④ 源容器外表面必须有牢固的标牌并清晰地标明下列内容。

ⅰ. 符合 GB 18871 规定的电离辐射标志。

ⅱ. 制造厂家、出厂日期、产品型号和系列号。

ⅲ. 核素的化学符号和质量数、密封源的活度及活度的测量日期。

ⅳ. 符合 GB 14052 规定的检测仪表的类别和安全性能等级的代号。

⑤ 当需要以远距离控制的方式把密封源输送到源容器外部时，检测仪表应满足下列要求。

ⅰ. 具有在控制台和源容器上醒目显示密封源工作状态的指示部件。

ⅱ. 配有监视密封源工作状态的剂量仪器。

⑥ 密封源、含密封源的源容器的贮存和安装，检修检测仪表时含密封源的源容器的临时存放应同时满足下列要求。

ⅰ. 具有防盗、防火、防爆、防腐蚀、防潮湿的贮存条件；按安全保卫审管要求设置防盗锁等安全措施。

ii. 由经授权的专人管理，建立收贮台账和定期清点制度；建立领取、借出收回登记和安全状态检查、剂量测量制度。

iii. 具有屏蔽防护措施，使非放射工作人员可能到达的任何位置上的周围剂量当量率小于 2.5 μSv/h。

iv. 密封源存放处应设有醒目的电离辐射警告标志。

9.6 非医用放射工作场所

9.6.1 油气田放射性测井场所

放射性测井是指根据岩石和介质的核物理性质，研究钻井地质剖面，寻找油气藏和油气井等的地球物理方法。在油气井中放射性测井的方法，分为 γ 测井、中子测井和放射性示踪测井。

γ 测井是指通过测量由 γ 源放出并经过岩层散射和吸收而回到探测器的 γ 射线强度，来研究岩层的密度、孔隙度等岩层性质的方法。常使用的 γ 放射源有 ^{137}Cs、^{60}Co 等。存在的放射性危害：在操作、贮存、运输等过程中 γ 放射源放出的 γ 射线。

中子测井是指利用中子源连续发射快中子，使其与地层物质的原子核相碰撞而损失能量，通过测量减速后的中子强度研究地层状况的方法。常用的中子辐射源有中子发生器和 ^{241}Am-Be、^{252}Cf 中子源等。存在的放射性危害：在测井操作、贮存、运输等过程中，中子源放出的中子，以及活化产物放出的 γ 射线和 β 射线；在测试及刻度操作、测井操作等过程中，中子发生器放出的中子，以及活化产物放出的 γ 射线和 β 射线。

放射性示踪测井是指用注入油井的非密封放射性物质作为示踪剂确定流体在井管内或地层孔隙间的运动状态及其分布规律和井身工程质量参数的方法。常用作放射性示踪剂的非密封放射性同位素有 ^{131}Ba、^{131}I、^{65}Zn、^{110}Ag、^{113}In、^{125}I、^{51}Cr 等。存在的放射性危害：在实验室操作、测井操作、贮存、运输、废物处理等过程中，非密封放射性同位素放出的 γ 射线和 β 射线，以及带来的放射性表面污染和放射性气溶胶。

下面介绍油气田中使用密封放射源、非密封放射性物质及中子发生器进行油气田测井实践的放射防护检测。

9.6.1.1 检测设备

① γ 测井：便携式 X、γ 辐射巡测仪和表面污染监测仪。

② 中子测井：中子周围剂量当量（率）仪，便携式 X、γ 辐射巡测仪和表面污染监测仪。

③ 放射性示踪测井：便携式 X、γ 辐射巡测仪，表面污染监测仪，大流量空气采样器，高纯锗 γ 谱仪，气压表和温湿度计等。

9.6.1.2 检测内容

（1）γ 测井

① 源库及测井现场辐射场周围剂量当量率。

② 放射源的泄漏检测。

③ 放射源源罐表面、操作工具和下井仪器的放射性污染检测。

④ 源罐与防护屏蔽等的防护效果。

⑤ 源库内贮源坑（池）与贮源箱屏蔽效果，源库屏蔽墙外周围剂量当量率。

⑥ 运源车内、外周围剂量当量率。

（2）中子测井

① 中子源测井。

i. 源库及测井现场辐射场周围剂量当量率。

ii. 放射源的泄漏检测。

iii. 放射源源罐表面、操作工具和下井仪器的放射性污染检测。

iv. 源罐与防护屏蔽等的防护效果。

v. 源库内贮源坑（池）与贮源箱屏蔽效果，源库屏蔽墙外周围剂量当量率。

vi. 运源车内、外周围剂量当量率。

② 中子发生器测井。

i. 刻度及测井辐射场周围剂量当量率。

ii. 中子管工作结束后活化产物外照射周围剂量当量率。

（3）放射性示踪测井

① 所有放射性核素容器及其外包装，贮存和运输设备，外照射周围剂量当量率和表面放射性污染。

② 实验室操作前、后，工作场所外照射周围剂量当量率水平和表面污染。

③ 实验与测井操作人员工作结束离开实验室或现场时，其裸露皮肤、工作服和个人防护用品的放射性污染。

④ 源库内贮源坑（池）与贮源箱屏蔽效果，源库屏蔽墙外周围剂量当量率。

⑤ 运源车内、外周围剂量当量率。

⑥ 实验室空气中的放射性核素浓度。

9.6.1.3 检测方法

（1）中子、γ 外照射

对每个需要关注的区域进行周围剂量当量率测量，测量高度根据现场实际情况确定，每个检测点至少读取 3 个测量值。具体如下：

① 对于密封放射源测井用源罐，测量源罐载源时表面 5 cm 处的周围剂量当量率。

② 对于非密封放射性物质防护容器，测量源罐载源时表面 5 cm 和 100 cm 处的周围剂量当量率。

③ 对于源库等工作场所，测量墙体、门窗、室顶等屏蔽体外 30 cm 处周围剂量当量率。

④ 对于源库内放射源及非密封放射性物质贮源坑（池）防护盖（或贮源箱），测量表面 30 cm 处周围剂量当量率。

⑤ 对于污物桶和放射性废物贮存设施，测量表面 30 cm 处周围剂量当量率。

⑥ 对于运输车，测量驾驶员座椅位置以及车厢外表面 30 cm 和 200 cm 处的周围剂

量当量率。

⑦ 对于室外操作而设置的控制区，测量控制区边界处的周围剂量当量率。

⑧ 如有更换放射源外壳、密封圈或盘根等特殊操作时，测量防护屏蔽靠人体一侧的周围剂量当量率。

⑨ 检测工作人员操作位处的周围剂量当量率。

(2) α、β表面污染

对每个需要关注的区域进行表面污染检测，当现场没有或者γ干扰较小时，可采用表面污染仪直接测量；当现场有γ干扰时可采用湿式擦拭法，用高度吸湿性的软质材料（如滤纸或棉花），蘸上不腐蚀包壳表面材料而又能去除放射性污染的液体，擦拭整个源的表面，测量擦拭材料上的放射性活度。每个检测点至少读取3个测量值。具体内容如下。

① 对于工作场所，对可能存在污染的工作台面、地面等进行表面污染检测。

② 对于源罐泄漏检测，采用擦拭法对表面进行表面污染检测，对操作工具和下井工具采用直接检测法。

③ 对于操作人员，采用直接检测法，在没有γ干扰的地方，在现场操作人员工作结束后，对操作人员的双手（清洁后）裸露皮肤表面、工作服表面以及个人防护用品表面等进行直接检测。

④ 放射源表面污染检测方法。

i. 湿式擦拭法：用高度吸湿性的软质材料（如滤纸或棉花），蘸上不腐蚀包壳表面材料而又能去除放射性污染的液体，擦拭整个源的表面，测量擦拭材料上的放射性活度。

ii. 浸泡法：将源浸没在一种不腐蚀源表面而又能去除放射性污染的液体（如水或低浓度的洗涤剂、螯合剂）中，在 $(50\pm5)℃$ 下保持4 h，取出源，测量液体中的总放射性。

⑤ 放射源泄漏检测方法。

i. 湿式擦拭法：同放射源表面污染检测方法的湿式擦拭法。

ii. 浸泡法：同放射源表面污染检测方法的浸泡法。

iii. 干式擦拭法：将源预先放在超声洗涤器内，用非腐蚀性液体如三氯乙烯或乙二胺四乙酸（EDTA）清洗10 min，用水洗净后再用丙酮冲洗，放置至干。用软质材料（如滤纸或棉花）擦拭源表面，测量擦拭物上的放射性活度，如果小于200 Bq，则过7 d后再擦拭源表面，并测量擦拭物上的放射性活度，如果放射性活度仍小于200 Bq，则源可视为不漏。

放射源的检测数量和频度要求见表9.10。

表9.10 放射源泄漏和放射性污染检测要求

类别	放射源泄漏检测及放射性污染检测要求
仅贮存在源库不使用的放射源	抽取不少于10%的放射源，每年进行一次检测
使用单位放射源数量小于等于10枚	每枚放射源均应每年进行一次检测
使用单位放射源数量大于10枚且小于等于50枚	抽取不少于50%的放射源，每年进行一次检测

续表

类别	放射源泄漏检测及放射性污染检测要求
使用单位放射源数量大于 50 枚	抽取不少于 20% 的放射源，每年进行一次检测
更换放射源的外壳或密封圈等特殊操作后	及时检测
放射源坠落井内或丢失、被盗收回后	及时检测

(3) 放射性气溶胶

① 样品采集。

采用大流量空气采样器和碘盒等方法；采样选点，应使采集的样品能代表工作场所的状况。室外采样点应选择在相对开阔、没有高大建筑物影响气流的地方，且远离烧煤烟囱的下风向；对于室内工作场所的空气采样，取样器应置于工作人员常停留位置或需调查的位置，距地面 1.5 m 高采样。

采样时间应考虑操作的放射性核素的半衰期。采样场所考虑室外和室内，室内场所选取清洁区（如办公室、休息室等）、低活性区（包括仪器维修室、放射性测量室和更衣、淋浴及辐射剂量检测间等）和高活性区（包括开瓶分装室、贮源库与废物贮存设施等）等有代表性的场所进行采样。

② 样品预处理及样品制备。

对于采用大流量空气采样器采集样品，须在现场将样品向内侧折叠好，放入密封的塑料袋后带回实验室，用专用的压样机将样品压制成与标样体积、形态相同的圆柱形样品，再装入样品盒内，密封待测。对于碘盒样品则在现场用塑料袋密封后带回实验室直接装入样品盒内，密封待测，无须进行压样处理。

③ 样品测量。

i. 保持与获取刻度源 γ 谱相同的几何条件和工作状态。

ii. 对谱仪进行能量刻度校验或能量刻度，确保能量-道址相互对应。

iii. 将样品置于探测器上，确保样品、效率刻度源与探测器的相对位置相同。

iv. 样品谱的获取时间根据样品中放射性强弱、对特征峰面积统计误差的要求或样品分析误差的要求而定。通常认为特征峰峰面积计数的统计误差应小于 10% 或 24 h 计数是合理的最长计数时间。

v. 低活度样品的测量时间要长，测量过程中应注意和控制谱仪的工作状态变化对样品谱的可能影响。

vi. 根据全吸收峰的能量（或道址）和样品的历史来进行核素鉴别。

本底谱的测量应在测量样品前、后各测一次，然后取平均值；也可在测量前或测量后测一次，用于谱数据分析时扣除本底谱的贡献。样品盒与探测器的相对几何位置要同刻度源、样品测量时相同。

样品带回实验室用低本底高纯锗 γ 能谱仪进行空气气溶胶的核素分析。如采样样品为短半衰期的放射性同位素，应尽快测量。

9.6.1.4 检测点要求

对放射源源罐表面、源库、贮源坑（池、箱）等开展测量时，应详细记录源罐屏蔽厚度，源罐或源库、贮源坑（池、箱）内放射源信息，包括源编码、核素种类、出厂活度、出厂时间等。巡测找出最大值，再进行定点检测。

开展源库放射防护检测时，应重点关注门缝、室顶（如人员可到达）、窗户（如有）、穿墙管线开口/孔以及源库内的贮源坑（池、箱）。巡测找出最大值，再进行定点检测。

放射性废物贮存设施防护检测时，应详细记录放射性废物贮存情况。巡测找出最大值，再进行外表面 30 cm 处辐射水平的定点检测。

放射源运输车防护检测时，应详细记录车内运输的放射源信息，包括源编码、核素种类、出厂活度、出厂时间等。巡测找出最大值，再对车辆表面 30 cm 处、2 m 处以及驾驶员座位处等进行定点检测。

对放射性测井现场、测井仪器刻度现场及室外放射源操作现场进行检测时，应详细记录所用放射源信息，包括源编码、核素种类、出厂活度、出厂时间等。巡测找出最大值，再对现场控制区边界、人员操作位距地面 1 m 处等进行定点检测。

对进行更换放射源外壳、密封圈或盘根等特殊操作时的防护屏蔽装置检测时，应对靠人体一侧表面开展检测，并详细记录所用放射源信息，包括源编码、核素种类、出厂活度、出厂时间等。

放射性示踪测井放射工作场所检测时，还应对非密封放射性物质防护容器、非密封放射性物质实验室的相关场所开展检测，如仪器维修室、更衣室、淋浴室、分装室、废物贮存设施以及污物桶等，检测时先巡测找出最大值，再进行定点检测，并记录所涉及非密封源信息，包括非密封源名称、化学形式、物理状态、活度与标定日期。

对于使用中子源或中子发生器测井场所，应同时检测 γ 周围剂量当量率和中子周围剂量当量率。

放射性示踪测井放射工作场所的表面污染检测对象一般应包括运输车（驾驶室内、车厢内）操作工具、测井仪器、实验室和测井操作人员。

可以在放射性示踪测井放射工作场所的非密封放射性物质实验室和实验室外采集放射性气溶胶，采样时间应结合所用放射性同位素的半衰期确定。

9.6.1.5 评价

油气田放射性测井场所的中子、γ 外照射、α 和 β 表面污染及放射性气溶胶等结果评价见表 9.11。

表 9.11　油气田放射性测井场所检测结果评价

项目	检测场所/对象	检测点位置	控制值
外照射	源罐	表面 5 cm 处	γ 源活度＞18.5 GBq (0.5 Ci)：周围剂量当量率≤2 mSv/h； γ 源活度≤18.5 GBq (0.5 Ci)：周围剂量当量率≤1 mSv/h； 中子源活度＞185 GBq (5 Ci)，γ 周围剂量当量率≤2 mSv/h，中子周围剂量当量率≤10 mSv/h； 中子源活度≤185 GBq (5 Ci)，γ 周围剂量当量率≤1 mSv/h，中子周围剂量当量率≤5 mSv/h
	源库	源库墙体、门窗、室顶等屏蔽体外 30 cm 处	周围剂量当量率不应超过 2.5 μSv/h
		贮源坑（池）防护盖表面 30 cm 处	周围剂量当量率不应超过 100 μSv/h
		贮源箱表面 30 cm 处	
	非密封放射性物质防护容器	表面 5 cm 处	周围剂量当量率≤25 μSv/h
		表面 1 m 处	周围剂量当量率≤2.5 μSv/h
	放射性废物贮存设施	污物桶表面 30 cm 处	周围剂量当量率≤25 μSv/h
		贮存设施表面 30 cm 处	周围剂量当量率≤25 μSv/h
	贮存运输容器	表面 5 cm 处	周围剂量当量率≤25 μSv/h
		表面 1 m 处	周围剂量当量率≤2.5 μSv/h
	运输车	驾驶员座位处、车厢外表面 200 cm 处	专用运源车：周围剂量当量率≤2.5 μSv/h；兼用运源车：周围剂量当量率≤20 μSv/h
		车厢外表面 30 cm 处	专用运源车：周围剂量当量率≤100 μSv/h；兼用运源车：周围剂量当量率≤200 μSv/h
	放射性测井、仪器刻度及室外放射源操作现场	控制区边界	周围剂量当量率≤2.5 μSv/h
		人员操作位地面 1 m 处	周围剂量当量率≤2.5 μSv/h
	进行更换放射源外壳、密封圈或盘根等特殊操作时的防护屏蔽装置	靠人体一侧表面	周围剂量当量率≤1 mSv/h

续表

项目	检测场所/对象	检测点位置	控制值
泄漏和表面污染	源罐、操作工具、下井仪器	表面污染	放射性活度＜200 Bq
	放射源	表面污染和泄漏检测	放射性活度＜200 Bq
表面污染	操作人员	双手（清洁后）	α放射性物质＜0.04 Bq/cm^2；β放射性物质＜0.4 Bq/cm^2
		裸露皮肤表面	
		工作服表面	α放射性物质＜0.4 Bq/cm^2；β放射性物质＜4 Bq/cm^2
		个人防护用品表面	
	源库	地面、台面	α放射性物质≤0.4 Bq/cm^2；β放射性物质≤4 Bq/cm^2
	非密封放射性物质实验室	仪器维修室、放射性测量室、更衣室地面及台面	α放射性物质：极毒性＜0.4 Bq/cm^2，其他＜4 Bq/cm^2；β放射性物质＜4 Bq/cm^2
		开瓶分装室地面、台面、门把手	α放射性物质：极毒性＜4 Bq/cm^2，其他＜40 Bq/cm^2；β放射性物质＜40 Bq/cm^2
	非密封放射性物质外包装	表面	β、γ发射体和低毒性α发射体＜4 Bq/cm^2，其他α发射体＜0.4 Bq/cm^2
	内容器	表面	α放射性物质：极毒性＜0.4 Bq/cm^2，其他＜4 Bq/cm^2；β放射性物质＜4 Bq/cm^2
	贮存运输容器	表面	α放射性物质≤0.4 Bq/cm^2；β放射性物质≤4 Bq/cm^2
	运输车	车厢内地面	α放射性物质：极毒性＜0.4 Bq/cm^2，其他＜4 Bq/cm^2；β放射性物质＜4 Bq/cm^2
	操作工具	表面	α放射性物质：极毒性＜4 Bq/cm^2，其他＜40 Bq/cm^2；β放射性物质＜40 Bq/cm^2
	测井仪器	表面	
	实验室操作人员、测井操作人员	双手（清洁后）	α放射性物质＜0.04 Bq/cm^2；β放射性物质＜0.4 Bq/cm^2
		裸露皮肤表面	
		工作服表面	α放射性物质＜0.4 Bq/cm^2；β放射性物质＜4 Bq/cm^2
		个人防护用品表面	

续表

项目	检测场所/对象	检测点位置	控制值
气溶胶	实验室室外	室外地面1.5 m处	吸入某种或多种放射性核素的年摄入量限值（ALI）按照 GB 18871—2002 附录B给出的计算方法计算
	非密封放射性物质实验室	办公室地面1.5 m处	
		仪器维修室地面1.5 m处	
		开瓶分装室地面1.5 m处	

9.6.2 稀土、矿山等放射工作场所

金属矿山矿产资源通常与铀、钍等天然放射性核素共生，在开发利用过程中会产生放射性职业病危害因素。主要包括铀、钍系放射性物质的矿尘、矿物颗粒（粉尘）气溶胶，及铀、钍系放射性核素衰变产生的放射性气体氡和钍射气及其子体，经吸入途径进入人体，可产生内照射；相关工作场所存在的γ外照射以及表面放射性污染也可能对工作人员健康造成影响。

9.6.2.1 检测设备

便携式 X、γ 辐射巡测仪，表面污染监测仪，大流量空气采样器，粉尘采样器，高纯锗γ谱仪，氡及其子体测量仪，气压表和温湿度计等。

9.6.2.2 监测内容

监测位置：矿山全部生产区域，如采场、破碎车间、选矿车间、冶炼车间和产品包装车间等，特别是有工作人员固定工作的位置以及作业时需长时间停留的区域。

监测指标：γ周围剂量当量率、表面污染水平、放射性气溶胶水平、粉尘浓度、氡及其子体（包括钍射气及其子体）活度浓度、物料/粉尘中 ^{232}Th 和 ^{238}U 等放射性核素的活度浓度。

9.6.2.3 监测方法

① 物料中 ^{232}Th 和 ^{238}U 等放射性核素的活度浓度的监测方法参照《土壤中放射性核素的γ能谱分析方法》（GB/T 11743—2013）。

② 工作场所的γ辐射可采用便携式γ辐射仪在现场直接测量。监测方法参照《环境地表γ辐射剂量率测定规范》（GB/T 14583—1993）。

③ 氡及其子体（包括钍射气及其子体）活度浓度的监测方法参照《室内氡及其衰变产物测量规范》（GBZ/T 182—2006）和《矿工氡子体个人累积暴露量估算规范》（GBZ/T 270—2016）。

④ α、β放射性表面污染通常采用便携式 α、β污染监测仪现场直接测量，表面形状复杂或容器管道内部污染应采用擦拭法测量。监测方法参照《表面污染测定第1部分：β发射体（$E_{\beta max}$＞0.15 MeV）和α发射体》（GB/T 14056.1—2008）。

⑤ 空气中长寿命核素α气溶胶浓度采用滤膜采样，实验室内α计数测量方法（用延时法或能谱法测量样品的α粒子计数率），也可采用便携式α气溶胶测量仪现场测量。

⑥ 粉尘浓度监测可采用滤膜采样称重法或便携式粉尘测量仪现场直接测量。

9.6.2.4 监测点要求

(1) γ外照射

稀土生产场所γ周围剂量当量率的监测点应覆盖全部生产区域,特别是有工作人员固定工作的位置以及作业时需长时间停留的区域。

锡矿山工作场所掘进巷道应沿巷道中心距工作面不小于 0.5 m,距底板高度 1 m 左右布设一个γ辐射监测点;采场γ辐射监测布点数应根据采场面积和采矿方法确定,硐室型采场可按 10 m² ~ 20 m² 布设一个测点,测点距矿壁不小于 0.5 m,距底板高度 1 m 左右。巷道型采场的布点掘进巷道、矿山地面和选冶厂应在有人作业处布设γ辐射监测点,如选冶厂、原矿仓、粉矿仓、破碎车间等,测点距地面高度 1 m 左右。

(2) 空气中粉尘、氡及其子体、放射性气溶胶等

稀土生产场所空气中粉尘、氡及其子体(包括钍射气及其子体)的监测点应覆盖全部粉尘作业岗位,优先考虑有工作人员操作的高浓度粉尘工作岗位;锡矿山工作场所空气中氡浓度及氡子体α潜能浓度监测空气采样点应布设在工作人员经常活动范围内有代表性的地点。此外,采样要选择在工作人员的呼吸带处进行,一般在距地面 1.5 m 处,但要注意工作人员的工作姿势是坐位还是站位;矿山掘进工作面的采样点应选在距工作面 5 m ~ 10 m 的下风侧,支护天井采样点设在保护台上,吊罐或爬罐天井设在罐上;采场的采样点应设在工作点的下风侧。采场面积小于 100 m² 时,布设一个采样点,大于 100 m² 时应在主要工作点布设两个以上的采样点;露天开采的矿山可不进行氡及其子体(包括钍射气及其子体)活度浓度监测,室内工作场所应开展氡及其子体(包括钍射气及其子体)监测。

除锡矿山和稀土生产场所外的金属矿山氡测量检测点的选择应考虑矿井工作环境的结构、空间体积或面积、工作人员停留时间、人员分布、通风等条件。优先选择工作人员停留或聚集的氡浓度可能较高的地点,如水泵房、作业面等处测量。测量时的采样应在较为稳定的环境条件下进行,样本应具有代表性。根据巷道的大小,各巷道系统监测样品数应为 15 ~ 30 个。

(3) 表面污染

稀土生产场所表面污染的监测点主要选择在工作场所(主要包括粉尘浓度较高的采场、破碎车间、选矿车间、冶炼车间和产品包装车间等)的墙壁、地面、工作台和设备的表面。

9.6.2.5 评价

锡矿山井下工作场所空气中氡浓度及氡子体α潜能浓度的管理目标值分别为 1 000 Bq/m³ 和 3.57 μJ/m³。

根据《非铀矿山开采中氡的放射防护要求》(GBZ/T 256—2014),除锡矿山和稀土生产场所外的金属矿山开采中井下工作场所监测结果的剂量评价可参照《电离辐射防护与辐射源安全基本标准》(GB 18871—2002)有关内容:工作场所中氡持续照射情况下补救行动的行动水平是在年平均活度浓度为 500 Bq ^{222}Rn/m³ ~ 1 000 Bq ^{222}Rn/m³(平衡因子 0.4)范围内。达到 500 Bq ^{222}Rn/m³ 时宜考虑采取补救行动,达到 1 000 Bq ^{222}Rn/m³ 时应采取补救行动。

根据《锡矿山工作场所放射卫生防护标准》(GBZ/T 233—2010),锡矿山工作场所表面污染水平按表9.12控制,应用时应注意:① 表中所列数值系表面上固定污染和松散污染的总数;② 手、皮肤、内衣、工作袜受污染时,应及时清洗,尽可能清洗到本底水平。其他表面污染水平超过表中所列数据时,应采取去污措施;③ 表面污染控制水平可按一定面积上的平均值计算,皮肤和工作服取 100 cm², 设备取 300 cm²,地面取 1 000 cm²。具体控制水平见表9.12。

表9.12 锡矿山工作场所表面污染控制水平　　　　　　　　单位:Bq/cm²

表面类型	α放射性物质		β放射性物质
	极毒性	其他	
工作台、设备、墙壁、地面	0.4	4	4
工作服、手套、工作鞋	0.4	0.4	4
手、皮肤、内衣、工作袜	0.04	0.04	0.4

9.6.3 其他非密封放射工作场所

下面介绍放射性同位素应用中操作非密封源的放射防护检测(不包括油气田放射性示踪测井、稀土、矿山等放射性工作场所)。

9.6.3.1 检测设备

便携式 X、γ 辐射巡测仪,表面污染监测仪,大流量空气采样器,低本底 α、β 测量仪,高纯锗 γ 谱仪,气压表和温湿度计等。

9.6.3.2 监测内容

(1) 放射性示踪技术的应用场所

检测对象:贮源库、贮源箱(保险柜)非密封放射性物质防护容器、非密封放射性物质贮存运输容器、非密封放射性物质实验室(包括放射性同位素标记、分装、使用,及样品处理和测量等场所)、废物桶、通风橱、放射性废物贮存设施、运输车、应用操作现场、工作人员等。

检测指标:γ 周围剂量当量率、表面污染水平和放射性气溶胶浓度等指标。

(2) 放射性发光涂料使用场所

检测对象:放射性发光涂料的贮存、分装、称量、配制、涂描、烘干、罩光和装配等场所,贮源箱(保险柜)防护容器、贮存运输容器、废物桶、放射性废物贮存设施、运输车、工作人员等。

检测指标:γ 周围剂量当量率、表面污染水平、放射性气溶胶水平、尿氚和尿 ^{147}Pm 等生物指标。

9.6.3.3 监测方法

(1) γ 外照射

① 选择适宜的辐射剂量检测仪器。对于 X、γ 辐射场,使用 X、γ 周围/定向剂量当量(率)仪;对于中子-γ 混合辐射场,选择 X、γ 周围/定向剂量当量(率)仪和中

子周围剂量当量（率）仪。对于中子辐射场而言，通常存在中子辐射的工作场所总会伴随有 γ 辐射的存在。

② 为科学、正确测量和评价工作场所的辐射剂量水平，首先应正确测量工作场所辐射本底水平。工作场所的辐射本底，是指在无辐射源、无放射性污染物或关闭射线装置不产生辐射的情况下，测量主要由场所地面、周围建筑物、宇宙辐射等产生的辐射剂量。

本底辐射主要来自探测器周围环绕物体的天然放射性，最重要的成分是铀、钍、镭、钾。值得注意的是：测量工作场所本底水平时，只能使用与现场测量工作场所源项所致辐射剂量一致的仪器测量，而不能用一台仪器测量本底，另一台仪器测量有源时的辐射剂量。

工作场所环境本底的测量，通常可取距地表 1 m 标高处的任意测量关注点进行。也可根据实际情况选取测量关注点测量本底水平。

③ 在距离屏蔽体外侧表面 30 cm 处，标高 1 m 至 1.5 m 区域进行巡测，并注意记录辐射剂量率最大值和检测位置。其他含有源容器的装置，应按相关标准要求，检测容器外表面 5 cm、100 cm 处的周围剂量当量率。

④ 检测防护门外侧辐射剂量率时，需在距防护门外侧 30 cm 处分别检测门体上缝、下缝、左缝、右缝、门体上中下部的辐射剂量率；门体有锁时应检测锁眼部位；防护门为对开式时，还需检测门体中缝处辐射剂量率。

⑤ 防护设施有铅玻璃观察窗时，如切割、分装放射源的热室等，需要检测距观察窗表面 30 cm 处窗体上缝、下缝、左缝、右缝、窗体中部的泄漏辐射。

⑥ 需检测防护设施上层和下层辐射剂量水平时，上层可采用人员腹部位置为检测关注点，坐位时参考采用距上层地板表面 0.5 m 处、站位时参考采用 1.0 m 处作为检测关注点。下层可采用人员头部位置为检测参考点，坐位时可参考采用距下层地板表面 1.0 m 处作为检测关注点，站位时可参考采用 1.5 m～1.7 m 之间距离为检测参考点。在巡测过程中，应注意记录辐射剂量率较大值和检测位置。除巡测寻找较大辐射剂量点外，还需在顶层前、后、左、右、中部选点测量。

测量点距待测屏蔽体表面的距离：应以仪器探测器灵敏体积的等中心位置至屏蔽体表面为实际测量距离。探测器灵敏体积的等中心是指位于探测器中心点的位置。任何辐射剂量测量仪都应在其外部设置探测器等中心的标识。每个检测点至少读取 3 个测量值。

（2）α、β 表面污染

对于非密封源放射工作场所，α、β 表面污染检测是评价工作场所防护条件的重要内容，其检测方法主要依据《表面污染测定第 1 部分：β 发射体（$E_{\beta max}$＞0.15 MeV）和 α 发射体》(GB/T 14056.1—2008)

当现场没有 γ 干扰或者 γ 干扰较小时，可采用 α、β 表面污染仪直接测量，这种方法测量的是受污染表面可去除和固定的污染之和。当现场有 γ 干扰时可采用湿式擦拭法，用高度吸湿性的软质材料（如滤纸或棉花），蘸上不腐蚀包壳表面材料而又能去除放射性污染的液体，擦拭整个源的表面，测量擦拭材料上的放射性活度。表面污染检测读取至少 3 个测量值。

① 典型的测量几何条件。

测量表面污染时,测量仪器的探头表面与被测体表面之间的距离直接影响测量结果的准确性,要求距离尽可能近而又使探头不会受到污染。同时要求污染检测时探头表面与被测体表面的距离应与仪器检定时的条件一致。典型的测量条件为:测量 α 污染时,探测器与被测表面的距离为 5 mm;测量 β 污染时,探测器与被测表面的距离为 10 mm。

② 仪器的探测效率。

仪器的探测效率不仅由仪器探测器的探测效率决定,还与探测器窗与污染源的距离有关,亦即探测器和被探测表面的相对几何条件。同时还与源的粒子辐射能量有关。在参考检测条件下,仪器对第 i 种核素的探测效率按式(9.8)计算:

$$\varepsilon_i = \frac{参考几何条件下仪器测读的净计数率}{标准源 2\pi 表面粒子发射率} \tag{9.8}$$

③ 源效率。

源效率按照式(9.9)计算:

$$\varepsilon_s = \frac{穿出污染层上表面的粒子发射率(粒子/s)}{污染层的活度(Bq)} \tag{9.9}$$

源效率包括污染层下方物质对污染层发射粒子的反散射及反散射粒子和向上方发射的粒子在污染层中的自吸收,是一个并不十分确定的量。

④ 表面污染直接测量法。

i. 赴现场测量前,应按照检测仪器的有关技术说明和操作规程,检查仪器电池电量是否充足、工作状态是否正常。

ii. 现场测量前,在远离待测污染区的地方测定被测场所的本底计数率。

iii. 测量时,探测器与被测表面之间的距离应在可行的情况下尽可能地小。为此可采用定位架;在可能情况下,测量期间的几何条件应尽可能与仪器校准时的几何条件保持一致,以减小测量误差,为此可采用可移动的定位架。

为便于实际测量操作,可将定位架按 5 mm 高度制作,使待测表面与探测器有效探测面积表面始终保持在 5 mm 距离处,即可保证有效探测 α 和 β 放射性污染水平。由于 β 粒子在空气中的射程较长,因此在此距离处不会影响有效测量 β 放射性污染水平,但如果距离大于 5 mm,则由于 α 粒子在空气中的射程有限,会很大程度上低估 α 放射性污染水平。

⑤ 本底的扣除。

测量任意的表面污染时,仪器除记录所在位置表面污染外,同时记录本底计数。本底包括天然辐射、测点周围的某种辐射场以及仪器电子学线路部分的噪声等。该本底不是表面污染本底,所以,必须从仪器测量值中扣除,获得净表面污染测量值。测点位置以如下方法扣除本底。

i. 将仪器的防护盖板盖在仪器探头的探测窗上(可以使用可屏蔽掉 β 发射的铝板),屏蔽所测表面污染的辐射,此时测量的计数率是测点的本底,可记为 n_0。

ii. 然后取下探头探测窗上的盖板，测量被测污染表面的计数率，此时计数率是表面污染和本底贡献之和，可记为 n_b。

iii. 表面污染计数率 n_s 为：$n_s = n_b - n_0$。

⑥ 表面污染水平。

表面污染水平系单位面积的表面污染活度，记为 A_s，单位为 Bq/cm^2。由仪器测量值计算 A_s 如下：

$$A_i = \frac{n_0 - n_b}{R_i} \tag{9.10}$$

式中：A_i——表面污染水平，Bq/cm^2；

R_i——表面活度响应，$Bq^{-1} \cdot s^{-1} \cdot cm^2$。

对因物体表面几何条件或监测表面附近有其他辐射源干扰无法直接测量的场所，可采用擦拭法间接测量，即把待测表面的放射性污染物转移到样品上，然后根据需要对擦拭材料进行样品处理及制备，最后由放射性测量装置测量制备样品上的放射性活度。由于擦拭法的测量结果的影响因素较多，如擦拭效率、人员操作方式、擦拭面积和力度等，因此间接测量法通常用于表面污染的定性评价。

可能存在氚污染的区域（如氚靶或含氚物质区域），氚的污染测定参考《表面污染测定第 2 部分：氚表面污染》（GB/T 14056.2—2011）。

（3）放射性气溶胶

检测方法见 9.6.1 节，在操作非密封源放射性物质时，进行采样检测。

① 采样要求。采样时间应考虑操作的放射性核素的半衰期。采样场所考虑室外和室内，室内场所选取清洁区（如办公室、休息室等）、低活性区（包括仪器维修室、放射性测量室和辐射剂量检测间等）和高活性区（包括开瓶分装室、贮源库与废物贮存设施等）等有代表性的场所进行采样。

② 检测分析。样品带回实验室用低本底高纯锗 γ 能谱仪进行空气气溶胶的核素分析。如采样样品为短半衰期的放射性同位素，应尽快测量。

（4）尿样中 ^3H 放射性活度浓度检测

① 样品制备。

i. 蒸馏。

取静置后过滤水样 500 mL，加高锰酸钾和氢氧化钠，回流 2 h 后蒸出中间馏分 400 mL。转入二次蒸馏瓶中进行二次蒸馏，收集二次蒸馏液 300 mL。蒸馏液电导率 < 5 $\mu S/cm$。

往水中氚电解浓缩储水瓶中加入 250 mL 样品蒸馏液，将电解温度设定至 2 ℃ ~ 7 ℃，电解 40 ~ 80 h。准确称取电解浓缩后样品的净重，电解浓缩后的最终体积为 10 mL ~ 15 mL。

每次电解结束后，用本底水冲洗储水瓶，方法为：加入 200 mL 本底水，电解 3 h，重复 3 ~ 4 次后，再进行下一个水样处理。

防止交叉污染：在操作过程中，例如制备试样、蒸馏等步骤中，要注意避免交叉污染。操作要按先低水平、后高水平的顺序进行。

尿样品的氧化蒸馏：取 30 mL 尿样于 500 mL 蒸馏瓶中，加入 6 g 过硫酸钾，加热。当样液开始起泡沫时，控制温度保持近沸，氧化回流 20 min。接着升温蒸馏，弃前几毫升蒸馏液，蒸至近干，收集蒸馏液，备用。

ii. 制备试样。

制备本底试样：将无氚水按上述步骤进行蒸馏，取其蒸馏液 8 mL 放入 20 mL 样品计数瓶中，再加入 12 mL 闪烁液，旋紧瓶盖，振荡混合均匀后避光保存备用。

制备待测试样：取 8 mL 蒸馏液和 12 mL 闪烁液，放入 20 mL 样品计数瓶中，旋紧瓶盖，振荡混合均匀后避光保存备用。

制备标准试样：取 8 mL 氚标准溶液和 12 mL 闪烁液，放入 20 mL 样品计数瓶中，旋紧瓶盖，振荡混合均匀后避光保存备用。

② 样品测量

i. 仪器准备：把制备好的试样，包括本底试样、待测试样和标准试样，同时放入低本底液体闪烁谱仪的样品室中，避光 24 h 以上。

ii. 调试仪器使之达到正常工作状态：选择氚测量的能量道宽，使其对所测氚样品的灵敏度优值达到最大。

iii. 测定本底计数率：在选定氚测量道内，对制备的本底试样以确定的计数时间间隔进行计数。对于环境低水平样品测量，本底试样的计数时间至少 1 000 min。

iv. 测定仪器效率：选用确定计数时间间隔，在氚测量道，对标准试样进行计数，求出标准试样的计数率，然后计算仪器的计数效率。

v. 测量样品：选用确定的计数时间间隔，对待测样品进行计数或若干次的循环计数。计数时间应足够长以保证样品计数的统计涨落能满足测量要求。

样品闪烁液混合物中的淬灭可能导致计数效率的降低。可以利用内标准法或外标准道比法进行淬灭校正。

（5）总 α、总 β 放射性活度浓度检测

总 α、总 β 浓度值被用作放射性污染的信号和程度指标，根据总 α、总 β 测量结果可判断排放或污染水平，也可在样品分析之前对样品进行筛选。

① 样品制备。

为防止交叉污染，将每个采自现场的样品放入单独的容器内，按规定标识编号，将要存放待测样的不锈钢盘的底部也做上擦不掉的标识，测量盘不能重复使用。

i. 气溶胶：使用便携式或固定式空气取样器收集气溶胶，记录采样开始的时间与结束的时间，以及采样期间现场的气象条件（气温、气压、湿度、风力等）。采样结束后取下滤膜，放在预先测量过本底的测量盘中，铺平并用样品压环固定。放置于干燥器中待样品干燥后，在 α/β 气体正比计数器上分析测定其总 α 和总 β 放射性，测量时间为 30 min～60 min。

ii. 水和沉降物：取一定量的水样（以能产生固体残渣量 30 mg～100 mg 确定水样体积）分别加入 2 000 mL 烧杯，使水样体积不超过烧杯容积的一半，在可调温电热板上（禁沸或微沸）蒸发浓缩，直至全部水样浓缩至约 100 mL。

将浓缩液转移至 250 mL 烧杯中，用少量 1∶1 硝酸分次洗涤 2 000 mL 烧杯，合并

洗涤液于 250 mL 烧杯中，在可调温电热板上于微沸条件下继续蒸发浓缩，直至约 50 mL。

将浓缩液转移至预先在 350 ℃ 下恒重的瓷蒸发皿中，用少量无离子水分次洗涤烧杯，洗涤液并入瓷蒸发皿中，加 1 mL 浓 H_2SO_4 置于红外灯下小心加热蒸干，在电热板上继续加热蒸干，将烟雾赶尽。

将蒸发皿连同残渣放入高温炉，在 350 ℃±10 ℃ 下灼烧 1 h 后取出，置于干燥器中冷至室温，并记录灼烧日期和时间。用减重法准确算出灼烧后固体残渣质量。准确称取一定量的样品灰放在已恒重的测量盘中铺样，样品盘中样品一般要求 α 不大于 10 mg/cm²，β 不大于 20 mg/cm²（如样品不好铺匀可采用湿铺法，即在称好的样品灰上，滴几滴无离子水铺匀，红外灯下烘干，放至室温，待测）。

iii. 其他类型样品：视情况将其蒸发或灼烧后的残渣全部转移至测量盘内铺样后立即测量。

② 样品测量。

测量前先根据设备制造商的推荐值，设置 α 和 β 同时测量的工作电压。设置完成后把样品放入测量室内，测量样品至少 1 min。在一个典型的测量日中，每测完 10 个样品后，至少测一次本底和 α、β 标准源。从 10 个样品中再随机选取一个样品测量，将其作为重复测量的样品的数据记录下来。

（6）尿样中 ^{147}Pm 放射性活度浓度检测

目前国家无尿样中 ^{147}Pm 放射性活度浓度检测国家标准，可参照 GB 14883.4—2016《食品安全国家标准 食品中放射性物质钷-147 的测定》进行。

根据实际情况选取被检工作岗位的尿样数量，应包括操作岗位、偶尔涉及放射性操作工作岗位（如监管人员等）和不接触氚岗位（作为空白对照，如保卫处等）。

思考题

1. 简述 γ 辐照装置外照射泄漏辐射水平检测的一般原则。
2. 简述运输放射源货包的剂量控制值。
3. 简述 γ 辐照装置贮源井水放射污染检测的几种基本方法。
4. 简述 γ 辐照装置辐射安全与联锁系统常规日检查至少应包括的内容。
5. 简述 γ 辐照装置通风系统的基本要求。
6. 简述工业辐照加速器外照射泄漏辐射水平检测的一般原则。
7. 简述工业辐照加速器辐射安全设施检验。
8. 简述电子直线加速器工业 CT 监测仪器的仪器要求。
9. 简述电子直线加速器工业 CT 监测方法。
10. 简述货物/车辆辐射检查系统的加速器辐射源箱泄漏辐射水平测量方法。
11. 简述货物/车辆辐射检查系统驾驶员位置一次通过周围剂量当量。
12. 简述工业 X 射线探伤室周围辐射水平的检测。
13. 简述工业 X 射线移动探伤的分区和检测。

14. 简述工业γ射线探伤机照射容器周围空气比释动能率控制值。
15. 简述X射线衍射仪和荧光分析仪应当进行场所剂量监测的情况。
16. 简述X射线衍射仪和荧光分析仪维修和使用中的防护要求。
17. 简述X射线行李包检查系统安全设施和措施。
18. 简述便携式X射线检查系统的泄漏辐射水平检测。
19. 简述γ射线工业CT设备的源塔的泄漏辐射剂量监测。
20. 简述含密封源仪表密封源在贮存位置时外围辐射剂量的测量方法。
21. 简述含密封源仪表中反散射式测量仪表外围的剂量当量率测量区示意图。
22. 简述γ放射源测井的监测内容。
23. 简述测井用放射源源罐载源时表面5 cm处的周围剂量当量率控制值。
24. 简述稀土、矿山等放射工作场所监测指标。

主要参考文献

[1] 中华人民共和国卫生部. X射线衍射仪和荧光分析仪卫生防护标准:GBZ 115—2002 [S]. 2002.

[2] 中国核工业集团公司. γ辐照装置的辐射防护与安全规范:GB 10252—2009 [S]. 2009.

[3] 全国核能标准化技术委员会. γ辐照装置设计建造和使用规范:GB/T 17568—2019 [S]. 2019.

[4] 卫生部放射卫生防护标准专业委员会. γ射线工业CT放射卫生防护标准:GBZ 175—2006 [S]. 2006.

[5] 中华人民共和国卫生部. γ射线和电子束辐照装置防护检测规范:GBZ 141—2002 [S]. 2002.

[6] 卫生部放射卫生防护标准专业委员会. 便携式X射线检查系统放射卫生防护标准:GBZ 177—2006 [S]. 2006.

[7] 中国核工业集团公司. 表面污染测定第1部分:β发射体($E_{\beta max}$>0.15 MeV)和α发射体:GB/T 14056.1—2008 [S]. 2008.

[8] 中国核工业集团公司. 表面污染测定第2部分:氚表面污染:GB/T 14056.2—2011 [S]. 2011.

[9] 中国核工业集团公司. 操作非密封源的辐射防护规定:GB 11930—2010 [S]. 2010.

[10] 中华人民共和国卫生部,国家环境保护总局,原中国核工业总公司. 电离辐射防护与辐射源安全基本标准:GB 18871—2002 [S]. 2002.

[11] 生态环境部辐射源安全监管司. 电子加速器辐照装置辐射安全和防护:HJ 979—2018 [S]. 2018.

[12] 环境保护部辐射源安全监管司. 电子直线加速器工业CT辐射安全技术规范:HJ 785—2016 [S]. 2016.

[13] 放射性核素的α能谱分析方法：GB/T 16141－1995 [S]. 1995.

[14] 非铀矿山开采中氡的放射防护要求：GBZ/T 256－2014 [S]. 2014.

[15] 中国核工业集团公司. 辐射防护仪器α、β和α/β（β能量大于60 keV）污染测量仪与监测仪：GB/T 5202－2008 [S]. 2008.

[16] 中国核工业集团公司. 辐射防护仪器β、X和γ辐射周围和/或定向剂量当量（率）仪和/或监测仪第1部分：便携式工作场所和环境测量仪与监测仪：GB/T 4835.1－2012 [S]. 2012.

[17] 全国核仪器仪表标准化技术委员会. 辐射防护仪器中子周围剂量当量（率）仪：GB/T 14318－2019 [S]. 2019.

[18] 生态环境部核设施安全监管司、法规与标准司. 辐射环境监测技术规范：HJ 61－2021 [S]. 2021.

[19] 中华人民共和国国家卫生和计划生育委员会. 高纯锗γ能谱分析通用方法：GB/T 11713－2015 [S]. 2015.

[20] 工业X射线探伤放射防护要求：GBZ 117－2015 [S]. 2015.

[21] 卫生部放射卫生防护标准专业委员会. 工业γ射线探伤放射防护标准：GBZ 132－2008 [S]. 2008.

[22] 卫生部放射卫生防护标准专业委员会. 含密封源仪表的放射卫生防护要求：GBZ 125－2009 [S]. 2009.

[23] 环境地表γ辐射剂量率测定规范：GB/T 14583－1993 [S]. 1993.

[24] 生态环境部核设施安全监管司、法规与标准司. 环境辐射剂量率测量技术规范：HJ 1157－2021 [S]. 2021.

[25] 货物/车辆辐射检查系统的放射防护要求：GBZ 143－2015 [S]. 2015.

[26] 空气中放射性核素的γ能谱分析方法：WS/T184－2017 [S]. 2017.

[27] 粒子加速器辐射防护规定：GB 5172－1985 [S]. 1985.

[28] 卫生部放射卫生防护标准专业委员会. 密封放射源及密封γ放射源容器的放射卫生防护标准：GBZ 114－2006 [S]. 2006.

[29] 生活饮用水卫生标准检验方法放射性指标：GB/T 5750.13－2006 [S]. 2006.

[30] 中华人民共和国国家卫生和计划生育委员会. 水中放射性核素的γ能谱分析方法：GB/T 16140－2018 [S]. 2018.

[31] 中华人民共和国卫生部. 土壤中放射性核素的γ能谱分析方法：GB/T11743－2013 [S]. 2013.

[32] 稀土生产场所放射防护要求：GBZ 139－2019 [S]. 2019.

[33] 卫生部放射防护标准专业委员会. 锡矿山工作场所放射卫生防护标准：GBZ/T 233－2010 [S]. 2010.

[34] 油气田测井放射防护要求：GBZ 118－2020 [S]. 2020.

[35] 中国核工业集团公司. 铀矿地质勘查辐射防护和环境保护规定：GB15848－2009 [S]. 2009.

［36］中华人民共和国卫生部. 职业性皮肤放射性污染个人监测规范：GBZ 166－2005［S］. 2005.

［37］中华人民共和国公安部. 便携式 X 射线安全检查设备通用规范：GB 12664－2003［S］. 2003.

［38］苏旭. 放射防护检测与评价［M］. 北京：中国原子能出版社，2016：307－309，346－349.

［39］何仕均. 电离辐射工业应用用的防护与安全［M］. 北京：中国原子能出版社，2009：25－28，42－48，137－138，208－237.

［40］封章林. 工业辐射防护［M］. 北京：中国环境出版社，2015：73－92，288－290.

［41］姜德智. 放射卫生学［M］. 苏州：苏州大学出版社，2004：188－214.

（陈　群　冯子雅　庄家毅　窦建瑞）

第 10 章　放射卫生技术服务的质量管理

现代检验检测制度起源于西方发达国家，1903 年英国工程标准委员会以国家权威标准为依据对英国铁轨进行合格认证，并授予"风筝标志"，从而开创了国家质量认证制度的先河。1985 年我国颁布《中华人民共和国计量法》、1987 年发布《中华人民共和国计量法实施细则》，明确"为社会提供公证数据的产品质量检验机构，必须经省级以上人民政府计量行政部门计量认证"，将检验机构的考核称为计量认证。经过 30 多年的发展，此项制度由最初的产品质量检验机构计量认证制度演变为检验检测机构资质认定制度，并成为我国检验检测机构进入检验检测市场的基本准入制度，检验检测机构依法获得资质认定已经成为全社会的共识。

放射卫生技术服务，主要指《放射卫生技术服务机构管理办法》（卫监督发〔2012〕25 号）中规定的放射诊疗建设项目职业病危害评价、放射诊疗设备性能检测、放射诊疗场所检测、个人剂量监测、放射性消费品和含放射性产品检测等，同时也包括《职业卫生技术服务机构管理办法》（中华人民共和国国家卫生健康委员会令第 4 号）中第二类业务范围有关核设施、核技术工业应用相关的评价和检测工作。作为高技术服务业向社会出具有证明作用的数据和结果的技术服务，该服务在市场中发挥着越来越重要的作用。为了能更好地为社会提供放射卫生技术服务，降低各类风险，开展放射卫生相关技术服务的机构应该加强质量管理。

放射卫生技术服务主要是对相关产品、设备、器材的性能及质量进行的直接检测或验证式的延伸检测，依据的技术标准主要是有关国家标准和卫生行业标准。截至 2020 年 12 月底，取得江苏省卫生健康行政部门资质的放射卫生技术服务机构共有 58 家。

10.1　法律、法规和标准要求

放射卫生技术服务涉及的检验检测工作既要满足国家认证认可监督管理委员会（以下简称认监委）检验检测机构资质认定的管理要求，同时也要符合国家卫生行政部门职业病防治工作行业管理的要求。

10.1.1　国家市场监管部门涉及检验检测机构资质认定的法律、法规和标准要求

检验检测机构资质认定的法律依据主要有《中华人民共和国计量法》和《中华人民

共和国认证认可条例》。2003年《中华人民共和国认证认可条例》（中华人民共和国国务院令第390号）颁布实施，第16条规定：向社会出具具有证明作用的数据和结果的检查机构、实验室应当具备有关法律、行政法规规定的基本条件和能力，并依法经认定后，方可从事活动，认定结果由国务院认证认可监督管理部门公布。此条规定确立了向社会出具具有证明作用的数据和结果的检查机构、实验室资质认定制度，成为国家认监委实施的一项行政许可事项。2015年《检验检测机构资质认定管理办法》（国家质量监督检验检疫总局令第163号）（以下简称163号令）颁布施行，顺应了"简政放权、放管结合、优化服务"的行政审批制度改革要求。

10.1.1.1 检验检测机构资质认定管理办法的主要作用

163号令分总则、资质认定条件和程序、技术评审管理、检验检测机构从业规范、监督管理、法律责任、附则七章50条，自2015年8月1日起施行。其作用主要体现在：

（1）科学设置检验检测机构资质许可项目，依法合规

按照国务院减少和下放行政许可项目的部署，原国家质检总局将原有产品质量检验机构计量认证、资格认定、实验室和检查机构认定三项许可合并为一项，即检验检测机构资质认定。检验检测机构资质认定实行一次受理、一次评审、一次许可决定，进一步完善了向社会出具具有证明的作用数据和结果的检验检测机构市场准入制度。

（2）明确检验检测机构主体准入条件，公平竞争

163号令中明确凡是依法成立并能够承担相应法律责任的法人或者其他组织，均可申请资质认定。其中包括依法取得工商行政机关颁发的营业执照的企业法人分支机构和特殊普通合伙企业、民政部门登记的民办非企业单位等其他组织，目的是消除部门、行业和地域垄断，鼓励和支持社会力量开展检验检测活动，营造各类主体参与竞争的市场环境，逐步提高市场化程度。突出检验检测机构能力和管理要求，从"人、机、料、法、环"5个方面，科学制定资质认定条件，确定检验检测机构专业技术组织的属性。取消在华设立外资检验检测机构的外方投资者应当具有3年以上检验检测从业经历的规定，体现国民待遇，鼓励公平竞争。

（3）延长许可有效周期，优化许可评审程序，减轻机构负担

将原有资质认定有效期由3年延长为6年，减轻机构因许可有效期短带来的频繁评审负担。简化许可评审程序和内容，确定评审关键控制点，加强机构技术和管理能力核查。简化文件审查，区分首次评审和复查评审的差异，根据检验检测机构的申请事项、自我声明和分类监管情况，确定评审方式，减少不必要的现场评审。同时对许可期限和评审期限做出严格限定，许可时限按照《中华人民共和国行政许可法》规定，技术评审除机构自身原因外时限不得超过45日。检验检测机构依法设立的分支机构，资质认定部门可以根据具体情况缩减技术评审时间。

（4）强化检验检测机构从业规范，独立，公正，诚信

强化机构从业规范要求，突出客观独立、公平公正、诚实信用的行业属性。落实机构主体责任，促进机构严格自律检验检测，机构应当在其官方网站或者以其他公开方式公布其遵守法律法规、独立公正从业、履行社会责任等情况的自我声明，并对声明的真

实性负责。检验检测机构应当健全质量内控体系，逐步建立各类风险防范体系，加强对检验检测人员和检验检测全过程的管控，保证对外出具的数据和结果的真实、准确。积极参与有关政府部门、国际组织、专业技术评价机构组织的能力验证和比对，不断提升自身技术能力。

（5）加强事中事后监管，严格法律责任

建立检验检测机构诚信档案，实施分类监管制度。资质认定部门根据检验检测专业领域风险程度、检验检测机构自我声明、认可机构认可以及监督检查举报投诉等情况，建立检验检测机构诚信档案。根据机构信用等级，实施分类监管，引导检验检测市场健康发展。完善资质认定信息公开制度，资质认定部门官方网站上公布取得资质认定的检验检测机构信息，并注明资质认定证书状态。国家认监委建立全国检验检测机构资质认定信息查询平台，以便公众查询和社会监督。建立告诫制度，资质认定部门可以根据监管要求，就有关事项询问检验检测机构负责人和相关人员，发现问题的予以告诫，严格法律责任，过罚相当。针对检验检测活动出现的新问题、新情况，现行法律法规尚无处罚规定的，163号令在部门规章权限内予以补充完善。针对违反规定的各项行为，设立了警告、罚款、撤销其资质认定证书等行政处罚，使处罚于法有据，为监管工作提供法律支撑，规范和促进检验检测市场良性发展。

10.1.1.2　检验检测机构资质认定工作的管理要求

资质认定是省级及以上质量技术监督部门依据有关法律法规的标准技术规范的规定，对检验检测机构的基本条件和技术能力是否满足法定要求实施的评价许可。163号令在资质认定的机构类别、管理模式、机构条件、资质认定程序、证书和资质认定标志格式、检验检测专用章等方面进行了明确。主要体现在：

① 按照"法无授权不可为"的法治原则，163号令明确了检验检测机构资质认定的实施范围，清晰界定了检验检测机构定义，强调了为司法机关做出裁决、行政机关做出行政决定、仲裁机构做出仲裁决定和为经济和社会公益活动出具具有证明作用的数据和结果的检验检测机构应当取得资质认定。

② 国家市场监督管理总局主管全国检验检测机构资质认定工作，国家认监委负责检验检测机构资质认定的统一管理、组织实施、综合协调工作。各省、自治区、直辖市人民政府质量技术监督部门（以下简称省级资质认定部门）负责所辖区域内检验检测机构的资质认定工作。国务院有关部门以及相关行业主管部门依法成立的检验检测机构，其资质认定由国家认监委负责组织实施。其他检验检测机构的资质认定由其所在行政区域的省级资质认定部门负责组织实施。

③ 申请资质认定的检验检测机构（包括取得授权的分支机构）应当符合以下条件：i. 依法成立并能够承担相应法律责任的法人或者其他组织；ii. 具有与其从事检验检测活动相适应的检验检测技术人员和管理人员；iii. 具有固定的工作场所，工作环境满足检验检测要求；iv. 具备从事检验检测活动所必需的检验检测设备设施；v. 具有并有效运行保证其检验检测活动独立、公正、科学、诚信的管理体系；vi. 符合有关法律法规或者标准技术规范规定的特殊要求。

④ 163号令明确了检验检测机构资质认定条件。申请资质认定的检验检测机构应当

向国家认监委或省级资质认定部门（以下统称资质认定部门）提交书面申请和相关材料，并对其真实性负责。资质认定部门对申请人提交的书面申请和相关材料进行初审，在5个工作日内做出受理或者不予受理的决定，并书面告知申请人。资质认定部门自受理申请之日起45个工作日内依据评审标准的要求，完成对申请人的技术评审。技术评审包括书面审查和现场评审。技术评审时间不计算在资质认定期限内。资质认定部门将技术评审时间书面告知评审人，由于申请人整改或者其他自身原因导致无法在规定时间内完成的情况除外。资质认定部门收到技术评审结论之日起20个工作日内做出是否准予许可的书面决定。准予许可的自做出决定之日起10个工作日内向申请人颁发资质证书，不予许可的应当书面通知申请人并说明理由。

⑤ 统一了资质认定证书有效期和格式。检验检测机构资质认定证书由国家认监委统一监制，有效期为6年，需要延续资质认定证书有效期的，应当在其有效期届满3个月前提出申请，资质认定部门根据检验检测机构的申请事项、自我声明和分类监管情况，采取书面审查或者现场评审的方式，做出是否准予延续的决定。资质认定证书内容包括发证机关、获证机构名称和地址、检验检测能力范围、有效期限、证书编号、资质认定标志。

⑥ 规范了资质认定标志格式和使用要求。检验检测机构资质认定标志由CMA图案和资质认定证书编号组成。资质认定部门负责对检验检测机构核发资质认定标志，检验检测机构应注重对检验检测机构资质认定标志使用的管理，建立并保存相关使用记录。使用资质认定标志时应当注意如下事项：i. 标志的图形，资质认定标志的整个图形由英文字母CMA形成的图案和资质认定证书编号组成，证书编号由12个数字组成。ii. 标志的使用，取得检验检测机构资质认定证书的机构，应当在其检验检测报告或证书和相关宣传资料中正确使用资质认定标志。在资质认定证书确定的能力范围内，对社会出具具有证明作用数据、结果时，应当在其出具的检验检测报告或证书上标注资质认定标志。资质认定标志加盖（或印刷）在检验检测报告或封面上部的适当位置。iii. 标志的规格，使用标志时，应按照标志规定的比例，根据情况放大或缩小，不得改变标志比例。iv. 标志的颜色，资质认定标志的颜色建议为红色、蓝色或者黑色，并注意上下部分的颜色一致。v. 证书的编号，在标志下面的数字编号为资质认定证书编号，应准确清晰标注。

⑦ 明确了检验检测专用章的格式和使用要求。检验检测机构向社会出具具有证明作用的检验检测数据、结果的，应当在其检验检测报告或证书上加盖检验检测专用章，用以表明该检验检测报告或证书由其出具，并由该检验检测机构负责。检验检测机构公章可替代检验检测专用章使用，也可公章与检验检测专用章同时使用。专用章的使用应注意如下事项：i. 专用章应表明检验检测机构完整的准确的名称；ii. 专用章加盖在报告或证书封面的机构名称位置或检验检测结论位置，骑缝位置也应该加盖；iii. 检验检测机构应加强对专用章的管理，建立相应的责任制度和用章登记制度，安排专人负责保管和使用，用章记录要存档备查；iv. 专用章的式样及式样变更要经过本单位法人或法人授权人批准；v. 丢失专用章的单位要及时声明作废。

10.1.1.3 检验检测机构资质认定工作管理的变化趋势

163 号令的贯彻实施，顺应了国家深化检验检测机构资质许可改革要求，营造了公平竞争、有序开放的检验检测市场环境，推动了包括职业卫生技术服务、放射卫生技术服务在内的检验检测高技术现代服务业的做强做大和健康发展。在《放射卫生技术服务机构管理办法》中，明确申请从事放射卫生技术服务的机构，向卫生行政部门提交申请材料时，需要提供检验检测机构资质认定证书。

根据《市场监管总局关于进一步推进检验检测机构资质认定改革工作的意见》（国市监检测〔2019〕206 号）要求，从 2019 年 10 月开始，对于法律、法规未明确规定应当取得资质认定的，无须取得资质认定。对于仅从事职业卫生技术评价服务的机构，不再颁发检验检测资质认定证书。已取得资质认定证书的，有效期内不再受理相关资质认定事项申请，不再延续资质认证证书有效期。2020 年，国家市场监督管理总局认可检测司发布《关于进一步明确统一规范职业卫生技术服务机构资质认定工作有关事项的函》（市监检测（司）函〔2020〕12 号），进一步明确按照《职业病防治法》和国务院"放管服"改革要求和《关于进一步推进检验检测机构资质认定改革工作的意见》（国市监检测〔2019〕206 号）的相关规定，职业卫生技术服务机构无须取得检验检测机构资质认定。因此，从 2020 年开始，开展职业卫生技术服务的检验检测机构，职业卫生技术服务领域中涉及放射卫生的检验检测工作不再需要取得资质认定。

2020 年 6 月《国家卫生健康委办公厅关于放射卫生技术服务机构行政许可受理有关问题意见的函》（国卫办职健函〔2020〕464）明确指出，依据国务院审改办公布的国务院各部门行政许可事项汇总清单和中央指定地方实施行政许可事项汇总清单的有关规定，放射卫生技术服务机构资质认可是不同于职业卫生技术服务机构资质认可的行政许可事项。因此，卫生行政部门开展的放射卫生技术服务机构资质认可仍然需要取得市场监管部门的支持，应继续开展放射卫生技术服务的检验检测机构资质认定工作。

2022 年 4 月，国家卫生健康委员会办公厅发布《国家卫生健康委办公厅关于进一步规范放射卫生技术服务机构资质管理工作的通知》（国卫办职健发〔2022〕7 号），明确不再要求放射卫生技术服务机构在申请材料中提供 CMA 证书。机构按资质证书批准的业务范围开展技术服务，地方各地卫生健康行政部门不得要求其提供 CMA 证书。

10.1.2 卫生行政部门涉及放射卫生检测工作的法律、法规要求

卫生健康行政部门涉及放射卫生检验检测的法律依据是《中华人民共和国职业病防治法》和《放射性同位素与射线装置安全和防护条例》，开展第二类业务范围核设施、核技术工业应用业务范围的机构需要按《职业卫生技术服务机构管理办法》要求取得职业卫生技术服务机构资质证书；为医疗机构提供放射卫生防护检测、放射防护器材和含放射性产品检测、个人剂量监测等技术服务机构需要按《放射卫生技术服务机构管理办法》取得放射卫生技术服务机构资质证书。

10.1.2.1 放射卫生技术服务机构管理涉及的法律法规要求

《放射性同位素与射线装置安全和防护条例》第 8 条规定：使用放射性同位素和射线装置进行放射诊疗的医疗卫生机构，还应当获得放射源诊疗技术和医用辐射机构许

可。2012年，《放射卫生技术服务机构管理办法》（卫监督发〔2012〕25号文附件1）规定，从事放射卫生技术服务的机构，必须取得卫生部或者省级卫生行政部门颁发的《放射卫生技术服务机构资质证书》。该办法明确了：

（1）放射卫生技术服务机构的定义

放射卫生技术服务机构是指为医疗机构提供放射诊疗建设项目职业病危害放射防护评价、放射卫生防护检测，提供放射防护器材和含放射性产品检测、个人剂量监测等技术服务的机构。

（2）管理职责分工

原卫生部负责放射诊疗建设项目职业病危害放射防护评价（甲级）、放射防护器材和含放射性产品检测机构的资质审定。省级卫生行政部门负责放射诊疗建设项目职业病危害放射防护评价（乙级）、放射卫生防护检测，个人剂量监测机构的资质审定。

（3）机构应该具备的基本条件

申请机构应该具有法人资格或法人授权资格，有固定的办公场所和从事相应放射卫生技术服务的工作场所及工作条件，能独立开展相应的技术服务，工作岗位设置合理且职责明确，有完善的质量管理控制体系。

（4）技术评审程序和时间要求

申请机构按《放射卫生技术服务机构管理办法》要求提交申请和相关材料。卫生行政部门受理申请后，组织技术评审专家组进行技术评审，技术评审报告将在技术评审结束后5日内提交卫生行政部门。评审结论分为"建议通过""建议整改后通过""建议整改后现场复核"和"建议不通过"。"建议整改后通过"和"建议整改后现场复核"的机构应当在接到整改意见通知书之日的3个月内完成整改，并向卫生行政部门提交整改报告，卫生行政部门接到整改报告之日起20日内完成资料复核和现场复核。卫生行政部门应当自收到技术评审专家组技术评审报告之日起20日内做出是否批准的决定。

2015年，根据《国务院关于取消和调整一批行政审批项目等事项的决定》（国发〔2015〕11号）要求，国家卫生健康委员会将放射防护器材和含放射性产品检测机构、医疗机构放射性危害评价甲级机构（以下简称放射卫生技术服务机构）的审批职责下放至省级卫生行政部门。

10.1.2.2 职业卫生技术服务机构管理涉及的法律法规要求

职业病是指企业、事业单位和个体经济组织等用人单位的劳动者在职业活动中，因接触粉尘、放射性物质和其他有毒、有害因素而引起的疾病。放射性因素也是职业病危害因素之一。《中华人民共和国职业病防治法》第26条明确规定：职业病危害因素的检测、评价由依法设立的取得国务院卫生行政部门或设区的市级以上地方人民政府卫生行政部门给予资质认可的职业卫生技术服务机构进行。因此，开展放射性职业病危害因素检测的机构需要取得卫生行政部门的资质认可。

根据《职业卫生技术服务机构管理办法》（国家卫生健康委令第4号）（以下简称4号令），明确了职业卫生技术服务机构资质管理要求，即国家对职业卫生技术服务实行资质认可制度。该办法的主要作用在于：

(1) 明确了职业卫生技术服务机构的定义

职业卫生技术服务机构是指为用人单位提供职业病危害因素检测、职业病危害现状评价、职业病防护设备设施与防护用品的效果评价等技术服务的机构。

(2) 明确了放射性职业病危害因素检测和评价的服务要求

对于开展核设施、核技术工业应用等第二类业务范围的检测工作，需要取得职业技术服务机构资质。管理办法明确涉及核设施、生产经营装置跨省、自治区、直辖市的用人单位，职业卫生技术服务必须由取得甲级资质的机构承担。

(3) 明确了申请职业卫生技术服务机构资质的条件

申请职业卫生技术服务的机构必须能够独立承担民事责任，具有固定工作场所和符合要求的实验场所、与申请资质和业务范围相适应的仪器设备，具有质量管理体系和符合要求的专职技术负责人和质量负责人、工作人员，无违法失信记录，具有公众查询信息的网站。

(4) 明确了职业卫生技术服务的评审程序和时间要求

申请机构按《职业卫生技术服务机构管理办法》要求提交申请和相关材料。资质认可机关在 5 个工作日内做出是否受理的决定，不予受理的需要向申请人书面告知。资质认可机关自受理申请之日起 20 个工作日内依据评审标准的要求，完成对申请人的技术评审。技术评审时间不计算在资质认定期限内。决定认可的，应当自做出决定之日起 10 个工作日内向申请人颁发资质证书。决定不予认可的，应向申请人书面说明理由。20 个工作日内不能做出认可决定的，经资质认可机关负责人批准可以延长 10 个工作日。

10.1.2.3　江苏省放射卫生技术服务机构的质量管理要求

根据《中华人民共和国职业病防治法》《职业卫生技术服务管理办法》《放射卫生技术服务机构管理办法》等法律法规要求，2019 年，江苏省卫生健康委员会发布《关于委托省疾病预防控制中心承担全省职业卫生技术服务质量控制和日常管理工作的通知》（苏卫职健〔2019〕4 号），明确了由江苏省疾病预防控制中心承担全省职业卫生技术服务质量控制和日常管理工作。省疾控中心的主要职责包括：定期对全省职业卫生技术服务机构开展相关业务培训、技术指导、工作质量评价；定期发布职业卫生质量控制的工作标准和程序，建立质量控制评价和考核体系，公布考核结果；组织起草全省职业卫生评价和检测质量相关规范、指南、技术标准、细则等，承担全省职业卫生技术服务机构资质认可的有关技术支撑工作；定期组织开展学术交流；组织开展全省职业卫生数据的采集、审核、统计分析、上报等工作，组建完善全省职业卫生监测系统和质量控制网络；定期举行职业卫生现场模拟采样检测和实验室间比对并公布比对结果；承担省卫生健康委员会交办的与职业卫生技术服务质量控制和日常管理相关的其他任务。2020 年，江苏省卫生健康委员会发布《关于放射卫生技术服务机构管理有关事项的通知》（苏卫职健〔2020〕9 号），进一步明确加强放射卫生技术服务机构的监督管理，要求凡在江苏省开展服务的放射卫生技术服务机构，都应当按照规范开展服务，接受服务单位所在地县级以上卫生健康主管部门的监督检查，并参加省疾控中心组织的技术能力考核。放射卫生技术服务机构开展个人剂量监测和放射卫生防护检测服务的，监测和检测结果需及时填报至江苏省放射卫生信息管理平台（http：//218.94.1.84:8006），填报率均要达到100%。省卫生健康委在官网和江苏省政务服务网站及时更新发布江苏省放射卫生技术服务机构的资质认可信息，方便公众查询。

10.2 检验检测机构质量管理的一般要求

10.2.1 机构

《检验检测机构监督管理办法》明确了检验检测机构的定义，即依法成立，依据相关标准等规定，利用仪器设备、环境设施等技术条件和专业技能，对产品或者其他特定对象进行检验检测的专业技术组织。

根据《放射卫生技术服务机构管理办法》，从事放射卫生技术服务的机构应当具备的基本条件包括：① 具有法人资格或法人授权资格；② 有固定的办公场所和从事相应放射卫生技术服务的工作场所及工作条件；③ 能独立开展相应的技术服务工作；④ 岗位设置合理，职责明确；⑤ 有完善的质量管理控制体系。依法设立的法人，包括机关法人、事业单位法人、企业法人和社会团体法人，同时也包括能够承担相应法律责任的分支机构。机构应具有有效的登记、注册文件，其注册登记文件中的经营范围应包含放射卫生技术服务工作相关表述，不得有影响其检验检测活动公正性的经营项目（诸如生产、销售等）。

机构作为放射卫生技术服务的第一负责人，应对其出具的检验检测数据结果或报告负责，并承担相应法律责任。机构因自身原因导致检验检测数据结果出现错误、不准确或者其他后果的，应当承担相应解释、召回报告和证书的后果，并承担赔偿责任。涉及违反相应法律法规规定的需承担相应的法律责任。

机构对外开展放射卫生技术服务检验检测工作时，应申请资质认定，名称应冠以所在法人组织的名称。分支机构属于法人的组成部分，不具有独立责任能力。其经营范围必须在法人范围之内，参与民事活动时须有所在法人单位的授权。申请资质认定的非独立法人的放射卫生技术服务机构，须经所在法人单位授权其独立运作。

10.2.1.1 机构的职业道德建设要求

2015年4月9日，原国家质量监督检验检疫总局发布了《检验检测机构资质认定管理办法》（质检总局令第163号），主要目的是规范检验检测机构资质认定工作，加强对检验检测机构的监督管理，在总局163号令中首次提出"建立检验检测机构诚信档案，实施分类监管"的规定。资质认定部门根据检验检测专业领域风险程度、检验检测机构自我声明、认可机构认可以及监督检查、举报投诉等情况，建立检验检测机构诚信档案。质检总局163号令第22条规定，检验检测机构及其人员从事检验检测活动，应当遵守国家相关法律法规的规定，遵循客观独立、公平公正、诚实信用原则，恪守职业道德，承担社会责任。因此，机构开展检验检测活动应当遵循的职业道德要求包括：

(1) 严格标准、依法经营

检验检测机构应当自觉遵守国家有关方针政策和法律法规，严格按有关技术标准、规范和规程开展检测工作，在资质核定的范围内，依法经营，维护国家和行业的整体利益。

(2) 诚信为本、信誉第一

放射卫生技术服务机构应当重视创建和维护机构的信誉和品牌，教育和督促本机构从业人员恪守诚信服务的原则，树立正确的职业道德观。

(3) 团结协作、共同发展

放射卫生技术服务机构要依靠科学的管理和先进的技术，提高检验检测水平和对社会的服务能力，提倡行业协作，互尊互助，发挥整体优势。

(4) 维护秩序、公平竞争

放射卫生技术服务机构要做到公平公正、合法有序的竞争，反对用低价、违规承诺等恶性竞争手段承接检测业，共同维护放射卫生检验检测市场秩序和行业整体利益，促进放射卫生检验检测行业健康发展。

(5) 独立公正、抵制干扰

放射卫生技术服务机构，开展检验检测工作应当坚持独立、公正的第三方地位，在承接现场检测业务和检测报告形成过程中，应当不受任何单位和个人的干预和影响，确保放射卫生检验检测工作的独立性和公正性。

(6) 履行承诺、维护权益

放射卫生技术服务机构应当自觉维护委托方的合法权益，认真履行对委托方的正当承诺。

(7) 科学准确、严禁虚假

放射卫生技术服务机构应当科学检测，确保检测数据的真实性和准确性，不得接受委托单位的不合理要求，不得弄虚作假，不得出具不真实的检测报告，不得隐瞒事实。

(8) 制度公开、接受监督

放射卫生技术服务机构要做到制度公开。公开检测依据、公开检测工作流程、公开窗口人员身份、公开检测收费标准、公开检测项目承诺、公开投诉方式等，主动接受社会监督。

10.2.1.2 公正性要求

放射卫生技术服务机构应做到客观独立，公平公正。所谓公平，是指机构为客户提供平等的服务。所谓公正，是站在第三方立场，不徇私不偏袒，客观独立地出具数据结果。放射卫生技术服务机构及其人员应承诺"遵守国家相关法律法规的规定，遵守客观独立、公平公正、诚信诚实信用原则，恪守职业道德，承担社会责任"。法律层面上，机构及其人员应遵守国家相关法律法规的规定。道德层面上，机构及其人员应遵循三个原则（即客观独立、公平公正、诚实信用原则），两个要求（即恪守职业道德和承担社会责任）。

放射卫生技术服务机构及其人员应公正诚信地从事检验检测活动，确保机构及其人员与相关检验检测委托方、数据和结果使用方或者其他相关方不存在影响公平公正的关系。机构的管理层和员工不会受到不正当的压力和影响，能独立开展检验检测活动，确保放射卫生检验检测数据结果的真实性、客观性、准确性和可追溯性。

通常，外部的不正当压力和影响主要来自客户及相关方的不合理要求，内部不正当压力和影响主要来自本机构或所在法人单位的相关部门和人员的不正当干预。以商业、财务的手段来施加不正当的压力或影响，属于商业贿赂行为。机构应当有防止商业贿赂的具体规定并有效地识别、防止商业贿赂行为。放射卫生技术服务机构要坚持第三方公正地位，不得参与有损于放射卫生检验检测独立性和诚信度的活动，不得开展与检验检测能力有利益冲突的活动，如产品的设计、研发、制造、销售、维修、保养等。

为确保公正性，放射卫生技术服务机构应有明文规定，不录用同时在两个及以上机构从业的检验检测人员，检验检测人员应当以合同或声明的方式承诺不同时在两个及以上放射卫生技术服务机构从业。

10.2.1.3 机构风险识别及预防

放射卫生技术服务机构应建立识别出现公正性风险的长效机制。在放射卫生技术服务的整个过程中都存在风险，因此要进行风险识别和预防，进行有效的风险管理识别，并尽可能降低风险的发生，确保技术服务的公正性。

由于在放射卫生检验检测的整个过程中都具有风险，因此可以按照过程管理的顺序分别在放射卫生检验检测开展前、检验检测开展中、检验检测开展后对风险进行识别和预防。

① 检验检测开展前，可以从合同评审、样品管理以及信息保密和安全等方面来识别风险。合同评审过程中需要与客户进行有效沟通，识别样品信息、检验检测方法、人力资源、设备、设施、客户需求等方面的风险，同时对合同评审的信息在机构内部要予以有效的沟通，在检验检测开展前，需要注意信息的保密和过程的安全，识别客户样品、文件传递过程中信息泄露的风险。

② 检验检测开展中，可以从资源、样品、过程控制、安全、保密等方面来识别风险。资源方面，应识别人员、设备和环境设施、消耗品、运输工具等方面的风险。检测时尤其要注意识别样品前处理和仪器分析过程中，因为环境等超出范围可能带来的风险。样品方面，应识别样品本身、取样方法、样品制备、样品存储、样品运输及样品代表性等方面的风险。过程控制方面，应识别现场文件准备、方法、数据处理、现场控制等方面的风险。安全方面应识别不同检测工作的性质、地点、检测方式导致的健康、人身安全、环境等方面的风险，比如电离辐射、微生物、化学品、爆炸等方面的风险。信息保密方面，应识别客户资料、样品和数据结果的信息泄露的风险。

③ 检验检测开始后，可以从样品处理、报告发布等方面进行控制，识别样品存储和处理、数据处理和报告发布、信息安全和保密、环境安全等方面的风险。样品处理方面，应确定样品保存的时间和方式，识别样品保存不善带来的样品失效、丢失以及样品处理不当带来的风险。数据处理和报告发布方面，针对数据处理和结果表述，应识别包括有效复核、篡改数据、可疑数据是否复测、临界值是否开展不确定度分析、规范数字修约等方面的风险；针对报告发布，应识别报告的完整性和有效性，以及报告被修改、报告保密等方面的风险。信息安全和保密方面，应识别客户信息、报告和数据等方面信

息未保密带来的风险。

2015年原环境保护部发布《环境监测数据弄虚作假行为判定及处理办法》（环发〔2015〕175号文），明确了环境监测工作中的弄虚作假行为，该行为是指故意违反国家法律法规、规章以及环境监测技术规范，篡改、伪造或者指使篡改、伪造环境监测数据等行为。参考环发〔2015〕175号文，放射卫生技术服务也应关注可能出现的篡改或伪造检测数据的弄虚作假行为。其中篡改数据，系指利用某种职务或工作上的便利条件，故意干预检测活动的正常开展，导致检测数据失真的行为，包括但不限于以下情形：故意更换、隐匿、遗弃样品或者通过稀释、吸附、吸收、过滤、改变样品保存条件等方式改变样品性质的；故意漏检关键项目或无正当理由故意改动关键的检测方法的；故意改动、干扰仪器设备环境条件或运行状态，或删除、修改、增加仪器设备中存储、处理、传输的数据和应用程序的；故意不真实记录或选择性记录原始数据的；篡改或销毁原始记录，或不按规范传输原始数据；对原始数据进行不合理修约、取舍，或有选择性评价检测数据、出具检测报告或发布结果，以至评价结论失真的；擅自修改数据的。伪造数据，系指没有实施实质性的检测活动，凭空编造虚假检测数据的行为，包括以下情形：纸质原始记录与电子存储记录不一致，或者谱图与分析结果不对应，或者用其他样品的分析结果和图谱替代的；检测报告与原始记录信息不一致，或者没有相应原始数据的；检测报告的副本与正本不一致的；伪造检测时间或者签名的；通过仪器数据模拟功能，或者植入模拟软件，凭空生成检测数据的；未开展采样、分析，直接出具检测数据或者到现场采样、但未开设烟道采样口，出具检测报告的；未按规定对样品留样或保存，导致无法对检测结果进行复核的。

10.2.1.4 机构违规及处罚要求

放射卫生技术服务应符合《检验检测机构资质认定管理办法》中"检验检测机构从业规范"、《放射卫生技术服务机构管理办法》《职业卫生技术服务机构管理办法》相关要求。向社会出具具有证明作用的检验检测数据、结果的，应当在其放射卫生检验检测报告上加盖检验检测专用章，并标注资质认定标志。同时，机构不得转让、出租、出借资质认定证书和标志；不得伪造、变造、冒用、租借资质认定证书和标志；不得使用已失效、撤销、注销的资质认定证书和标志。违反有关规定的，由县级以上质量技术监督部门或县级以上卫生健康行政部门按照国家有关法律法规及相关规定处理。

（1）资质认定部门的处罚要求

① 机构未依法取得认定资质，擅自向社会出具具有证明作用的数据、结果，由县级以上质量技术监督部门责令改正，处3万元以下罚款。

② 机构未按照本办法规定对检验检测人员实施有效管理，影响检验检测独立、公正、诚信的；未按照规定对原始记录和报告进行管理、保存的；违反资质认定管理办法和评审准则规定分包检验检测项目的；未按照本办法规定办理变更手续的；未按照资质认定部门要求参加能力验证或者比对的；未按照本办法规定上报年度报告、统计数据等相关信息或者自我声明内容虚假的；无正当理由拒不接受、不配合监督检查的。有上述情形之一的，由县级以上质量技术监督部门责令其1个月内改正，逾期未改正或者改正后仍不符合要求的，处1万元以下罚款。

③ 机构基本条件和技术能力不能持续符合资质认定条件和要求,擅自向社会出具具有证明作用的数据、结果;机构超出资质认定证书规定的检验检测能力范围,擅自向社会出具具有证明作用的数据、结果;机构出具的检验检测数据、结果失实;机构接受影响检验检测公正性的资助或者存在影响检验检测公正性行为;非授权签字人签发检验检测报告。有上述情形之一的,由县级以上质量技术监督部门责令整改,处3万元以下罚款。整改期限不超过3个月。整改期间,机构不得向社会出具具有证明作用的检验检测数据、结果。

④ 机构转让、出租、出借资质认定证书和标志,或伪造、变造、冒用、租借资质认定证书和标志,或使用已失效、撤销、注销的资质认定证书和标志。由县级以上质量技术监督部门责令整改,处3万元以下罚款。

⑤ 机构未经检验检测或者以篡改数据、结果等方式,出具虚假检验检测数据、结果;机构整改期间擅自对外出具检验检测数据、结果,或者逾期未改正、改正后仍不符合要求;以欺骗、贿赂等不正当手段取得资质认定。有上述情形之一的,资质认定部门应当撤销其资质认定证书。被撤销资质认定证书或职业卫生技术服务资质的机构,3年内不得再次申请资质认定或职业卫生技术服务资质。

(2) 卫生健康行政部门的处罚要求

① 机构以欺骗、贿赂等不正当手段取得职业卫生技术服务机构资质认可的,资质认可机关应当撤销其资质认可,并给予警告;申请人自资质认可机关撤销其资质认可之日起3年内不得再次申请职业卫生技术服务机构资质。

② 机构未依法取得职业卫生技术服务机构资质,擅自从事职业卫生检测、评价技术服务,由县级以上地方卫生健康主管部门责令立即停止违法行为,没收违法所得。违法所得5 000元以上的,并处违法所得2倍以上10倍以下的罚款;没有违法所得或者违法所得不足5 000元的,并处5 000元以上5万元以下的罚款;情节严重的,对直接负责的主管人员和其他直接责任人员,依法给予降级、撤职或者开除的处分。

③ 机构超出资质认定范围从事职业卫生技术服务,或未按照《职业病防治法》的规定履行法定职责,或出具虚假证明文件。有上述情形之一的,由县级以上地方卫生健康主管部门责令立即停止违法行为,没收违法所得。违法所得5 000元以上的,并处违法所得2倍以上10倍以下的罚款;没有违法所得或者违法所得不足5 000元的,并处5 000元以上5万元以下的罚款;情节严重的,对直接负责的主管人员和其他直接责任人员,依法给予降级、撤职或者开除的处分。构成犯罪的依法追究刑事责任。

④ 机构涂改、倒卖、出租、出借职业卫生技术服务机构资质证书,或以其他形式非法转让技术服务机构资质证书;未按规定向技术服务所在地卫生健康主管部门报送职业卫生技术服务相关信息;未按规定在网上公开职业卫生技术服务报告相关信息。有上述情形之一的,由县级以上地方卫生健康主管部门责令改正、给予警告,并处1万元以上3万元以下罚款。构成犯罪的依法追究刑事责任。

⑤ 机构未按标准规范开展职业卫生技术服务,或者擅自更改简化服务程序和相关内容;未按规定实施委托检测的;转包职业卫生技术服务项目的;未按规定以书面形式与用人单位明确技术服务内容、范围以及双方责任的;使用非本机构专业人员从事职业

卫生技术服务活动的；安排未达到技术评审考核评估要求的专业技术人员参与职业卫生技术服务的。有上述情形之一的，由县级以上地方卫生健康主管部门责令改正、给予警告，可以并处 3 万元以下罚款。

⑥ 在职业卫生技术报告或者有关原始记录上代替他人签字的，或未参与相应职业卫生技术服务事项而在技术报告或者有关原始记录上签字的。有上述情形之一的，由县级以上地方卫生健康主管部门责令改正、给予警告，可以并处 1 万元以下罚款。

10.2.2 人员要求

机构应有与其放射卫生技术服务相适应的技术人员（包括检验检测操作人员、结果验证或核查人员、评价人员等）和管理人员（包括管理层、技术负责人、质量负责人等），并建立和保持人员管理程序，对人员的资格确认、任用、授权和能力保持进行规范管理。机构应与其人员建立劳动或录用关系，并对技术人员和管理人员的岗位职责任职要求和工作关系予以明确，使其与岗位要求相匹配，并有相应权利和资源，确保管理体系建立、实施、保持和持续改进。

10.2.2.1 机构人员配置要求

（1）放射卫生技术服务机构的人员要求

应当有与其申请技术服务项目相适应的管理、技术和质量控制人员；专业技术人员应当掌握相关法律、法规、标准和本单位质量管理体系文件；专业技术负责人应当掌握本专业业务，专业技术人员的专业与申请的技术服务项目相一致；专业技术人员必须经正规系统培训并考核合格。

申请放射诊疗建设项目职业病危害放射防护评价甲级资质的，放射卫生专业技术负责人应当具有高级技术职称，从事相关专业工作 5 年以上，是本单位职工且未在其他放射卫生技术服务机构中任职。放射卫生专业技术人员中，高级技术职称人员不少于 3 人，中级以上技术职称的人数不少于总数的 60%，技术人员总数不少于 10 人。申请放射防护器材和含放射性产品检测资质的，放射卫生专业技术负责人应当具有高级专业技术职称，从事相关专业工作 5 年以上，是本单位职工且未在其他放射卫生技术服务机构中任职。放射卫生专业技术人员中，高级技术职称人员不少于 2 人，中级以上技术职称的人数不少于总数的 40%，技术人员总数不少于 7 人。申请放射诊疗建设项目职业病危害放射防护评价乙级资质的，放射卫生专业技术负责人应当具有高级专业技术职称，从事相关专业工作 5 年以上，是本单位职工且未在其他放射卫生技术服务机构中任职。放射卫生专业技术人员中，中级以上技术职称人数不少于 3 人，技术人员总数不少于 5 人。申请放射卫生防护检测资质的，放射卫生专业技术负责人应当具有中级以上专业技术职称，从事相关专业工作 3 年以上，是本单位职工且未在其他放射卫生技术服务机构中任职。放射卫生专业技术人员中，中级以上技术职称人数不少于 2 人，技术人员总数不少于 5 人。申请个人剂量监测资质的，放射卫生专业技术负责人应当具有中级以上专业技术职称，从事相关专业工作 3 年以上，是本单位职工且未在其他放射卫生技术服务机构中任职。放射卫生技术人员总数不少于 3 人。

(2) 职业卫生技术服务机构的人员要求

开展第二类业务范围核设施、核技术工业应用职业卫生技术服务的机构，需要具有满足学历、专业、技术职称等要求的专业技术人员，申请甲级资质的专业技术人员不少于 30 名，其中放射卫生检测、评价人员不少于 10 名，高级专业技术职称或同等能力专业技术人员不少于 3 名；申请乙级资质的专业技术人员，不少于 15 名，其中放射卫生检测、评价人员不少于 5 名，高级专业技术职称或同等能力专业技术人员不少于 1 名。同时应至少配备 1 名核工程类、核科学与技术、放射医学、核物理、放射化学、核生化消防、核电技术与控制工程等专业行业工程技术人员。

机构有专职技术负责人和质量负责人，申请甲级资质的，专业技术负责人应具有高级专业技术职称和 5 年以上职业卫生相关工作经验；申请乙级资质的，专职技术负责人应具有高级专业技术职称和 3 年以上职业卫生相关工作经验，或者中级专业技术职称和 8 年以上职业卫生相关工作经验。质量控制负责人应具有高级专业技术职称和 3 年以上相关工作经验，或者中级专业技术职称和 5 年以上相关工作经验。

具有与所申请资质业务范围相适应的检验、评价能力。申请甲级资质的机构，主要负责人和关键岗位负责人，应当具有从事职业卫生技术服务工作 5 年以上工作经验。

10.2.2.2 授权签字人要求

授权签字人是指由机构提名，经资质认定部门考核合格后，在其资质认定授权的范围内签发检测报告或证书的人员。非授权签字人不得对外签发检测报告和证书。授权签字人应熟悉检验检测资质认定相关法律法规的规定、熟悉《检验检测机构资质认定能力评价 检验检测机构通用要求》（RB/T 214—2017）及其相关的技术文件的要求、具备从事相关检验检测的工作经历、掌握所承担签字领域的检测技术、掌握所承担签字领域的相关标准或技术规范、熟悉检测报告或证书签发程序、具备对检测结果做出评价的判断能力。机构对授权签字人签发报告和证书的职责和范围，应有正式的授权。

授权签字人的相关专业能力可通过中级及以上专业技术职称或学术专著（主编或副主编）、科研论文（第一作者或通信作者、国家中文核心期刊及以上）、发明专利（署名前三）、科技进步奖（排名前三）等从业经历证明材料认定。

检验检测机构授权签字人应具有中级及以上专业技术职称或者同等能力。通常，博士研究生从取得毕业证书之日起从事放射卫生相关工作 1 年以上，硕士研究生从取得毕业证书之日起从事放射卫生相关工作 3 年以上，大学本科毕业从取得毕业证书之日起从事放射卫生相关工作 5 年以上，或大专毕业从取得毕业证书之日起从事放射卫生相关工作 8 年以上的，都可视为具有中级职称的同等能力。

10.2.2.3 人员的质量监督

质量监督的目的是增强意识、规范行为、减少差错、提升水平，确保从事放射卫生检验检测工作的人员初始能力和持续承担工作的能力，及时发现工作中存在的不符合项和潜在的不符合项，并采取相应的措施确保。为确保质量监督工作的有效运行，放射卫生技术服务机构应当设置质量监督员，质量监督人员是与监督领域相关的资深技术人员，应当熟悉各项检验检测或校准方法、程序、目的和结果评价。

(1) 质量监督人的任职要求

① 赋予足够的权利：可当场提出问题、责令立即改正；对不符合工作处置有困难的，可直接向质量或技术负责人报告，及时采取补救措施，必要时可扣发检验检测报告。

② 质量监督员数量要足够：应能覆盖检验检测机构获得权力的检验检测能力的范围。

③ 质量监督员能力要足够：质量监督员本身是专业技术人员，应熟悉相关的法律法规，了解检验检测目的，熟悉检测业务工作，熟悉检验检测程序和方法，懂得检验检测结果评价。

(2) 质量监督员的工作要点

① 放射卫生技术服务机构应对日常监督工作和质量监督员的工作形成文件化的制度，要规定方法和内容，有一定的频次和完整的记录，达到预期的效果。

② 放射卫生技术服务机构应编制日常监督计划，监督对象应包括全部检验检测场所和质量管理的全部要素，应对包括所有检验检测人员，尤其是在培人员、新上岗人员、以往检测结果不满意的人员和操作关键项目的人员。

③ 对本部门所开展的检验检测活动，检验检测人员进行日常监督，监督类型分为按照日常监督计划表监督，或抽样或重点监督。

④ 监督内容是对检验检测过程、原始记录、检验报告等进行日常检查和监督。日常检查和监督的项目包括检验检测方法是否现行有效、数据采集是否客观、原始记录和检测报告是否符合要求、设备溯源状况如何、试验环境是否满足要求等。

⑤ 监督依据是机构的质量手册、程序文件、作业指导书、质量和技术记录表格以及现场环境要求、安全防护要求等。

⑥ 监督结果应形成一份日常监督记录。日常监督记录应真实、完整，且存档保留。

⑦ 机构可根据日常监督结果对检验检测人员能力进行评价，确定其培训需求。也可以对培训活动的有效性进行评价，并持续改进培训以实现培训目标。

10.2.3 设备管理要求

放射卫生技术服务涉及的检测设备包括放射诊疗设备性能检测仪器、放射工作场所放射防护检测仪器、核素分析设备、个人剂量监测仪器、放射防护器材和含放射性产品的监测仪器。设备的种类和数量需符合《放射卫生技术服务管理办法》或《职业卫生技术服务机构管理办法》的要求。机构应建立和保持检验检测设备和设施的管理程序，对放射卫生检验检测设备和设施的配置、使用、维护、安全处置、运输、存储做出规定，以防止设备设施的污染和性能退化，满足放射卫生检验检测工作要求。

放射卫生技术服务机构应对操作重要的、关键的仪器设备以及技术复杂的大型仪器设备的人员进行授权，未经授权的人员不得操作设备。用于放射卫生检验检测并对结果有影响的设备及其软件，应在仪器设备的显著位置贴有机构固定资产唯一性标识和设备状态标识。仪器设备的状态标识可分为"合格""准用""停用"3种，通常分别以"绿""黄""红"3种颜色表示。

10.2.3.1 量值溯源

根据 RB/T 214—2017《检验检测机构资质认定能力评价 检验检测机构通用要求》，检验检测机构应对对检验检测结果、抽样结果的准确性和有效性有影响或计量溯源性有要求的设备，包括用于测量环境条件等辅助测量设备有计划地实施检定或校准。设备在投入使用前应采用核查、检定或校准等方式以确认其是否满足检验检测要求。

量值溯源是指通过一条具有规定不确定度的不间断的比较链，使测量结果或测量标准的值能够与绑定的参考标准，通常是与国家的测量标准或国际测量标准相联系起来的特性，也称为"可溯源性"。量值溯源的基本原则是测量设备必须是可溯源的。在量值溯源时，可依据国家的计量检定规程、计量校准规范或有关规定的技术方法进行。

目前开展放射卫生检验检测的仪器设备，如热释光剂量仪、X/γ 剂量率仪、X 射线质控仪主要是用实物计量标准进行检定或校准，这是一种传统量值溯源或传递的基本方式，即送检单位将需要检定或校准的计量器具送到建有高一等级实物计量标准的计量技术机构去检定或校准。而 γ 能谱仪、总 α 总 β 测量仪、液体闪烁测量装置，通常采用"发放标准物质"开展仪器设备的校准。针对 X 射线质控检测模体、CT 质控检测模体、放疗扫描水箱、PET/SPECT 质控检测模体等没有检定规程或技术标准开展量值溯源的仪器设备，可通过"检验检测机构之间的实验室比对或能力验证计划"，即按照预先规定的条件，由 2 个或多个放射卫生技术服务机构对相同或类似的检测物品进行检测的组织、实施和评价（参加比对的放射卫生技术机构之一可以作为提供检测物品指定值的机构）。参加比对或验证的活动为放射卫生技术服务机构提供了一个评估和证明其出具数据可靠性的客观手段。

放射卫生技术服务机构的检测设备定期检定或校准后应进行计量确认，确认满足要求后方可使用。需要确认的内容如下：

① 检定或校准机构的资格：法定的计量检定机构，出具的证书上应有授权证书号；政府授权或认可的校准机构，出具的证书上应有授权证书号或出具的校准证书上应有认可标识。

② 检定或校准机构测量能力：应在授权范围内出具检定证书；应在政府授权或认可范围内，出具校准报告或证书。校准证书应有包括测量不确定度或/和符合确定的计量规范声明的测量。

③ 溯源性：测量结果能溯源到国家或国际标准。校准结果产生的修正信息，包括修正因子、修正值或修正曲线，在校准结果确认时予以运用。

④ 满足放射卫生技术服务机构检验检测要求（检定或校准机构提供的检定或校准证书或报告应提供溯源性的有关信息和不确定度及其包含因子的说明）。

10.2.3.2 期间核查

期间核查是在两次检定或校准期间进行的，主要是核查设备检定或校准状态的稳定性。大多数检验检测机构认为，只要对仪器进行了定期检定或校准，仪器就是可靠的，出具的数据就是有效的，因此仪器的期间核查成为检验检测机构最容易忽视的、也最不重视的环节。实际上使用频率高、易损坏、性能不稳定的仪器，在使用一段时间以后，由于操作方法、环境条件以及移动、振动、样品或试剂溶液的污染等因素的影响，并不能保证检定或校准状态的持续可信性,因此需要对仪器设备进行期间核查。

期间核查并不是在检定周期内的两次检定,而是核查仪器的稳定性、分辨率、灵敏度等指标是否持续符合仪器本身的检测工作的技术要求。针对不同仪器的特性,可使用不同的核查方法,如仪器比对、方法比对、标准物质验证、添加回收标准物质等。条件允许时也可以按检定规程进行自校。期间核查的时间间隔一般在仪器的检定或校准周期内进行1至2次为宜,对于使用频率比较高的仪器应增加核查的次数。现场使用的X、γ射线剂量率仪或中子剂量率仪,可通过仪器间比对,有条件的机构也可以通过校准源实施期间核查。实验室γ能谱仪和总α、β测量装置可以通过仪器比对、标准物质验证、留样复测等方式实施期间核查。热释光剂量仪可以通过在计量检定部门开展检定校准时,增加辐照一批 0.1 mSv～50 mSv 的剂量片,存放在实验室的铅罐中,在检定/校准完成半年后,从铅罐中取出经计量检定部门辐照的剂量片实施期间核查。

期间核查情况应记录并归档。期间核查中发现设备运行有问题时,应停用报修。对运行有问题的设备所涉及检测结果有效性有影响时,应对检测项目进行重新检测。对已出具的检测报告如需修改,应书面通知客户。

10.2.3.3 使用维护

放射卫生技术服务机构应建立对检验检测具有重要影响的仪器设备及其软件的档案,实施动态管理,及时补充有关信息。这些设备档案信息包括:设备及软件的识别、购置凭证;制造商的名称、型式标识、系列号或其他唯一性标识;核查设备是否符合规范;当前位置(适用时)、制造商说明书;检定校准报告和证书日期、结果复印件,设备调整、验收准则和下次检定、校准的预期日期;期间核查计划和维护计划,以及已进行的期间核查和维护记录;设备的任何损坏、故障、改装或修理信息。

放射卫生检验检测工作存在很多现场、非固定场所实施的放射防护检测和采样,现场检测仪器设备需要满足非固定场所检测的特殊要求。机构应对非固定场所检测设备使用和管理制定程序,包括运输、安装、操作、维护、存储、校准、期间核查等要求,以确保其功能正常,并防止污染或性能退化。在非固定场所实施检测前后,应对设备的校准状态和功能进行适当的检查,以确定调整状态和在用设备的适宜性。如果在现场不具备核查条件,要保证在检测前后,在实验室进行核查。对移动比较灵敏的仪器设备,应在检测前进行核查,如果发现设备不适合继续使用,应立即停止使用,加贴明显停用标志。机构应检查仪器设备的缺陷或偏离对以前检测结果的影响,确保检测结果的真实有效。在仪器使用记录方面,需要登记仪器出库、现场使用前、仪器入库各环节的设备状态检查信息。

10.2.4 采购

放射卫生技术服务机构应建立和保持选择和购买对检测质量有影响的服务和供应品的程序,明确服务、供应品、试剂、消耗材料等的购买、验收、存储的要求,并保持对供应商的评价记录。因此,对于放射卫生技术服务相关的设备和试剂耗材采购及验收、检定校准服务选择等使用外部提供的产品和服务前,应确保符合机构程序规定的要求。同时要根据对外部供应商的评价、监控表现和再次评价的结果采取措施,保存相关质量记录。机构与外部供应商在采购前应明确供应商提供的产品服务、验收准则、能力（包括人员所具备的资格或资质）、机构或其客户拟在外部供应商场所进行的活动方面的相关要求。

如 X、γ 射线外照射个人监测的剂量计的采购，应参考 GBZ 207—2016《外照射个人剂量系统性能检验规范》要求，在与剂量计供应商签订采购协议时，明确探测器的一致性控制在 ±5% 以内。个人剂量计采购完成后，在验收阶段可随机抽取 10% 的剂量计，在照射器上实施照射，照射剂量可设置为 1 mSv，经热释光剂量仪测量后计算剂量计分散性。个人剂量监测系统的验收，也可以参考 GBZ 207—2016《外照射个人剂量系统性能检验规范》要求，开展最低可探测水平（MDL）检验、线性检验、综合性能检验等验收工作，确保设备的状态满足个人监测的需要。

在选择有检定校准能力的机构开展仪器设备检定校准工作前，也应该向提供检定校准的供应商提出相关技术要求，包括检定校准使用的技术规程、需要开展检定校准的射线种类和能量、射线的剂量范围、校准结果的不确定度等，便于仪器设备开展检定后的确认工作。如环境辐射剂量率仪，应关注相对固有误差不得超过 ±15%、能量响应不得超过 ±30%、探测下限不得超过 10 nSv/h 等技术指标，在检定校准前应向供应商提出证书中需要提供上述结果。

10.2.5 方法

放射卫生技术服务机构应使用适合的方法开展放射防护检测，检测方法应满足客户要求，检测方法需要获得资质认定许可，也就是通常所说的取得计量认证。检测方法包括标准方法和非标准方法，非标准方法包含了放射卫生技术服务机构的自制方法。自制方法只有经过确认后通过资质认定后方可使用。同时非标准方法和自制方法在使用前，需要事先征得客户同意，并告知客户相关方法可能存在的风险。

放射卫生技术服务机构应对所使用的检测方法实施有效的控制与管理，明确每个新方法投入使用的时间，并及时跟进检测技术的发展，定期评审检测方法能否满足检测需求。对于标准方法，应定期跟踪标准的制定修订情况，及时采用最新版本标准。

检测机构在引入标准检测方法之前，应对能否正确运用这些标准方法的能力进行验证。验证不仅需要识别相应的人员、设施和环境、设备等技术能力能否满足要求，还应通过试验证明结果的准确性和可靠性，比如精密度、线性范围、检出限或探测限等。必要时应进行机构之间比对或能力验证。如果方法发生了变更，应关注是否存在实质性变化，这些变化包括但不限于参数名称改变、检测程序改变、检测仪器性能要求改变、结果分析和符合性判断改变等，机构应重新予以确认并提供相应的证明材料。

检测机构如使用自制方法，应制定程序来控制自制方法的设计、开发和确认过程。

机构应建立完整的检验检测方法控制程序，以及与其开展的检验检测项目相适应的检测方法。程序和方法应确保覆盖检测中的各种活动，包括采抽样、样品处理、运输存储和准备、检测检验、结果分析、结果的符合性判断等方面。必要时，方法中还应包括测量不确定度评定程序和数据分析方法。检测机构还应制定必要的作业指导书，如仪器操作规程、样品制备程序、对检测方法补充的检测细则等，作业指导书应适用于检测活动。同时机构应确保固定场所、非固定场所的检测人员能否获取并充分掌握检测活动相关的程序文件、作业指导书、检测细则。

10.2.6 场所环境

放射卫生技术服务机构应有固定的、临时的可移动的或多个地点的场所。场所应符合法律、法规、标准和技术规范的要求。固定场所指的是不随检测任务而变更，且不可移动的开展检测活动的场所。临时场所是指检测机构的现场检测，需要临时建立的工作场所（例如在放射诊疗机构开展工作场所放射防护检测的现场等）。可移动场所指的是利用汽车、轮船等装载检测设备设施，可在移动中实施检测的场所。多场所指的是检测机构存在 2 个及以上地址不同的检测工作场所。机构应将其从事检测活动的所需要的场所环境要求制定成文件。

由于放射卫生技术服务涉及很多在非固定场所进行的检测，如工作场所泄漏辐射检测、放射诊疗设备性能检测等，因此放射卫生技术服务机构应对其予以特别关注。机构应识别检测所需的工作环境条件，提出相应的控制要求，当工作环境条件对结果的质量有影响，或对人员健康造成不良影响时应有相应的控制措施，确保工作环境条件不会使检测结果无效，或不会对检测质量、人员健康产生不良影响。具体措施方面，机构应明确非固定实验室的环境控制要求，对可能影响固定场所以外的工作场所环境参数予以记录，确保开展检测活动的环境满足方法要求，同时也注意避免相互干扰。

10.2.7 报告和记录控制要求

10.2.7.1 结果报告的一般要求

放射卫生技术服务机构应准确、清晰、明确、客观地出具检测报告，符合检测方法的要求，并确保检测结果的有效性。机构应制定检测报告控制程序，报告应至少包括下列信息：

① 标题。
② 标注资质认定标志，加盖检验检测专用章（适用时）。
③ 检测机构的名称和地址，检测地点（如果与检测机构的地址不同）。
④ 检测报告的唯一性标识（如系列号）和每一页上的标识，以确保识别该页是属于检测报告的一部分，以及表明检测报告结束的清晰标识（如以下空白）。
⑤ 委托方的名称和联系信息。
⑥ 所用检测方法的识别。
⑦ 样品的描述、状态和标识。
⑧ 对检测结果的有效性和应用有重大影响时，注明样品的接受日期或抽样日期。
⑨ 对检测结果的有效性或应用有影响时，提供检测机构所用的抽样计划和程序说明。
⑩ 检测报告签发人的姓名、签字或等效标识和签发日期。
⑪ 检测结果的测量单位（适用时）。
⑫ 检测结构不负责采样时，应在报告中声明结果仅适用于客户提供的样品。

⑬ 检测结果来自外部提供者的清洗说明。

⑭ 检测机构应做出未经本机构批准，不得复制（全文复制除外）报告的声明。

检测报告应做到检测依据正确，符合委托方的要求，结果表述准确、清晰、明确、客观、易于理解，使用法定计量单位。检测机构公章可替代检验检测专用章使用，也可以公章和检验检测专用章同时使用。检测报告可采用三审制度，即有编制、审核、签发（批准）人，也可以根据 RB/T 214—2017 要求只需批准（签发）人。只要机构文件有规定，编制、审核、签发（批准）人可以使用手签、盖章、电子签名等多种形式。

当客户需要对检验检测结果做出说明，或者检验检测过程中已经出现的某种情况需在报告做出说明，或对其结果需要做出说明时，机构应本着对客户负责的精神和对自身工作的完备性要求，对结果报告给出必要的附加信息。这些信息包括：对检验检测方法的偏离、增加或删减，以及特定检验检测条件的信息，如环境条件；适用符合（或不符合）要求或规范的声明；当不确定度与检测结果的有效性或应用有关，或客户的指令中有要求，或当不确定度影响到对规范限度的符合性时，还需要提供不确定度的信息；适用且需要时，提出意见和解释；特定检验检测方法或客户所要求的附加信息。报告或证书涉及使用客户提供的数据时，应有明确的标识。当客户提供的信息可能影响结果的有效性时，报告或证书中应有免责声明。

10.2.7.2 记录控制要求

放射卫生技术服务机构应建立和保持记录管理程序，确保每一项检测活动的技术记录的信息充分，确保记录的标识、贮存、保护、检索、保留和处置要求。记录分为技术记录和质量记录两类。

技术记录：进行检测活动的信息记录，应包括原始观察（原始记录）、导出数据和与建立审核路径有关的信息的记录，检验检测、环境条件控制、人员、方法确认、设备管理、样品和质量控制等记录，也包括发出的每份检测报告的副本。

质量记录：机构管理体系活动中的过程和结果的记录，包括合同评审、分包控制、采购、内部审核、管理评审、纠正措施、投诉等记录。

技术记录和质量记录是检测报告满足质量要求或质量活动可追溯的依据，也是管理体系是否有效运行的客观证据，同时记录可为采取纠正和预防措施及管理体系的持续改进提供重要信息。记录的特性包括：

① 溯源性：根据记录所记载的信息可以追溯到检测现场的状态。

② 即时性：也称原始性，记录必须当时形成，在工作当时予以记录，不可以事后补记，而且应该是直接观察或测量得到的数据，不是经过计算得到的数据。

③ 充分性：记录信息覆盖"人、机、料、法、环、测"各个环节。记录中应包括各类人员的签名，如检测、校核人员签名，也可以是签名等效标识；同时应包括仪器设备的名称、型号、唯一性编号等信息；应包括检测样品的信息，如样品名称、标识等；应包括检测方法涉及的相关信息，如标准、客户提供的方法名称、编号、年号等；应包括必要的环境信息，如温度、湿度、大气压；应包括核查的信息。

④ 重现性：通过记录，当再次开展检测时，能够在接近原有的条件下重复检测内容及检测结果。

⑤ 规范性：记录应按照规定的要求填写，不能随意修改、涂改。原始记录形成过程中，如有错误应采用杠改方式，能够确保追溯观察到原记录数据，改正后的数据应填写记录在杠改处，实施记录改动的人员应在改动处签名或等效标识。

技术记录应包括每项检测活动和审核数据结果的日期和责任人（包括抽样人员、检测人员和结果校核人员的签字或等效标识）。原始观察结果，通常指原始数据，其数据和计算应在观察到和获得时予以记录，并按特定任务予以标识。观察结果、数据应在产生时予以记录，不允许追记、补记、重抄。所有记录的存放条件应有安全保护措施，对电子存储的记录，也应采取与书面媒介同等措施，并加以保护及备份，防止未经授权的侵入及修改，以避免原始数据的丢失和改动。记录可存于不同媒介上，包括书面和电子方式，应确保技术记录的修改，可以追溯到前一个版本或原始观察结果。

思考题

1. 简述从事放射卫生技术服务的机构应当具备的基本条件。
2. 在非固定场所开展放射卫生检测需要考虑哪些因素？
3. 外照射个人剂量计的采购如何开展质量控制？
4. 检测报告应具有的信息包括哪些？
5. 原始记录具有哪些特性？哪些需要加强记录控制？

主要参考文献

[1] 中国国家认证认可监督管理委员会. 检验检测机构资质认定能力评价 检验检测机构通用要求：RB/T 214—2017 [S]. 2017.

[2] 中国认证认可协会. 检验检测机构人员通用基础知识培训教材 [M]. 北京：中国质检出版社，2017.

[3] 中华人民共和国国家卫生和计划生育委员会. 外照射个人剂量系统性能检验规范：GBZ 207—2016 [S]. 2016.

（王　进　沈欧玺）